国家卫生和计划生育委员会"十二五"规划教材
全国高等医药教材建设研究会"十二五"规划教材
全国高等学校教材

U0658689

供 8 年制及 7 年制（"5+3"一体化）临床医学等专业用

临床流行病学

Clinical Epidemiology

第 2 版

主 审 李立明

主 编 詹思延

副主编 谭红专 孙业桓

编 者 （以姓氏笔画为序）

王 波（第四军医大学） 刘 静（首都医科大学）

刘建平（北京中医药大学） 孙业桓（安徽医科大学）

李立明（北京协和医学院） 时景璞（中国医科大学）

何 耀（中国人民解放军总医院） 沈洪兵（南京医科大学）

张博恒（复旦大学） 陈维清（中山大学）

赵 冬（首都医科大学） 赵一鸣（北京大学）

赵亚双（哈尔滨医科大学） 徐德忠（第四军医大学）

唐金陵（香港中文大学） 黄悦勤（北京大学）

康德英（四川大学） 詹思延（北京大学）

谭红专（中南大学）

秘 书 孙 凤（北京大学）

王胜锋（北京大学）

人民卫生出版社

图书在版编目（CIP）数据

临床流行病学 / 詹思延主编 . —2 版 . —北京：人民卫生
出版社，2015
　ISBN 978-7-117-20532-0

　Ⅰ.①临…　Ⅱ.①詹…　Ⅲ.①临床流行病学 –医学院校–
教材　Ⅳ.①R181.3

　中国版本图书馆 CIP 数据核字（2015）第 064364 号

人卫社官网	www.pmph.com	出版物查询，在线购书
人卫医学网	www.ipmph.com	医学考试辅导，医学数据库服务，医学教育资源，大众健康资讯

临床流行病学
第 2 版

主　　编：詹思延
出版发行：人民卫生出版社（中继线 010-59780011）
地　　址：北京市朝阳区潘家园南里 19 号
邮　　编：100021
E - mail：pmph @ pmph.com
购书热线：010-59787592　010-59787584　010-65264830
印　　刷：北京华联印刷有限公司
经　　销：新华书店
开　　本：850 × 1168　1/16　　印张：22
字　　数：605 千字
版　　次：2011 年 3 月第 1 版　　2015 年 6 月第 2 版
　　　　　2022 年 10 月第 2 版第 11 次印刷（总第 12 次印刷）
标准书号：ISBN 978-7-117-20532-0/R・20533
定　　价：59.00 元

为了贯彻教育部教高函〔2004-9号〕文,在教育部、原卫生部的领导和支持下,在吴阶平、裘法祖、吴孟超、陈灏珠、刘德培等院士和知名专家的亲切关怀下,全国高等医药教材建设研究会以原有七年制教材为基础,组织编写了八年制临床医学规划教材。从第一轮的出版到第三轮的付梓,该套教材已经走过了十余个春秋。

在前两轮的编写过程中,数千名专家的笔耕不辍,使得这套教材成为了国内医药教材建设的一面旗帜,并得到了行业主管部门的认可(参与申报的教材全部被评选为"十二五"国家级规划教材),读者和社会的推崇(被视为实践的权威指南、司法的有效依据)。为了进一步适应我国卫生计生体制改革和医学教育改革全方位深入推进,以及医学科学不断发展的需要,全国高等医药教材建设研究会在深入调研、广泛论证的基础上,于2014年全面启动了第三轮的修订改版工作。

本次修订始终不渝地坚持了"精品战略,质量第一"的编写宗旨。以继承与发展为指导思想:对于主干教材,从精英教育的特点、医学模式的转变、信息社会的发展、国内外教材的对比等角度出发,在注重"三基"、"五性"的基础上,在内容、形式、装帧设计等方面力求"更新、更深、更精",即在前一版的基础上进一步"优化"。同时,围绕主干教材加强了"立体化"建设,即在主干教材的基础上,配套编写了"学习指导及习题集"、"实验指导/实习指导",以及数字化、富媒体的在线增值服务(如多媒体课件、在线课程)。另外,经专家提议,教材编写委员会讨论通过,本次修订新增了《皮肤性病学》。

本次修订一如既往地得到了广大医药院校的大力支持,国内所有开办临床医学专业八年制及七年制("5+3"一体化)的院校都推荐出了本单位具有丰富临床、教学、科研和写作经验的优秀专家。最终参与修订的编写队伍很好地体现了权威性,代表性和广泛性。

修订后的第三轮教材仍以全国高等学校临床医学专业八年制及七年制("5+3"一体化)师生为主要目标读者,并可作为研究生、住院医师等相关人员的参考用书。

全套教材共38种,将于2015年7月前全部出版。

全国高等学校八年制临床医学专业国家卫生和计划生育委员会规划教材编写委员会

教材目录

	学科名称	主审	主编	副主编
1	细胞生物学（第3版）	杨恬	左伋 刘艳平	刘佳 周天华 陈誉华
2	系统解剖学（第3版）	柏树令 应大君	丁文龙 王海杰	崔慧先 孙晋浩 黄文华 欧阳宏伟
3	局部解剖学（第3版）	王怀经	张绍祥 张雅芳	刘树伟 刘仁刚 徐飞
4	组织学与胚胎学（第3版）	高英茂	李和 李继承	曾园山 周作民 肖岚
5	生物化学与分子生物学（第3版）	贾弘禔	冯作化 药立波	方定志 焦炳华 周春燕
6	生理学（第3版）	姚泰	王庭槐	闫剑群 郑煜 祁金顺
7	医学微生物学（第3版）	贾文祥	李明远 徐志凯	江丽芳 黄敏 彭宜红 郭德银
8	人体寄生虫学（第3版）	詹希美	吴忠道 诸欣平	刘佩梅 苏川 曾庆仁
9	医学遗传学（第3版）		陈竺	傅松滨 张灼华 顾鸣敏
10	医学免疫学（第3版）		曹雪涛 何维	熊思东 张利宁 吴玉章
11	病理学（第3版）	李甘地	陈杰 周桥	来茂德 卞修武 王国平
12	病理生理学（第3版）	李桂源	王建枝 钱睿哲	贾玉杰 王学江 高钰琪
13	药理学（第3版）	杨世杰	杨宝峰 陈建国	颜光美 臧伟进 魏敏杰 孙国平
14	临床诊断学（第3版）	欧阳钦	万学红 陈红	吴汉妮 刘成玉 胡申江
15	实验诊断学（第3版）	王鸿利 张丽霞 洪秀华	尚红 王兰兰	尹一兵 胡丽华 王前 王建中
16	医学影像学（第3版）	刘玉清	金征宇 龚启勇	冯晓源 胡道予 申宝忠
17	内科学（第3版）	王吉耀 廖二元	王辰 王建安	黄从新 徐永健 钱家鸣 余学清
18	外科学（第3版）		赵玉沛 陈孝平	杨连粤 秦新裕 张英泽 李虹
19	妇产科学（第3版）	丰有吉	沈铿 马丁	狄文 孔北华 李力 赵霞

5

	学科名称	主审	主编	副主编
20	儿科学（第3版）		桂永浩　薛辛东	杜立中　母得志　罗小平　姜玉武
21	感染病学（第3版）		李兰娟　王宇明	宁　琴　李　刚　张文宏
22	神经病学（第3版）	饶明俐	吴　江　贾建平	崔丽英　陈生弟　张杰文　罗本燕
23	精神病学（第3版）	江开达	李凌江　陆　林	王高华　许　毅　刘金同　李　涛
24	眼科学（第3版）		葛　坚　王宁利	黎晓新　姚　克　孙兴怀
25	耳鼻咽喉头颈外科学（第3版）		孔维佳　周　梁	王斌全　唐安洲　张　罗
26	核医学（第3版）	张永学	安　锐　黄　钢	匡安仁　李亚明　王荣福
27	预防医学（第3版）	孙贵范	凌文华　孙志伟	姚　华　吴小南　陈　杰
28	医学心理学（第3版）	姜乾金	马　辛　赵旭东	张　宁　洪　炜
29	医学统计学（第3版）		颜　虹　徐勇勇	赵耐青　杨土保　王　彤
30	循证医学（第3版）	王家良	康德英　许能锋	陈世耀　时景璞　李晓枫
31	医学文献信息检索（第3版）		罗爱静　于双成	马　路　王虹菲　周晓政
32	临床流行病学（第2版）	李立明	詹思延	谭红专　孙业桓
33	肿瘤学（第2版）	郝希山	魏于全　赫　捷	周云峰　张清媛
34	生物信息学（第2版）		李　霞　雷健波	李亦学　李劲松
35	实验动物学（第2版）		秦　川　魏　泓	谭　毅　张连峰　顾为望
36	医学科学研究导论（第2版）		詹启敏　王　杉	刘　强　李宗芳　钟晓妮
37	医学伦理学（第2版）	郭照江　任家顺	王明旭　尹　梅	严金海　王卫东　边　林
38	皮肤性病学	陈洪铎　廖万清	张建中　高兴华	郑　敏　郑　捷　高天文

经过再次打磨，备受关爱期待，八年制临床医学教材第三版面世了。怀纳前两版之精华而愈加求精，汇聚众学者之智慧而更显系统。正如医学精英人才之学识与气质，在继承中发展，新生方可更加传神；切时代之脉搏，创新始能永领潮头。

经过十年考验，本套教材的前两版在广大读者中有口皆碑。这套教材将医学科学向纵深发展且多学科交叉渗透融于一体，同时切合了环境 - 社会 - 心理 - 工程 - 生物这个新的医学模式，体现了严谨性与系统性，诠释了以人为本、协调发展的思想。

医学科学道路的复杂与简约，众多科学家的心血与精神，在这里汇集、凝结并升华。众多医学生汲取养分而成长，万千家庭从中受益而促进健康。第三版教材以更加丰富的内涵、更加旺盛的生命力，成就卓越医学人才对医学誓言的践行。

坚持符合医学精英教育的需求，"精英出精品，精品育精英"仍是第三版教材在修订之初就一直恪守的理念。主编、副主编与编委们均是各个领域内的权威知名专家学者，不仅著作立身，更是德高为范。在教材的编写过程中，他们将从医执教中积累的宝贵经验和医学精英的特质潜移默化地融入到教材中。同时，人民卫生出版社完善的教材策划机制和经验丰富的编辑队伍保障了教材"三高"（高标准、高起点、高要求）、"三严"（严肃的态度、严谨的要求、严密的方法）、"三基"（基础理论、基本知识、基本技能）、"五性"（思想性、科学性、先进性、启发性、适用性）的修订原则。

坚持以人为本、继承发展的精神，强调内容的精简、创新意识，为第三版教材的一大特色。"简洁、精练"是广大读者对教科书反馈的共同期望。本次修订过程中编者们努力做到：确定系统结构，落实详略有方；详述学科三基，概述相关要点；精选创新成果，简述发现过程；逻辑环环紧扣，语句精简凝练。关于如何在医学生阶段培养创新素质，本教材力争达到：介绍重要意义的医学成果，适当阐述创新发现过程，激发学生创新意识、创新思维，引导学生批判地看待事物、辩证地对待知识、创造性地预见未来，踏实地践行创新。

坚持学科内涵的延伸与发展，兼顾学科的交叉与融合，并构建立体化配套、数字化的格局，为第三版教材的一大亮点。此次修订在第二版的基础上新增了《皮肤性病学》。本套教材通过编写委员会的顶层设计、主编负责制下的文责自负、相关学科的协调与蹉商、同一学科内部的专家互审等机制和措施，努力做到其内容上"更新、更深、更精"，并与国际紧密接轨，以实现培养高层次的具有综合素质和发展潜能人才的目标。大部分教材配套有"学习指导及习题集"、"实验指导 / 实习指导"以及"在线增值服务（多媒体课件与在线课程等）"，以满足广大医学院校师生对教学资源多样化、数字化的需求。

本版教材也特别注意与五年制教材、研究生教材、住院医师规范化培训教材的区别与联系。①五年制教材的培养目标:理论基础扎实、专业技能熟练、掌握现代医学科学理论和技术、临床思维良好的通用型高级医学人才。②八年制教材的培养目标:科学基础宽厚、专业技能扎实、创新能力强、发展潜力大的临床医学高层次专门人才。③研究生教材的培养目标:具有创新能力的科研型和临床型研究生。其突出特点:授之以渔、评述结合、启示创新,回顾历史、剖析现状、展望未来。④住院医师规范化培训教材的培养目标:具有胜任力的合格医生。其突出特点:结合理论,注重实践,掌握临床诊疗常规,注重预防。

以吴孟超、陈灏珠为代表的老一辈医学教育家和科学家们对本版教材寄予了殷切的期望,教育部、国家卫生和计划生育委员会、国家新闻出版广电总局等领导关怀备至,使修订出版工作得以顺利进行。在这里,衷心感谢所有关心这套教材的人们!正是你们的关爱,广大师生手中才会捧上这样一套融贯中西、汇纳百家的精品之作。

八学制医学教材的第一版是我国医学教育史上的重要创举,相信第三版仍将担负我国医学教育改革的使命和重任,为我国医疗卫生改革,提高全民族的健康水平,作出应有的贡献。诚然,修订过程中,虽力求完美,仍难尽人意,尤其值得强调的是,医学科学发展突飞猛进,人们健康需求与日俱增,教学模式更新层出不穷,给医学教育和教材撰写提出新的更高的要求。深信全国广大医药院校师生在使用过程中能够审视理解,深入剖析,多提宝贵意见,反馈使用信息,以便这套教材能够与时俱进,不断获得新生。

愿读者由此书山拾级,会当智海扬帆!

是为序。

中国工程院院士
中国医学科学院原院长　　刘德培
北京协和医学院原院长
二〇一五年四月

　　李立明,北京大学公共卫生学院教授,博士生导师。现任中国医学科学院/北京协和医学院党委书记、常务副院校长。英国牛津大学、美国加州大学洛杉矶分校、美国杜兰大学、澳大利亚格林菲斯大学客座或兼职教授,香港中文大学荣誉教授,英国皇家医学院公共卫生院荣誉院士(HonFFPH)。现任亚太公共卫生科学理事会选举委员会主任委员、WHO 行为干预专家委员会委员、WHO 西太区慢病顾问、国务院学科评议组公共卫生与预防医学组负责人、卫生部疾病预防控制专家委员会副主任委员和慢性病防治专家委员会主任委员、教育部全国医学专业学位研究生教育指导委员会副主任委员、教育部公共卫生与预防医学专业教指委主任委员。《中华流行病学杂志》和《中国公共卫生管理杂志》主编。

李立明

　　承担北京大学公共卫生学院流行病学、老年保健流行病学课程的教学工作。研究领域包括慢性病流行病学、老年保健流行病学、医学教育与公共卫生学教育、卫生政策与卫生事业管理。先后荣获亚太地区公共卫生科学理事会颁发的公共卫生杰出贡献奖、全球健康大使、中华预防医学会公共卫生与预防医学发展贡献奖、中国健康教育 30 年"金牛奖"等荣誉称号。先后主编卫生部规划教材《流行病学》(第 4 版、第 5 版和第 6 版)、八年制《临床流行病学》《老年保健流行病学》《心血管疾病研究进展》和《中国公共卫生的改革与思考》等著作。自 1986 年以来,在国内外期刊杂志上发表综述、论文 200 余篇。

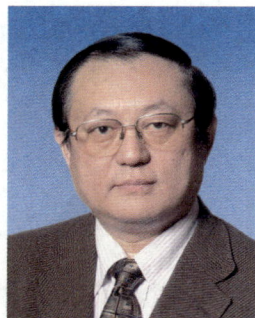

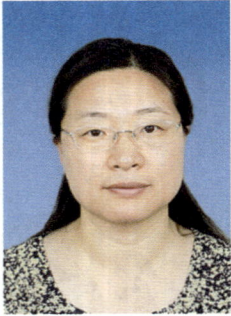

詹思延

詹思延,北京医科大学医学学士和硕士,香港中文大学博士。北京大学循证医学中心副主任,公共卫生学院流行病与卫生统计学系副主任,北京大学医学部药品上市后安全性研究中心主任,教授,博士生导师。中国医师协会循证医学专业委员会主任委员,中华预防医学会流行病学分会常委、中华预防医学会循证预防医学专业委员会副主任委员、中国药学会药物流行病学分会委员。《中华流行病学杂志》《药物流行病学杂志》副总编,多家杂志的编委。主编《循证医学与循证保健》,主译《循证医学教学与实践》《药物流行病学教程》,担任卫生部规划教材预防医学类专业《流行病学》第七版主编,八年制教材《循证医学》和《临床流行病学》的副主编。主要研究方向为药物流行病学、循证医学。作为主要研究者或负责人承担了国家科技部项目、国家自然科学基金、北京市自然科学基金重点课题,近 5 年在国内外杂志发表第一作者或责任作者论文百余篇。作为牵头人或主要参加者获中华预防医学会科学技术奖三等奖(2013)、中国药学会科学技术三等奖(2013),北京市科技进步成果三等奖(2010)、北京市科技进步成果二等奖(2001)、中华医学会三等奖(2002)和上海科技进步奖(1996)。

谭红专,教授,博士生导师。现任中南大学公共卫生学院院长,教育部高等学校公共卫生与预防医学专业教学指导委员会副主任委员,中国高等教育协会预防医学教育研究会副会长,湖南省医学教育科技学会公共卫生与预防医学教育专业委员会主委。

从事公共卫生与预防医学教育32年,主要研究领域包括传染病流行病学与围产流行病学研究。发表论文120余篇,2009年获得"中国流行病学优秀奖"。

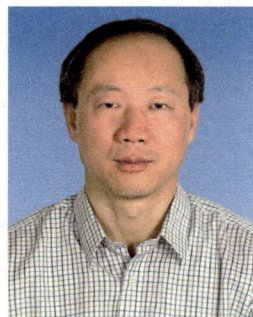

谭红专

孙业桓,教授,博士生导师。现为安徽医科大学教务处处长、循证医药学中心主任、中国抗癌协会肿瘤流行病学专业委员会常委、中华预防医学会伤害预防控制学会委员、安徽省预防医学会理事、安徽预防医学会卫生统计学专业委员会主任委员、伤害预防控制专业委员会主任委员。

从事公共卫生与预防医学教育31年,主要从事流行病学、临床流行病学、循证医学、医学科研方法学等教学工作。发表论文150余篇,曾获国家级教学研究成果二等奖。

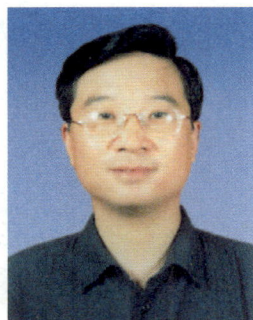

孙业桓

八年制的培养目标是临床医学高层次专门人才。作为未来的医学精英,除了掌握扎实的专业知识和技能,具有临床研究的思维和能力也应该成为必备的素质。临床流行病学正是系统介绍如何养成科研思维,如何开展临床研究的一门方法学科,它强调以病人群体为研究对象,解决诊断、治疗、预后、预防等临床问题,从而为临床决策提供科学依据。其核心内容是临床科研的设计、测量和评价。

在临床流行病学前辈王家良教授的关爱和帮助下,由主编李立明教授领衔的编写团队经过近一年的努力,于2010年10月推出了八年制《临床流行病学》第一版教材。该版教材对八年制医学生临床科研思维和能力的培养发挥了巨大的作用。随着全国高等学校八年制临床医学专业第三轮规划教材修订工作的统一开展,《临床流行病学》第二版的编写工作也于2014年4月正式启动。我们首先对第一版教材的使用情况进行了调查,普遍反映该版教材内容全面,受众面广;重点突出,主线清晰;难易搭配,实用性强;结合实例,积极性高。有鉴于此,在修订过程中,我们仍然坚持第一版的编写原则:坚持实用方法为主,系统理论为辅;坚持介绍学科成熟方法和理论的同时,注意介绍最新的概念、方法和成果;坚持以临床问题的解决为出发点,注重临床问题解决的思路和方法的学习;坚持理论联系实际,方法应用一定要结合临床实例介绍,以便学生理解;坚持循证医学的基本思想,培养学生批判性思维的能力。与此同时,按照第三轮修订强调的"由厚变薄","发挥配套习题、多媒体平台的资源优势"等要求,并结合前期调查反馈的一些不足,在以下四个方面做了大量工作,即:统一标题风格,调整章节顺序;优化整合全书,精简凝练文字;结合需求反馈,补充内容案例;更新方法进展,注重协调统一。由此形成了目前的第二版教材。

八年制《临床流行病学》第二版教材仍然包括20章,分上、中、下三篇。上篇7章,主要介绍临床流行病学的概念和理论。包括:绪论、临床问题的提出和选择、临床科研设计的原则、临床研究方法学概述、临床研究常用的测量指标、临床研究中的误差和控制以及临床研究中的伦理问题等;中篇7章,重点介绍临床流行病学的设计、实施与评价的方法。包括:诊断试验的评价、筛检的评价、疾病预后研究、治疗性研究、病因与危险因素的研究、临床经济学评价和临床决策分析等;下篇6章,主要介绍临床流行病学的实用技能和应用。包括:临床研究资料的收集与整理、临床流行病学数据的分析与结果解释、医学文献的阅读与评价、系统综述与meta分析、临床科研计划书的撰写、临床科研论文的撰写等。本版主要变化包括:①为便于临床学生理解流行病学的"宏观群体"观,将原第十二章提前至第五章;②补充介绍注册登记研究、观察性疗效比较研究、电子病历数据、医学大数据等新近进展,并注意与其他教材有所区分,以过程、方法介绍为主。

本教材的主要读者包括:八年制临床专业学生,七年制("5+3"一体化)临床专业学生,临床医学专业的研究生以及从事临床医学工作的医护人员。因在写作时注意了普适性和实用性,因此也可以作为临床医学继续教育教材。同时,本版教材还配发了教学光盘和习题集,更方便相关教师和广大读者的使用。

衷心感谢第一版主编李立明教授的信任和各位编委的支持,使我有勇气接下第二版主编的重任。作为在临床流行病学和流行病学领域共同奋斗多年的伙伴,本版教材每一位编委的严谨求实、创新思维为教材的修订奠定了坚实的基础。主审李立明教授不仅对教材修订总体把关,还在关键时刻指点迷津,保证了修订过程的顺利开展。两位副主编谭红专教授和孙业桓教授为本版的提纲设计、内容完善、配套教学光盘和习题集的制作付出了辛勤的劳动。教材秘书孙凤副教授、王胜锋老师的认真负责、热心协调和周到服务为教材的顺利出版立下了汗马功劳。我还要衷心感谢第一版秘书王波老师组织的面向全国临床流行病学授课教师、中华医学会临床流行病学分会委员、中华预防医学会流行病学分会委员的使用情况调查，以及多家单位真知灼见的反馈和宝贵建议。最后，我还要感谢北京大学公共卫生学院的杨莉副教授，她渊博的专业知识为本书中卫生经济相关章节增色不少，并在审稿工作中作出了无私的贡献。

　　鉴于主编本人水平有限，教材修订中一定有许多不尽如人意的地方，欢迎大家批评指正。

詹思延

2015 年 4 月

目　录

中　篇

下　篇

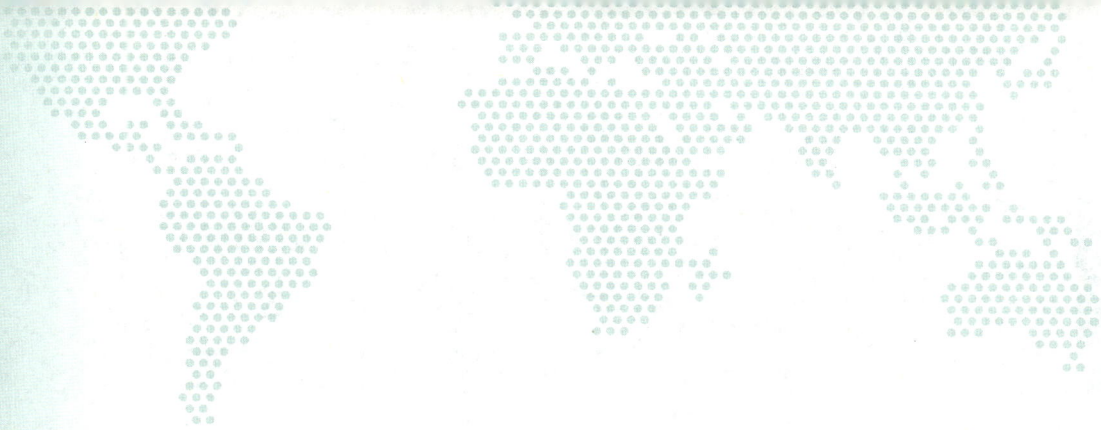

上　篇

第一章 绪 论

导 读

临床流行病学是人类与疾病不断作斗争,为科学开展临床医学研究应运而生的一门临床医学与流行病学交叉融合的新兴学科。以病人群体为研究对象,应用流行病学原理和方法,观察、分析和解释临床医学中的诊断、筛检、治疗、预后以及病因等研究中所遇到的问题,并为临床决策提供科学依据。其核心内容是临床科研的设计、测量与评价。该学科可以为临床研究提供科学的研究方法,为临床诊疗效果的评价提供可靠的技术,为临床决策和实践循证医学提供科学思路,进而在现代医学模式下培养高质量的临床医生。临床流行病学具有群体性、对比性、统计学、整合性、社会学及发展性的特征。

Chapter 1　Introduction

Summary

Clinical epidemiology is a newly developed discipline which integrates clinical medicine with epidemiology by focusing on the scientific research of clinical medicine. It concerns with the application of epidemiological principles and methods in specified populations to observe, analyze and explain issues in clinical medicine such as diagnosis, screening, treatment, prognosis as well as the cause of disease with the aim of providing scientific evidence for clinical decision making. The core contents of clinical epidemiology are design, measurement and evaluation in clinical research. Clinical epidemiology can provide scientific theories and principles for clinical research, reliable technology for evaluation of diagnostics and treatment, scientific thinking for clinical decision making and practice of evidence based medicine, and help train high quality clinicians under the modern model of medicine. Clinical epidemiology has the following characteristics: being population based, emphasizing comparability, integrating statistics, bridging public health and clinical medicine, having sociological views and being fast developing.

临床流行病学(clinical epidemiology)是应用流行病学的原理和方法解决临床医学中的问题的一门古老而又年轻的学科,它的思想萌发于 18 世纪,但学科的形成不足百年。正是由于临床流行病学的应用与发展,使得人类对疾病的发生、发展及其转归的规律有了更深刻的认识;正是由于临床诊疗技术评价性研究的大量开展,使得现代医学的临床诊疗效果有了更多科学证据的支持,从而为循证医学提供了重要的方法学保证。毋庸置疑,这些成就的取得不仅确立了临床流行病学作为临床医学中不可或缺的学科地位,而且随着临床流行病学研究方法的不断完善和应用领域的不断扩展,它也逐渐成为现代医学的重要基础学科。

第一节　临床流行病学简史

一、流行病学发展简史及临床流行病学的问世

任何一门学科的出现,都会有其历史发展的需要与必然性,流行病学也不例外。它是人类在与疾病(最初是传染病)的斗争中应运而生的。同时,作为一门科学,它是从观察疾病的现象开始,寻找可能的危险因素或者病因,进而针对性地开展干预,以降低危险因素的暴露,减少或推迟疾病的发生。随着科学的发展,人类对病因或者危险因素的认识不断深化,防治策略和措施也在不断的调整和完善中。这就是流行病学学科发展的必然轨迹。在这条历史长河中,许多流行病学先驱尤其是一些具有敏锐观察力和科学精神的临床医生功不可没。正是他们创造性的贡献推动了流行病学学科的形成和发展。梳理流行病学的发展史,就是为了帮助我们了解流行病学学科的特点及其在历史上的地位和作用。

(一)学科形成前期

学科形成前期是指人类自有文明史以来至 18 世纪的一个漫长的历史时期。这一时期,科学的流行病学学科尚未形成,但与其密切相关的一些概念、观察的现象及采取的措施已构成流行病学学科的“雏形”。比如,古希腊著名的医师希波克拉底(Hippocrates,公元前 460—前 377 年),其著作涵盖领域极广,最著名的《空气、水及地点》是全世界最早的关于自然环境与健康和疾病关系的系统表述。而流行(epidemic)一词也是这个时期在他的著作中出现的。在我国,“疫”、“时疫”、“疫疠”作为疾病流行的文字记载,也几乎是同时代出现的,像《说文解字》中的“疫者,民皆病也”和《素问·刺法论》中的“五疫之至,皆相染易,无问大小,症状相似”。在 15 世纪中叶,意大利威尼斯开始出现原始的海港检疫法规,要求外来船只必须先在港外停留检疫 40 天,这一做法成为最早的检疫(quarantine)。在中国历史上,隋朝时期就开设了“疠人坊”以隔离麻风病人,是传染病隔离的早期实践。1662 年,英国的 John Graunt 首次利用英国伦敦一个教区的死亡数据进行了死亡分布及规律性研究,并创制了第一张寿命表,用生存概率和死亡概率来概括死亡经历。他在研究死亡规律和死亡资料质量的同时提出了设立比较组的思想。他的贡献在于将统计学引入流行病学领域。

(二)学科形成期

学科形成期是指 18 世纪末至 20 世纪初,大约 200 年的时间。这时,西方开始了工业革命,资本主义社会出现并得到迅速发展。人们开始聚居于城市,为传染病的大面积流行提供了可能,而传染病的肆虐使流行病学学科的诞生成为必然。1747 年,英国海军外科医生 James Lind在 Salisburg 号海船上提出了由于维生素 C 缺乏引起身体虚弱的维生素 C 缺乏症(坏血病)病因假说,并将 12 名患病船员分为 6 组进行对比治疗试验,开创了流行病学临床试验的先河。这一实践标志着人类历史上临床流行病学的起源。1796 年,英国医生 Edward Jenner 发明了牛痘接种以预防天花,从而使天花的烈性传染得到了有效的控制,为传染病的控制开创了主动免疫的先河。18 世纪,法国革命对流行病学的发展产生了深远的影响。其代表人物 Pierre Charles Alexandre Louis 被誉为现代流行病学的先驱之一。他通过对比观察,探索放血疗法对炎症性疾病的疗效;利用寿命表对结核病的遗传作用进行了研究。此后又与他的学生英国统计总监William Farr 在英国首创了人口和死亡的常规资料收集,并通过对这些数据的分析提出了许多流行病学的重要概念,如标化死亡率、人年、剂量 - 反应关系、患病率 = 发病率 × 病程等。这一系列工作不仅使他们成为生命统计领域的先驱,也为流行病学的定量研究、对比研究打下了坚实的理论基础。同时,值得关注的是,所有这些实践活动都与疾病的防治密切相关。1850 年,全世界第一个流行病学学会“英国伦敦流行病学学会”(London Epidemiological Society)成立时,特别

Notes

强调了 Louis 将统计学应用于流行病学中的历史贡献。同时,学会的成立也标志着流行病学学科的形成。同年,伦敦流行病学中心成立,负责霍乱流行的医学信息发布,这标志着以传染病控制为主的流行病学诞生了。

在流行病学历史上具有里程碑意义的是在 1848—1854 年,英国著名的内科医生 John Snow 针对伦敦霍乱的流行,创造性地使用了病例分布的标点地图法,对伦敦宽街的霍乱流行及不同供水区居民霍乱的死亡率进行了调查分析。他首次提出了"霍乱是经水传播"的著名科学论断,并通过干预成功地控制了霍乱进一步的流行,成为流行病学现场调查、分析与控制的经典实例。值得指出的是,当时的疾病病因学有两大理论,即瘴气学说和细菌学说。Snow 医生的霍乱研究彻底否定了瘴气学说,而霍乱弧菌的发现则是在 Snow 去世 26 年后的 1884 年。这说明流行病学现场调查分析完全可以在病原不明的情况下开展,并实施有效的干预。1883 年,显微镜的问世使微生物学得到了长足的发展,细菌理论成为主流,得到广泛重视,使得 19 世纪末英国的流行病学研究进入了低谷时期。与此同时,美国的流行病学研究充分利用新的细菌学知识和方法开展环境中病原微生物的调查、移民筛查,并于 1887 年建立了国立卫生研究所的前身——卫生实验室,在传染病的控制方面做了大量工作。20 世纪 50 年代,美国流行病学培训与服务项目(Epidemiological Intelligence Service,EIS)启动,并开始系统地培训流行病学现场工作者。

(三)学科发展期

学科发展期大约从第二次世界大战后的 20 世纪 40、50 年代起至今,也可以称之为现代流行病学(modern epidemiology)时期。这一时期的主要特点是:①流行病学从研究传染病扩大为研究所有疾病和健康问题;②研究方法由传统的调查分析扩展为定量与定性相结合、宏观与微观相结合,分析方法不断完善,分析手段更加先进;③研究从"流行"发展为"分布",动、静态结合,由三环节两因素扩展到社会行为因素;④流行病学的分支学科不断涌现,使其应用范围越来越广。按目前国际流行病学界比较公认的分类方法,现代流行病学又可分为三个阶段。

1. 第一阶段为 20 世纪 40 年代到 50 年代,该阶段创造了对慢性非传染性疾病的研究方法,包括危险度的估计方法。具有代表性的经典实例当属英国的 Richard Doll 和 Austin Bradford Hill 关于吸烟与肺癌关系的研究,开创了生活方式的研究领域。该研究不仅证实了吸烟是肺癌的主要危险因素,同时也通过队列研究开启了慢性病病因学研究的一片新天地。其次就是美国的弗明汉心脏研究(Framingham Heart Study),通过对同一批人群的长期随访观察,研究心血管病及其影响因素。弗明汉心脏病研究经过三代(1948—、1971—和 2002—)研究者的努力,在过去的 50 余年发表了 1000 多篇科学论文,确定了心脏病、脑卒中和其他疾病的重要危险因素,为进一步的临床试验铺平了道路,并带来预防医学的革命,改变了医学界和公众对疾病起源的认识。这一阶段,流行病学方法及病因学研究也得到了长足发展。1951 年,Jerome Cornfield 提出了相对危险度、比值比等影响深远的测量指标。1959 年,Nathan Mantel 和 William Haenszel 提出了著名的分层分析法,成为迄今为止被引用最多的流行病学研究方法。此外,在传染病方面,1954 年,由 Jonas Edward Salk 组织开展的脊髓灰质炎疫苗现场试验涉及美国、加拿大和芬兰的 150 余万 1~3 年级儿童,不仅证实了疫苗的保护效果,也为人类最终实现消灭脊髓灰质炎的目标奠定了基础。

2. 第二阶段为 20 世纪 60 年代到 20 世纪 80 年代,该阶段是流行病学分析方法长足发展的时期,也是流行病学病因研究的快速发展期,包括混杂和偏倚的区分、交互作用以及病例对照研究设计的实用性发展。如 1979 年,Sackett 总结了分析性研究中可能发生的 35 种偏倚。Miettinen 于 1985 年提出了一种偏倚分类,即比较(comparison)、选择(selection)、信息(information)偏倚三大类。第一个多变量模型由 Jerome Cornfield 在弗明汉心脏病研究中建立,logistic 回归模型成为流行病学中"时髦"的分析手段。在此期间,一批有代表性的流行病学教科书和专著问世,如 MacMahon(1970)、Lilienfeld(1980)和 Rothman(1986)的流行病学专著。1983 年,Last 出版了第一本流行病学辞典。

但是,病因学的研究并没有解决疾病防治的所有问题。比如,流行病学研究就忽略了临床医学中的许多问题,像医疗卫生需求的研究、临床治疗效果的评估、疾病的筛查与早期诊断问题以及疾病自然病史及其转归预测等问题。正是在这样的背景下,许多临床医生在临床医学研究中开始关注严格的设计、测量与评价(design、measurement and evaluation,DME),而一些流行病学家与临床医生合作,在临床医学研究中提出了随机对照试验(randomized control trials,RCTs)。由于该研究设计方法采用了随机化分组,从而消除了研究对象分组时容易产生的选择偏倚和混杂偏倚;采用盲法施予干预药物或预防措施的对照设计,可以消除试验过程中的信息偏倚,因而保证了研究结果的真实性,进而成为临床流行病学研究的标志性方法。正是由于 RCT 在人群中建立了评估因果关系最可靠的方式,因而成为评估医学干预效果的金标准,并被誉为临床流行病学的旗舰。从此,临床流行病学作为一个独立的学科开始步入现代医学的殿堂。一批有代表性的临床流行病学教材也应运而生,像 Stuart J Pocock 的 *Clinical trials: a practical approach*(1983),Alvan R Feinstein 的 *Clinical epidemiology: the architecture of clinical research*(1985),David L Sackett 的 *Clinical epidemiology*(1985)和 Curtis L Meinert 的 *Clinical trials: design, conduct, and analysis*(1986)都是这一时期的代表作。

3. 第三阶段为 20 世纪 90 年代至今,是流行病学与其他学科交叉融合、更新理念和模式、分支学科不断推陈出新、扩大流行病学应用领域的时期。微观上,流行病学与分子生物学的交叉形成了分子流行病学,并且在 1993 年由 Paul A Schulte 出版了第一本专著 *Molecular Epidemiology: Principles and Practices*。在基因组和蛋白组学时代,基因组学流行病学和蛋白组学流行病学也应运而生。宏观上,强调从分子、个体和社会多个水平,以及历史、现在与未来多个维度研究疾病与健康的相关问题,提出了生态流行病学(eco-epidemiology)模式和流行病学的病因网模型和多水平研究。随着信息化时代的到来,如何在资源有限的情况下,系统地总结证据,优胜劣汰,基于当前最佳的研究成果来制订临床和预防决策迫在眉睫,循证医学和循证保健学因此成为世纪交替时一场震惊医学界的革命,也为临床流行病学的发展带来了新的历史机遇。

二、我国临床流行病学的引进与发展

临床流行病学的概念是在 1938 年由美国耶鲁大学教授 John R Paul 提出的,但是一直没有引起医学界和流行病学工作者的重视。直到 20 世纪 70 年代后期和 80 年代初期,David L Sackett、Alvan R Feinstein 和 Robert H Fletcher 等教授经过不懈努力,在临床医学研究中将流行病学方法与临床医学有机地结合起来,从理论和实践上不断发展和丰富临床流行病学方法,进而使临床流行病学学科形成并引起全社会的关注。在美国洛克菲勒基金会(The Rockefeller Foundation)和世界卫生组织(World Health Organization,WHO)的支持和资助下,于 1982 年成立了国际临床流行病学工作网络(International Clinical Epidemiology Network,INCLEN),在美国、加拿大和澳大利亚建立了 5 个国际临床流行病学资源和培训中心(Clinical Epidemiology Resource and Training Center,CERTC),包括美国的 University of Pennsylvania、University of North Carolina,加拿大的 MacMaster University、University of Toronto 和澳大利亚的 University of Newcastle。他们为全世界尤其是发展中国家培养了大批临床流行病学专业人才,并通过他们在全世界 34 个国家的 84 所大学建立了相应的临床流行病学单位(Clinical Epidemiology Unit,CEU),其中就包括了我国的原华西医科大学和上海医科大学。

在我国引入临床流行病学的概念之后,在原卫生部的领导和支持下,我国的 13 所卫生部部属院校接受了世界银行的医学教育贷款,这就是卫生 I 贷款。在该贷款项目中设立了一个临床研究的 DME 项目,就是临床流行病学项目。1983 年在贷款项目的支持下,在原华西医科大学、上海医科大学和广州中医学院建立了三个 DME 国家培训中心,在全国 20 余所医学院校开设了临床流行病学课程,并为我国培养了一大批临床流行病学专业人才。1989 年我国成立了中国临床流行病学工作网（China Clinical Epidemiology Network，CHINACLEN）；1993 年中华医学会建立了临床流行病学学会；原华西医科大学的王家良教授主编了我国第一本《临床流行病学》教材，并获得了 1992 年国家优秀科技图书二等奖，为本学科在我国的发展奠定了良好的基础。

第二节　临床流行病学的定义、地位和特征

一、临床流行病学的定义

　　美国耶鲁大学 John R Paul 教授认为，传统的流行病学是研究人群中疾病的分布及其影响因素，而临床流行病学则是为临床医生和研究者提供重要的方法学，以病人为对象开展研究工作。加拿大临床流行病学家 David L Sackett 教授认为，"临床流行病学是临床医学的一门艺术"，"是临床医学的基础科学"。美国学者 Robert H Fletcher 则认为，临床流行病学是将流行病学的原理和方法应用到临床，以解决临床上遇到的问题。因此，临床流行病学是一门科学地观察和解释临床问题的方法学。上述临床流行病学著名学者的观点也深深地影响着我国临床流行病学工作者的认识。以流行病学背景为主的学者认为，临床流行病学是流行病学的一个分支学科，是应用流行病学的原理和方法科学地观察和解释临床诊断、治疗和判断预后等问题以及支持临床决策的方法学科。而以临床医生为背景的专家学者则认为，临床流行病学是临床医学与流行病学和生物统计学方法相结合、相交叉的一门新兴学科，是临床医学的基础学科。该学科可深化对疾病发生、发展及其转归的认识，提高临床的诊疗水平。

　　我国临床流行病学的代表性学者王家良教授给出的定义是：临床流行病学是在临床医学的领域内，引入了现代流行病学与统计学等有关理论，创新临床科研的严格设计、测量和评价的临床科研方法学，用宏观的群体观点及相关的定量化指标，从患者的个体诊治扩大到相应特定患病群体的研究，探讨疾病的病因、诊断、治疗和预后的整体性规律，力求排除或防止偏倚因素的干扰，确保研究结果的真实性、重要性和适用性，以创造临床研究的最佳证据（知识），并用于指导防病治病的循证医学实践。

　　在 2010 年最新出版的《现代流行病学词典》中对"临床流行病学"给出了如下定义：临床流行病学是研究在临床医学中进行科学观察并对其结果作出解释的一门方法学。其任务是应用流行病学的原理和方法，去观察分析和解释临床医学中的诊断、筛检、治疗、预后以及病因等研究中所遇到的问题。

　　笔者作为流行病学工作者，愿意给出如下定义：临床流行病学是在临床医学研究中，以病人群体为研究对象，应用流行病学原理和方法，观察、分析和解释临床医学中的诊断、筛检、治疗、预后以及病因等医学研究中所遇到的问题，为临床决策提供科学依据的一门方法学。其核心内容是临床科研的设计（design）、测量（measurement）与评价（evaluation）。

二、临床流行病学的地位和作用

（一）为临床医学研究提供科学的研究思路与方法

　　医学的研究对象是人，具有自然和社会的双重属性。由于每个人的遗传性状不同，生长、生活的环境和方式各异，所以，同样的疾病在临床上的表现可以千差万别，同样的药物对相同的病人可以是有效与无效并存，给我们的诊疗带来了无尽的困扰。如何提高诊断水平、临床鉴别诊断能力，如何加强药物的安全性、有效性的评价，提高临床治疗水平，这些问题都需要通过临床科学研究加以解决。而临床流行病学就是从设计、测量和评价三个环节为临床工作者提供科学的研究方法。DME 是临床流行病学的核心内容，是由加拿大的 MacMaster University 的临床流行病学家们总结归纳的，并已得到全世界同行的公认。

（二）为临床诊疗效果的评价提供科学的方法与手段

临床实践中的问题大致可以分为病因、诊断、治疗和转归四个方面。传统的流行病学研究集中在病因研究，而随机对照试验则解决了诊疗效果评价这个医学实践中事关重大的问题，从而带动了临床问题研究方法学的全面发展，促进了临床流行病学的产生。由于该研究设计对流行病学研究中常见的选择、信息和混杂偏倚都进行了有效的控制，因而成为人群中研究因果关系的典范和评估诊疗效果的金标准。随机对照试验问世之后不仅得到医学界普遍的关注和应用，还成为临床流行病学的旗舰，为临床诊疗效果的评价提供了科学、可靠的研究手段。

（三）为临床决策和实践循证医学提供科学的思维与证据

"循证医学是有意识地、明确地、审慎地利用现有最好的证据制定关于个体病人的诊治方案。实施循证医学意味着医生要参酌目前最好的研究证据、临床经验和病人的意见。"这就是加拿大学者 David L Sackett 对循证实践和临床决策的核心解释。临床流行病学以随机对照试验作为研究方法的旗舰，为研究各种临床问题提供了科学的方法论。到了 20 世纪 70 年代，人类已经完成了相当数量的随机对照试验，新的研究仍不断公诸于世。然而，如何系统地总结和传播这些随机对照试验的证据，并将这些证据用于指导医学实践，提高医疗卫生服务质量和效率，就成为当时医务工作者面临的巨大挑战。为此，临床流行病学家们提出临床医生应不断地从发表的临床科研论文中获取证据或通过自己的科研直接产生证据以支持临床决策，并提高文献检索、分析、评价和正确地利用最新科研成果的能力。据此，进一步提出了：如何提出需解决的临床问题，如何检索和收集当前最好的科学证据，如何评估这些证据的质量、效果好坏和结果的外推性，如何综合现有证据和参考其他相关因素制定合理的病人诊疗方案，并根据实践的效果不断改进和完善诊疗方案，这样一个完整的循证决策的科学思路。与此同时，一批临床的有识之士开展了大量多中心随机对照试验，不断产生和提供着科学证据。更有一些临床专家开始研究、探讨如何科学地理解或解释各类研究的成果并规范地通过论文撰写向世人表述，以促进科学证据的广泛应用。临床流行病学发展到此，不仅催生并推动了循证医学理论与实践的发展，也引发了一场医学实践模式的革命。

（四）为现代医学模式下培养出知识、技能与素质俱佳的临床医生与医学科学家提供可能

现代医学模式已经从传统的社会-心理和生物医学模式转变为环境生态大众健康模式。这一模式的核心就是要求现代医生要具有综合决策能力。即为了提高临床决策的科学性，必须以各种临床概率数量为依据，以概率论与应用策略论的理论为指导，经过一定的分析、计算，使复杂的临床问题数量化，进而选择合理的诊疗方案。同时，还要考虑生命伦理学、卫生经济学和社会价值取向等复杂因素，作出安全、有效和经济上可以承受的临床诊疗决策。临床流行病学的基础是临床医学和流行病学，其特点是：在环境生态大众健康模式下，以临床为基础，与流行病学、生物统计学、卫生经济学及社会医学等相关学科相互渗透和融合；在研究对象上从关注个体病例为基础扩大到相应的患病群体；在研究场所上由关注医院的个体病人诊治扩展到社区人群疾病的综合防治；在研究内容上从研究与探讨疾病的早期发现、诊断和治疗，发展到疾病发生、发展和转归的规律，形成完整的临床科研思路和提高临床诊疗水平。临床流行病学的科学方法与思维，不仅可以提高临床医生开展医学科研的能力，更为重要的是使其掌握了临床科学决策的思想和方法，对发展我国临床医疗事业，提高诊疗水平，培养一批高素质的临床医生具有十分重要的战略意义和深远的实践意义。

三、临床流行病学的特征

（一）群体性特征

经典流行病学是研究人群中的疾病分布现象及其影响因素。通常要用各种率和比来描述人群中的疾病分布，这时的分母就是指一般人群或研究地域所涵盖的所有人群。因此，又有人

把流行病学叫做"分母的科学"。而经典的临床医学关注的是病人个体的诊断、治疗及其转归。临床流行病学则关注的是根据研究目的所确定的某种特定临床疾病的一组人群,其分母通常是患有某种疾病或具备某种特征的研究人群。这是临床流行病学的一个显著特征。

（二）对比性特征

科学的基础是比较,在经典流行病学研究中自始至终贯穿着对比的思想,对比是流行病学研究方法的核心。只有通过对比调查、对比分析,才能从中发现疾病发生的差异,从中寻找病因或线索。如对比高血压组和非高血压组的盐的摄入量来发现食盐与高血压的关系,对比肝炎疫苗接种组和非接种组肝炎发病率的高低来评价疫苗接种的效果等。流行病学工作通常是对疾病人群与正常人群或亚临床人群的某种概率进行比较,进而概括或检验病因假设。临床流行病学也同样需要比较两组病例使用的诊断方法或者药物,进而判断诊断方法或者药物疗效的优劣。

（三）统计学特征

由于流行病学研究的对象是群体,而生物群体最大的特征就是其存在生物学变异。所以,对人群中的现象我们通常用频率（率或比）加以表述。发病率、患病率、死亡率、住院率、治愈率等都是频率指标。我们在临床中应用的各种生理、生化检验的正常值范围,其实就是一定人群的该值平均数加减标准差而形成的,这些都是频率指标。因此,无论是流行病学还是临床流行病学,只要是开展人群的研究,就要坚持统计学和概率论的观点。频率实际上就是一种概率,流行病学强调的就是统计学的概率。概率就是在一定人群中某事件可能发生的频率。通常分母是研究对象的全体,而分子是事件发生的全体。只有正确的分母数据才能求得真实的发生概率,所以再次体现了流行病学作为分母学科的特性。不仅体现了研究的群体性质,同时,也反映了统计学和概率论的观点。

（四）整合性特征

医学整合（integrating medicine）是近年提出的新概念。心脑血管疾病、肿瘤、糖尿病和呼吸系统疾病为代表的慢性病是目前威胁人类健康的主要卫生问题,临床接诊的也主要是这类病人。慢性病不仅位居我国城乡人口死因的前几位,而且危害劳动力人口的健康,造成医疗费用的快速上涨。所以,仍然坚持以临床治疗为主的办法无法遏制慢性病快速上涨的势头。这就需要强调预防和治疗的整合;社区医院的居民健康管理、疾病管理与上级综合、专科医院疾病管理的整合与良性转诊的建立;病因预防、早诊早治与积极治疗、康复和减少或延缓并发症、预防残疾发生的整合;行为危险因素的控制与临床药物治疗的整合;生理、病理治疗与心理治疗的整合;祖国传统医学将病人作为有机体进行标本兼治与现代西医针对性地应用高新技术改善生活质量的整合等。这些都会体现在临床流行病学的研究之中,并将发挥越来越重要的作用。

（五）社会学特征

流行病学是研究群体健康和病因的,而影响人群健康的因素是十分复杂的,就现代医学知识所言可以包括:生物遗传因素、社会行为因素、环境因素和卫生服务因素等四大方面。所以,开展临床流行病学研究,必须要建立这种大卫生的观念或者说是社会学的观点。疾病的发生、发展、疗效及其转归都不仅仅是个体的遗传因素、生理和病理的问题,还涉及病人的家庭与社区生活环境、社会支持情况、社会医疗保障和卫生服务系统以及支持性政策等诸多因素,所以,在开展临床流行病学研究,分析疾病的病因及其影响因素,寻找有效的治疗方法和途径时,我们应该全面考察病人的社会学特征,注意研究病人的社会行为、社会环境、社会卫生服务和保障等因素。

（六）发展性特征

纵观流行病学的发展历史,我们可以清楚地看到,随着社会经济的发展和医学科学技术手段的不断更新,人类面临的卫生问题是不断变化的,疾病谱是在不断改变的。这就要求临床流行病学研究内容和方法也要不断更新和变化,所谓的"与时俱进"就是这个道理。传统流行病学注重传染病的三环节、两因素研究,现代流行病学关注社会、心理和环境因素研究,临床流行病学则把研究的重心放在设计、测量与评价上。从宏观流行病学的生态学研究发展到分子生物学为基础的微观流行病学,从随机对照试验为主的临床流行病学研究发展到以医学科学证据的生产、评价和使用为主的循证医学研究。所以,临床流行病学的一个显著特征就是,针对不同时期的临床研究需要,其研究的方法和内容是不断发展变化的。

第三节 临床流行病学的研究内容与方法

从流行病学的角度来看,临床流行病学可以应用在临床科学研究的任何方面。比如进行疾病诊断的评价,就是研究各种疾病诊断方法的真实性和可靠性等,为临床诊断提供科学的方法。对于任何一种新药物或疗法在临床应用之前开展随机对照试验,以评价其疗效和安全性,是临床流行病学研究的重要内容。将流行病学病因研究方法所包括的临床观察、实验室研究和流行病学研究综合应用于对疾病的危险因素和病因的探索,是临床流行病学的病因探讨研究。为了提高临床决策的科学性,不仅要以各种概率数量为依据,对临床疾病现象作出定量的统计分析,使复杂的临床问题数量化,从而利用概率论的思想方法帮助我们选出最佳治疗方案,同时还可以应用卫生经济学方法,通过成本-效果分析、成本-效用分析、成本-效益分析,来进行临床经济学评价,用最小的成本投入解决最大的疾病防治问题,这就是临床流行病学中的临床决策分析。对现有临床科学证据进行系统、科学的评价,分析其可推广性和应用性,作为临床决策的科学证据,也是近年来临床流行病学又一研究内容。这些都体现了临床流行病学的研究内容及其广泛应用。但是,笔者认为,这些还都不是临床流行病学研究内容的核心和精华。一个学科之所以得到发展和重视,一定在于其学科特点和研究内容的独特性。而临床流行病学研究的独特性就在于:①如何制定一份高质量的临床科研设计方案;②如何客观、准确地收集、整理、分析和应用临床数据和信息资料;③对研究的结果如何进行科学的评价并得出有价值的结论应用于临床实践。将其概括为设计(design)、测量(measurement)与评价(evaluation),简称 DME,这才是临床流行病学研究的核心内容。

一、设 计

临床科研首先要有明确的研究目的,在此基础上,根据研究目的的需要提出科研假设,确定验证或检验该假设的适当研究对象、适当的研究方法。这个过程就是我们所讲的临床研究设计。一般包括下列内容:

1. 明确研究目的 研究目的是设计的核心依据。研究目的可以是临床工作中遇到的问题,前人工作尚未解决的问题,也可以是文献综述中给出的科学启示和问题,当然也有上级提出要求要解决的临床问题。目的是所有设计的基础,所以,一要明确,二要具体。很多研究者都愿意把目的提得很大、很空泛,其实是不利于设计和实施的。

2. 确定科学的研究方案 根据不同的研究目的和不同性质的临床研究课题来选择相应的设计方案。比如,开展病因学研究可以选择观察性研究,包括描述性的横断面研究(cross-sectional study),也可以选择分析性的队列研究(cohort study)和病例-对照研究(case-control study)。但是前者对样本量的要求比较高,研究结果的真实性和可靠性相对较弱,而应用队列研究则因果的时间顺序十分合理,结果也十分可靠,但是研究设计和对象选择又十分困难;开展诊断性试验可以选择金标准方法对照或开展系列诊断指标评价;开展防治效果评价不仅可以开展随机对照试验(RCT),也可以应用观察性的队列研究、病例-对照研究,甚至可以用描述性研究。虽然为达到研究目的可供选择的方法种类很多,但是不同的方法,不仅受方法学本身科学性的限制,还要考虑方法的可接受性及科研经费的情况。

3. 确定研究对象 研究对象包括总体和样本两部分。研究总体就是根据研究目的确定的研究对象的全体,这是很难得到的。而样本则是从研究对象的全体中选择出的有代表性的一部分,实际工作中我们经常用的就是这部分。这就要求抽样随机化,样本要达到足够的数量,同时对样本(病例)要有明确的诊断标准。当确定的具体研究对象符合了上述三个标准,那么就基本保证了研究对象的可靠性。

4. 确定研究对象的分组 科学的临床研究必须将研究对象分成实验组和对照组进行比较,实验组可以是新的诊断方法,也可以是新的药物或预防措施。分组比较是临床流行病学的特征之一。分组的方法可以是随机分配,也可以是非随机分配,比如按不同时间、不同地点分组或按某些特征进行分组等。但是,只有真正的随机分组才能使两组除研究因素之外的其他影响因素分布均衡可比。所以,经典的疗效评价一定是随机化的临床对照试验。

5. 确定研究指标 一般说来,研究指标是根据研究目的确定的。比如,进行临床诊断试验的评价,就需要选择一种公认的临床诊断方法或设备的指标作为金标准;开展临床新药的安全、有效性的评价,就要提出一系列的临床指标如有效率、改善率、病死率及不良反应发生率等指标加以验证;开展疫苗预防效果评价,就要以人群的保护率、血清抗体水平变化率等指标为评价标准;疾病预后的评价就要考虑并发症发生率、致残率和康复率等指标。而何时测量这些指标、用什么样的方法进行测量、如何保证指标获得的真实性与可靠性,则是要在研究设计阶段就要认真考虑和明确规定的。

6. 确定资料收集与分析的方法 临床研究的对象是病人,临床流行病学研究的对象是一组病人。因此,在收集资料时就存在一个客观与准确的问题。这就要求我们不仅在收集临床信息资料时用规范的语言,同时,最好是采用盲法进行。盲法又包括单盲(只有病人不知道干预措施什么)、双盲(病人和执行研究的医生都不知道干预措施的分组情况)和三盲(即病人、医生和资料分析人员都不知道干预措施的分组情况),以确保研究信息的真实性。根据临床流行病学研究所采用的不同方法,收集数据的性质不同,要选择正确的研究分析方法,这也是十分重要的环节。

7. 确定研究质量的控制方法 在临床流行病学研究中最常见的偏倚有病人入组时由于诊断标准的不一致出现的选择偏倚,收集临床信息时产生的信息偏倚和由于分组没有严格执行随机化而带来的混杂偏倚。其实,除了上述偏倚外,在临床试验中还经常遇到由于仪器设备的不一致,诊断试剂的批次不同,信息采集的时间(如血压测量)不一致,医生掌握诊断标准的不一致和病人对医生的医嘱执行的程度(通常称其为依从性)等都会给研究结果带来不确定性。所以,在研究设计阶段,针对上述可能的偏倚所采取的质量控制方法就显得十分重要。这也是临床流行病学研究实施中往往被认为复杂的原因所在。

二、测 量

测量就是在临床流行病学研究中对各种临床现象进行测量,可以采用定量的和定性的测量方法。但是,无论什么方法,都要求有较好的灵敏度和特异度。测量的指标可以有硬指标和软指标之分。也就是在临床流行病学资料分析时,需要正确地测量频率指标和效应指标。前者包括流行病学的描述指标,如发病率、患病率、死亡率和病死率等;后者为流行病学的分析指标,如绝对危险度(率差)、相对危险度(率比)和归因危险度、剂量 - 反应关系等。临床研究中,有些数据可通过客观方法或仪器较准确地进行测量,如心率、血压、身高、体重、发病、死亡等,这些均为客观指标,我们称之为硬指标。而有些指标仅靠主观感受,如病人表述的疼痛、恶心、头晕、乏力等,称为主观指标,又称为软指标。

通常,临床科研中的测量都是在病人或病人组中由不同医护人员完成的,所以产生误差的可能影响因素较多,像医护人员掌握的标准和测量的习惯不同所带来的测量误差、仪器型号和试剂批次所带来的误差、被测者顺应性误差以及测量者主观误差等。所以,要求测量指标的判断标准和临床意义要有明确的规定,测量质量要确保科学性和可靠性。为了获得准确的测量结果,在进行临床科研时,要正确区分定量资料和定性资料,准确无误地使用合适的指标进行临床现象的测量,同时要研究测量所出现的各种变异及其对结果的影响程度,并通过改进测量方法和严格遵守操作规程、标准化调查用语而减少误差。此外,还要保证进行测量的试验措施有反应性和可测性,使测量的方法有较好的灵敏度和特异度,明确各种测量指标的判断标准及其临床意义。

三、评　价

评价就是运用科学的方法,根据研究目的,制定出科学、客观的标准,并运用这些标准来评价各种临床数据、实验室数据和临床研究结论,以检验其真实性(validity)、可靠性(reliability)和可行性(feasibility)。同时,也可以依据临床流行病学对病因、危险因素、诊断、防治、疾病预后以及卫生经济学等严格评价的标准和有关判断临床意义的指标,结合专业及临床实际,对研究结果的临床价值或公共卫生价值予以全面评价。由于临床流行病学研究的对象是病人群体,所以还必须对研究结果进行统计学显著性检验,确定其统计学意义。需要指出的是,只有在确定研究结果不是由于抽样误差造成的基础上,我们对试验结果的生理意义、临床意义与卫生经济学意义的综合评价才有意义。这些评价将为临床决策起到重要的参考作用。评价的内容着重体现在以下几方面:

（一）评价研究结果的真实性和可靠性

运用临床流行病学方法对设计方案、各项诊断方法的准确性、各种治疗措施的近期和远期疗效、有关偏倚的防止与处理措施、研究对象的来源及其代表性和依从性等进行评价,以检验其真实性和可靠性。

（二）评价研究结果的重要性

1. 评价结果的临床意义　按照临床流行病学及循证医学对病因、诊断、防治、疾病预后等严格评价的标准和有关判断临床意义的指标,结合专业及临床实践,对临床价值予以评价,从而确定对提高临床医疗水平的重要意义。

2. 评价结果的统计学意义　如果研究的结果具有临床意义,那么必须应用正确的统计学方法对结果进行显著性检验,以评价临床差异的真实程度,即肯定结果的真阳性、真阴性的概率以及检验效能的水平和可信区间(confidence interval,CI)范围,从而获得对临床研究结果真实程度的评价。

3. 评价结果的卫生经济学意义　临床医学研究的结果应对其社会效益及经济效益进行评价,应用卫生经济学的原理方法,计算其成本 - 效果(cost-effectiveness)、成本 - 效益(cost-benefit)以及成本 - 效用(cost-utility),并进行比较和评价,以肯定那些成本低、效果好的研究成果,使之能推广应用。

总之,临床流行病学的主要研究内容和方法就是设计、测量和评价这三大环节,通过对各种偏倚的有效控制,以确保临床研究结果和结论的真实性和可靠性。

(李立明)

思考题

1. 通过对流行病学及临床流行病学历史的学习,你对流行病学学科及临床流行病学有什么样的认识?

2. 临床流行病学的定义发展说明了什么? 其应用有哪些发展?

3. 临床流行病学的主要特征有哪些?

第二章　临床研究问题的提出和选择

导读

　　临床研究问题可能是尚无理性认识、尚无确切解决方法或尚无对策规范的临床问题,也可能是对一些已知的结论甚至已经建立的理论体系提出的质疑。临床研究问题来源于临床实践,而临床研究问题的解决可提高和改善临床实践中对临床问题的解决能力。本章系统地介绍了临床研究问题的概念、临床研究问题的主要来源和类型、临床医生在临床实践中提出研究问题、选择临床研究问题和构建临床研究问题的思路和方法。

Chapter 2　Formulating and Selecting Clinical Research Questions

Summary

　　The clinical research questions are those that are relevant to or arise in clinical practice but have no effective solutions, no rational knowledge, or no standard intervention strategies. Clinical research questions may also be raised to question current knowledge, theories, and methods in clinical practice. As these issues come from clinical practice, solving these issues can further help clinicians to enhance their abilities in patient care. This chapter not only systematically describes the concepts of clinical research questions, the main types and sources of these issues, but also discusses how to identify a research question in clinical practice, how to formulate the question, and how to select a proper study design.

第一节　概　述

一、临床问题和临床研究问题的概念

　　临床医学属于应用科学范畴,其起源和发展的基本动力来自于人类应对疾病的需求,服务的对象主要为病人。临床医学也是一门实践科学,其目的是通过准确诊断个体病人的疾病类型和病因并及时采用适当的治疗措施,最大程度地帮助病人恢复健康或改善预后。临床问题是医务人员和病人为达到上述目的所共同面临和需要解决的问题的统称。

　　根据第 10 版的《国际疾病和有关健康问题的统计分类》,目前人类认识到的疾病有近万种,但临床上病人需要医生帮助解决的基本问题却具有很大的共性,这些问题包括:我患的是什么病? 为什么会患这种病? 会有什么后果? 如何治疗? 治疗效果如何? 能治愈吗? 如何预防? 这些恒久不变的基本问题构成了临床问题的基本类型,即诊断(diagnosis)问题(确定疾病类型和病因(causation of disease))、治疗(treatment)和预防(prevention)问题(选择安全、有效的防治方法)、预后(prognosis)问题(判断和改善预后)。临床医生回答和解决病人这些基本问题的过程

构成了常规的临床实践。但临床诊断疾病和防治疾病的实践是建立在临床和许多相关学科的研究和发展的基础之上的,包括医学对人体生物结构、功能、生理生化和病理的不断深入和日益全面的认识,对疾病的病因(包括环境因素和遗传因素)、发病机制、疾病过程和表现形式的不断深入和日益全面的认识,还包括更准确、更早期和更安全、有效地诊断和防治疾病的技术、药物、器械的发明和研究。这些研究起源于临床诊断和防治实践中遇到的技术层面或实施层面的障碍及人类对控制疾病以追求健康长寿的需求,这些障碍和需求构成了临床研究问题,也就是说临床研究问题是尚无理性认识、尚无解决方法或尚无对策规范的临床问题,临床研究问题也可能是对一些已知的结论甚至已经建立的理论体系提出的质疑。临床研究问题来源于临床问题,而临床研究问题的解决可提高和改善临床实践中对临床问题的解决能力。临床医学的发展就是基于不断更新的临床研究问题和这些研究问题所带动的临床和相关研究的进展。

因此,临床医生一方面需要关注临床研究进展带来的临床实践模式的变化,通过学习新知识、掌握新技术及新药物,更好地解决对病人进行诊断治疗过程中的临床问题,另一方面也应充分认识到目前医学对许多疾病的认识程度和防治能力还远远不足。不仅新的疾病不断出现,大量现存的疾病,包括许多常见病、多发病的病因和发病机制依然不甚明确。很多现有的诊断和治疗技术尚不能达到早期、准确、有效、安全和方便的要求,绝大部分广泛流行的慢性病还不能被根治,许多疾病甚至还缺少有效的治疗方法。所以,临床医生不仅要正确地应用现有的诊断治疗技术解决病人的临床问题,也应该关注各种疾病在预防、诊断、治疗实践中存在的障碍,关注和了解已经提出的临床研究问题,同时勤于和善于思考,学会提出新的临床研究问题。临床研究问题来自临床问题,故可分为与诊断相关的研究问题、与治疗和预防相关的研究问题和与预后相关的研究问题等。

二、与疾病诊断相关的研究问题

对疾病的诊断是临床医生面对病人时首先要解决的临床问题,正确的诊断是正确治疗的前提。祖国传统医学中"诊"包括通过"望、闻、问、切"了解病情,而"断"则为在四诊的基础上对疾病作出判断;英语诊断一词"diagnosis"中的 dia 源自希腊语与拉丁语,意为识别(cognitive,recognize),后缀 osis 表示过程。在理想状态下,医生通过了解病人的病史、症状、体征,在实验室检查或其他辅助检查的支持下作出正确且完整的疾病诊断,包括病因诊断、病理解剖诊断、病理生理诊断、疾病的分期和分型诊断及并发症的诊断。但在临床实践中,临床医生的诊断决策可受多种因素的影响,其结果可能导致对疾病的诊断不明、误诊或漏诊。这些影响因素常常是与诊断相关的研究问题的来源。

(一)病因不明确

正确的诊断决策首先依赖于医学对特定疾病病因、发病机制、各种临床表现形式的认知程度。随着医学和相关科学技术领域的不断发展,许多人类疾病的病因、发病机制和临床表现形式或临床特征,包括症状、体征、实验室检查或其他检查的特征与参数已经基本明确,并建立了较为完整的疾病诊断学理论,用于医学教育和指导临床实践。但随着人类社会的发展和自然环境的变化,新的未知疾病不断出现,准确识别和应对这些新的疾病常常需要时间。以艾滋病为例,艾滋病是人类免疫缺陷病毒(human immunodeficiency virus,HIV)感染所导致的疾病,最早期的病例报告可追溯到 20 世纪 60 年代,但直到 1981 年,因在短时间内出现较多的晚期艾滋病病例才引起人们的关注。尽管 1983 年就已确定艾滋病的病因为 HIV 感染,但 1987 年 HIV 感染的血清学诊断试剂才开始在临床应用,在此之前,HIV 感染疾病的诊断只能依靠终末期免疫系统极度抑制导致的临床表现。HIV 感染性疾病发生发展的自然史和流行病学特征也是在 HIV 感染的血清学诊断试剂开始应用后才逐渐明确,并因此具备了对这个危害极大的疾病进行早期诊断和早期预防的能力。

目前,绝大多数慢性病,如原发性高血压、糖尿病、动脉粥样硬化性血管疾病和肿瘤,均为环境和遗传共同作用的多病因疾病,因病因和发病机制的复杂和不明确而无法进行病因诊断,临床诊断其实只是对作为疾病结果的异常的功能或解剖状态作出的诊断,如高血压(动脉血管压力增加)、冠心病(冠状动脉的狭窄程度)、肿瘤(组织和器官的异常肿物)或血液的生物代谢标记物的变化,如糖尿病(血糖增高)。病因诊断不清就不可能有明确针对病因的治疗,这也是大部分慢性病缺少根治方法或容易复发的原因。

病因和发病机制不清是疾病诊断临床研究问题的主要来源之一。对疾病病因的认识需要临床、流行病学和基础研究学科的共同努力。

(二)不典型的临床表现

症状、体征和相关病史是疾病诊断的第一要素,是病人感知自身健康异常的主要判断依据。医学界在长期对各种疾病的观察和认识的过程中,已经了解了多数常见疾病的典型或共性的临床症状和体征,医生通过采集病史和体格检查常常就可对疾病作出八九不离十的诊断。例如冠心病典型的心绞痛、急性阑尾炎转移性下腹痛和反跳痛及十二指肠溃疡上腹部疼痛的规律,甚至病人本人也可以根据经验和知识对一些常见病作出正确诊断,如普通感冒、皮肤外伤和感染及心脏期前收缩(早搏)等。但是,许多疾病都可能出现不典型的临床表现,相当比例的病人不具有医生或病人本人所熟知的特定疾病的表现形式,这是误诊或漏诊的常见原因。各种医学杂志经常发表一些临床医生报告的具有不典型的临床症状和体征的常见疾病病例,以分享实践经验,不断积累对疾病表现形式的更全面的认识。临床医学是一门实践性科学,临床医生在临床实践中对各种各样疾病在病人中的表现形式的差异、对变化特征的观察和总结对临床医学的发展和进步永远具有重要价值。

(三)早期诊断方法的研究

由于许多疾病始于人体内部器官组织出现的病变,绝大部分器官的早期病变是难以被病人察觉的,但等到出现临床表现,往往已经是不可逆转的晚期,如肿瘤。还有一些疾病可长期无明显症状,如原发性高血压、血脂异常和早期糖尿病。这些疾病虽无明显的症状,但却是严重心血管疾病最重要的危险因素,可导致动脉粥样硬化或对微血管的损害,最终导致致死和致残率极高的心肌梗死或脑卒中。完全依靠病人的症状和体征诊断疾病远远不能满足临床疾病早期诊断和正确检出疾病的需求。因此,实验室检验技术和许多影像学的辅助诊断方法被发明创造和快速地发展,极大地拓展了人类认识疾病和健康问题的能力,并极大地提升了医生诊断疾病的能力。正所谓"工欲善其事,必先利其器"。在 17 世纪 70 年代,荷兰科学家列文虎克(Anthony Van Leeuwenhoek,1632—1723)发明第一台光学显微镜成为人类认识微生物世界的开山之举,1986 年获得诺贝尔物理学奖的德国科学家鲁斯卡(Ernst August Friedrich Ruska,1906—1988)1931 年发明的电子显微镜进一步使了解微生物及疾病在组织器官导致的微观改变成为可能,许多能够透视或展现人体内部器官的静、动形态的各种有创和无创的仪器设备的发明和更新换代、分子生物学技术、计算机化和生物信息技术的发展都极大地推动着医学诊断技术的快速发展,医学对许多疾病的诊断正在向早期、精确、定量、定位的方向发展。利用先进的技术寻找更新、更早、无创、方便和经济的诊断方法一直是诊断学研究中重要的和最为活跃的领域。

(四)诊断标准的研究

在临床诊断疾病时,对正常和异常的划分往往是二元的,即有病或无病。但疾病的发展常常是渐变与突变、量变与质变相结合的过程,正常和异常之间常常缺少可明确感知的界限。因此,对疾病的诊断标准或诊断切点往往会具有不同程度的主观性。切点的确定曾经主要依据人群中这个生理指标的正态分布,但越来越多的诊断切点是依据观察指标与危害性结局(outcome)之间的关系来确定的。如高血压的诊断标准为收缩压≥140mmHg,或舒张压≥90mmHg,这是根据在此血压水平以上的人群在未来 10 年出现心脑血管并发症的危险(hazard)明显高于血压低于这个水平的人群而确定的;糖尿病的诊断依据血糖的水平,而异常血糖的切点是依据出现微血管损害的危险程度确定的。由于危害性结局是以其出现的危险(概率)表示,多高的危险(概率)可以定义为危险增高完全是人为制定的,随着对疾病危险防范标准的提高,高血压的诊断标准从 1995 年的 160mmHg/95mmHg 降到了目前的 140mmHg/90mmHg,而糖尿病的诊断标准从血糖≥7.8mmol/L(140mg/dl)降到了现在的血糖≥7.0mmol/L(126mg/dl)。此外,由于种族或性别等差异,对一些人体异常状态的诊断标准也可以不同。如尿酸、高密度脂蛋白胆固醇(HDL-C)、肥胖等。同时,对疾病的知识不断增加和检查能力的提高也在不断促进着诊断标准的优化,因此,诊断标准不是一成不变的。

(五)误诊和漏诊问题

临床实践中出现诊断性错误是较为常见的问题。误诊和漏诊是医院不良事件的主要原因,也是医疗纠纷的主要原因。一些学者曾把误诊和漏诊的原因分成三类:第一类为无错之误,主要因疾病缺少症状或出现不典型的临床表现、病人拒绝必要的检查或医学领域对疾病的认识不足或仪器设备的精度限制导致;第二类为系统之误,包括仪器操作失误、夜间假日缺少辅助检查服务等一些医院管理系统中的缺陷导致的误诊;第三类为认知性的错误,包括医生的经验、知识和医院的相关技术能力不足导致的误诊。第一类错误是很难避免的,第二类、第三类是可以通过努力尽量避免的。而对这些问题的研究属于诊断研究中对实施环节质量的研究。

疾病诊断是临床的首要问题,临床医生在学习掌握现有的诊断知识的同时,应系统了解常见疾病在诊断上尚未解决或尚待改善的临床研究问题,并主动和不懈地及时跟踪疾病诊断科技领域的进展。

三、与疾病预后相关的研究问题

临床医学中的预后(prognosis)是指疾病发展过程中可识别的结局和在不同疾病阶段对这些结局的预测。prognosis 一词来源于希腊语的 prognostikos,意思为预知。

临床医学的终极目标是使病人获得最佳的预后从而恢复健康。因此,对新的诊断方法的研究和新的预防和治疗的研究,其最终目的都是为了进一步改善预后,而是否能改善预后也是判断新的诊断方法和新的治疗方法是否具有应用价值的关键标准。对每个疾病预后的预测是以对疾病在患病群体中发展规律的认识为基础的,这是临床实践中对每一个具体病人预后进行预测的基础。因为临床医生可能面对的是特定疾病发展过程中任何阶段的病人,除了死亡病人外,对处于某种疾病某个阶段的个体病人出现不同预后结局的预测是根据大量同样特征疾病的病人群体自然病史或临床过程观察的结果。因疾病的预后与病因作用的强度、诊断决策的早晚及准确程度、接受治疗状况、疾病过程的个体差异、治疗效果的个体差异和病人依从性等诸多因素相关,疾病的实际预后随着上述多因素的变化可能与基于以往自然史的观察或临床过程研究提供的预测有明显的差异,也就是说,与预后相关的研究需要与时俱进。与预后相关的临床研究问题基本来自下列三类研究需求,即疾病的自然史或疾病的临床过程、影响预后的因素和疾病预后的预测方法。

(一)疾病自然史和临床过程

一个疾病从发生、发展到出现结局的过程称为疾病的自然史。疾病的自然史可被划分为四个阶段,即生物学发病阶段(一般难于检出)、亚临床阶段(缺少临床症状和体征,此阶段器官组织已经发生明显的解剖学变化,但尚未明显地影响生理功能)、临床阶段(出现症状或生理功能指标出现异常变化)、结局发生阶段(如出现并发症、死亡或疾病痊愈)。疾病的自然史代表疾病在人群中发生发展及结局的普遍规律,所以不能以单个病人的疾病过程作为自然史。理论上疾病的自然史应指在未给予任何治疗或干预措施的情况下,疾病在群体中发生后的各种发展过程和不同结局的特征和概率。例如,高血压病人在不接受治疗的情况下,10 年约 10% 的病人出现

Notes

严重的心脑肾并发症,但血压达到三级水平的病人[收缩压180mmHg和(或)舒张压110mmHg]10年中发生严重心脑肾并发症的比例或危险(概率)可达到50%。HIV感染病人一般15~20年后出现艾滋病晚期的表现。人类医学发展至今,已经对许多疾病的过程和发展规律有了充分的认识,实际上已经很难获得无任何治疗和干预的疾病自然史,对疾病自然史的研究可以转化为对疾病过程的研究。对疾病过程的研究应包括所有的病人,否则会导致偏倚,如急性心肌梗死病人急性期病死率可高达50%。但因大部分死亡为猝死,往往发生在院外和急诊室,而住院期的病死率平均为5%~9%。如果仅以住院的病人的病死率代表急性心肌梗死病人的不良预后就会极大地低估疾病的危害程度。随着医学的发展及对人体异常的早期检出技术和疾病模型的建立及治疗方法的更新,对疾病过程的研究也不断产生新的需求。另一方面,新发现的疾病也需要对疾病临床过程的新认识,以指导对临床预后的判断。

（二）影响预后的因素

疾病的预后受多种因素的影响,改善预后的前提是了解各种影响预后的因素及对预后的影响程度。对疾病的治疗是通过改变可改变的预后因素,促进疾病的良性转归。由于疾病的预后是随病人的病情发展和所接受治疗的有效程度而动态变化的,所以往往需要动态的重复预测。预后研究类似病因学研究,只是起点为已经患有疾病的人,而终点为疾病发展或接受治疗后出现的各种结局;而病因学研究起点为尚未患疾病的人群,终点为发生或未发生特定的疾病。

（三）疾病预后的预测模型

疾病预后的预测模型以数学模型为基础,根据病人所具有的临床特征和出现良性和(或)不良结局的概率,建立预后影响因素与不良结局危险的定量关系,将其转换成简单的危险记分或危险分层标准以及便于理解的图表,并作为临床实践中病人预后的定量判断工具,以此指导治疗。如高胆固醇病人的危险分层、高血压病人的危险分层、心绞痛病人的危险分层和脑卒中复发的预测模型等。这些疾病预后的预测模型和预测工具的研究在临床实践中有较高的应用价值。

四、与治疗和预防相关的研究问题

对疾病的治疗是临床医学的核心,医学(medicine)一词本身就有治疗(art of healing)的含义。疾病诊断和预后判断是为了确定健康问题和健康问题可能的结局,而治疗则是为了解决健康问题。治疗关注的是病人,目标是最大程度地去除或减轻疾病的损害。临床医学的治疗方法包括药物和非药物,后者又包括手术、理疗(包含放疗)、生活方式调整和心理治疗等。治疗也可以分成病因治疗(如感染性疾病的抗生素治疗)、解剖学治疗(去除或改变异常病变结构,如肿瘤手术切除和冠状动脉内搁放支架解决血管狭窄的问题)、病理生理治疗(通过干预人体的代谢和生理过程纠正异常,如大多数降血压药物、调脂药物等)。

疾病的预防是指通过各种措施预防疾病的发生或疾病的进展。由于传染病曾经是人类死亡的主要原因,而大部分严重传染病的预防主要依靠独立于临床的疾病预防控制系统,所以我国疾病的预防曾长期和临床工作处于分离状态。随着疾病谱的变化,慢性非传染性疾病已经成为人群主要的健康问题,心脑血管疾病和恶性肿瘤成为居民死亡的主要原因。因慢性病大多受环境和遗传等多种因素长期作用,导致人体生理结构和功能逐渐改变,疾病的起点不清且具有长期的发展过程,一些慢性疾病的主要危险是导致危害更大的并发症,如高血压的危害主要是导致脑卒中,糖尿病的危害主要是促进动脉粥样硬化或微血管损害,一些慢性感染是导致恶性肿瘤的病理基础等。而慢性病大多病因不清,很难根治或治愈,因此预防其发展或恶化的需求贯穿于疾病防治的全过程。所以,疾病的预防目标不仅包括预防发生,而且包括预防已经发生的疾病进展和预防对生命和健康危害较大的并发症的发生。

慢性病预防在临床层面通常根据所关注的人群和目标分为三类。一级预防(primary prevention)关注的人群是具有一定的危险因素但尚未出现某种严重疾病的人群,目标是通过

Notes

预防措施减少危险因素的暴露,降低发病的危险。二级预防(secondary prevention)是通过临床的早发现、早诊断和早治疗,减少疾病向着各种并发症或残损的方向发展。三级预防(tertiary prevention)关注的是已经发病的病人,通过积极的治疗,减少病痛和复发的危险,而预防的目标是延长生命,提高生存质量和生存率。由于疾病谱的改变,对慢性病的预防和治疗在概念和实践上已经密不可分,疾病的预防和治疗在临床实践中已经融为一体。

临床医学的治疗和预防领域是进展最快的研究领域,新的治疗方法层出不穷。陈旧的治疗方法被不断淘汰,极大地丰富了临床疾病防治的手段和方法。1953 年我国第一版《药典》收载的药品仅 531 种,而 2010 年新版的《中国药典》包括了 2136 种中药和 2220 种西药。从 20 世纪 90 年代初期逐渐发展和完善的循证医学(evidence-based medicine)的理论和实践在全球范围内促进和完善了对治疗和预防方法的科学评价,同时也带动了临床疾病治疗预防的新的研究领域的发展。目前与治疗预防相关的主要研究可分为以下几个方面:

(一)新治疗方法研究

主要为对药物和仪器、器械装置治疗方法的研究,包括对新药或新仪器的临床阶段的评价或对已有的治疗药物和仪器的新的治疗功能的评价。主要的研究方法是随机对照临床试验(RCT),评价的主要指标是药物和治疗仪器的安全性、有效性、等效性和非劣效性(和同功能现有治疗方法相比)。对新的治疗方法的研究是促进疾病治疗进展的重要科学源泉。

(二)临床诊治指南更新的研究

2014 年在美国国立卫生院(U.S. National Institute of Health)临床试验注册网站上注册的临床试验已达 161980 项,其中我国参与的国际临床试验为 4714 项。这些针对不同疾病的临床试验正在不断产生大量新的临床证据,不断更新疾病治疗的相关知识,同时促进了《临床疾病防治指南》在形式、内容和制定过程上的标准化、科学化和不断的更新。临床指南应代表当前某类疾病诊断和治疗的最新认识,是临床实践的规范和指导性文件。世界卫生组织和一些发达国家的学术机构发布了指导指南制定的指南和判断一部指南是否具有科学性的标准。一部好的临床指南不仅指导临床医生为病人选择当前最佳的治疗方案,同时也能让临床医生明确地了解哪些治疗方法尚需要进一步的研究。

(三)临床诊治指南的实施研究

不断更新的临床治疗知识和指南只有被临床医生应用于临床实践才能真正使病人受益,但在更新的指南和指南推荐的治疗方法在临床实践中的实际应用之间普遍存在差距。如有急性心肌梗死病史的病人应长期给予他汀、抗血小板、β 受体拮抗剂和血管紧张素转换酶抑制剂治疗,但根据我国的研究结果,这些病人接受上述治疗的比例低于 30%,而我国高血压病人的治疗率仅为 24%。影响更新的治疗方法和治疗理念在临床实践中应用的因素很多,包括病人的依从性、医生对新治疗方法的知晓程度、信任程度和实施程度、社会保障程度和是否有医疗质量的监督系统,这些问题催生了一个新的治疗研究领域,即实施研究(implementation study)。实施研究的主要研究内容是评价临床指南在临床实践中的应用状况和影响因素,建立规范治疗的评价指标体系(performance measure),建立规范的疾病诊治的临床路径,促进临床治疗的优化和规范,最大程度地改善临床实践的质量,提高病人的依从性,使病人受益,并避免医疗错误,减少医疗纠纷。

(四)实效研究

临床指南的普及使全世界多种疾病的临床治疗实践趋于简明和同一化。尽管随机化对照临床试验在很大程度上避免了研究结论的偏差,但临床试验入选的病人并不涵盖临床实践中医生实际治疗的所有病人,如临床试验中的女性、80 岁以上老年人较少,一些较大药物剂量的强化治疗研究主要包括来自欧美国家的人,许多药物治疗并未获得确凿的证据,很多治疗方法依然建立在专家认为有效,而证据不足或依然在等待新的证据的基础上。加上药物从原料到生产储存各个环节的质量等因素,都要求临床医生在临床实践中依然要对每个病人实际应用药物的效果和可能出现的不良作用保持独立的观察和判断能力。近年来出现了越来越多的大规模的疾病注册研究,通过持续大量的收集在常规临床实践接受治疗的病人信息和进行随访,了解一些治疗方法在"真实世界"(real world)的效果、不良反应和影响治疗效果的因素,被称为实效研究(outcome study),这些注册研究可为 RCT 研究在临床实践中的实效提供补充证据,可对已经上市后的药物进行持续的监测。实效研究的一个重要方向为比较效果研究(comparative effectiveness research,CER),CER 的主要目的是通过对疾病预防、诊断、治疗或医疗服务改善相关的多种方法进行利弊比较和费用效益比较,帮助消费者、临床医生、医疗保险和卫生政策制定者有依据地制定改善个体和公众健康的决策。

（五）药物流行病学和药物基因组学研究

大量证据表明,一种药物对个体病人的治疗效果与多种因素相关,包括药物干预的生物靶点在人群中的变异,药物在体内代谢相关受体和酶(数量和活性)在人群中的变异等,这些变异受遗传和环境的双重影响。近年来快速发展的药物流行病学以研究人群中某种药的药代动力和药效的变异及影响因素为主要目标。分子生物学技术的快速发展也促进了药物基因组学的研究。药物基因组学主要研究遗传基因变异与药物代谢和药物效果的关联,希望能通过高通量的基因芯片识别对药物具有不同反应的个体,促进更有针对性的治疗。药物流行病学和药物基因组学研究进展正在不断挑战以 RCT 结果指导的同一化的临床治疗策略,并将促进个体化治疗领域的开拓和发展。

第二节 如何提出和构建临床研究问题

一、在临床实践中提出临床研究问题

在临床实践中,临床医生一方面要不断地将更新的疾病知识转化为解决病人临床问题的具体决策,从而改善病人的健康,同时,也在反复验证现有知识和诊治技术能否完全地解决病人的问题。临床实践是临床研究问题的基本来源,而尚未解决的问题和不断产生的新问题是不断驱动临床医学发展的动力。

临床医生应当如何提高自己在临床实践中发现问题的能力呢？第一,要善于观察,勤于思考,对临床实践中观察到的、与现有的疾病诊断、治疗及预后的知识不相符的现象或小概率事件保持职业的警觉。第二,学会适度地对现有的临床医学知识持谨慎的态度,保持好奇心和学习的态度。第三,慎重选择专业和科学的信息来源,在整个医学职业生涯中始终关注医学各个领域的进展,持续更新知识以不断深化对疾病——即使是已经非常熟悉的疾病——的病理和临床过程的认识,同时要不断追踪新的临床诊疗技术和器材的进展。第四,对临床上遇到的问题有锲而不舍的钻研精神和严谨的研究态度,求同和害怕招非议的心理都可能扼杀创新能力。第五,积极参加学术交流,经常向有经验的上级医生和专家请教。第六,精选优秀的科普期刊坚持阅读,不断了解其他学科、尤其是交叉学科的相关进展,以拓展思路,提出临床研究问题。

二、通过文献书籍和学术交流提出研究问题

刚入行的年轻医生因为知识面窄和经验不足很容易提出不明白的问题,虽然他们提出的许多问题可能早有明确的答案,但正因为"出生牛犊不怕虎",新的临床医生或初级研究人员也会提出一些重要的、新的研究问题。无论是哪种情况,提出问题都仅仅是确定研究问题的第一步。医学是伴随人类文明的进步而发展的,现代临床医学已经积累了大量疾病的临床知识,多数疾病已经有系统的理论和不断更新的临床诊疗规范。一般专业书籍提供的是较为系统、成熟和共性的知识,而医学文献则可动态地提供新的知识和研究进展,目前 SCI 收录的杂志有 7000 余种,我国

医学的核心期刊也逼近600种,著名的医学文献检索平台PubMed每天发布的医学新文献平均超过4000篇。阅读文献和专业书籍一方面帮助医生了解所提出的问题的研究现状,深化对所关注问题的认识程度,得到方法学的启示,另一方面,定期无特定目的阅读本学科或综合的核心期刊的文章也会激发新的思路和提出新的想法。好的文献综述可以使人在较短时间内对某一专题的研究问题、研究进展、已经获得的知识和尚需继续研究的问题得到系统的认识。自己动手写综述则可以得到更为全面和详细的知识。参加学术活动也是促进发现新的研究问题的极好机会,因为学术交流,特别是优秀专家的讲座会高屋建瓴地综述学科的最新进展和提出将来的研究方向。

三、通过临床诊治指南和科研规划查询研究问题

近20年来循证医学理论的不断完善和在临床研究中的应用,极大地促进了临床诊治指南的科学化的制定和更新过程。标准的临床诊治指南对每一种治疗或预防措施均按证据级别分类,并会对特定疾病目前在诊断、预防和治疗上尚未解决的问题进行总结和论述,指明哪些治疗或哪些特殊人群的治疗还缺少证据,并指出新的研究方向。各国科研管理机构和基金会也会定期发布研究方向的规划和指南,说明需要研究的领域和需要研究的问题。我国科技部、卫生部和地方科研管理机构的互联网网站都会定期公布各种科研计划或项目的招标指南,如我国863计划、973计划科技项目,国家五年度医学科技发展规划等,临床医生可以从中找到政府关注的健康问题和计划资助的研究项目的方向。临床医生应当学会利用互联网查询与自己感兴趣的研究问题相关的信息,同时寻找感兴趣的研究课题。

四、如何转化和构建临床研究问题

在临床实践中每天都可以产生许多新的研究问题,但这些问题必须通过进一步的思考分析才能转化成完整的临床研究问题。一个清晰、完整的研究问题是选择合理、正确的研究方法和组织研究的前提和基础。下面讲述如何将临床发现的问题转化成真正的研究问题。

（一）深究问题的根源

临床研究问题常常是从大量已知的医学知识基础上提出的未知,临床医生首先应具备扎实的医学基础知识和其他相关学科的基础知识,在遇到疑惑的问题时可以通过连续地问为什么而触及问题的根源或从貌似偶然的现象中发现必然规律。例如,一名胸外科医生在做手术的肺癌患者中发现许多人伴有严重的骨质疏松,他的连续的问题包括,肺癌患者为什么会合并严重的骨质疏松呢？骨质疏松与体内哪些物质的代谢密切相关？哪些因素与骨的主要成分钙的代谢异常有关？最后他确定的研究问题是维生素D的缺乏是否与发生肺癌的危险有关联。通过检索研究文献,这位医生发现这的确是一个非常值得进一步研究的问题。

（二）构建完整的研究问题

构建研究问题是为了使研究问题的定义、层次、涉及的范围和相关的影响因素更加清晰、明确。可以首先建立工作模型（working model）或概念模型（conceptual model）,把中心的研究问题考虑为一个回归模型的因变量。例如,如果研究问题是如何改善某种疾病的长期预后,可以先将该疾病的长期预后作为工作模型的因变量考虑,并给予明确的定义,如长期是几年,预后采用什么指标,接着将所有可能影响该疾病长期预后的因素列为自变量,也分别给予明确的定义。这样就比较容易把研究问题和相关的因素界定清楚和考虑周全,继而指导对研究题目的可行性评价和选择研究设计。其他帮助构建研究问题的常用方法还有PICOT等方法。PICOT方法于1995年提出,提供了临床研究问题构建时的逻辑框架或思路,当要提出一个研究问题时,可以按照PICOT的思路加以充实和完善。在术语PICOT中,P（patient population of interest）代表需要研究的对象人群,或代表与研究对象相关的问题,研究者需要清楚地界定研究对象是什么人。例如是老年人还是中年人,选取初发的急性心肌梗死病人还是复发的急性心肌梗死病人,样本

多大,如何抽样,等等;I(intervention or issue of interest)代表对研究人群将采用的治疗干预措施或与观察的项目相关的问题;C(comparison with another intervention/issue)代表对照组和将给予的治疗措施;O(outcome of interest)代表与结局指标相关的问题,如采用什么指标作为结局,如何定义,如何测量等等;T(time frame)代表时间,即拟开展的研究需要做多长时间。构建完整的研究问题能使研究者对研究目标更加明确。一个简单的例子说明如何采用PICOT方法把临床问题构建为临床研究问题:临床问题为患感染性单核细胞增多症的病人何时能重新参加运动,临床研究问题为,患感染性单核细胞增多症的儿童(patients,病人)在症状发生后的六周参加运动(intervention and time,干预和时间)与不参加运动的患病儿童相比(comparison,对照)是否可增加脾脏破裂的危险(outcome,结局)。

(三)充分论证

通过和相关专家、同事和相关人员的充分讨论及文献的检索阅读,进一步确定要研究的问题和范围,建立明确、具体的研究目的和目标。研究问题与研究目的密切相关,研究目的实际上是从研究问题转化而来,即研究问题往往为问题形式的研究目的,而研究目标则代表为了实现研究目的而确定的具体研究内容。

第三节   如何选择临床研究问题

即使在提出和构建临床研究问题后,并不是每个研究问题都能够最终选择为真正可以开展的研究。如何在众多的临床研究问题中选择出可能开展的研究题目？临床研究问题选题的基本标准包括可行性、重要性、创新性和符合伦理道德标准。国外选择临床研究课题常应用的FINER标准也基本包括这几个方面。在术语FINER中,F(feasible)为可行性,I(interest)为研究者本人的科学兴趣,N(novel)为创新性,E(ethical)为伦理标准,R(relevant)为关联性。

一、拟选择的研究是否具有可行性

可行性(feasibility)是指完成拟开展的研究项目所需要的条件是否具备。临床研究项目可行性评价主要包括如下几个方面:

1. **技术可行性**(technical feasibility)   研究项目需要的技术能力是否可以满足,如研究者是否具有相关的专业知识背景,是否有前期工作基础,是否具有符合研究需要的仪器设备和其他技术能力。

2. **经费可行性**(economic feasibility)   研究问题转化成研究项目一般需要经费支持,研究经费可以有多种申请渠道,但不同的研究资金有不同的资助额度,应根据研究者可能得到的经费支持强度判断选择的研究课题是否在经费上可行。

3. **操作可行性**(operational feasibility)   操作可行性主要考虑拟开展的研究项目在具体实施阶段的各个环节所需要的条件是否可能具备,如研究需要入选某种疾病的患者,根据样本计算至少需要500名,但这种疾病的患病人数较少,或研究者本人无能力入选足够的病例数,这样,即使有技术能力和经费支持也很难在时限内完成研究课题。研究需要的人力是否具备合格的资质和是否充足也可以归结到操作可行性的评价中。

4. **时间进程可行性**(schedule feasibility)   包括研究者本人和研究团队的时间安排,所申请的研究基金对项目的时间进程的要求和研究设计本身需要的时间是否符合。对复合型或综合性、大团队项目,还要具备协调各子项目团队协同配合的能力。

二、选题是否具有重要性

选题的重要性主要从研究需求的大小和来源,研究结果可能导致的变化或带来的效益的角度来衡量。

1. 拟开展研究的疾病是否属常见病和多发病,研究问题的解决是否可惠及较大的病患群体。
2. 拟开展的研究是否属于国家或地区的研究规划中列出的研究重点。
3. 研究结果是否可能在一定程度上改善临床实践。
4. 研究结果是否可能增添新的知识并具有一定的科学影响力。
5. 研究结果可能产生的社会影响力。
6. 研究结果是否可能推广或转化成具有自主知识产权的相关产品。

三、选题是否具有创新性

创新性是指研究问题和采用的研究方法具有原创性、独特性和首创性,但在医学临床实践工作中提出的研究问题不一定是新的问题,也往往不是从未有人研究过的问题,在方法学上大部分需要参考标准化的研究设计,但任何研究问题都应当是尚无明确答案的问题,或已经有明确的阶段性答案,需要发展和完善。研究结果应能增加新的知识或信息。研究者的创新的思维能力是创新性研究最重要的基础,创新能力取决于对现存知识和方法缺陷的认识与评价能力、希望发展或完善别人提出的新观点和新认识的内在动力大小及在广泛接受的常识中发现矛盾和问题的能力。

四、选题是否符合伦理标准

对任何临床研究问题的研究过程都应符合医学伦理标准。医学研究的伦理性评价应遵照普遍接受的指南,包括被国内外广泛接受的《赫尔辛基宣言》和 GCP 标准。

第四节　临床研究问题实例剖析

每天都有大量新的临床研究结果发表在医学杂志上,这些文献,特别是一些学术水平较高的论文会把希望回答的研究问题、提出研究问题的背景和解决研究问题预计产生的重要意义写在前言中。下面通过一个研究的实例对提出研究问题和构建研究问题的关键点做进一步的复习。

研 究 实 例

(一) 研究实例名称

美国多中心合作的雌激素 / 孕激素替代治疗对心血管病结局影响的随机、双盲、安慰剂对照临床试验,即 HERS 研究(heart and estrogen/progestin replacement study)。

(二) 临床研究问题提出的背景

女性在进入更年期(45~55 岁)年龄阶段后女性激素水平明显下降,由此带来机体一系列病理生理变化和相关的临床症状,临床上称为更年期综合征。1942 年开始在临床应用的雌激素替代疗法(HRT)和其后改良的雌 / 孕激素联合替代疗法,通过补充女性激素明显地缓解了许多女性更年期的痛苦症状,曾一度成为女性更年期后的常规治疗。同时,许多观察性流行病学研究发现女性在更年期后心血管病发病死亡危险大幅度增加,而采用女性激素替代治疗的女性冠心病发病死亡危险较低,特别是那些已有冠心病病史的女性,复发的危险可降低 35% 到 80%。当时临床医生面临的临床问题为:是否应给更年期后的女性,特别是已经患有冠心病的女性常规补充女性激素从而预防心血管病发生或复发。许多临床医生都相信 HRT 治疗可以作为女性心血管病一级预防或二级预防的主要策略。但也有不少研究者认为观察性研究获得的结论可能带有选择性偏倚,因为观察性研究中服用女性激素的研究对象与那些不服用女性激素的研究对象相比,其他心血管病的危险因素水平可能较低。由此初步提出的临床研究问题为:对女性采用激素替代治疗是否可使她们近期和远期的冠心病复发和死亡的危险低于服用安慰剂的

Notes

对照组女性。因此,美国几个著名大学医学院开展了一项多中心合作的雌激素/孕激素替代治疗对心血管病结局的影响的随机、双盲、安慰剂对照临床试验。即著名的 HERS 研究(heart and estrogen/progestin replacement study)。

(三)临床研究问题的构建

根据 PICOT 的研究问题构建思路分析,上述的研究问题在 HERS 研究中转化成完整的研究问题。

1. 研究人群(patient)

(1)55~80 岁的更年期后女性,自然停经至少 5 年;或虽然自然停经不到 5 年或接受了双侧卵巢切除术,但血清卵泡刺激素(follicle simulating hormone,FSH)水平高于 40IU/L 和雌激素水平低于 92pmol/L。

(2)患有冠心病(心肌梗死病史、曾接受过冠脉动脉血管成形术或冠状动脉造影发现 1 支或多支冠状动脉主要血管的管腔阻塞超过 50%)。

(3)排除严重的未控制高血压、未控制的糖尿病和高甘油三酯血症;排除严重心功能不全的病人;排除在接受筛查前 3 个月内曾采用性激素治疗的病人。

2. 干预措施(intervention)

(1)治疗组(intervention group):随机分配到治疗组的入选女性给予每日 1 片雌激素和孕激素的联合制剂(马雌激素 + 甲羟孕酮)。

(2)对照组(comparison group):随机分配到对照组的入选女性给予外形和治疗药物完全一样的安慰剂。

3. 结局(outcome)

(1)主要终点为急性冠心病事件,包括非致死性心肌梗死或冠心病死亡;

(2)次要终点为冠脉搭桥手术、经皮冠状动脉成形术、不稳定心绞痛入院、复苏成功的心跳骤停、充血性心力衰竭、脑卒中和暂时性脑缺血发作和周围血管疾病。

4. 研究进程(time) 所有入选女性每 4 个月随访一次,连续随访 4 年。

经过上述对研究问题的构建过程,研究问题所涉及的范围、层次和必要因素变得更加具体和明确。因 HERS 研究将研究问题限制在 HRT 的二级预防作用上,构建后的研究问题可陈述为"与安慰剂治疗组相比,雌/孕激素联合治疗是否可以降低停经且患有冠心病的 55~80 岁女性 4 年中发生致死和非致死急性冠心病事件的危险"。

HERS 研究于 1998 年在著名的 JAMA 杂志上发表了出乎许多人意料的研究结果。这项采用严格的随机、双盲和安慰剂对照的临床试验发现 HRT 并不能降低已患有冠心病的 55~80 岁女性的冠心病急性复发和死亡的危险,在治疗的第一年,治疗组的冠心病急性复发和死亡的危险甚至明显高于对照组。HERS 研究因此作出 HRT 治疗不应作为冠心病二级预防措施的结论。此后,其他的研究发现将 HRT 作为更年期后女性心血管病一级预防的措施亦是弊多利少。因此,目前各国的心血管病防治指南,特别是女性心血管疾病防治指南均明确将更年期后的女性补充雌激素和孕激素列为不宜采用的治疗方法。

(赵　冬)

思考题

1. 提出临床研究问题的主要途径有哪些?
2. 如何对提出的临床研究问题进行构建?
3. 判断一个临床研究问题的研究价值的主要标准是什么?
4. 临床研究的常见研究问题可以分成几类?

第三章　临床研究设计的原则

导读

优秀的设计是取得临床研究真实结果的坚实基础，因此，临床医生和科研人员欲提高科研水平，须首先掌握设计的原则。本章结合实例介绍了研究设计的原则；讨论了临床研究一般特点和设计的指导思想：代表性、真实性、可比性和显著性；科研设计的主要内容：对象选择、研究因素、观察指标和主要偏倚；叙述了临床研究三大基本原则：设置对照、随机化和盲法观察。

Chapter 3　The Principles of Clinical Study Design

Summary

A good study design is essential for achieving valid results. Thus physicians and researchers need to master the principles of study design to improve their abilities in clinical research. This chapter describes the principles of clinical study design, discusses the general characteristics and principles of clinical research such as representativeness, validity, comparability and significance; introduces the main elements of clinical research design, including study subjects, variables and outcomes and biases; describes the three major principles in clinical trials, eg. control, randomization and blinding.

由于科学技术发展和医学进步，尤其是临床流行病学和循证医学的普及，临床科学研究日益增多。然而，临床科学研究和基础实验研究有许多不同，欲取得科学性强的结果并非易事。首先，必须了解临床研究的特点，明确其结果应有代表性、真实性、可比性和显著性；其次，需知如何选择研究对象和研究因素、估计样本量、确定观察指标以及控制偏倚；再次，应懂得为何和如何设置对照、随机化与盲法观察。简言之，必须掌握临床研究设计的原则。

第一节　临床研究的特点及指导思想

临床研究是以疾病的诊断、治疗、预后、病因和预防为主要目标，以患者为主要对象，应用临床流行病学方法和各种相关技术进行的科学研究。为易于掌握临床研究的原则，为使科研设计的理论与实践相结合，本章将以一临床研究"短疗程针灸治疗中度持续性哮喘无作用"（Shapira MY，2002）（以下简称"实例"）为例进行阐述。

在西方，许多支气管哮喘患者不愿进行激素治疗，故寻求针灸和中草药治疗，但罕见有对照的临床试验（clinical trial）评价针灸效果。Shapira 设计了一项随机安慰剂对照盲法试验，将仅使用 β_2 受体激动剂的 23 例中度持续性哮喘患者随机分成 2 组：试验（真针灸）组和对照（假针灸）组。研究采用交叉试验，试验组治疗 1 周后，经 3 周洗脱期，改为对照组；而对照组则相反。针灸由有经验、具专业执照的针灸治疗师操作，每组均进行 4 次针灸治疗。试验组第 1、4 次针灸对哮喘的急性发作取穴,第2、3次则为治本取穴,穴位按中医理论和每个患者个体状况确定。进针的角度和深度根据不同穴位的要求,每次每个穴位必须"得气"。安慰剂组则选背、肩和四肢的非治疗穴位,10°~30°持针,直接进入皮下组织。两组每针持续20~30分钟,其间捻针1~2次。观察指标为FEV$_1$(一秒用力呼气容积)、醋甲胆碱气道反应性激发试验(methacholine challenge,以PC$_{20}$表示)、PF(呼气峰值流量)和患者自己的每日服药与检查记录。结果20名患者完成试验,试验组治疗前后的FEV$_1$、PC$_{20}$、PF差异均无统计学意义,对照组亦然(表3-1)。两组间在症状评分和β_2受体激动剂使用状况的差异也无统计学意义。结论为中度持续性哮喘患者经短疗程针灸治疗后,其肺功能、支气管超敏反应和日常症状均无明显改变。

表 3-1   短疗程针灸治疗中度持续性哮喘治疗前后 FEV$_1$、PC$_{20}$ 和 PF 的比较

观察指标		试验组(n=20)		对照组(n=20)	
		$\bar{x} \pm s$	P	$\bar{x} \pm s$	P
FEV$_1$	治疗前	73 ± 4%	1.00	70 ± 3%	0.98
	治疗后	73 ± 3%		70 ± 3%	
PC$_{20}$(mg/ml)	治疗前	0.92 ± 0.42	0.71	1.47 ± 0.83	0.59
	治疗后	1.16 ± 0.51		1.11 ± 0.79	
PF	治疗前	1.6 ± 3.1%	>0.05	3.6 ± 2.8%	>0.05
	治疗后	1.8 ± 2.3%		2.8 ± 3.4%	

注:表格数字来自 Shapira MY,*Chest*,2002,121:1396-1400,编者自行绘制)

一、临床研究的一般特点

临床研究的需求源于临床实践,初始可选择一个具体问题进行。医院和科室是研究基地,由此,临床工作即为临床研究的"平台";诚然,现代先进的研究大多需宏观与微观结合,如对患者的观察性研究,其观察指标也需包括某些生物标记物(biomarker),否则不能判定基因及其表象与功能的作用,也无法识别此类混杂因素,从而影响结果的可靠性。关于"临床平台"应强调如下两点:①临床平台利用价值大。可将医院大量的软硬件潜在资源开发利用,如患者的病历资料和随访记录,各类药品器材使用状态、结果及效果评价,医务人员的人力与智力资源以及机关管理资源等。②临床平台利用难度大。临床平台和实验平台有很大区别,主要因为临床工作环境复杂,且受伦理限制。因此,设计研究方案必须全面考虑、周密实施,随时跟踪,全程管理,才能保证研究安全有效、顺利的展开,并符合伦理的要求。一般而言,临床研究有以下特点。

(一)患者依从性问题突出

患者依从性,在临床研究中称临床依从性(clinical compliance),指患者(或研究对象)执行医嘱(或研究措施)的程度。

与基础研究不同,临床研究中由于患者病情、性格习惯、思想状况、文化程度、生活水平等因素的影响,医生或研究者给予的治疗措施(或处理因素),患者未必完全接受;向患者收集研究资料,未必完全配合。此类接受(服从、配合)的程度即为患者依从性的高低。患者的依从性与研究计划能否完全执行、研究结果是否真实可靠密切相关。

因此设计时,首先须制订有效措施,提高患者依从性。在"实例"中,患者需自己使用微型峰值流量测定仪测量PF,研究规定若患者不愿或不能学会使用此仪器,则不纳入,即为提高依从性的一项措施。再如在一项"干扰电流对脑卒中偏瘫上肢运动和功能康复效应"的临床试验中,研究者制订的提高依从性的措施包括:①向患者和家属宣传电刺激治疗作为康复手段的目的和意义;②改善医疗服务态度;③固定电疗师及评定者;④向患者详细介绍电刺激治疗的程序、安

全性;⑤减免部分费用;⑥交代清楚复诊时间。此外,改善医患关系、加强患者的配合等也有助于提高依从性。

其次,应设计一些方法测定依从性高低,以估计其对结果真实性的影响程度。如在"健康教育对癫痫病人依从性和生命质量的影响"研究中,研究者采用了两种测定依从性的方法:①日历卡和数药片法,即给每名患者发放服药日历卡,每次就诊时检查其服药记录,并数剩余药片与之核对,两者有出入时,以少者为准;②尿比色测定,即患者每月复诊时查其尿中维生素 B_2 含量。

(二)非研究因素多

进行一项临床研究时,在众多的被研究因素中主要选择一个或多个作为研究因素,其他未被研究的、而与研究因素同时存在并可能互相作用、且能对研究结果产生影响的因素称为非研究因素。

与实验动物不同,人类疾病发生、发展与转归,不仅受自然因素的作用,还受社会因素的影响,且后者的重要性甚于前者。因此,在临床研究中,除研究因素以外的非研究因素非常多且极复杂。而这些非研究因素,有些已知,有些未知;有些可测量,有些则无法准确测量。如"实例"中,短疗程针灸治疗即为研究因素,而其他的许多因素,如患者的性别、年龄、职业、受教育水平、经济收入、营养状态、性格、神经类型和基因类型;支气管哮喘的病程、类型、诱因和治疗史;伴随疾病和既往史;研究期间使用的 β_2 受体激动剂次数和剂量以及其他药品与食品、依从性和自己记录的完整性;家族史、居住条件与环境,以及针灸治疗师服务态度等几十个因素均为非研究因素,均可导致多种偏倚,从而影响疗效和结果的可靠性。

设计之初,必须将非研究因素尽可能考虑周全,并在方案中提出针对性措施,以尽量控制其对结果的影响。具体措施如:①采取分层随机分组或配比,使非研究因素在试验组与对照组均衡可比;②明确诊断标准、纳入标准和排除标准,使纳入的研究对象既符合研究目的,又比较均一;③确定统一的治疗方案、观察指标与方法,并实施盲法,使两组除研究因素外得到同样的处理与观察,以取得较为真实的结果。注意随机对照试验中,随机化分组已将各种非研究因素在组间进行匹配,只要研究者认真按方案执行且样本量足够大时,非研究因素在组间分配应该是均衡的。研究者可以在方案设计时将重要的非研究因素纳入观察指标体系,结果分析时核对其均衡性即可。而在观察性研究中,研究者尽管不能干预非研究因素,但后期分析时可采用适当统计方法对非研究因素进行处理,以排除其对研究结果和结论的干扰。

(三)"软"指标多

临床研究的主要对象是患者,其临床症状、言语表达和行为举止是诊断疾病、衡量疗效的重要内容,尤其对心理和精神类疾病,可能是主要甚至唯一的依据,此为与基础实验研究的又一重要区别。这类作为观察指标的症状、言语和行为,难以客观定量地加以检测,如疼痛、麻木、头晕、恶心和咳嗽、焦虑、激惹、违拗、缄默和妄想等症状与行为,常称为"软"指标。

设计时,首先应尽量将其分为不同的等级,使之半定量化或定量化。以测量疼痛程度为例,半定量化法可将疼痛程度分为剧痛不能忍受、疼痛能忍受、稍疼能坚持工作或正常生活、不痛等四级。定量化法可采取视觉模拟评分法(visual analogue scale,VAS),让患者在一条长10cm的无刻度线段上标出能代表自己疼痛程度的相应位置。线段两端分别为0分端和10分端,0分表示无痛、10分代表难以忍受的最剧烈疼痛,医生根据患者标出的位置为其评分。通常临床评定以0~2分为优、3~5分为良、6~8分为可、>8分为差。用评分表示"软"指标的方法可供很多研究借鉴,但"软"指标本身为重要或主要观察指标时,应研究其信度和效度。其次,将"软"指标等级化时应考虑其可行性。如有学者在"柴葛退热止咳冲剂治疗高热性上呼吸道感染的疗效"研究中,将高热性上呼吸道感染分为轻、中、重三种临床类型,分型依据是体温高低与咳嗽数量。体温是"硬"指标,可定量测定,而咳嗽是"软"指标。研究者试图将咳嗽量化,规定 <5声/小时为轻型,5~20声/小时为中型,>20声/小时为重型,但这种量化在临床上很难实施,应考虑更切实可行的指标。再次,某些表面客观的定性指标,如异常和正常,有病和无病,阳性和阴性,也含"软"的成分,研究者均应列出具体判定标准。如对超声波、心电图、X线片等影像学结果异常和正常的判定,应提供定量和半定量的界限。

(四) 符合伦理要求

临床研究的最终目标是提高诊疗水平,为防治疾病做出贡献,进行临床试验应严格遵守医学伦理道德,维护患者利益。临床研究中的医学伦理学,将在第六章详细介绍,本章就简要介绍研究设计应注意的要点。

1. 研究领域的选择和研究成果的推广,应从患者健康利益角度进行伦理评估。

(1) 应严格遵守有关临床试验的要求,全面考虑临床试验的初步结论。某种新疗法或预防措施在动物实验的基础上,若未经小范围的人群试验,则不能在人群中应用,或虽经初步人群试验,但对其不良反应尚未深入监测,也不可在人群中推广。如具有降血脂功效的氯贝丁酯未经规范的临床试验即广泛用于人群防治高脂血症与心肌梗死,后续学者采用随机对照盲法试验,发现氯贝丁酯虽能降低血脂并一定程度降低心肌梗死发病率,但却使人群总死亡率升高。据估计,由于在人群中广泛使用氯贝丁酯,仅在美国就造成了5500名不应发生的超额死亡。

(2) 在伦理评估基础上,应努力进行新疗法的探索。某种疾病尤其是致死性疾病,虽然原有疗法具有或可能具有一定的效果,但不探索、不试验效果更好的新疗法,显然不是真正的人道主义。如疱疹性脑炎的治疗,美国1975年前一直使用碘苷,认为能降低病死率。1975年国立卫生研究院组织人力进行规范的随机对照盲法试验验证碘苷的疗效,并考核另一种新药的效果,当时曾有学者极力反对。但试验结果发现,碘苷毒性很大且疗效可疑,而新药(阿糖腺苷)治疗组的病死率却明显低于安慰剂组。

2. 临床研究方案中应设计知情同意书,与研究方案一起报伦理委员会批准,获得个人知情同意后,方能实施。被研究的药物或疗法应确实是未被验证过,而且试验期间一旦证明有效或无效,即应终止试验;在试验过程中,患者病情有变化、不允许再继续进行试验时,应毫不犹豫地更改原计划,抢救患者;不应强迫患者去做其不愿做的事情。"实例"的研究方案经研究者所在单位伦理委员会批准,每位受试者皆为知情后同意;同时还规定若患者病情反复、需用皮质激素治疗时,则退出试验。

以一位口腔科博士设计的"新型牙刷清除菌斑效果的临床随机对照试验"为例,除在有关部分对受试者利益进行保护外,还专门撰写"医德问题"一节,做了如下表述:①由于采用市场已广泛流通的品牌牙刷与牙膏为试验用品,对受试者不会造成危害,整个研究过程不具创伤性,对受试者的健康无影响;②向受试者详细说明试验情况,以征得受试者志愿参加,所有受试者均需知情同意;③对因参加本研究而造成的经济和时间损失,将给予适当的经济补偿。受试者在试验期间出现任何疾病或意外,将被终止试验。由于研究者充分考虑了研究中的伦理问题,也由此保证了科研项目能科学、顺利的实施。

二、临床研究的指导思想

与其他研究一样,临床研究欲取得成绩,需具备三个特性:科学性、创新性和可行性。此三性中核心是科学性,若创新性和可行性差些,但具科学性,研究尚能在一定范围内推广,具有一定的社会经济效益和学术意义。若研究科学性不强甚至很差,则无法论及创新,可行性亦不能发挥。科学性在临床研究及其设计中具体反映代表性、真实性、可比性和显著性。

(一) 代表性

代表性(representativeness)为科学性的基础。若研究代表性不强,则结果无法外推,不能应用,其他学者不能重复,研究结论只能束之高阁。欲保证研究的代表性,应重视研究对象的选择。

1. 研究对象人群的层次种类　目前文献上关于研究对象人群的术语和描述,种类繁多,不尽统一,诸如:靶人群、目标人群、源人群、参考人群、人群来源、合格人群、框架人群、抽样人群、研究人群、研究对象,等等。这不利于实际操作,且易影响研究对象的代表性。研究对象作为实践性强的一个术语或概念,应准确表达原理且意义明确、便于应用。故本章基于对有关理论和实践及其两者结合的考虑,将研究对象人群分成以下 4 个层次。

（1）靶人群（target population）:研究对象由其中产生且欲将研究结果外推至的人群。当然,能否外推,尚需视结果的科学性而定,且应十分谨慎。如在"实例"中,其靶人群应为耶路撒冷甚至以色列或地域更广的中度持续性哮喘患者。

（2）源人群（the study base population 或 source population）:研究样本在其中抽样且具明确范围的人群。如在"实例"中,其源人群为大学医院肺科研究所门诊就诊的中度持续性哮喘患者。理论上该源人群可大可小,大则可为耶路撒冷所有针灸门诊就诊的中度持续性哮喘患者,小则可为耶路撒冷某些针灸门诊或作者所在门诊就诊的中度持续性哮喘患者。当然,源人群大小不同,其代表性则有所差异。

（3）样本人群（sample population）:为选取研究对象而从源人群中抽取的样本人群。如在"实例"中,其为 1998 年 7 月至 1999 年 6 月该门诊就诊的 18 岁以上的所有中度持续性哮喘患者。可见,该样本人群为源人群的非随机样本。样本人群可为各种方式随机抽样的样本,也可为非随机样本,但其代表性不同。

（4）研究对象（study subjects）:指样本人群中符合纳入和排除标准的合格对象。对每一位研究对象均应收集资料和观察,无论失访或退出与否,其数据均应纳入研究进行分析,此种分析方法称为意向性分析（intention to treat analysis,ITT）。如果仅纳入遵循医嘱完成全方案治疗的研究对象的资料进行分析,称为按实际治疗分析（analysis by treatment administered）或遵守研究方案分析（per protocol analysis,PP）。ITT 分析和 PP 分析的区别在于,ITT 分析包括全部纳入的人数,PP 分析为剔除失访以后的人数。失访人数越少,ITT 分析和 PP 分析的结果越接近。

2. 增强研究结果代表性的方法　为增强研究结果的代表性,设计时应特别注意以下几点:

（1）上述 4 层研究对象人群中,若下一层越能代表上一层,则整个研究的代表性越好。如源人群尽量接近靶人群;样本应为源人群的随机抽样样本,且将抽样误差控制至最小;研究对象应包括样本人群中除不符合纳入和排除标准外的所有合格对象。

（2）临床研究中使用的临床流行病学方法种类很多。观察性研究有现况研究、生态学研究、病例-对照研究、队列研究等;实验性研究有临床试验,现场试验和社区干预试验等。这些研究的对象人群及其选择方法有所不同,甚至差异很大,但是选择的原则均应遵循第（1）条。

（3）临床实践和学术探讨的需求不同。临床研究的目的千差万别;或由于各医院的人员和条件各不相同,其实施研究的方案和环境相去甚远,但选择研究对象的原则必须遵循第（1）条。

（4）在研究设计的质量控制措施中,应完善评价研究对象代表性的方法。在期中分析时,应考察研究对象的代表性,若必要可采取某些补救措施;在结果分析时,应包括评价研究对象代表性的方法,如计算失访率,评价失访和退出者与完成试验者一般资料是否可比,等等。

（二）真实性

真实性（validity）,指反映客观事物的正确程度,是科学性的核心要素。

资料的收集和实验指标的测量方法不当,将影响结果的真实性。欲确保研究的真实性,设计时应特别关注资料收集和研究方法的选择。若其中一步考虑不周,必导致偏倚,结果则不真实。因此,在设计中,应采取一切措施防止和控制三大偏倚:即选择偏倚、信息偏倚和混杂偏倚。偏倚控制得越好,则真实性越强。

（三）可比性

可比性（comparability）为科学性的表现。两事物之间有比较才能有鉴别,有比较才能发现差异,才能总结规律,此为各种科学研究的基本方法。临床流行病学研究方法,主要是观察性研

Notes

究,比较尤为重要,而欲对两事物进行比较,其前提是两者之间具有可比性。

可比性覆盖了临床研究的各方面。各组研究对象之间、各组收集数据之间、同一观察(效应)指标不同检测方法所获数据之间、同一研究方法所测数据之间、同一研究方法各观察者之间、整个研究过程不同阶段所获数据之间以及多中心研究各中心所获数据之间,等等,均应可比。若不可比,即可能产生了某种偏倚,所获结果不可靠,科学性不强。正因如此,国际著名流行病学家 Monson 指出,临床流行病学研究中对可比性再强调也不过分。

设计阶段,应提出各种方案,使各组研究对象之间、各组或各阶段收集的数据之间以及各研究者和各中心之间等均衡可比。检验两组均衡可比的主要方法是应用人口学资料和主要影响结果判断指标的基线数据做相应的统计学检验,评估各组间数据有无显著性差异。若无,通常则可比;若有,则不可比。

由于临床研究非常复杂,尤其是临床流行病学研究对研究条件要求非常严格,而现场状况可能不符合或不完全符合其要求,或人力、物力有限。因此,有些研究结果的可比性较差。此时可做如下处理:①组间数据稍有不均衡或其中个别数据明显不均衡,可应用统计学方法进行调整或分层分析;②组间数据存在多个指标不均衡,可应用统计学方法进行分层分析或多因素分析。

(四)显著性

显著性(significance)为科学性的条件。未做统计学显著性检验的研究结论,无法体现研究的科学性。由于研究的总体常为无限大,而临床的条件则有限,故几乎所有临床研究的研究对象都为取自总体的一个样本。因此,均存在抽样误差,必须对结果进行统计学显著性检验,评价抽样误差的大小。

显著性检验亦称假设检验(hypothesis testing 或 test of hypothesis),先应建立无效假设或零假设(null hypothesis)和备择假设或对立假设(alternative hypothesis)。研究结束时,根据研究样本收集的研究数据,计算结果,若 $P>\alpha$(取 $\alpha=0.05$ 或 $\alpha=0.01$),则按 α 所取检验水准不显著,接受零假设,即研究样本的研究对象和被研究因素之间的联系可能是由抽样误差所致;若 $P\leq\alpha$,则拒绝零假设,接受备择假设,即研究样本的研究对象和被研究因素之间的联系很可能客观存在,是两事物间关系的真实反映。

第二节　临床研究的主要研究内容

一、研究对象选择和样本量估计

(一)研究对象选择

选择研究对象时,应注意代表性、选择标准、依从性和伦理以及样本量等,本节主要论述研究对象的选择标准。

所有临床研究,研究对象的选择均应有明确的选择标准。一般应采用国际公认的标准;若无,应选择科学共同体制定的标准。若无此权威性标准,则需查阅有关文献,并邀请相关专家集体讨论,再征求权威人士的意见,如此反复多次后,制定一套试用标准,再经预试验考核修改并评价其效度和信度,绝不可自己或少数人随意选择几条作为标准。如果标准制定不合适,可产生选择偏倚与错分偏倚,不能得到研究的真实结果。

临床研究类型不同,对象的选择标准要求有别,现一一加以论述。

1. 临床试验　研究对象的选择应有确切、具体的诊断标准、纳入标准与排除标准。诊断标准是针对被研究疾病而言,但并非所有符合诊断标准的患者均能作为研究对象,还应根据研究目的与患者能否接受治疗等制定纳入标准与排除标准。

在"实例"中,除诊断标准外,研究者对作为研究对象的患者提出了 4 条纳入标准:①仅使

用 β_2 受体激动剂；②按年龄和身高计算，FEV_1 预测值在 70% 与 85% 之间；③使用 β_2 受体激动剂后，FEV_1 应至少改善 12%；④能学会使用微型峰值流量测定仪测量 PF。同时，还制定了 4 条排除标准：①进入研究前 1 个月内，曾因哮喘在急诊室治疗过；②进入研究前 3 个月内，曾因哮喘住过院；③进入研究前 6 周内，曾有上呼吸道感染；④进入研究前 1 个月内，曾口服或吸入皮质激素。依据上述纳入标准与排除标准，可对患者进行严格筛选，不仅使研究对象同质性、可比性好，而且使项目实施更符合研究目的，可行性和安全性更好。但是，这样选择出来的研究对象和源人群的差别也会更大，因此，研究结果外推时应更谨慎。

结合目前国内临床试验现状，对于研究对象的纳入标准与排除标准，有两个具体问题需注意：第一，有些疾病的诊断标准不完全明确或与其他疾病有重叠，此时应将诊断标准、纳入标准与排除标准叙述详细且确切，并将文献来源注明、注全。第二，对于一些少见病或因纳入标准严格而患者来源极端困难者，研究者应权衡利弊，制定合适的标准，既保证研究的科学性，又有可行性。近年来国际上有关神经保护剂对脑卒中效果的临床试验中，就遇到这一问题。动物实验表明，缺血 6 小时后给予神经保护剂无明显效果；初期临床试验也证实，缺血症状出现 3 小时内，此药有保护作用，但确切的时间窗并不明确。而实际上，目前发病后能在 3 小时内到达医院的患者寥寥无几，故此类研究所选病例的范围可适当放宽，否则研究难以进行。

2. 诊断试验　应选择怀疑患有被研究疾病、需使用待评价诊断方法进行诊断的患者作为研究对象。选择时还应注意代表性，应包括各种临床类型（轻、中、重型）的患者。

诊断试验研究对象的选择应贴近临床应用。强调两点：①不应将健康个体纳入到研究对象。规范或经典的诊断试验研究对象应是"怀疑患有被研究疾病、需使用待评价诊断方法进行诊断"的住院或门诊患者，不能取自健康人群。若对照组包含健康个体，则必将影响待评价诊断方法的灵敏度和特异度，不能取得真实的结果。②诊断试验研究对象的分配是非随机的。研究对象中经金标准或标准诊断法判为患病或阳性者，属有病组（病例组）；而判为无该病或阴性者，属无病组（对照组）。与其他临床研究不同，诊断试验在实施之初研究对象是不分组的，只有经过金标准判断后，才分为有病组和无病组。

3. 病例 - 对照研究　研究对象除有明确的标准外，应注意：①研究对象是否有暴露于研究因素的可能性，如研究避孕环与宫外孕的关系时，不应选择子宫已切除者；②尽量选择新发病例作为病例组，以减少回忆偏倚与选择偏倚。

4. 队列研究　研究对象除按研究目的所规定的标准外，应注意：①便于随访且不易失访；②属于所研究疾病或事件的高发人群，因为此类人群易于达到所需例数，用较短时间、较少人力、物力即能奏效；③有比较完整的临床资料记录，便于查询；④开始研究时，研究对象未患所研究的疾病。

（二）样本量的估计

估算样本量是临床研究设计中的重要内容之一。样本量过大会造成不必要的人力、物力和财力的浪费，增加研究的难度；样本量过小不能保证得出的研究结论。

样本量估计前需确定几个参数：①Ⅰ类错误概率，又称假阳性率，即 α 值，α 越小所需样本量越大，一般取 $\alpha \leqslant 0.05$。②把握度，即 $1-\beta$，β 为Ⅱ类错误概率，也称假阴性率。β 一般取 0.10 或 0.20，其值越小，检验效能越大，所需样本量亦越大。③容许误差 δ 或差值。一般由研究者根据研究目的自行规定。④总体标准差或总体率。一般查阅文献或通过预试验获得。临床研究类型不同，样本量的计算公式不同。不同研究类型样本量的计算公式可参考本书相关章节。

二、研究因素的确定

明确细化研究因素的衡量标准是确定研究因素的基本原则。具体应制订细致、全面、可行的标准明确研究因素与研究对象接触、暴露的方式及剂量等，以保证所有研究对象接触或暴露于同质的研究因素,相互可比,不易引入偏倚。

临床研究类型不同,其研究因素性质也各异。临床试验的研究因素是药物、手术或其他治疗措施;诊断试验的研究因素为待评价的诊断方法;病例-对照研究与队列研究的研究因素通常为各类致病因素、预后因素或治疗影响因素。

1. 临床试验　设计时应详细规定药物或其他治疗措施的具体特征,如药物的通用名、生产厂家、批号等;若使用安慰剂,则应注明制备方法、材料与剂量、外观等。对于药物使用的方法,应包括剂量、给药途径、每日用药次数、间隔时间与疗程等信息。药物的剂量、手术的方案应根据研究目的而确定。如"实例"中,不仅对治疗医生的资质提出要求,并对治疗工具——针灸针品质和产地作了规定,且详细叙述了治疗次数、时间与疗程、针灸取穴及其方式等。

2. 诊断试验　设计时必须列出待评价方法对标本收集的要求,仪器型号与性能,具体操作步骤,判断阴性、阳性的标准,及有关注意事项等。如评价载脂蛋白对冠心病的诊断价值时,对检测血清脂蛋白的方法、仪器、标本收集的注意事项、判定结果的标准等应做详细描述。如标本采集可规定为"抽血前一周保持日常饮食,停用影响脂代谢的药物。禁食 12~14h 后采晨血置冰箱备测,每份标本标签密封,混合后重新编号,盲法分批检测。"

3. 病例-对照研究　病例-对照研究可探索一病多因,研究因素较多。设计时应注意:

(1) 应包含所研究疾病主要的可疑病因。若被研究疾病未被充分研究,对其主要病因尚不了解或仍模糊,设计时应包括尽量多的可疑因素(致病因子、宿主与环境因素),否则可能遗漏实际存在的病因,甚至是重要的病因。若被研究疾病已有较深入研究,已对主要病因有所了解,设计时也将主要病因全部列入,以求尽可能排除混杂,探讨其相互作用方式。如颈椎病是一种常见病,既往有一些发病机制研究,但病因相关的规范性研究不多。如若开展一项"颈椎病发病危险因素的研究",则既往研究关注的危险因素,如年龄、文化程度、职业、工作时间长短、颈部姿势、体力活动类型和家族史等,可以直接列入。此外,作为一种病因研究尚未充分的疾病,还可以考虑更多的致病因素,如遗传因素、伴随疾病、宿主与环境等其他有关因素等。

(2) 应明确危险因素暴露量的标准与测定方法。以"吸烟"为例,国际公认的标准为每天一支持续吸一年以上。如测定一些血清学指标(抗原、抗体、血脂等),应尽量采用特异度、灵敏度高的方法,以避免错分偏倚。饮食与体育锻炼等生活习惯,若不明确规定测量的方法与标准,也易产生错分偏倚与测量偏倚。对以饮食为重要危险因素的疾病,应用称量法或食物模型法精确测定食物中有关成分的含量。注意上述各条标准应根据当时当地的经济水平、生活条件、风俗习惯等,结合流行病学和社会学的知识等综合确定。

(3) 研究慢性病时应规定被研究因素暴露情况调查的时间范围。因为慢性病的发生发展,需要致病因子很长时间的积累才能引起。一般为研究对象疾病确诊前 5~10 年,甚至更长时间。此时间段的确定应根据所研究疾病潜伏期(潜隐期)的长短而定。

4. 队列研究　研究因素为暴露因素,通常是某种致病因素或某种疾病的防治措施或预后因素。设计时应对研究因素的性质、强度、测量标准和方法以及与研究对象的接触方式等作详细描述;同时也需考虑可能存在的混杂因素及其有关情况。如"后房型人工晶体置入与后发性白内障关系的回顾前瞻性研究"的设计中,对研究因素—后房型人工晶体的标准作了规定,要求登记其型号、度数以及手术者姓名等;还列入了一些可能的混杂因素,如研究对象的性别、年龄、职业、烟酒嗜好、用眼情况和手术并发症等,并在排除标准中排除了某些混杂因素的干扰。

三、观察指标的选择

临床研究观察指标选择的主要原则应把握其真实性和可靠性,即效度和信度。真实性指标中,应重视灵敏度和特异度。灵敏度高,假阴性(漏诊)率低,易检出研究结局,与研究的关联性亦强;特异度高,假阳性(误诊)率低,易排除非研究结局,增加观察指标判断研究结果的特异性。

可靠性,即可重复性,重复性好的观察指标,可增加研究的可靠性、可比性和应用性。关于真实性和可靠性的详细理论,请参阅第七章和其他章节。

1. 临床试验观察指标选择的注意点 首先,观察指标应真实性高、可靠性强。因此,应使用国际或全国性会议制定的指标,或权威性文献提出的指标,因为这些指标经过较长时间、较广泛的考核,又经过大家的讨论切磋和认同,甚至发表过其真实性和可靠性的评价结果,故灵敏度、特异度和可重复性均较好。如"实例"中,评价短疗程针灸治疗对中度持续性哮喘作用时,采用的观察指标主要为 FEV_1、PC_{20} 和 PF,均为国际上检查肺功能和支气管反应的公认指标,真实性与可靠性较好,能比较精确的反映研究结局。其次,制定观察指标在注意先进性、科学性的同时,还应重视可行性。指标不宜太多,应与所能提供的人力、物力相匹配;检测方法的技术难度不宜过大,应与本单位条件相适应。再次,临床试验观察指标不应局限于生物学标志,还应包括心理学、行为学和社会学等标志;预后观察还需纳入生活能力和生存质量等指标。

2. 诊断试验的截断点(cut off point) 截断点,即界值,以此值为界将研究对象经待评价诊断方法的检测结果分为阳性与阴性。确定截断点是诊断试验的关键性步骤,选择方法有多种,较常用的有三种:统计学百分位数法、ROC 曲线和最大约登指数法(详见第七章)。但国内有个别研究,将普通正常人群中某指标的正常值作为截断点,这显然有误。原因有二:其一,普通人群中的正常值一般以 95% 分位数或均数加/减两个标准差确定,若以此值为截断点,则每种疾病或事件在普通人群中的比例均为 5%;其二,诊断试验的研究对象为高度怀疑某种疾病、急需被评价的诊断方法加以鉴别的门诊或住院患者,故不应选取普通人群的检验结果作截断点。

四、主要偏倚及控制

偏倚(bias)指研究者取得的结果与真实的客观结果之间的误差,又称系统误差。偏倚是由于研究对象的选择、资料的收集、观察指标与观察方式等标准不当或方法不对所致。偏倚的产生可见于整个研究过程,设计中应高度重视质量控制,避免偏倚。临床研究常见偏倚主要有三类:选择偏倚、信息偏倚与混杂偏倚。这些偏倚及其控制方法将在第五章详述,本节仅讨论设计中的问题。

1. 选择偏倚(selection bias) 由于选择的研究对象不能代表靶人群所致。选择偏倚在各类临床研究中很常见,尤其病例-对照研究,如入院率偏倚、新发-现患偏倚等,常不易避免。在病例-对照研究中,可以尽量选择位于研究地区不同方位、不同水平的若干医院的病例作为研究对象,其对照可选自相同医院不同科室的非研究疾病的患者。若条件允许设多重对照,偏倚则更小。如能将某地区某一段时期内登记报告的全部病例或其随机抽样样本作为病例组,非患者或其随机抽样样本作为对照组,则能最大限度避免选择偏倚。

对于临床试验与队列研究,可以在立题与确定研究目标时,将靶人群尽量缩小范围,使选择研究对象的标准与之相适应。但此时,研究结论外推时应慎重。一项"Harrington 棒和 Lugue 棒治疗不稳定胸腰段脊柱骨折的临床对照研究"设计,在立题中将研究局限于"不稳定胸腰段脊柱骨折"患者,后又规定了 3 条纳入标准、4 条排除标准,将研究对象局限于"年龄 20~60 岁、伤后 3 周内入院、无合并严重的头颅与脏器伤、无伴随严重慢性病者"。此设计对选择偏倚给予了足够重视,但应注意,其研究结论也仅适用于此类患者群体。

2. 信息偏倚(information bias) 指收集资料和测量指标的数据与信息不准确。其原因很多,如研究对象与研究者各自的倾向性;所确定研究因素的标准不合理、不统一;收集与观察的方法不恰当、不一致;检测仪器的性能不佳、型号不同、标准不一等。此类偏倚在各种类型的临床研究中均很常见。在病例-对照研究中,最重要、最不易避免的信息偏倚为回忆偏倚;队列研究中为失访偏倚;临床试验中则主要为倾向性偏倚、测量偏倚和无应答偏倚。

减少与避免信息偏倚,关键在于收集资料、观测结果时应尽量客观,实行盲法。其他措施还包括:选择对象时应注意选择易于随访、依从性高的人员;各类指标应有明确公认的标准;应做预试验、预调查,提高观察结果的可靠性,提高试验的 Kappa 值等。

3. 混杂偏倚(confounding bias)　指由混杂因素引起的偏倚。混杂因素(confounding factors)指既与研究因素有关,又与所研究的疾病(或事件)有关,且在试验和对照两组之间分布不均的第三变量。很多非研究因素均可成为混杂因素,如性别、年龄、民族、职业、疾病临床类型、伴随疾病等。如在"实例"中,患者的人口学特征,支气管哮喘的病程、类型、诱因和治疗史,伴随疾病和既往史,研究期间使用的其他措施及方式等,均可成为混杂因素。若不控制这些混杂效应,研究结果可能偏离真实规律。控制和消除混杂偏倚是临床研究方案设计的重点,常用方法有两种:

(1)设计时保证两组间的均衡性与可比性。如果非研究因素在两组间均衡分布,即消除了其混杂作用。临床试验可以通过(一定样本量的)研究对象的随机化分配达此目的;病例 - 对照研究、队列研究可通过配比法加以控制。

(2)结果整理与分析时进行处理。首先做均衡性检验,若发现两组间非研究因素不均衡时,应进行分层分析与多因素分析,以排除混杂。

控制和消除偏倚是保证研究可靠性和科学性的主要手段,也是临床流行病学家的重要任务。因此,在临床研究科研设计时,应遵循三大基本原则:设置对照、随机化分组和盲法观察。

第三节　设 置 对 照

一、设置对照的意义

在上述"可比性"中已指出,两事物之间有比较才能鉴别,"比较"为各种科学研究的基本方法。欲比较,必须设置对照,且应有可比性的对照。

在评价药物的疗效时,不设对照组,难以估计该药的真实疗效。如市场上治疗病毒性肝炎的药物很多,假设某研究报告,A 药治疗一组急性病毒性肝炎的治愈率为 95%,这能表明 A 药的疗效高吗? 答案肯定是否定的。因为,研究未设立对照组。若对照组(安慰剂组或标准疗法组)的治愈率与其无显著性差异,则无法证明其疗效高。当然,这一研究还需说明病毒性肝炎的病原学类型。因为甲型肝炎 100% 有自愈倾向,急性乙型肝炎 90% 有自愈倾向,慢性化率也仅约 10%。

此外,安慰剂和心理作用也不可低估。有研究表明,安慰剂对各种疾病均有一定疗效,有效率可达 30%。美国 Fisher 报告,对 46 名慢性严重瘙痒症患者进行止痒剂的临床试验,随机分成 4 组,分别给 Periactin、阿列马嗪(异丁嗪)、安慰剂和不给药。结果发现,安慰剂的效果几乎与两种药物相近,均优于不给药组(表 3-2)。更有意思的是,Karlowski 进行了维生素 C 预防感冒的随机盲法试验,结果表明,安慰剂组患两次以上感冒的发病率(44%,44/100)与药物组(39%,44/113)无显著差异。令人惊奇的是,试验组成员自己以为服用的是安慰剂者,其发病率高达 67%(8/12),而安慰剂组成员自己以为服的是维生素 C 者,其发病率竟仅 18%(2/11)。可见,药物的效果,除药物本身外,尚有患者的心理精神等因素发挥作用。因此,临床试验的影响因素非常多,必须有严谨的设计,并设立对照组。

表 3-2　药物、安慰剂与不给药对慢性瘙痒症的作用

处理方法	得分 *
Periactin	27.6
异丁嗪	34.6
安慰剂	30.4
不给药	49.6

　* 得分越高,瘙痒越厉害(引自:R.H. Fletcher,等原著,上海医科大学流行病学教研室译,临床流行病学,上海翻译出版公司,1987 年)

Notes

然而,在我国临床研究中,至 21 世纪初尚有人对此认识不够。有学者对 2000 年和 2001 年中国耳鼻咽喉颅底外科专业杂志中以临床医学研究为主的 101 篇论著分析发现,常见问题之一为设置对照组不当,或未设置对照。

二、设立对照组的方式

不同类型的临床研究,设立对照组的方式不同。下面按实验性研究和非实验性研究两类进行阐述。

(一)实验性研究

临床研究中,实验性研究主要为临床试验,常设的对照有以下几种。

1. 随机对照(randomized control)　指将研究对象按不同的随机分配方法分成试验组与对照组,试验组给予新的治疗措施,对照组给予原有的治疗措施或标准疗法或安慰剂等。

随机对照为目前各种对照中科学性最好、论证强度最高的一种。若样本量足够,其可控制混杂,使影响治疗效果的非研究因素在两组之间保持均衡。由此,若在研究对象选择、结果观察中又无明显偏倚,则两组的疗效差异可归为治疗措施(研究因素)不同所致,结果令人信服。外科医生曾对病态肥胖者实施空 - 回肠旁路手术,有一定效果,但未经过随机对照试验即被推广。此后,由于严重并发症的发生率较高,许多医生对此疗法持怀疑态度。在这种背景下,丹麦学者进行了一次外科手术与内科治疗的随机对照试验,结果发现,做过空 - 回肠旁路手术的患者虽有并发症发生,部分还很严重,但与内科疗法的患者相比,体重下降多,生活能力强。该规范的临床试验,有力证明了手术的优越性,因而为各国专家所接受。

随机对照需一定的样本量。对一些慢性病或少见病的研究,需几个单位联合进行多中心协作研究,制订统一的设计方案,将研究对象进行统一编号后随机分配到试验组与对照组,保证每个单位均有一定数量、比例相当的试验组与对照组成员。

2. 自身对照(self-control)**与交叉对照**(cross-over control)　自身对照与交叉对照均为随机对照的特殊方式。

自身对照可在口腔、眼、皮肤等同时能够在一个人身上找到试验和对照观察点的疾病中进行。如治疗牛皮癣的临床试验,可随机选一侧病变作为试验组,另一侧作为对照组;评价两种防龋涂料的治疗效果时,可以左、右侧牙互为对照。因此,随机自身对照仅针对可引起机体产生两个以上且较对称部位病变的疾病。

交叉对照适用于一些慢性经过、病情短期变化不大的疾病,如高血压、冠心病、支气管哮喘等。设计时将研究对象随机分为试验组与对照组,但整个研究分成两个阶段。第一阶段为试验组的病例在第二阶段应作为对照组,第一阶段为对照组的病例则相反。由此,同一个患者既可作为试验组成员又可作为对照,节省了样本数,又使两组均衡性、可比性更好。

交叉对照设计必须满足两个前提。第一,第一阶段与第二阶段之间应有一个间歇期,在此期间,第一阶段试验组实施新治疗措施的作用或对照组实施标准(或安慰)措施的作用,在所有研究对象的体内应完全消除,即治疗作用应在间歇期内完全被"洗脱",因此间歇期又称为"洗脱期"。洗脱期不能太长,一般不超过两周。第二,第二阶段开始前,两组病例的基本情况应与第一阶段开始时完全一样。只有符合这两条,才能进行交叉对照的设计,否则将会产生偏倚。

短疗程针灸治疗中度持续性哮喘作用的研究实例即是规范的交叉对照(见图 3-1):将研究对象随机分为 A、B 两组。A 组第一阶段(8 天)为针灸治疗组,B 组为假(安慰)针灸组;经 3 周洗脱期,第二阶段(8 天)两组交换,即 A 组为假(安慰)针灸组,B 组为针灸治疗组。

3. 非随机对照(nonrandom control)　指研究对象未能随机分配的对照(组)。

非随机对照常见的方式有两种:①按医生或患者的意愿分配。研究者将愿意接受新疗法的患者列入试验组,不愿意的列入对照组;或者将病情适合于新疗法的列入试验组,其余的为对照

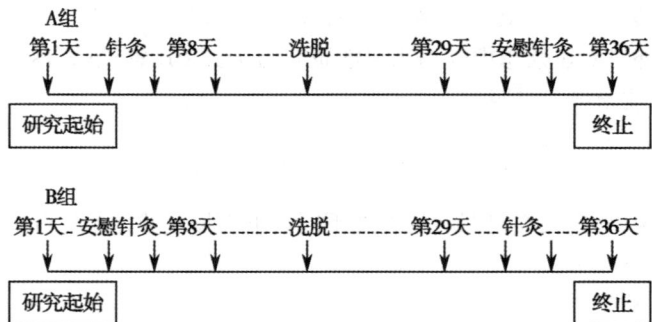

图 3-1 "短疗程针灸治疗中度持续性哮喘作用研究"的交叉对照设计

组。②为了方便,研究者临时指定或患者随便进入任一组。这种对照设置简便易行。但是由于研究对象未随机分配,导致两组间人口学和临床特征等很可能不均衡,甚至有显著差异,因此难以判定两组间疗效的高低是治疗措施(研究因素)不同造成,还是非研究因素存在差异引起。

非随机对照有一定的局限性。以关于抗凝剂是否能降低心肌梗死病死率的临床研究为例,国外有人报告了 22 所医院 2330 例心肌梗死,发现给抗凝剂患者的病死率为 8.3%,而不给者为 27.3%($P<0.001$),而且两组病死率的高低与包括性别、梗死部位、诊断标准或医院类型在内的非研究因素无关。然而查阅原始记录发现,此两组间有两点不同:(1)年龄分布有差异,不给抗凝剂组 60 岁以上比例为 65%,而给药组仅 43%;(2)不给抗凝剂组入院 48 小时内(预计抗凝剂发挥作用之前)病死率为 12.2%,较给药组(1.9%)明显高,提示前者病情较重。虽然上述两点差别并非完全与病死率的高低有关,但足以表明除了是否给抗凝剂外,两组研究因素在其他预后因素方面尚存有系统误差。后发现,研究未进行随机分组,而是医生根据病情决定是否用抗凝剂。由此可知,此研究偏倚较大,对抗凝剂能否降低心肌梗死病死率尚不能下结论。

4. 历史对照(historical control) 指在临床试验中仅设试验组,而将以往治疗的一组同种疾病患者作为对照组进行比较。历史对照比较方便,可缩小研究样本,节省人力、物力,但偏倚往往很大,多不可取,或仅作为后续开展更严格的临床试验的基础。主要由于两组患者基线特征的可比性差,且随时间推移,诊断标准、治疗条件、医务人员素质、生活水平等均在改变。如,冠心病监护室(CCU)建立以后,有学者将当时急性心肌梗死(简称心梗)的病死率(15%)与以前的(25%)作比较,认为 CCU 能降低心梗病死率。但其他学者认为病死率的下降可能是由于诊断方法改进后更为敏感,从而发现了很多轻型患者。后有人将 264 例心梗患者分配在家与医院 CCU 两组治疗,结果留家组的病死率为 13%,与住院组(11%)无显著性差异。由此可知,CCU 对大多数急性心梗患者并无更多益处。

(二)非实验性研究

临床研究中有许多种类属于非实验性研究,因其研究对象不能随机分配,故对照设置方式和实验性研究有别。非实验性研究主要有以下 3 种,其对照选择将在有关章节详述,本节仅论述和设计有关的问题。

1. 诊断试验 属于观察性研究,研究对象以金标准的结果分组,金标准确诊为患被研究疾病的列入病例组,未患该病的列入对照组。

假定欲进行一项评价甲胎球蛋白试验对肝癌诊断价值的研究,其研究对象应为高度怀疑肝癌的就诊或住院患者(包括肝癌患者,还包括肝转移癌、肝脓肿、肝良性占位性病变、肝硬化、慢性肝炎与其他肝脏疾患的患者)。在研究中,这些研究对象经肝活检病理检查(金标准)确诊为肝癌的患者为病例组,排除肝癌诊断的患者为对照组。

2. 病例-对照研究 其对照组设置既与临床试验不同,即不能被随机分配,也与诊断试验不同,可包括未发生研究疾病或事件的其他各种病或事件的患者(且包括的病种愈多愈好,可防止选择偏倚),也可包括未发生任何疾病或事件的健康人。

病例 - 对照研究中对照的选择应遵循两条原则:其一,有代表性,即能代表产生病例的总体,假定所选对照一旦发病即能成为病例组的成员;其二,应与病例组可比。此外,还应特别注意:①不应将与研究因素有关的其他疾病或事件的患者作为对照。如研究吸烟与肺癌关系时,不能将大量与吸烟有关疾病(支气管炎、冠心病等)的患者作为对照,否则可低估吸烟与肺癌之间的关系,产生假阴性的结果。②不应将有意不暴露或有意排除可疑病因的疾病或事件的患者作为对照。如研究咖啡与胰腺癌关联时,对照组若包括了许多胃肠疾病的患者,将高估咖啡与胰腺癌之间的关联,甚至造成假阳性。因为胃肠疾病患者可因避免胃肠受刺激而不喝或少喝咖啡。

3. 队列研究 对照选择主要有以下三种方法:

(1)内对照:暴露组与对照组均在同一研究人群中。如对冠状动脉(冠脉)搭桥术能否降低病死率的一项研究,将研究地区经冠脉造影确诊为冠心病、冠脉狭窄的全部患者作为研究对象,行过搭桥术者为暴露组,其余为对照组。

(2)平行对照:是外对照的一种,暴露组与对照组不在同一研究人群。因为某些情况下,如对职业病的研究,研究人群中的非暴露者不适合作为对照,应在其他人群中选择对照。

(3)一般人群对照:是另一种外对照。此种对照,将研究对象所在地区整个普通人群作对照。此类对照应注意其与暴露组在主要特征方面可比。

第四节 随机化和组间均衡

临床研究设计在进行分组时,应使非研究因素(包括已知与未知的)在两组间均衡,以保证研究结论真实可靠。在实际工作中若要完全做到有一定的困难,应尽力按此原则进行。

为保证两组的均衡可比,最佳方法是在实验性研究时将研究对象作随机化分配,在观察性研究时使用配比法。当无法或无条件进行随机研究时,应尽力控制非随机所致的偏倚,提高科学性。

一、随机化的意义

随机化在统计学和临床流行病学中有两种形式:一为随机抽样,在源人群中以随机方法抽取样本,以保证样本有较好的代表性;二为随机分配,将符合纳入和排除标准的研究对象随机分配至各组,以保证组间均衡可比。

随机化的作用主要有:①使组间可比;②控制研究人员和医生与研究对象的倾向性;③符合统计学要求,许多统计处理方法均建立在随机化基础上;④可评估研究的随机误差大小,保证结果的可靠性和科学性。近年来,学者们普遍认为,正确应用随机化方法是提高临床试验质量的关键,因为其有助于控制选择偏倚和混杂偏倚。因此,随机绝不是随意或随便,其有特定的含义与具体的实施办法。

二、随机化的方法

在临床研究中,常用的随机化方法如下。

(一)简单随机

简单随机(simple randomization)又称单纯随机法。此类随机化的具体方法有多种。最简单的为抽签、抛硬币或掷骰子,但若样本量大时比较麻烦。最常用的是按随机数字表数字进行分配,目前可用计算机进行,按有关软件经随机数发生器产生随机数,常用于大样本抽样。

单纯随机法比较简单易行,样本量超过 100 时较为适用。但应注意:①各组间分配的样本数常不相等,需再按随机化原则进行调整;②样本量小于 100 时,分配到两组的研究对象某些主

Notes

要特征仍可不均衡,此时宜选用分层随机法;③样本超过100,两组间有时也可不均衡,因此分析时仍需做均衡性检验。如印度马德拉斯一项比较结核患者在家治疗和住院治疗疗效的研究中,单纯随机分配至前者的大空洞率为46%(37/80),而分配至后者的仅为28%(22/79);④多中心研究时,使用简单随机法很可能使各医院两组间患者数不等,甚至相差悬殊而产生偏倚。为此,多中心协作研究宜用分层随机或区组随机法。

此外,有些研究者为了方便,选择按患者的生日、就诊日期、住院号、就诊顺序等的奇、偶数进行分组。这称为半随机法或不完全随机法,实际上不是随机化方法。虽易实施,但不能保证不产生选择偏倚;若医务人员有倾向性,质量监督又不严,方法不统一,偏倚会更大,应尽量避免。

(二)系统随机抽样

系统随机抽样(systematic random sampling)又称机械随机抽样(mechanical random sampling)。系统随机抽样是将源人群按某种与调查指标无关的特征(如门牌号、出生日期、住院号或门诊号)顺序给各个体(或家庭)编号,再随机地抽取一编号("抽样起点")作为第一调查个体(或家庭),此后则机械地每间隔某数量抽取个体(或家庭)。如某医院妇产科门诊全年有药物流产患者800例,欲评价新药B的疗效是否优于传统药A。经计算,样本量为200例。按机械随机抽样法,抽样间隔为800/200=4,在数字1~4中随机抽取一个数,假定是3,则抽取的个体编号依次为3,7,11,15,…,799,共200例;若其均符合纳入和排除标准,则可随机等分成A、B两组。

系统随机简便易行,样本个体在源人群内均匀分布,代表性较好。但抽样起点必须随机选择,若使用不当,则容易产生偏倚。

(三)分层随机

分层随机(stratified randomization)是先在研究对象的主要特征中选出几个(常为2~3个)对治疗效果(或研究因素)影响较大的特征,如性别、年龄、病情、临床类型等,然后按这些特征将样本分成若干层,然后在每层内用简单随机的方法将患者分配至试验组和对照组。

分层随机多用于中小样本量的临床试验。在样本较小(如<100)时,将影响疗效(预后)的主要因素作为分层的指标,可使这些因素在组间保持均衡可比。一般样本量小而效率高,研究者乐于应用。但应注意,分层不能过细,层次不能过多,一般2~3个层比较合适,否则应增加样本量。

(四)区组随机

区组随机法(blocked randomization)是将研究对象先分成例数(如4例或6例)相等的区组,然后在区组内再按单纯随机法分配至两组。由于区组内例数为偶数,故此法保证分到两组的患者数相等;因为各区组的例数均相等,所以此法使两组例数在区组内或区组间均相等。

区组随机法适合于研究单位比较分散或多中心研究用。其对研究样本量要求不高,多少均可,但每个区组内的例数不能过多。

(五)整群随机抽样

整群随机抽样(cluster random sampling)指在源人群中,随机抽取人群数量较少但仍具明确范围的一个或多个群体作为样本。简言之,将单位群体(如学校或班级、医院或科室、社区或街道、乡或村、团或连等)作为抽样样本,样本内所有成员,凡符合纳入和排除标准的均作为研究对象。

此法抽样简易方便,适于大样本观察性研究。但相同条件下,其抽样误差较大,代表性较差,可比性不好,故在临床试验中几乎不用。

(六)多级随机抽样

多级随机抽样(multistage random sampling)指从源人群中先抽范围大的单元,后从中抽次级单元,再在后者中用简单随机方法抽取所需数量的样本。

按容量比例概率抽样法（probability proportional to size，PPS），是经典的多级随机抽样，在国内、外广泛应用。其基本原理为由总人群中抽取一级单位，然后在后者中抽次级单位，每个抽样单元均有同等的概率从其中被抽取。其步骤为按研究目的和源人群人数与特点，估计所需样本数，计算一级抽样单位数量（n_1）和次级抽样单位数量（n_2，n_3…）。用系统抽样法在源人群中抽取一级抽样单位，再从中抽取次级抽样单位，如此类推。最后用简单随机法在最低的次级抽样单元中抽取所需数量的样本。

多级随机抽样适于大型现况研究，其代表性好、精确度高，但需很高的抽样技术，工作量大，要求严格，故在一般的临床研究中不常用。

三、随机化分配隐藏

随机化分配隐藏（concealment）指采取某些技术措施使参与研究的所有人员，包括研究人员、医生与研究对象等均不知道随机化分配的顺序，以保证随机化分配方案在执行过程中不受人为因素干扰。

上述已指出，随机化分配的作用之一是为控制研究人员和医生与研究对象的倾向性偏倚。分配隐藏和随机化分配同样重要，若分配隐藏不当，其顺序泄露，则达不到控制偏倚的目的。国外学者分析妇产儿科领域250个对照试验的随机化实施，发现随机顺序隐藏不当或不清楚的研究，其疗效被夸大30%~40%。

随机化分配隐藏常用的方法为编号的、不透光的密封信封或药品容器。有条件的，也可用中心随机化系统。注意分配隐藏和盲法的作用有区别，前者主要控制一种选择偏倚，即倾向性偏倚，后者除此之外，还能控制信息偏倚。

四、其他类型研究的组间均衡

在临床研究中，非随机研究尚占一定比例。概括之，可分两类研究：第一类为观察性研究，研究对象不能进行随机分配；第二类为无法进行随机化的研究。第二类的情况较复杂，归纳原因有三。首先，在某些临床情况下，无法进行随机化研究，如随机化有悖于伦理时、中医个体化诊疗等，则非随机研究是唯一选择。其次，随机化研究所需条件严格、花费多和时间长，不易开展。再次，随机对照研究如同目前的任何科学研究一样，也存在局限性。和正常医疗实践不同，其研究对象的选择、资料收集的方法等均受到严格的限制，均非自然状态，因此得出的结论不能完全适应于复杂的临床实际，尚需其他类型的研究作补充。所以，不能将非随机研究一概摈弃，尤其在我国，因为中医诊疗十分普遍。

为增加非随机研究结果的可靠性和科学性，应尽量保持研究各组之间的均衡性和可比性。其措施主要为：

（一）匹配

匹配（matching）是观察性研究保证两组间均衡的重要手段。病例-对照研究可按病例的某些主要特征选择相应的对照匹配；队列研究则按暴露组成员的特征选择对照。

匹配时应注意：①选择需要匹配的特征（匹配条件）不能过多，一般2~4个，常用于匹配的特征如性别、年龄、职业、民族、入院日期等。若匹配的特征过多，则合适的对照不易筛选，且易产生匹配过度（over matching），造成偏倚。②选择的匹配条件中不能含被研究的因素，否则此因素无法被研究。此外，有些学者认为，匹配可能丧失某些信息，因为除了作为匹配条件的因素不能被研究外，与匹配条件密切相关的一些因素也受到一定影响，不能被全面而确切地研究。

诊断试验虽也有病例组与对照组，但其研究对象是高度怀疑患所研究疾病且不易鉴别的患者，其研究目的是评价某种诊断方法鉴别真患者的概率，因此不需病例组与对照组在主要特征方面均衡一致，实际上也不可能一致。

Notes

（二）控制组间的混杂

可采取两类措施：其一，和随机研究相比较，非随机研究对研究对象、研究因素或诊疗措施及其影响因素和观察指标等，应有更明确的规定，应有更多层次的分类，应有更清晰、具体的描述和翔实的记录，对出现的混杂偏倚可以更清楚地加以识别和分析；其二，应用更多、更好、更新的统计学方法，识别、控制和分析存在的混杂偏倚并测定其大小。

第五节　盲法观察

一、盲法的意义

临床研究收集的很多资料通常是通过询问病史、观察患者反应、测定一些指标获得，为此易出现信息偏倚。尤其在研究者或医生、患者、检验人员等有倾向性时，更易产生此种偏倚。研究者一般更希望自己的研究取得阳性结果。如研究一种止痛药物，期望患者的疼痛减轻或消失，所以在询问患者时自觉不自觉地暗示患者；而患者为取悦医生，或知晓此药为止痛药，将有意无意的反映疼痛减轻。再如，当进行吸烟与肺癌关系的病例-对照研究时，研究者已知肺癌与吸烟有关，在询问吸烟情况时，对患者问得详细，甚至进行暗示与启发；而询问对照时则可能轻描淡写。在进行诊断试验研究时，检验人员若已知被检标本是患者的，判断结果可能倾向于阳性的考虑，若出现阴性也欲再重复检测，设法取得阳性结果。凡此种种，均可由于研究人员与研究对象的主观心理作用造成不真实的结果。为避免此种偏倚，应实行盲法（blinding）。

二、盲法的分类

1. 单盲（single blind）　研究对象不知给予措施的性质，不知自己被分配在试验组还是对照组，而医生或研究人员清楚。

单盲可避免来自患者的干扰，且较易实施。目前国内很多临床试验也采用此法。但是，单盲尚无法控制医务人员的倾向性。

2. 双盲（double blind）　研究对象与医生或观察者均不知道研究对象的分组情况，仅研究者或研究者指定的人员知道。

双盲法比较复杂，设计应周密。若为药物临床试验，应制成大小、形状、颜色甚至味道相同的安慰剂或对照药物。实施时应随机化分配隐藏，并制定一套严格的管理与监督措施，既保证研究按步骤顺利进行，又防止泄露密码，同时应注意观察患者病情，危重时应停止试验，及时更改治疗并进行抢救。

双盲法能充分保证研究结果不受医生与患者心理因素的影响，但要求的条件严格，在有些研究（如外科手术）中较难实行。然而，此法科学性强，应尽可能采用。

3. 三盲（triple blind）　研究对象、观察者与研究者及统计分析人员均不知道研究对象的分组情况，仅研究者委托的人员掌握着密码编号，直至试验结束、结果统计分析完毕，在撰写统计报告初稿完成后才当众揭秘。

三盲法的效果与双盲法类似，且可避免研究者或统计分析人员在统计分析结果时可能出现的倾向性，使结果与分析结论更客观。

三、临床研究中主要研究类型的盲法设计

1. 临床试验　可视情况采用单盲、双盲或三盲法。在研究中，除治疗措施外，其他的检查和观察也应注意盲法。如"溴隐亭治疗子宫肌瘤的临床试验"，将研究对象随机分成两组，实行单盲法。而其疗效判定还需B超室与同位素室分别配合观察子宫肌瘤的大小与血清垂体泌乳素

的高低,故特别指出 B 超室的检查应盲法进行。

2. **诊断试验** 也应实行盲法。应用被评价的诊断方法检查患者或测定患者标本时,操作者应不知道金标准检查的结果。

3. **病例 - 对照研究** 询问病史、收集资料应由不了解分组情况的调查员去进行。检测标本、整理和分析资料时尽量使用盲法。

4. **队列研究** 随访研究对象时由不了解分组状况的人员进行。对检测标本的实验室人员和整理分析资料的人员,应实行盲法。

(徐德忠 王 波)

思考题

1. 临床试验、病例对照研究、队列研究和诊断试验设计中,如何选择研究对象?
2. 临床研究中设立对照组的方式有哪些种类?
3. 试述随机化的类型及其在临床研究中的意义。

第四章 临床研究方法学概述

导读

本章简要介绍了临床研究中的常用流行病学方法,包括它们的分类、基本原理、特征和用途。内容包括一次研究和二次研究。一次研究主要有描述性研究、分析性研究、实验性研究和理论研究,二次研究主要有系统综述和 meta 分析。描述性研究包括历史或常规资料的收集和分析、病例调查、现况研究、纵向研究及生态学研究;分析性研究包括队列研究、病例 - 对照研究及其衍生类型;实验性研究又包括以个体为单位的实验研究、以群体为单位的实验研究和类实验研究。另外,还简要介绍了临床疗效比较研究的方法学选择。

Chapter 4 An Overview of Study Design in Clinical Research

Summary

This chapter describes the basic issues related to study design in clinical research, including the classification, basic rationale, characteristics and applications of the study designs. Epidemiological studies can be broadly classified into primary studies including descriptive studies, analytic studies, experimental studies and theoretical studies, as well as secondary studies including systematic review and meta analysis. Descriptive studies include analysis of historical and routine data, case report, cross sectional studies, longitudinal study and ecological studies. Analytical studies include cohort studies, case-control studies and their variations. Experimental studies include individual based trials, community based trial, and quasi-experimental study. Furthermore, the method selection strategy in comparative effectiveness research was introduced.

临床研究的问题包括诊断、治疗及预后等诸多方面,研究方法涉及临床观察、基础实验及流行病学等。本章主要对用于临床研究的流行病学方法作一简介,有关诊断试验的评价将在本书有关章节叙述。临床流行病学研究方法根据是否属于原始研究分为一次研究和二次研究,一次研究主要有描述性研究、分析性研究、实验性研究和理论研究,二次研究主要有系统综述和 meta 分析。这些方法的原理和特征各不相同,在临床研究中有不同的用途,其简要特征与用途的比较,见表 4-1。

表 4-1 常用临床流行病学方法比较

				特点	用途
一次研究	观察性研究	描述性研究	病例报告	快,无对照,无设计	用于提供病因线索
			系列病例研究	样本增加,常为连续性病例,仍无对照	用于提供病因线索

续表

				特点	用途
一次研究	观察性研究	描述性研究	现况研究	有设计,无对照	描述分布,寻找病因线索
			纵向研究	可反映变量的时间变化	可做病因分析,研究疾病的发生和发展,估计预后
			生态学研究	调查单位是群体而不是个体	可提供病因线索,验证病因,评价干预措施效果
		分析性研究	队列研究	从因求果,按暴露状况分组	验证因果关系
			病例 - 对照研究	从果求因,按有无疾病分组	可进一步提供病因线索,初步验证因果关系
	实验性研究	以个体为单位的实验研究		随机化分组,人为干预,研究对象是以个体为单位,包括临床试验和现场试验	研究药物或治疗方法的疗效和副作用,考核预防措施效果
		以群体为单位的实验研究		随机化分组,人为干预,抽样和干预单位是社区	考核社区预防措施效果
		类实验		缺少1个或多个严格实验研究应有的特征(前瞻、随机、对照)	研究药物或治疗方法的疗效和副作用,考核预防措施效果
	理论流行病学研究			用数学的方法研究疾病发生发展的规律	诊断,预后和预测
二次研究	系统综述			应用临床流行病学原则和统计方法,对同类原始研究进行合并	为循证医疗和循证决策提供依据
	meta 分析			对系列原始文献进行统计处理与合并分析	是系统综述的统计方法

第一节　描述性研究

描述性研究(descriptive study)是指利用已有的资料(如各种临床累积的资料)或特殊调查的资料,包括实验室检查结果,按不同地区、不同时间及不同人群特征分组,把疾病或健康状态和暴露因素的分布情况及其相关关系,真实地描述出来。通过比较分析导致疾病或健康状态分布差异的可能原因,提出进一步的研究方向或防治策略的设想。

描述性研究主要包括历史或常规资料的收集和分析、病例调查、现况研究、纵向研究及生态学研究等。历史和常规资料的收集和分析是指利用已有的疾病登记报告系统或者疾病监测系统,收集既往或当前的疾病或健康状态资料并进行分析,描述疾病和健康状态的分布以及变动趋势。这些监测和报告系统多数是以医院为基础的,临床医生既是参与者,也可以是资料的使用者,如先天性疾病监测及药物不良反应监测等。其他几类方法将在本节详述。

描述性研究具有以下特点:①收集的往往是比较原始的或比较初级的资料,影响因素较多,分析后所得出的结论往往只能提供病因线索;②一般不需要设立对照组,仅对人群疾病或健康状态进行客观的反映,一般不涉及暴露和疾病的因果联系的推断;③有些描述性研究并不限于描述,在描述中可以有分析。可在群体内将具不同特征的人群进行分组比较,或比较不同变量之间的关系,如可比较血清胆固醇水平与血压的关系,这种分析有助于发现病因和危险因素的线索;然而,得出的仅是相关关系,不能确定其暴露时序,故非因果关系。

描述性研究的用途主要包括:①描述疾病或健康状态在人群中的分布及其特征,进行社区

Notes

诊断;②描述、分析某些因素与疾病或健康状态之间的联系,从而为进一步研究疾病病因、危险因素提供线索;③为评价疾病控制或促进健康的对策与措施的效果提供信息。

从上述描述性研究的特点和用途可见,其可利用现有资料、方法简便、易于实施,有时还可具有初步的分析性研究功能、常为深入研究不可或缺之基础;故该研究方法虽在科学性上逊于分析性研究,但仍广泛被预防和临床工作者所应用。

一、病例报告与系列病例研究

病例报告(case report)是有关单个病例或 10 个以下病例的详尽临床报告,包括临床表现(症状、体征和实验室检查结果)、治疗及其反应与结局,对病因、发病和治疗及其效果评价的经验性分析。系列病例研究(case series)与病例报告相似,但报告病例较多,多在 10 例以上,且常是连续性病例,有时是对多年积累的病例的一种总结,对疾病的诊断和治疗有重要的参考价值。

(一)原理

病例报告和系列病例研究都是从新发现的"异常"(即具有不同的特征)病例中提出某种可疑假设,异常病例包括出现的频率和分布异常,临床表现异常、实验室检查结果异常及对治疗的反应异常等;研究者可分析出现异常的原因,当然,在此阶段,只是根据已有的理论或很少的相关信息提出假设。

(二)特征

病例报告和系列病例研究的特点是:①快,特别是病例报告,看到 1 例或者几例就可报告,不需累计样本,能在第一时间报告出来;②粗,病例报告和系列病例研究的结果比较粗糙,没有详细的设计,没有严密的分析,因此,结果只是提供线索和参考。

(三)用途

病例报告和系列病例研究是发现和研究新发病例、罕见病例及药物不良反应等的一种重要方式。由于病例报告是高度选择的研究对象,故特别容易产生偏倚,因此,病例报告只能为临床研究提供线索。虽然系列病例研究的样本增加了,但由于缺乏对照,所获得的结论仍有局限性,仅能代表所报道的病例,对病因研究而言,依然只能提供线索。但这些线索往往有重要意义。如 20 世纪 70 年代初我国开始出现了一组原因未明脑炎的病例,直至 1982 年浙江医科大学朱雏雏和张扬达教授报道了 4 例服用咪唑类驱虫药(TMS)后发生的脑炎病例,才使该脑炎的病因研究驶入正确轨道。

二、横断面研究

横断面研究(cross sectional study)由于是在某一特定的特别短的时间内(时点或短暂时间内)完成的,因此称为横断面研究,因为研究的是现在的状况故称现况研究,又因为它所用的指标主要是患病率,故又称患病率研究(prevalence study)。

(一)原理

横断面研究是按照事先设计的要求在某一人群中应用普查或抽样调查的方法收集特定时间内特定人群中疾病或健康状况和相关因素的资料,以描述疾病或健康状况在不同特征人群中的分布,以及观察某些因素与疾病之间的关联。

(二)特征

横断面研究的主要特征包括:①进行横断面研究时,由于疾病或健康状况与发现的某些因素或特征是在调查中同时得到的,一般不知孰先孰后,因此在病因分析时不能得出有关因果关系的结论,只能提示因素与疾病之间是否存在关联,为病因研究提出初步线索。②横断面研究在设计时一般没有特别的对照组,但在资料分析时可以灵活地进行组间的比较分析,在考虑病因线索时,往往将其中某一组视为对照组。③由于病程长的病例更容易被抽到,因此横断面研究中的病例将过多地代表了病程长的病例,而过低地代表了病程短的病例,由此导致的偏倚称为病程长短偏倚(length bias)。

(三)用途

横断面研究的用途与前面给出的描述性研究的用途相同。当用于因果关系研究时,横断面研究对研究不能改变的暴露有较好的效能,如血型等不变的个人特征。因为对这些变量来说,当前的信息与既往的信息是一样的,因而易于明确因素和疾病的时间先后。另一方面,如果有理由相信当前暴露与有关的既往暴露密切一致,那么用当前暴露状态代替过去的暴露可能是合理的。例如,在某职业病研究中,如果某工厂的工艺流程、设备、原料及车间环境等都没有变化,则有理由相信现在的暴露水平应该与既往相同。

三、纵 向 研 究

对一组人群定期随访,观察疾病或某种特征在人群及个体中的动态变化。例如追踪观察一个人群中 HBsAg 携带率有何变化,HBsAg 阳性者有多少人转为阴性,阴性者多少人转为阳性等。

(一)原理

纵向研究(longitudinal study)是在不同时点对同一人群的疾病、健康状况和某些因素进行调查,以了解这些因素随时间的变化情况。该研究在时间上是前瞻性的,在性质上属描述性的,可以是若干次现况研究结果的分析。有关疾病的临床特征的动态变化研究大都属此类型。

(二)特征

纵向研究的最大特点就是能观察到各变量(因和果)的时间动态变化,能展现某些暴露和结局之间的时间先后顺序。因此,在病因研究中,纵向研究结果较一般横断面研究结果更有说服力。

(三)用途

如果临床医生善于收集资料,那他们可以较易于得到这类资料,如年度体检资料的累积,随诊病人资料的收集等。利用这些资料可作病因分析,也可用来研究疾病的发生和发展趋势,估计预后。

四、生态学研究

如果一项研究的观察和分析单位是一个人群而不是个体,这种研究称为生态学研究(ecological study)。

(一)原理

生态学研究是以人群为观察单位,测量观察人群的暴露和疾病信息,人群可以是学校的班级、工厂、城市、县甚至国家。生态学研究的原理是:如果同一时间不同观察单位间的暴露和疾病之间存在相关,或者同一观察单位不同时间的暴露和疾病之间存在相关,我们就认为暴露和疾病之间可能存在因果关系,前者称为生态比较研究,后者称为生态趋势研究。

(二)特征

生态学研究的观察和分析单位是整个人群群体而不是个体,暴露和疾病的测量是所有个体的平均测量,暴露与疾病之间的联系是群体的联系,而不能反映个体水平的联系。正因为如此,生态学研究具有如下明显特征:①易于实施:一般有现成的资料可以利用,如某年某地的香烟消耗量,药品消耗量及某病的发病率或死亡率等;②易于出现生态学谬误(ecological fallacy):由于测量的不是个体水平的联系,加之有时还可能使用暴露和疾病的替代测量(如使用酒精税收数据而不是酒精消耗数据;死亡率而不是发病率),在分析中通常缺乏适当控制混杂的资料,所有这些问题结合起来都可能影响结果的真实性。

（三）用途

生态学研究主要用于假设形成和假设筛检,因此又称为形成假设的研究(hypothesis generating studies)。因为考虑到各种偏倚,生态学研究常常被认为是形成假设的研究。另一种提法是将真实性或精确性有限但易于实施的研究叫做假设筛检性研究。与个体疾病的筛检相似,这类研究对于检验暴露与疾病之间的联系相对容易并且花费低。如果发现了某种可能的联系,再利用更可靠的研究设计对其进行更严格和更昂贵的检验。在临床研究中,生态学研究对发现和研究药物的长期副作用有重要意义,如在前述的 TMS 与脑炎的关系的研究初期,有研究发现随着 TMS 在全国上市,销量逐渐增加,该类"脑炎"开始出现并迅速增加,该结果为 TMS 与脑炎关系的进一步研究提供了重要的病因线索;在该研究的后期,发现随着 TMS 在全国淘汰,随后脑炎病例迅速下降,该结果进一步证实了两者之间存在因果关系。

第二节　分析性研究

一、队　列　研　究

队列研究(cohort study)是将一个范围明确的人群按是否暴露于某可疑因素或其暴露程度分为不同的亚组,追踪其各自的结局,比较不同亚组之间结局的差异,从而判定暴露因子与结局之间有无因果关联及关联大小的一种观察性研究方法。这里观察的结局主要是与暴露因子可能有关的结局。流行病学中的队列是表示一个特定的研究人群组,一般有两种情况:一是指特定时期内出生的一组人群,叫出生队列(birth cohort);另一种是泛指有某共同特征或经历或暴露于某因素的一组人群,一般即称之为队列,如某个时期在某医院做了某种手术的一组人群。

（一）原理

队列研究的基本原理是首先在一个特定人群中选择所需的研究对象,根据目前或过去某个时期是否暴露于某个待研究的危险因素,或其不同的暴露水平而将研究对象分成不同的组,如暴露组和非暴露组,高剂量暴露组和低剂量暴露组等,然后随访观察一段时间,检查并登记各组人群待研究的预期结局的发生情况(如疾病、死亡或其他健康状况),比较各组结局的发生率,从而评价和检验暴露与结局的关系。如果暴露组某结局的发生率明显高于(或低于)非暴露组,且研究中无明显偏倚,则可推测暴露与结局之间可能存在因果关系。在队列研究中,研究对象在被选择时必须是没有出现、但有可能出现所研究结局的人群。暴露组与非暴露组必须有可比性,非暴露组应该是除了未暴露于某研究因素之外,其余各方面都尽可能与暴露组相同的一组人群。如果是根据过去某个时期是否暴露于某个待研究的危险因素而将人群分组,随访过去到现在的人群结局,这种设计称为历史性队列研究(historical cohort study)。如果在历史性队列研究的基础上,还需要前瞻观察一段时间(由于历史太短,短于某暴露的诱导期,或观察人时不够等原因),这种设计类型称为双向性队列研究(ambispective cohort study)。不同类型队列研究的原理如图 4-1。

（二）特征

队列研究具有如下一些基本特征:①属于观察法:队列研究中的暴露不是人为给予的,不是随机分配的,而是在研究之前已客观存在的,这是队列研究区别于实验研究的一个重要方面;②设立对照组:队列研究必须设立对照组以资比较。对照组的设立使之有别于描述流行病学而成为分析流行病学的共同特点之一;③由"因"及"果":在队列研究中,一开始(疾病发生之前)就确立了研究对象的暴露状况,而后探求暴露因素与疾病的关系,即先确知其因,再纵向前瞻观察而究其果;④能确证暴露与结局的因果联系:由于研究者能切实知道研究对象的暴露状况及

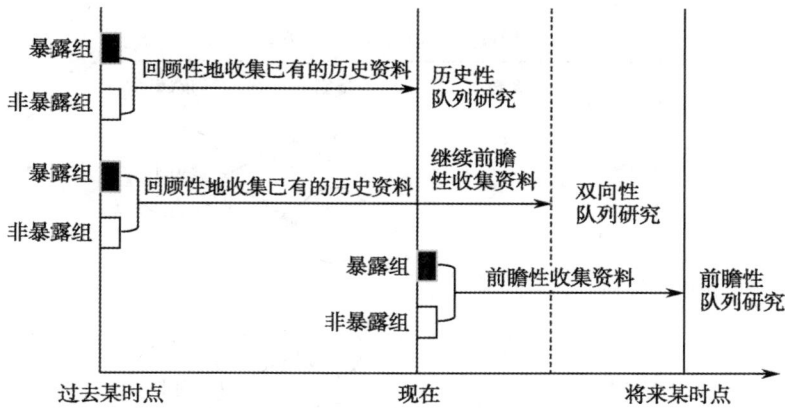

图 4-1 不同类型队列研究原理示意图

随后结局的发生,且结局是发生在确切数目的暴露人群中并在暴露之后,所以能据此准确地计算出结局的发生率,估计暴露人群发生某结局的危险程度,因而能判断其因果关系。

（三）用途

1. 检验病因假设　由于队列研究检验病因假设的能力较强,因此深入检验病因假设是队列研究的主要用途和目的。通常一次研究只检验一种暴露与一种疾病的因果关联。如在检验 TMS 与脑炎的关系时,利用已经服用了 TMS 者作为暴露组,没有服用该药者作为对照组,前瞻性观察 3 个月,收集两组脑炎的发生率,结果暴露组观察 10 911 人,发生 5 例脑炎,对照组观察 81 435 人,无 1 例脑炎发生,差异有统计学意义,从而初步验证了 TMS 导致脑炎的假设。当然,队列研究也可同时检验一种暴露与多种结局之间的关联,即检验多个假说,如可同时检验吸烟与肺癌、心脏病、慢性支气管炎等的关联。

2. 评价预防和治疗效果　如果预防和治疗措施不是按实验的方式人为给予的,而是研究对象自己选择的,我们可把选择这种预防或治疗者视为暴露组,没有选择这种预防或治疗者视为对照组,从而可评价这些措施的效果。如大量的蔬菜摄入可预防肠癌的发生。这种现象又被称为"人群的自然实验"。

3. 研究疾病自然史　临床上观察疾病的自然史只能观察单个病人从起病到痊愈或死亡的过程;而队列研究可以观察人群从暴露于某因素后,疾病逐渐发生、发展,直至结局的全过程,包括亚临床阶段的变化与表现,这个过程常受到各种自然和社会因素的影响,队列研究不但可以了解个体疾病的全部自然史,而且可以了解全部人群疾病的发展过程。

二、病例 - 对照研究

病例 - 对照研究(case-control study)是最常用的分析流行病学方法之一,是病因学研究的重要手段。它以队列研究的基本理论为基础,但又极大地简化了其实施过程,因而使其具有更广泛的实用价值。

（一）原理

病例 - 对照研究的基本原理是选择一组病例和一组与病例具有可比性的对照,通过询问、查阅现存记录、体格检查或实验室检查,搜集既往各种可能的危险因素的暴露史,测量并比较病例组与对照组中各暴露因素的暴露比例。经统计学检验,若两组暴露比例差别有意义,则可认为暴露因素与疾病之间存在统计学关联;在此基础上,若能排除各种偏倚对研究结果的影响,则可推断出某个或某些暴露因素与疾病的关系,从而达到探索和检验疾病病因假说的目的。如某因素在病例组的暴露比例明显高于对照组,则推测该因素为该病的危险因素或病因,反之,则为该病的保护因素。原理示意如图 4-2。

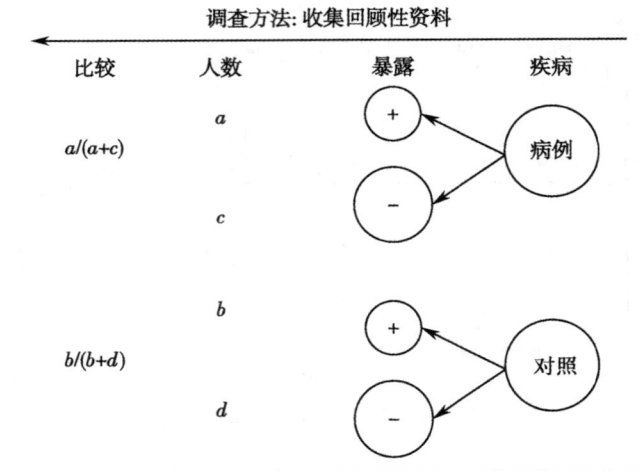

图 4-2　病例 - 对照研究原理示意图

（二）特征

病例 - 对照研究具有如下几个基本特征：①属于分析流行病学；②必须设立对照；③在时间上是回顾性的；④从逻辑上看是从果求因的；⑤一次可研究多个因素与疾病的关系，因此可用于病因的筛选；⑥省时、省力、省钱，出结果快。

（三）用途

病例 - 对照研究的用途可概括为：①探索或验证病因和流行因素；②评价预防和治疗措施效果及其不良反应；③项目评价。由于临床医生可以很方便地获得病例，如果对照也从医院的其他病人中选择，则对医生也是方便的，加之该研究具有省时、省力、省钱和出结果快的特点，因此，病例 - 对照研究是临床研究中最重要的方法之一。如在检验 TMS 与脑炎的关系时，有人应用 1：1 配比病例 - 对照研究方法，选择了 123 名病例作为病例组，病例都符合"脑炎"的诊断标准；123 例对照是从同一医院的住院和门诊的非神经系统疾病（无驱虫药服用禁忌）的重病人中选择，按①居住同一县区，生活环境相似；②性别、民族、职业相同；③年龄相差不超过 2 岁；④发病在同一星期内，四个条件与病例匹配。结果发现：病例服用 TMS 而对照未服的有 58 对，相反对照服用 TMS 而病例未服的只有 8 对，OR=7.25（95%CI 3.34~16.40）。提示 TMS 与脑炎发生之间有非常密切的关系，同期调查的其他因素，如感染史、毒物接触史及精神刺激史等，都与脑炎无关。

三、病例 - 对照研究的衍生类型

（一）单纯病例研究

单纯病例研究（case only study）也称病例 - 病例研究（case-case study），是 Piegorsch 等于 1994 年首先提出的。其基本原理是：从理论上构想一个源人群的暴露分布，并且用这个分布代替研究中的对照，然后选择一个病例组，按病例 - 对照研究的资料分析方法估计某因素的效应。如在某些针对遗传和环境因素的流行病学研究中，常根据遗传的基本法则与某些假设相结合得到一个人群的或父母的特殊基因型分布，以此分布作为参照，然后研究一组病例的基因型分布，比较这两种分布可用来评价遗传和环境因素的联合效应（交互作用）。该法应用的前提条件是：在正常人群中基因型与环境暴露不相关，而且所研究的疾病为罕见病。

另外一种情况是，如果对一种疾病的两个亚型的危险因素进行对比研究，例如出血型脑卒中与缺血型脑卒中、*p53* 突变阳性基因型的食管癌与 *p53* 突变阴性基因型的食管癌的危险因素的比较研究，可以不另外设对照组，而采取两个亚组的直接比较。由于比较的两组均为病例，故称为病例 - 病例研究。这种设计适用于研究两组病因的差异部分，但不能发现两组共同的危险因素的作用。

由于在某些病例 - 对照研究中,特别是在分子流行病学研究中,从无疾病的对照中去获取某种生物标本可能受到医学伦理方面的制约,而单纯病例研究则可以免除这种制约,同时减少了研究的样本,节约了研究费用,因此该设计类型得到了发展。

（二）巢式病例 - 对照研究

巢式病例 - 对照研究（nested case-control study）是将传统的病例 - 对照研究和队列研究相结合而形成的一种研究方法,是在对一个事先确定好的队列进行随访观察的基础上,利用新发现的病例和队列中的非病例所进行的病例 - 对照研究。其原理示意如图 4-3。由于巢式病例 - 对照研究是在队列研究的基础上设计和实施的,因此与队列研究相似,巢式病例 - 对照研究也可分为前瞻性和回顾性两类。

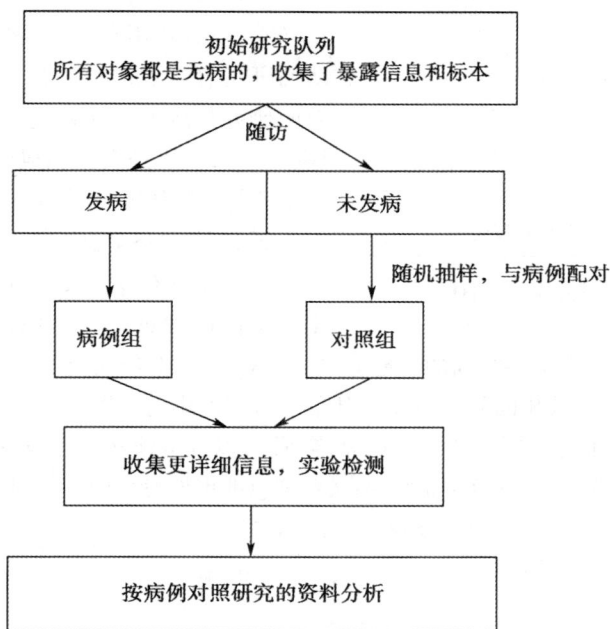

图 4-3 巢式病例 - 对照研究原理示意图

与传统病例 - 对照研究相比,巢式病例 - 对照研究具有下述特点:①巢式病例 - 对照研究的源人群是清楚的,有利于减少对照选择时的可能的选择性偏倚;②一般的暴露信息和生物标本都是在疾病发生之前采集的,因而在病因推断时能明确暴露和疾病的时间先后;③进行详细调查和实验室检查的样本大大少于队列研究,而等于传统的病例 - 对照研究。

巢式病例 - 对照研究一般适用于有复杂的实验室检测,生物标本在研究开始时已经采集和保存,后期详细调查内容在研究期间一般保持不变的情况。在临床随访的病例队列中,易于开展此类研究。

（三）病例队列研究

病例队列研究（case cohort study）是一种队列研究与病例 - 对照研究相结合的设计形式。其基本设计方法是在队列研究开始时,在队列中按一定比例随机抽样选出一个有代表性的样本作为对照组,观察结束时,队列中出现的所研究疾病的全部病例作为病例组,与上述随机对照组进行比较。详细原理示意如图 4-4。

病例队列研究的主要特点包括:①对照是在随访开始之前随机选取的,不与病例进行配比。②随机对照组中的成员如在随访期发生所研究的疾病,在资料分析时既作为对照,又同时作为病例。由于病例和对照组的重叠,如果想要达到同样的统计效力,病例队列研究通常需要比同

Notes

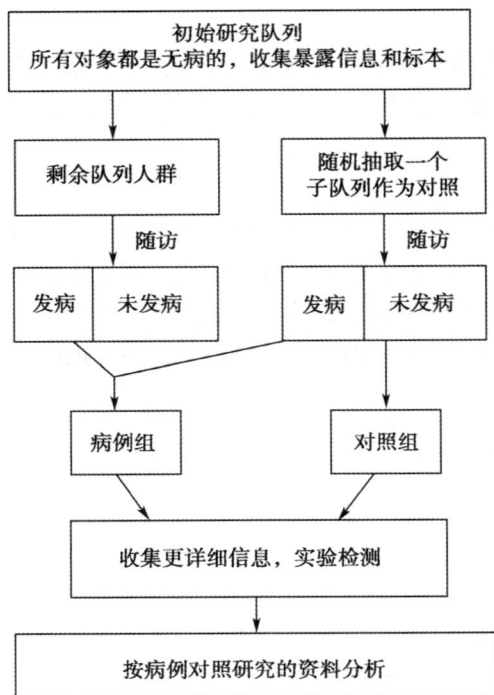

图 4-4 病例队列研究原理示意图

样病例数的病例 - 对照研究选择更多的对照。当然,如果疾病的发病率低,则病例队列研究需要的额外对照数将很少。③可以同时研究几种疾病,不同的疾病有不同的病例组,但对照组都是同一组随机样本。

巢式病例 - 对照研究与病例队列研究都是按队列研究设计进行,因此具有队列研究的优点,如资料收集与生物标本采取均在发病前,故因果关系清楚,而且没有回忆偏倚,资料可靠,对照组的选择偏倚小,论证强度高;而实验检测及资料的处理与分析又按病例 - 对照研究的方式,即选择较小样本,节省费用和人力、物力,但所获结果与全队列研究结果无重要差异。因此,两者兼有病例 - 对照研究与队列研究之优点,可提高统计效率和检验效率,特别适合于精确性好但所需费用高的分子流行病学研究。

(四) 病例交叉研究

病例交叉研究(case crossover study)是 1991 年由美国的 Maclure 提出的,以研究某些短暂暴露与随后发生的某些急性事件之间的可能关系,它是病例 - 对照研究和交叉研究相结合的衍生类型。其基本思想是:比较相同研究对象在某急性事件发生前一段时间的暴露情况与未发生该急性事件时的同一时间内(更早时间内)的暴露情况,以分析该暴露与该急性事件之间的关系。如果该暴露与该急性事件(或疾病)有关,那么在该急性事件发生前一段时间内的暴露频率应该高于更早时间内的暴露频率。详细原理示意如图 4-5。

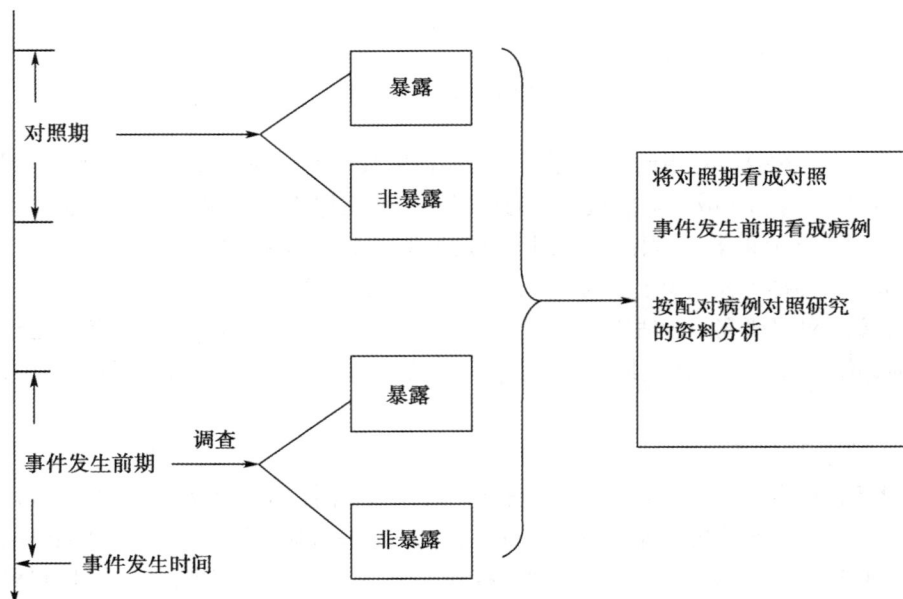

图 4-5 病例交叉研究原理示意图

经典的交叉研究是一类干预研究,即每一个研究对象按随机的次序接受两种干预,在每种干预后测量其对研究对象的效应,然后比较两种干预的不同效果。病例交叉研究类似于交叉研

究的病例 - 对照研究,即每一个病例的一个或多个病前的时间阶段被选择为与病例配比的"对照"阶段,疾病发生时病例的暴露状态与同一个体较早阶段暴露状态的分布相比较。

病例交叉研究还可以被视为是配对的病例 - 对照研究,因为该设计中的每一个体都有一个事件(疾病)发生期和对照期,而且每个研究对象都有每个时期的暴露信息,那么这些病例的对照期就成为事件发生期的对照,即 1∶1 的自身对照。

病例交叉研究的应用有两个重要条件,一是整个时间里个体的暴露必须是变化的而不是保持稳定的。例如,眼睛的颜色或血型与疾病的关系不能用病例交叉设计来研究,因为两者均是不变的。另一个条件是暴露与效应之间的诱导时间和效应期都很短。

应用病例交叉研究的一个较成功的例子是性活动和心肌梗死关系的研究。该题目很适合病例交叉研究,因为性活动是断续的,性活动导致心肌梗死的假定诱导期很短,而且性活动对心脏供血的影响也只限于性活动后一个短的时间内。研究者通过比较心肌梗死发生前 4 小时与心肌梗死发生前一天的同一时间的性生活比例来判断性活动和心肌梗死是否有关。类似的像心肌梗死与咖啡因的消耗、酒精消耗、一氧化碳暴露、药物暴露和过强的体力活动等的关系的研究,都适合用病例交叉研究方法进行研究。

病例交叉研究的一个重要优点就是每个病例及其配比的对照都自动地在个体不会改变的所有特征上配比(因是自身前、后对照),因而不管是否对它们作了测量,病例交叉研究都能控制所有这些不变化的混杂因子。

第三节 实验性研究

医学科学研究的基本方法包括观察和实验两类。所谓"观察"(observation),是在不干预的自然情况下认识自然现象的本来面目,而"实验"(experiment)则是采用一些人为方法改变自然现象,从而使一些本来在自然情况下并不显露的现象显示出来。以人群为研究对象,以医院、社区、工厂、学校等现场为"实验室"的实验性研究称为实验流行病学(experimental epidemiology)研究,或称为流行病学实验(epidemiological experiment)。实验流行病学是流行病学研究的重要方法之一,也是临床研究的重要方法。

在实验流行病学研究中,研究对象被随机分为两组或多组,分别接受不同的干预(处理或对照)措施,随访观察一段时间,然后比较各组的某种(些)结局(outcome)或效应(effect)。实验流行病学研究具有以下基本特点:①属于前瞻性研究:实验流行病学必须是干预在前,效应在后。②随机分组:严格的实验流行病学研究应采用随机方法把研究对象分配到实验组或对照组,以控制研究中的偏倚和混杂。③具有均衡可比的对照组:实验流行病学研究中的对象均来自同一总体的样本人群,其基本特征、自然暴露因素和预后因素应相似。④有干预措施:这是与观察性研究的一个根本的不同点。

关于实验流行病学研究的类型,一般根据干预和分组的单位的不同分为以个体为单位的实验和以群体为单位的实验,如果一个实验缺少一个或多个上述特征,则称为类实验研究(quasi experimental study),如没有随机分组或没有对照。

一、以个体为单位的实验

以个体为单位的实验是指抽样和干预的单位都是个体,该类实验又根据研究地点是在医院还是在社区分为临床试验和现场试验两大类。本节重点介绍临床试验。

临床试验(clinical trial)是以病人为研究对象,以个体为单位进行随机化分组的实验方法。其目的是评价某种新药或新疗法对某种疾病的疗效和副作用。病人可包括住院和未住院的病人。评价指标有治愈率、病死率、复发率和存活率等。

（一）临床试验的原理

临床试验是将诊断为患有所研究疾病的同类病人随机分为两组,一组给予某种待评价的新药或新疗法,称为试验组,另一组给予常规治疗措施(或安慰剂)作为对照组,随访观察两组的结局。如果试验组的结局优于对照组,则说明待评价的新药或新疗法优于常规治疗措施;如果两组结局没有差别,则说明新疗法的疗效与常规治疗方法相同;如果试验组的结局差于对照组,则说明待评价的新药或新疗法比常规治疗措施还差。由于临床试验的核心是随机分组和设立对照,因此又称为随机对照试验(randomized control trials,RCTs)。原理示意如图 4-6。

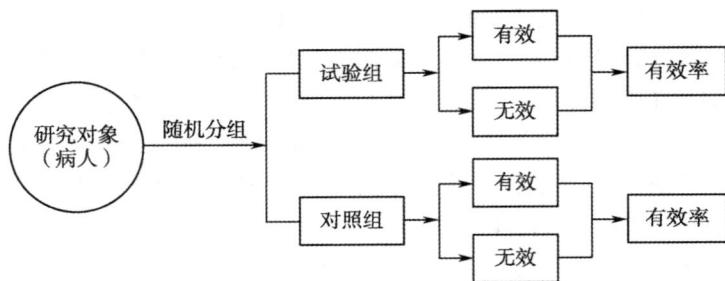

图 4-6   临床试验研究原理示意图

（二）临床试验的特征

临床试验的特征包括:①临床试验的现场在医院。为了保证所选取的病人对病人总体有好的代表性,一个好的临床试验,最好同时选择层次不同的几所医院作为研究现场。②临床试验所选择的研究对象应是研究目的所指示的目标人群的一个无偏样本。如欲考核某药物对各型高血压的疗效,则所选对象应是各型高血压病人的一个无偏样本;如仅考核该药物对重度高血压的疗效,则研究对象仅从重度高血压病人中选择。③为了排除来自病人和医生两方面的主观因素的影响,在临床试验中,盲法的应用是极为重要的。④随机化分组。⑤临床依从性是试验成败的重要因素,临床依从性不仅影响治疗效果,而且影响对干预措施效果的判断。因此,在实验设计阶段就应给予足够重视。⑥临床试验的效果评价指标主要有:有效率、治愈率、病死率、n年生存率等,如为计量资料(如血压、血脂、血糖、血红蛋白等),除了仍可按照某些标准(如治愈、好转、无效)将其转换成计数资料处理外,可对两组每个对象治疗前后观察指标值的差(如血压下降多少)的均数进行比较。另外,住院时间、住院费用、生命质量及病人满意度等也常被用来作为临床试验的效果评价指标。

（三）临床试验的用途

临床试验的主要用途有:①治疗研究:包括对药物、疗法及其他医疗服务效果或不良反应的评价。在药物临床试验中,根据研究目的,可把临床试验分为优效检验、非劣效检验和等效检验。②病因研究:主要用于疾病危险因素的干预研究。

（四）现场试验

现场试验(field trial)与临床试验的原理相同,其根本区别在于现场试验的研究现场在社区,研究对象是未患所研究疾病的健康者;而临床试验的研究现场在医院,研究对象是某病的患者。现场试验的效果评价指标主要有保护率(protective rate,PR)、效果指数(index of effectiveness,IE)及抗体阳转率等。现场试验的主要用途有:①治疗性药物的现场预防效果考核;②预防性疫苗的效果考核;③验证病因。

二、以群体为单位的实验

以群体为单位的实验是指抽样和干预的单位都是群体,其群体往往是指 1 个社区的全部人群,因此又称为社区试验(community trial)或称以社区为基础的公共卫生试验(community based public health trial)。

（一）原理

社区试验是以未发生所要研究的结局(如患所研究疾病)的人群作为研究对象,以社区为单位进行抽样、分组和干预,试验社区给予干预措施,对照社区不给干预措施,随访观察一段时间,通过比较两个社区人群研究结局的发生率,判断干预措施的效果。其基本原理如图4-7。

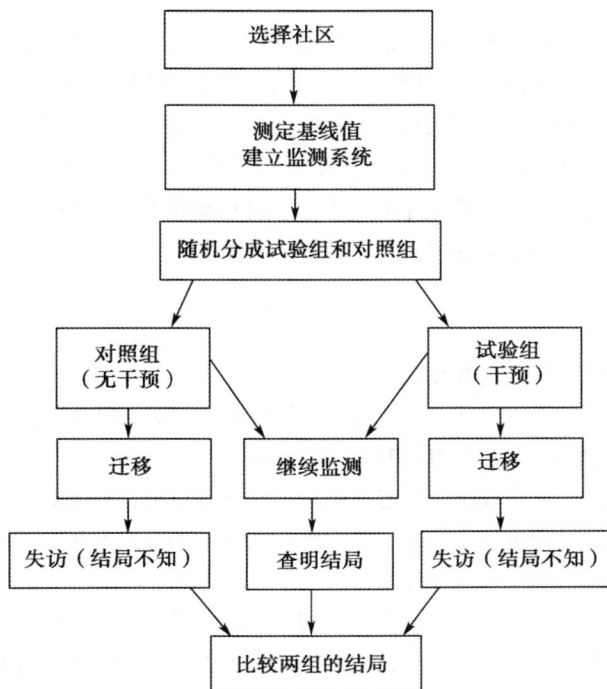

图 4-7　社区干预试验原理示意图

（二）特征

与现场试验的根本区别是,现场试验的抽样单位和接受干预措施的单位是个体,而社区试验的单位是一个社区。这里的社区是一个比较广义的概念,可以是一个村(居委会),一个乡(街道)、一个县或一个单位,研究人群一般是抽样社区的全部人群,也可以是某一人群的某个亚群,如某学校的某班、某工厂的某车间等。由于社区试验的抽样单位比较大,其可比性可能比现场试验差,抽样误差可能更大,因此,需要较大的样本。

（三）用途

社区干预试验可用于评价某干预措施的效果、检验病因假设或评价医疗保健服务的质量和效益等。当干预措施的给予不能以个体为单位而只能以社区为单位时(如改水的措施等),适于使用该类研究。如有关媒介生物控制措施的效果考核、健康教育类干预措施的效果评价、改变环境的措施效果考核及医疗保健服务效率和质量的评价等。

三、类 实 验

如果一个实验研究的分组不是随机的、没有对照,或没有即时的平行对照,即不能满足实验研究的基本特征,则称为类实验。类实验的原理和用途与经典实验相同,但其结果的可靠性较经典实验差。尽管如此,但由于经典实验往往受到伦理学和诸多客观条件的限制,类实验反而有更广的用途。如临床病人不接受随机分组,伦理委员会不批准随机对照,某些疾病的自然史很明确,在这些情况下,都可考虑使用类实验。

Notes

第四节　理论流行病学

理论流行病学（theoretical epidemiology）也叫数学流行病学（mathematical epidemiology），是将流行病学调查所得到的数据，包括人群中的疾病、健康状况、卫生事件的分布及相关因素，建立数学模型或用电子计算机仿真（computer simulation）深入研究疾病的流行规律。

（一）原理

理论流行病学是在了解了某疾病（或事件）的本质特征，并对其发生发展规律及主要影响因素有深入细致了解后，将各因素在事件发生中的作用量化，并用不同符号代表有关病因、环境和机体等各因素，通过数学表达式定量地阐述疾病发生发展过程的本质特征，通过建模、模拟、检验、调整和修正，从而在理论上探讨疾病流行的发生机制和评价防治措施的效果。简言之，流行病学数学模型是用不同符号代表有关病因、环境和机体诸因素，把掌握到的某种疾病规律性通过各种符号和数字组成的数学表达式表述出来，当此表述结果与实际相符合时，即上升为理论，可作为理想状态下的抽象研究。

（二）特征

理论流行病学研究具有如下重要特征：

1. 属于理论性研究　是借助于某些字母来代表对研究疾病发生、流行有重要影响的因素，用数学符号通过表达式将其对疾病的影响表现出来。

2. 研究对象标准化　研究对象是假定在某种理想状态下存在的彼此无差异的相对独立个体。

3. 研究状态理想化　研究因素、研究对象和研究空间均在理想的状态下。具有相对的独立性、不受干扰。

4. 研究资料的完整性　理论流行病学研究是比较研究对象发病的理论期望值与实际人群的观察值之间的符合程度，因此，需要有完整的实际人群的发病资料（现场资料或历史资料）。包括发病时间、诊断、治疗及预防措施。

5. 研究结果对事件发展的预测性　理论流行病学研究是为了预测疾病发生、发展趋势，探讨对疾病影响的本质因素及内在规律。研究结果代表疾病在未来的变化趋势，因此，具有对将来的预测性。

（三）用途

数学模型来源于实际，又反过来指导实际。流行病学数学模型的主要用途包括：

1. 可定量地研究各种因素对疾病发生发展的影响　模型中的各种参数定量表达了各种因素对疾病的影响。如不同地区人口的年龄构成、免疫状况、文化水平、生活习惯不同或时间、季节、传染源数量不同，将导致某传染性疾病的流行规模、流行面貌、流行强度以及年龄分布等不同，这些都可能通过模型进行演绎。如果是一个临床疾病发展模型，则可用来对不同状态的病人的发展结局进行预测。

2. 设计和评价各种防治疾病的方案　在疾病数学模型建立后，我们可用目标人群的一些基本数据模拟出某病在该目标人群中的自然传播、流行过程及转归，然后将不同控制措施输入模型，观察各种可能出现的结果。在评价各种疾病控制方案的流行病学效果时，还需评价方案的卫生经济学效益，在这方面可用流行病学数学模型对可能的效益进行预评价。在临床，可利用临床疾病发展模型，预测各种治疗措施的效果和效益，从而做出科学的临床决策。

3. 研究疾病流行的动力学特点　数学模型在计算机上可以按研究者的意图改变模型中的各种参数，如易感者比例、潜伏期和传染期的长短、传染力的大小，有效接触率的多少等等，从而获得不同参数下的各种流行动力学过程。这在实际环境下是不可能做到的。

4. 建立计算机模拟诊断系统　该方法已被用于中医的辨证论治及老中医经验的总结传承

等方面,并已取得了一些成绩。当然在西医临床方面也有大量的临床诊断和预测的模型研究,笔者就曾应用 logistic 模型对早产及低出生体重的预测作过尝试性研究,并取得了较好的预测效果。

5. 模拟疾病的发生发展过程用于教学　利用数学模型可在远离疾病流行现场和病人的环境中,再现各种疾病的发生发展过程,生动地阐明重要的流行因素在传播机制及流行动力学中的作用,并通过改变重要的参数值来观察这些因素在流行过程中的效应;也可以在严格定量意义上正确而有预见性地判断各项可选措施的效果,并对之做出科学全面的评价;还能够对某病的各种病因假设进行模拟评价,并利用现场资料作拟合检验及验证。

第五节　二　次　研　究

二次研究是相对于原始研究而言的,它是指对一系列的原始研究结果进行再次研究、综合和创新。二次研究是随着循证医学的发展而发展,其主要方法和技术支持包括流行病学、统计学、高速互联网和计算机以及大量的原始研究成果。目前在临床研究中常用的二次研究方法包括系统综述(systematic review)和 meta 分析(meta analysis)。系统综述已被公认为客观地评价和合成针对某一特定问题的研究证据的最佳手段,是对全球范围内某一专题的所有文献,采用清楚的方法、系统检索、严格评价,并进行合成的医学文献总结。meta 分析作为系统综述中使用的一种定量统计方法,过去 20 年间在医学研究领域得到了广泛的应用。

一、系　统　综　述

系统综述的思想起源很早。1904 年,著名的统计学家 Pearson 首次提出数据合并的概念;20 世纪 20 年代,Fisher 介绍了对若干独立试验结果的 P 值进行合并的方法;首次对治疗的有效率进行 meta 分析的文章发表于 1955 年。在医学研究领域,随着随机对照试验的不断产生,样本量悬殊,质量良莠不齐,结论相互矛盾,使临床医生无法判断根据哪个试验的结论来指导临床决策。在这种情况下,系统综述得到了迅速发展。

(一)原理

是指针对某一主题进行的二次研究,在复习、分析、整理和综合针对该主题的全部原始文献的基础上进行,综述过程要依照一定的标准化方法。其基本过程是首先提出问题,检索针对该问题的全部原始文献,依照一定的标准评价和选择研究,提取数据,数据的重新统计分析,得出结果报告。其主要原理是通过合并所有同类研究,使新的研究的样本大于任何单一的研究,从而减少抽样误差,提高研究的精确性。

(二)特征

系统综述有三个主要特点:①是针对某个主题的二次研究;②是在该主题基础上,收集大量关于该主题的原始文献资料,综合整理分析的结果;③此综述过程需要一些标准化的方法。系统综述相对于普通综述的主要区别是:系统综述需要对原始研究文献的资料重新进行统计分析,从而得到一个归一的结果,而普通综述则不需要。

(三)用途

系统综述的主要用途是合并文献,从而得到一个稳定和可靠的结果。在循证医学中使用较多,特别是当针对某一问题有很多同类研究,而每个单个研究的样本都比较小,结果不稳定时特别适用。特别值得注意的是系统综述只能克服原始文献样本小、误差大、结果不稳定的问题,而不能克服原始文献中的设计错误和资料收集中的信息偏倚。

二、meta 分析

meta 为希腊词,意为"after,more comprehensive,secondary",我国曾翻译为后分析、荟萃分

Notes

析、元分析、综合分析等。meta 分析是一类统计方法,用来比较和综合针对同一科学问题所取得的研究结果。比较和综合的结论是否有意义,取决于这些研究是否满足特定的条件。

（一）原理

meta 分析是对已有的研究结果的综合,可以视为证据的观察性研究。开展 meta 分析首先要明确本次 meta 分析的目的,检验假设,特殊注意的亚组,确定和选择研究的方法和标准,提取和分析资料的方法和标准等。

数据录入后首先采用相应的公式计算各独立研究的效应大小。通常两组间比较时,计数资料或二分变量用危险度差(risk difference,RD)、优势比(OR)、相对危险度(RR)等来表示效应的大小。计量资料或连续变量用平均差值表示效应的大小。然后对各研究作异质性检验(heterogeneity),目的是检查各个独立研究的结果是否具有可合并性。如果异质性检验结果提示各独立研究是同质的,则采用固定效应模型(fix effect model)进行合并分析;如果存在异质性,但合并资料仍然具有临床上的意义,则可采用随机效应模型(random effect model)进行合并分析;如果存在严重异质性,建议不要进行 meta 分析。

（二）特征

meta 分析只是一种统计学方法,用于系统综述中的数据处理。该方法具有以下特征:

1. "海量信息需要整合"是该方法广泛应用的动力 在科技高速发展的今天,如何从浩如烟海、质量参差不齐的各种信息中迅速收集到真实、有用的证据是决策者不得不面临的问题。而 meta 分析是解决该问题的钥匙。

2. 能避免"只见树木,不见森林" 如果根据一个或少数几个研究结果制定决策,很可能会"只见树木,不见森林",导致决策失误。而 meta 分析是根据预先提出的某一具体临床或预防问题,采用经过预先设计的方法,对全部相关的研究结果进行收集、选择、评估和数据合并,从而得出科学的综合性结论。

3. 克服传统文献综述的缺陷 meta 分析能克服传统文献综述的缺陷,具有如下功能:①对同一问题可提供系统的、可重复的、客观的综合方法;②定量综合;③通过对同一主题多个小样本研究结果的综合,提高原始结果的统计效能,解决研究结果的不一致性,改善效应估计值;④回答原各研究未提出的问题。

4. 连接新旧知识的桥梁 meta 分析通过对已有的同类研究的系统的定量的总结,得出较为稳定和可靠的结论;在此基础上,可明确进一步研究的方向。

（三）用途

meta 分析主要适用于随机对照试验(RCTs)结果的综合,分析指征包括:①需要作一项紧急决定,而又缺乏时间进行一项新的试验;②目前没有能力开展大规模的临床试验;③有关药物和其他治疗的评价,特别是副作用评价方面的研究;④现有研究结果有矛盾。

然而,meta 分析的结果对指导临床个体治疗还有一定困难,因为临床试验的 meta 分析所得汇总结果是治疗对病人的一个假定的"平均"效果,其可信限一般较窄。虽然总的效应估计值通常能够用于大部分病人,但病人之间个体差异是客观存在的,临床医生更关心这种治疗对某个指定病人的疗效如何。

随着 meta 分析方法的不断完善和普及,目前,该方法也被应用到病因学研究、预后研究、诊断及筛检试验的评价等研究中。

第六节 临床疗效比较研究的方法学选择

临床疗效比较是临床流行病学和药物流行病学研究的重要内容,也是临床医师、病人、药企及卫生政策制定者等都十分关注的问题。临床疗效比较可利用前述所有的基本流行病学方法,

Notes

但由于研究目的和研究条件的不同,可选择不同的研究方法。

一、背景与目的

临床随机对照试验(RCT)因其具有的随机化分组、人为干预和前瞻性观察判断结局等特点,使其研究结果具有良好的内部真实性,因而成为公认的临床疗效评价的"金标准"研究方法。然而,并非所有的临床疗效比较研究(comparative effectiveness research,CER)都能采用 RCT 或者都必须采用 RCT,也并非 RCT 的结果就不存在任何问题。因此,对临床疗效比较研究的方法学探索就成为大家关注的焦点。

研究结果的真实性是选择研究方法的主要关注点。研究结果的真实性包括内部真实性和外部真实性,内部真实性是外部真实性的基础。RCT 因其严格的设计,使其结果具有良好的内部真实性,而被认可为"金标准"研究方法。然而,正是因为 RCT 的实验设计严格(对象的选择往往要求患单一疾病,特定的年龄范围和病情程度等;研究机构的选择要求条件好和医疗质量高;采用标准治疗等),RCT 实验观察到的疗效是在特定人群和特定条件下所能达到的最大,即理论疗效。当这种药物或治疗措施推广应用到一般人群和条件时,情况会复杂得多,其疗效可能会不同,外部真实性下降。RCT 存在的另外一个问题就是随机和盲法有时难以实施,尤其是对医疗器械进行评价时。

为了帮助临床医师、病人和管理者更好地进行临床决策,除了需要严格的 RCT 试验提供证据外,还需要提供这些疗法在"真实世界(real world)"中的效果。"真实世界"一词的定义在于未进行随机分配,通常运用源于"常规"临床实践数据的观察性流行病学研究方法。这些真实世界研究具有独特的能力,即提供关于治疗干预措施以及使用这些措施的一般人群的信息。这些人群包括通常不符合临床试验入选条件的患者。

在评价预防和治疗效果方面,如果预防和治疗措施不是按实验的方式人为给予的,而是研究对象自己选择的,我们可把选择这种预防或治疗者视为暴露组,没有选择这种预防或治疗者视为对照组,从而可评价这些措施的效果。如大量的蔬菜摄入可预防肠癌的发生。这种现象又被称为"人群的自然实验"。近年来采用观察性研究设计,包括队列研究来评价临床实际效果已经快速发展起来,但如何应对这类研究中存在的混杂偏倚,如何解读其研究结果尚无统一标准。美国卫生保健研究和质量管理署(AHRQ)2013 年为此发布了观察性疗效比较研究的方案:使用者指南 *Developing a Protocol for Observational Comparative Effectiveness Research: A User's Guide*,以规范此类研究。

观察性研究和 RCT 都可以产生证据。就药物研发而言,观察性研究描述的是当前的实际治疗模式和结果、需要治疗的患者范围广和复杂,往往可以帮助补充源于 RCT 的证据。产品推出后,真实世界研究可用于提供关于治疗安全性和效果以及治疗模式评估的有效证据,并且有助于了解大量患者人群和目标亚群的疾病负担。观察性研究和 RCT 研究设计的比较见表 4-2。

表 4-2　RCT 与观察性研究的比较

特征	RCTs	观察性研究
条件	对照	真实世界;反映实际治疗
治疗	随机分组 / 指定	非随机分组
医生 / 研究机构	指定有资质的临床研究机构	包括全部的实际治疗环境
样本规模	较小	较大
入选标准	窄	宽

Notes

续表

特征	RCTs	观察性研究
访视	强制性的	常规临床实践
研究机构监测	频繁	最低限度
随访	短期	短期或者长期
结果	安全性;效力	安全性;效果
有效性	最大限度地提高内部有效性	平衡内部/外部有效性
成本	高	较低

二、方法学选择

这里介绍的临床疗效比较研究的方法学选择只包括观察性研究,其方法类型包括本章第一节和第二节介绍的所有方法。由于描述性研究的相对简单性及其结果难以确证因果关系等原因,本章集中介绍与 CER 有关的队列研究、病例对照研究及其衍生类型。在这些研究中,其暴露通常是某种待研究的治疗措施,如药物等;而结局则是各种临床效果,包括副作用。研究者根据研究目的及条件的不同,参考下列各种方法的优缺点,选择合适的研究方法。

(一)队列研究

队列研究是按照研究对象在某一特定时点(即基线时点)的暴露情况,将其分组,并随访一段时间,观察各组研究对象发生结局的情况。在用于 CER 的队列研究中,队列开始的时点常是开始实施治疗措施的时点。

队列研究用于 CER 的优势包括以下四点:①最大优势在于时间轴清晰,不仅可以区分潜在混杂和暴露,同时可以区分暴露和结局;②可以得到各个治疗组的结局事件发生率(风险或率),从而计算风险差或率差;③允许研究者关注同一治疗措施的多种结局;④理念与 RCT 最接近。

队列研究的局限性是当结局发生率较低时,队列研究招募研究对象、随访观察新发结局,会存在缺乏效率的问题。正是由于该问题,药物流行病学家大多倾向于使用现成数据库开展病例对照研究。

应用队列研究于 CER,需要注意:①从队列中剔除病人只能按照基线调查所获取的信息。如果按照随访过程中新获取的信息(如更换治疗措施)进行剔除,将很有可能导致偏倚;②为防止选择偏倚,尽量不要将病重者、治疗失败者、发生副反应者从队列中剔除,应尽量包括所有病例;③对于那些随时间改变治疗措施的研究,每一种治疗措施的随访时间应从该治疗措施施加给研究对象开始计算,而非从基线开始计算。

(二)病例 - 对照研究

病例 - 对照研究的原理是比较病例和对照两组人群的暴露差异。这里的病例一般是指出现了某种临床治疗后的结局(如痊愈、好转、死亡、副作用等),而对照是没有出现相应的结局;暴露是指接受了某种治疗或具有其他感兴趣的特征。若对照的选取能独立与暴露,则病例 - 对照研究所计算的 OR 值,与队列研究所计算的 RR 值非常接近。

病例 - 对照研究的优势之一是相比队列研究,病例 - 对照研究对病人群体进行过度抽样(病人的抽样概率高于正常人),提高了统计效率。第二,病例 - 对照研究可以同时评价多种暴露与一种结局的关系。

该研究的局限性包括:①概念较难理解。一些研究者始终搞不清楚某些问题,如匹配在队列研究中可以控制混杂,但在病例 - 对照研究中却不可以;②一般无法计算风险差或率差,除非

拥有病例 - 对照研究所嵌套的队列研究的某些信息；③一般是在治疗开始之时评价混杂因素，而非治疗开始之前，因而难以判断潜在混杂和治疗措施之间的时间关系，当混杂因素受治疗措施影响时，就会导致混杂；④当采用回忆方式收集治疗相关信息时，病例和对照的回忆程度可能存在差异，进而出现回忆偏倚。

采用病例 - 对照研究时需要注意：①要从所有仍存在发生结局风险的个体集合中抽取对照；②匹配因素一般应选取对结局影响较大的因素，谨防过度匹配。

（三）病例 - 队列研究

病例 - 队列研究是嵌套于队列研究之中的，需要随访观察队列中所有研究对象的结局发生情况。统计分析时，将事先从队列中抽取的一个随机样本（其中可能含新发病例）作队列，选取全部病例作病例，利用两者的全部信息（如：血液指标、遗传分析的生物学指标等）。相比巢式病例对照研究，当研究同时关注多种结局时，病例 - 队列研究的效率更优。

（四）病例 - 交叉设计

采用自身作为对照的最大特点是有效避免了研究对象中某些恒定不变因素（如遗传学因素）对结局的影响。整体而言，将自身前后对照的病例 - 交叉设计运用于 CER 研究具有三方面的优势：①无需再对某些恒定不变的混杂因素进行测量；②可以探索诱因对结局的影响，常用于研究交叉暴露的急性作用；③比较同一个体的暴露阶段与非暴露阶段，而非两种主动治疗措施，适用于处理 CER 研究的某些特殊情况。例如，当发生研究对象并未终止治疗而是在两种类似治疗措施之间发生调换时，尽管大部分情况调换都是由于某些健康事件导致，会造成个体内混杂。但若调换与健康事件并无关联时，此时借助病例 - 交叉设计可以避免上述个体内混杂。

本研究方法的局限性包括两点：第一，统计效率一般不高，因为只有病例阶段和对照阶段暴露情况不同的个体才会贡献信息。第二，该研究虽然可以避免随时间恒定不变因素所造成的偏倚，但依然受随时间变化因素所造成偏倚的影响。因此 CER 研究中，当发生由于随时间变化因素所导致的治疗措施改变或者疾病结局风险增加时，需要特别注意。

（五）病例 - 时间 - 对照设计

病例 - 交叉设计中，人群中治疗措施的接受率常常存在日历时间趋势（calendar time trend），由此造成偏倚。病例 - 时间 - 对照设计时，研究者首先使用病例对照研究中的对照组计算其对应的病例 - 交叉比值比（如个体内），然后同样在病例组计算其对应的病例 - 交叉比值比，最后将后者除以前者。通过这种处理来控制日历时间趋势造成的偏倚。

但该研究也存在以下局限性：第一，需要对照组，失去病例 - 交叉设计的优势之一；第二，增加了研究设计的复杂程度；第三，对于时间趋势的控制可能会导致新的混杂。

（六）自身对照的病例系列设计

与病例 - 交叉设计类似，自身对照的病例系列设计用于至少获得一次治疗的人群中，评价治疗措施的即时效用。该方法同样依赖于某一观察时段内研究对象治疗措施的更换，并据此将观察时段分为治疗人时、洗脱人时和未治疗人时。统计分析时，个体水平的发病率比值比需要采用条件 Poisson 回归，目前已有研究者共享了相关 SAS 宏程序。

该方法的优势包括两点：第一，可以控制随时间恒定不变的影响因素；第二，可以利用所有可获取的人时信息。该研究同样存在一些不足，具体包括以下几点：第一，要求结局事件能够重复出现；第二，即便结局事件发生后，仍需计算治疗人时；第三，结局对治疗措施不产生影响的前提假设常难以解释且不合常理；第四，不能把死亡作为研究结局。

三、注 意 事 项

应用观察性流行病学研究方法进行临床疗效评价研究时，除选择合适的方法外，还有一些特别需要关注的问题。

（一）研究设计

研究设计的首要问题是确定研究对象的源人群及数据的获取途径。一般推荐把一般人群作为源人群，但在某些情况下，选择某些特定人群会更具优势，主要表现为更易于获取协变量相关数据。其实，现有数据的可及性、范围及质量常最终决定利用已有数据还是开展新研究收集数据。因此，研究者需首先明确三种定义：①需要评价的治疗措施是什么；②用以评价治疗措施效果的结局是什么（要求客观、全面、可测量）；③与所关注治疗措施存在关联且影响结局事件的危险因素（如潜在混杂因素）有哪些。待上述概念明确后，需要权衡已有数据中上述三类信息的可及性、有效性与新开研究收集数据所耗费的时间和成本。

（二）纳入排除标准

任何 CER 研究都需要明确的纳入标准和排除标准，同时，要明确纳入排除标准的判断时间。研究者要努力确保所有研究对象都采用同一时段的标准。另外，注意制定纳入排除标准只能利用基线可获取的信息，而不能参考随访期间的新获取信息。需要注意的是：制定纳入排除标准，一方面可以增加非实验性研究的内部真实性，另一方面纳入排除标准又可以直接影响研究结果的外推性，一般而言，内部真实性获益，外推性会降低。

（三）可比性治疗措施

当治疗组与非治疗组比较时，最大且最难调整的混杂常由临床指征和身体虚弱所造成。降低混杂的一种方法是，将具有相同临床指征（病情、病程、体质等）接受所研究治疗措施者，与具有相同指征（或类似指征）接受另外一种治疗措施者进行比较。选择同一指征的可比性治疗措施作为对照组，可以降低指征本身所导致的潜在偏倚，从而为利用非实验性研究方法验证医疗措施的效果开启一扇窗。

（四）首次用药者设计

长期以来，研究发现治疗措施的生物学效用会随时间而改变。如使用血管紧张素转化酶抑制剂后，第一周发生血管性水肿的风险要远高于后续各周。实施治疗后，效用随时间发生非生物学改变的现象，可能由选择偏倚导致（如研究对象的依从性不一致）。传统的基于现在用药者的设计同时面临混杂和选择偏倚的双重局限。其中，协变量所造成的混杂可借助标准流行病学测量加以调整，但选择偏倚却不可能。同时，现在用药者设计还存在另外一个问题——作为混杂因素的协变量（如血压、哮喘严重程度、CD4 细胞计数等）本身也可能受既往治疗措施的影响，此时，若将上述协变量作为混杂加以调整反而会造成新的偏倚。

解决上述问题的最合理方案，就是使用首次用药者设计。应用该设计方法，研究者可以在治疗措施施加初期调整混杂因素的影响，而不用考虑随访期间的选择偏倚。此外，首次用药者设计的另一个优势就在于所有研究对象的分析时间轴，都被统一固定从开始实施治疗算起。该设计的局限性包括：①使有效样本量减小，降低治疗效用估计值的精度；②有可能选择性纳入一些间歇用药的个体。

（五）恒定时间偏倚

恒定时间偏倚（immortal-time bias）的概念最初由 Suissa 在 2003 年提出，而 Gail 则首次提出了若暴露确定于随访期间而非随访之前会导致偏倚的观点。Gail 发现，在研究心脏移植所带来的生存获益时，如果从登记等待心脏移植开始计算生存时间，比较得到心脏移植个体与未得到移植个体的生存时间，则会产生恒定时间偏倚。因为能否得到移植的一个重要条件就是患者需要存活等到手术时间，在暴露分类之前（是否移植心脏）的生存时间其实不应该归结成心脏移植的效用，而应作为"恒定时间"予以剔除。

Notes

思考题

1. 流行病学基本研究方法的分类及各类型的特点是什么?
2. 实验性研究和观察性研究的主要异同是什么?
3. 以群体为单位的实验研究和以个体为单位的实验研究在原理和应用上有何主要差别?
4. 有哪些流行病学研究方法可用于临床疗效比较研究?

第五章　临床研究常用的测量指标

导读

　　疾病频率测量贯穿临床诊疗实践和临床科学研究始终。本章着重介绍疾病频率指标及其在临床流行病学中的应用，重点介绍了率、比及发病指标、患病指标、死亡指标、残疾失能指标等频率指标的概念与应用，同时介绍了临床研究中疾病频率相关指标的资料、数据的来源与收集方法。

Chapter 5　Measuring the frequency of disease

Summary

　　Measuring the frequency of disease is essential in clinical practice and clinical research. This chapter describes the roles and importance of the indicators of disease frequency and their applications in clinical epidemiology. The concepts and applications of frequency measures, including ratio, rate, incidence, prevalence, mortality, and disability rate are focused in this chapter. The sources of data and data collection methods for studying the frequency of disease are also illustrated in this chapter.

　　临床流行病学与流行病学研究一样，都需要从描述疾病与健康问题入手，提出假设，并进行因果关系的检验或验证。因此，所涉及的测量为有关疾病或健康状况的测量。本章将对临床流行病学研究中较常应用的疾病频率测量指标进行介绍，以达到其在临床诊疗实践和临床科学研究中的准确测量和正确应用。疾病或健康状况的测量也是监测疾病流行趋势、鉴别疾病发生、进展及预后的危险因素及其原因的研究基础；并用于反映和表示疾病负担（burden of disease），同时也可评价为降低疾病及健康相关事件的发生频率而采取的干预措施的效果。

第一节　概　　述

一、疾病频率测量的主要作用

（一）疾病频率测量是临床流行病学研究的基础

　　流行病学的研究任务包括描述疾病的分布，研究有关疾病及其结局决定因素，从而将疾病的发生与人群特征及其所处的外环境联系起来。而这些流行病学研究的基础任务就是定量测量疾病的发生。临床流行病学是用流行病学方法，解决临床实践中的诊断、治疗等问题。临床医疗实践中所获得的信息也均来自于对群体观察的结果，用群体的指标来反映，以其进行相互比较，发现差异，指导诊断和治疗决策。临床医生只有在正确地测量、准确地应用及合理地解释其测量结果，才能鉴别出疾病发生、发展及不同预后的可能的原因，作出最好的诊治决策。

（二）疾病的频率指标是研究疾病分布的重要指标

疾病的频率指标是描述疾病分布特征研究的主要依据。流行病学最突出的特点是群体的医学,首要任务就是描述疾病的人群、地区和时间分布特征,它是流行病学研究工作的起点。疾病的不同人群、不同地区及不同时间分布特征等疾病资料测量的结果在疾病的预防和公共卫生实践中均受到重视,其方法是将流行病学调查的资料和其他常规资料按不同人群、地区和时间分别进行测量、比较,发现差异,用不同频率指标从数量上加以描述和说明,为进一步深入研究病因提供线索。

（三）疾病的频率指标广泛用于临床疾病诊疗实践和疗效、预后的评价

在临床研究中,疾病频率指标能反映疾病从发生、发展到出现不同结局的整个过程中的各个阶段的特征,为临床诊断的实施及临床治疗的开展提供有效帮助。疾病的频率指标也常用于评价疾病的预防干预效果以及在临床诊疗实践中的诊断、治疗效果,为更好的做出临床决策、进行成本-效益分析和科学的预后评价分析提供可靠的依据。

但在应用这些频率指标时,须注意的是要先对被研究对象自身的特点进行分析,同时还应注意,疾病的发生和转归及其流行规律还受到许多社会因素的影响。此外,研究设计的严密与否及调查中偏倚的存在等均会影响到其研究结果和最终结论的正确性。

（四）疾病的频率指标是因果关系研究评价的重要依据

检验及验证假设的过程是在频率测量的基础上进行的。疾病病因的研究以及治疗效果的研究等均是因果关系的研究。疾病的频率指标不仅可用以揭示出环境因素(包括自然因素和社会因素)乃至遗传因素在疾病流行过程中的作用和意义,也可揭示出环境因素和遗传因素在疾病发生、发展中的作用。

（五）疾病的频率指标可应用于研究疾病负担

疾病负担(burden of disease)是由于疾病所造成的早死或伤残和由此对患者与家庭乃至整个社会所引起的不同程度的损失。疾病负担是研究疾病对人群包括生物、心理精神及对社会和经济等方面所造成的危害和影响。其研究结果有助于研究社区的疾病状态和健康状况,帮助我们确定包括医疗和预防在内的卫生服务重点,决定受危害的人群和进行卫生干预的目标人群,是研究社区诊断(community diagnosis)的一种方法。借助对疾病负担的研究,不仅可以帮助我们了解疾病对人群的危害程度和规律,也可以借此用于评价其危害性。可为卫生干预、卫生规划、卫生部门评价及卫生计划提供一个可比较的衡量标准,为确定医疗与预防决策、合理分配卫生资源提供依据。

疾病负担可用一系列指标来反映和表示。常用测量疾病负担的主要指标包括发病指标、死亡指标和残疾失能指标三个方面。可选择和应用一系列量化频率指标测量各类疾病负担的严重程度,传统上常以发病率、死亡率和死因位次来描述疾病负担,并可借此为依据推论不同疾病在防治工作中的重要作用,以确定防治重点,并为国家或某一地区的基本健康问题抉择及疾病的有效防治和研究提供科学依据。

（六）确定重点疾病

确定重点疾病的依据及方法,是依据有效的疾病监测和调查的资料,在科学的统计分析基础上,应用疾病频率指标,将主要疾病按其危害程度排序,反映出某时期、某地区的重点疾病或不同时期的变化情况。为国家或某一地区重点健康问题的确定提供科学决策的信息和依据。

对那些发生频率较高和危害严重,且可能预防和控制的疾病,应列为防治工作的重点,予以优先考虑,控制疾病流行,减少危害程度,最终达到控制或消灭的目的。对那些虽然危害严重,但至今尚无有效预防及控制措施的疾病,应列为研究工作的重点。

（七）确定高危人群

根据测量疾病频率的变化可确定优先防治和需重点保护的人群。例如,有高血压、高血脂、

Notes

肥胖,高盐饮食和吸烟习惯的人群是心脑血管病的高危人群。有癌前病变和受致癌因素影响的人群是好发恶性肿瘤的高危人群,近亲婚配是发生某些出生缺陷的高危人群。确定高危人群、明确重点保护对象是制定防治措施和控制疾病的关键所在。

二、测量疾病频率的常用指标

临床医疗实践中所获得的信息来自于对群体观察的结果,这些结果也常用群体的数量来反映,以进行相互比较,发现差异,指导其诊断和治疗决策。除了常用的有关发病患病指标、死亡指标外,随着流行病学研究范围的扩展,为评价疾病的危害和人群的生命质量,近年来出现了一系列新的指标。应用较多的有病残率、潜在减寿年数和伤残调整寿命年。并可借此为依据揭示不同疾病在防治工作中的重要性,以确定防治重点。以下详述临床流行病学常用的指标。

第二节   率和比的基本概念

许多临床问题需要通过各种不同情况下事件的共性来解释。临床事件的共性常用比例和率来表示。

一、率

率(rate)是指某事件实际发生数与某时间点或某时间段可能发生该事件的观察单位总数之比,用以说明该事件发生的频率或强度。率包括速率和频率两类。

计算公式中分母的观察单位总数引入时间因素为(速)率,亦即单位时间内某事件发生频率。如某病发病密度,肿瘤患者的 5 年生存率等;根据随访资料计算的死亡率;发生密度等。取值范围是[0,+ ∞),其计算公式可表达为:

$$速率 = \frac{观察时段内某现象的发生数}{可能发生某现象的观察人时数} \times K \tag{式 5-1}$$

当分母没有引入时间因素为频率(frequency)。此时,分子是分母的一部分,其取值在 0~1 之间,如常见的发病率、患病率、病死率、治愈率等指标,都属于频率型指标,其实质是比例。

尽管频率的分母中在计算时没有引入时间这个因素,但在实际获得频率指标时,可分为两类,一类是静态指标,亦即静态频率。静态指标是指反映某一时点的某种状况的指标,它所表示的是发展连续不断变化过程中的一个瞬间静止情况,通常称为时点指标。如时点患病率。另一类是动态指标,亦即动态频率,表示一定时期内,某事件所发生的变化情况(动态),它反映一定时间内,发生某种变化者占全体的比例。如发病率、死亡率、病死率等。

其计算公式可表达为:

$$频率 = \frac{同时期实际发生某现象的观察单位数}{某时期可能发生某现象的观察单位总数} \times K \tag{式 5-2}$$

式中,K 为比例基数,可以是 100%、1000‰、100 000/10 万等。K 的选择主要根据习惯用法或使计算结果保留 1~2 位整数,以便阅读。

二、比

比(ratio)亦称相对比,表示两个有关联的指标之比值。比的分子不包含于分母之中。说明一个指标是另一个指标的几倍或几分之几。这两个变量可以是单位相同,也可以是不同的。分子和分母本身可以是绝对数,也可以是相对数或平均数。如出生性别比等。相对危险度(RR)和比值比(OR)也属于相对比指标。其公式为:

$$相对比 = \frac{甲指标}{乙指标}(或 \times 100\%) \qquad (式5\text{-}3)$$

如,Lawlor 总结了 1930—1999 年英国所有尸检脑卒中病例,在 20 世纪 30 年代缺血性脑卒中与出血性脑卒中死亡病人的比为 0.5,但到 90 年代该比则为 2.0 见图 5-1 所示。

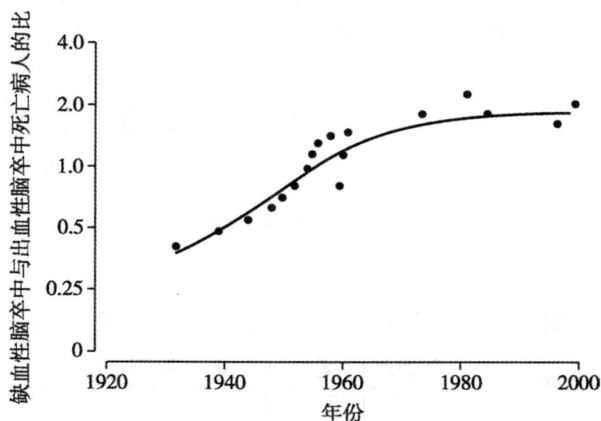

图 5-1　英国 1930—1999 年缺血性脑卒中与出血性脑卒中死亡病人的比(Lawlor,2002)

三、比例与构成比

比例与构成比是表示事物或现象的各个部分在全体中所占的比重。即表示同一事物局部与总体之间数量上的比值。分子和分母的单位相同,且分子包含于分母之中。常用百分数表示。计算公式为:

$$构成比 = \frac{某一组成部分的观察单位数}{同一事物各组成部分的观察单位总数} \times 100\% \qquad (式5\text{-}4)$$

例如,某单位有职工 2000 人,男性 1200 人,女性 800 人,其男、女构成比分别为 60% 和 40%。构成比和率是两个意义不同的统计指标,构成比通常只能说明比重,不能说明发生的频率或强度。

四、率和比应用的注意事项

(1)率的计算必须有一定数量的绝对数作基础。只有这样,计算的率才稳定。如某临床试验中用某种疗法治疗 4 例患者,1 例有效,则认为有效率是 25%;如果 3 例都有效,则有效率是 75%,可见相差 1 例时其有效率波动非常大。

(2)临床分析中,常见的错误之一是用构成比代替率说明问题。表 5-1 是某地恶性肿瘤的患病资料。

表 5-1　某地不同年龄居民恶性肿瘤患病情况

年龄组(岁)	人口数	恶性肿瘤病人数	构成比(%)	患病率(1/10 万)
<50	1577 000	676	52.53	42.87
≥50	173 250	611	47.47	352.67
合计	1750 250	1287	100.00	73.53

从表 5-1 中可知≥50 岁年龄组癌肿的患病率明显高于<50 岁年龄组,而构成比却相反。构成比是各年龄组癌肿病人数占全部癌肿病人数中的比例。其原因就在于两个年龄组的人口数

不同,≥50岁年龄组的人口数不足总人口数的10%,如果以构成比代替率比较两年龄组癌肿的患病情况就会得出错误结论。

(3)对分组资料计算合计率时,不能简单地把各组率取平均数,而应分别将分子和分母合计,再求出合计率。

(4)在比较各个不同的率时,应注意可比性以及其资料来源的条件和性质是否相同,同时还要考虑其他因素(混杂因素)对结果的影响。

第三节　发病患病指标

一、发病率指标

(一)发病率

1. 定义:发病率(incidence rate)表示在一定期间内,一定人群中某病新病例出现的频率。

$$发病率 = \frac{一定期间内某人群中某病新病例数}{同期暴露人口数} \times K \qquad (式5\text{-}5)$$

K=100%,1000‰或10 000/万……

测量疾病在人群中发生的频率,仅计数发病的人数或发病人数在人群中的比例是不够的,还必须考虑某人群中发病的个体数和在疾病发病时段内人群中每个成员所经历的时间。观察时间单位根据所研究的疾病病种及研究问题的特点而定,可为年、月、旬等,通常多以年表示。人群可以是某地的全部人口,也可是某地的特定年龄、性别、职业、民族等的人口。

2. 分子与分母的确定:分子是一定期间内的新发病人数。若在观察期间内一个人可多次发病时,则应分别计为新发病例数。如流感、腹泻等。但对发病时间难以确定的一些疾病可将初次诊断的时间作为发病时间。如恶性肿瘤、精神病等。

假若某病的发病率极低,累积很长时间也没有新病例出现,则该病在该人群中的发病率等于0。若在观察期间内一个人可多次发病分别计为新发病例数时,发病率则可超过1。

发病率还可按不同特征(如年龄、性别、职业、民族、种族、婚姻状况、病因等)分别计算,此即发病专率。由于发病率的准确度可受很多因素的影响,因此在对比不同资料时,应考虑年龄、性别等构成的影响,必要时进行发病率的标化。

3. 应用

(1)描述疾病分布,评价疾病负担　在流行病学研究中,发病率指标可用于描述疾病的分布,说明疾病对人群健康的危害程度,也就是说以发病率作为指标评价疾病负担,确定卫生工作重点。

(2)病因学研究　发病率不受存活因素的影响。即使有些因素既影响疾病的发生又影响疾病持续时间和疾病严重程度,但影响疾病的发生时与该因素是否影响疾病的持续时间和严重程度是无关的。发病率是计算全部的新发病例,而不是现存病例数。因此,发病率反映的疾病发生与暴露的关系明确。正因为如此,发病率是最适用于病因学研究的指标。

发病率的变化反映疾病发生的频率及其变化,它的变化意味着病因因素的变化。如我国脑卒中的分布存在明显的地理差异。图5-2显示20世纪80~90年代我国各地脑卒中发病率的不同分布,总的分布趋势为北高南低。

(3)评价防治措施效果　发病率的变化既可能是自然发生波动的结果,也可能是采用某些有效预防措施的结果。比较不同人群的某病发病率来帮助确定可能的病因,也可以评价防治措施的效果。

(4)疾病监测资料可计算某病的发病率,同时发病率也是前瞻性研究常用的指标。

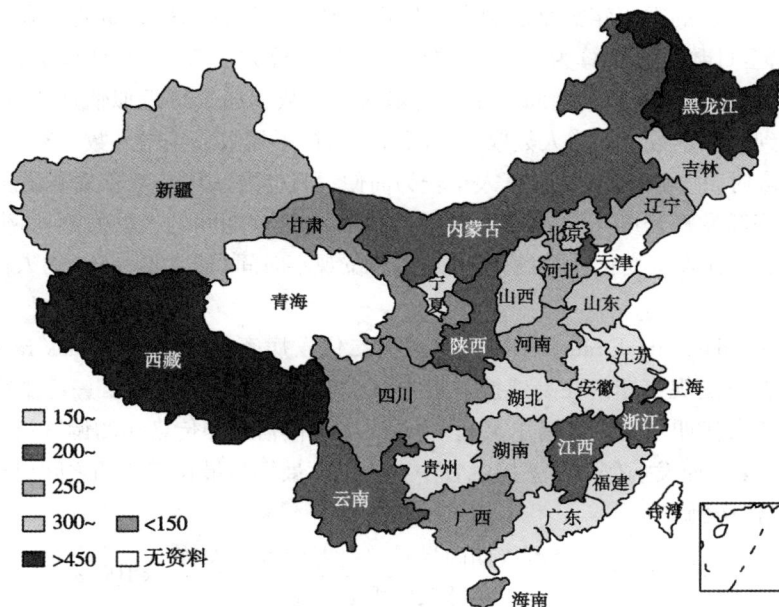

图 5-2　脑卒中发病率的地理分布（25 岁以上，1/10 万）（方向华，2004）

（5）虽然发病率所获得资料数据有计算简便、结果直观、方法易于掌握等优点，但发病率只能从发病的频数上反映疾病的危害大小，却难以反映疾病所致的伤残程度和持续时间对人群健康的影响。

（二）罹患率

罹患率（attack rate）通常指在某一局限范围，短时间内的发病率。观察时间可以日、周、旬、月为单位。适用于局部地区疾病的暴发，食物中毒、传染病及职业中毒等暴发流行情况。其优点是可以根据暴露程度精确测量发病概率。

（三）累积发病率

累积发病率（cumulative incidence，CI）是用来表示某病在一定时间内新发生的病例数占某固定人群的比例。它是无病的人群经过一定时期暴露于某种因素后发病的平均概率，因此，其取值于 0~1 之间。对于一个比较稳定的观察队列，可以计算累积发病率。

其特点是：分子必须是该人群在随访期的全部病例，分母应是随访的起始人数。每一个个体在研究开始时必须未患此病，但有可能患此病。累积发病率的高低取决于随访期的长短，随访期越长，累积发病率越大。所以，在报道某病的累积发病率时，必须同时说明是多长时间的累积发病率。累积发病率可用于估计某一个体在一定的时期内发生某种疾病，而成为该种疾病病人的条件概率。如某病在某人群之中的 5 年累积发病率为 3%，那么可以说该人群中的每个个体在 5 年内平均有 3% 发生该病的可能性。但需注意，上述解释必须有如下前提：①随访开始时该人群中的每一个体均未患该病，但有可能发生该病；②由各种原因所导致的失访人数比例极小；③所计算的累积发病率没有或受到因发生其他疾病而影响该病发生概率的大小。

累积发病率可用于纵向观察疾病与暴露因素的动态变化，以及干预措施的效果评价。

（四）发病密度

发病密度（incidence density）是指在一定时间内发生某病新病例的速率。该指标在动态队列研究中常用。对于动态队列，由于队列内成员的观察时间不同，用总观察人数为单位计算发病率是不合理的，此时，应考虑每个观察对象对观察时间的贡献，以人时为单位计算发病率。分母为人时（person time）数。用人时为单位计算的发病率具有瞬时频率性质，因此，称为发病密度。时间单位可以是年、月或日，较常用的是人年（person year）。人年数是每一个成员的具体观察年

Notes

数的总和。每一成员的观察年数是从观察开始算起到终点事件出现或研究结束时经过的年数（月数、周数、以至日数均可折算为年数）。具体有三种计算方法：1）精确计算法：分别计算每一个观察个体的暴露人年数，然后将每个个体的暴露人年数相加。2）近似估计法：用平均人数乘以观察年数得到总人年数。平均人数取相邻两时段人口平均数或年中人数。3）寿命表法：当观察对象人数较多时，利用寿命表法计算人年较为简便。具体方法可参考有关书籍。

累积发病率和发病密度不同，累积发病率是指某一观察期间的人群发病比例，它的数值大小随观察期的长短而发生变化；而发病密度是指单位观察时间（通常指一年）内人群的发病率。

（五）续发率

续发率（secondary attack rate，SAR）也称家庭二代发病率（secondary attack rate in families），指某些传染病在一定观察期内在易感接触者中二代病例所占的百分率。一定观察期内是指在该病最短与最长潜伏期之间。常用作家庭、幼儿园或集体宿舍中传染病的调查指标。家庭中首发的病例称为"家庭原发病例"，易感接触者中在传染病最短与最长潜伏期之间出现的病例称续发病例，也称二代病例。

$$续发率 = \frac{一个潜伏期内易感接触者中发病人数}{易感接触者总人数} \times 100\% \qquad （式 5\text{-}6）$$

应注意在进行续发率的计算时，须将原发病例从分子及分母中去除。对那些在同一家庭中来自家庭外感染或短于最短潜伏期、长于最长潜伏期者均不应计入原发病例。

续发率可用于分析研究传染病的规律。比较传染病的传染力的强弱，也可用于分析传染病流行因素，包括不同条件对传染病传播的影响（如年龄、性别、家庭中儿童数、家庭人口数、经济条件等）及评价卫生防疫措施的效果（如对免疫接种、隔离、消毒等措施的评价）。

（六）应用发病频率的指标时应注意的问题

1. 观察时间与人时　发病率是指在观察时间内某病新病例数占总观察人口数之比。一般情况下，观察时间以年为单位计算。如果人群某病暴发或流行时间很短，则观察时间包括疾病整个流行期，此时的发病率称为罹患率。由于发病率的高低与观察时间的长短有关，因此，不同人群、不同地区比较时，观察时间应保持一致。

因为分子是一定期间内的新发病例数，所以明确病例的发病时间对于分子数的确定至关重要。同时也应考虑疾病发生的时间或疾病发生所经历的一段时期。在流行病学研究中，我们要测量个人生活事件及与其相关的主要参考事件的时间。比如说，年龄，其参照事件是生日，但我们也可以用开始记录的时间或暴露于其他参照事件的时间。参照事件对于每个人都是不一样的，如出生年月等。参照事件的时间决定了事件测量的起始点。如果在整个暴露于危险的人群中，每个人经历不同的暴露时间，这时需要计算总人时。

2. 分子与分母的确定　在确定发病率的分子时，若只计算在观察人群中某疾病发生的总数，就不需要区分第一次或是其他次发病。一个个体可以多次发病时，在计算率时分母中的时间就应累积起来。若一次或是其他次发病的意义不同，则可分别计算第一次或第二次发病的发病率，可利用生物学差异区别初发还是继发等。

发病率的分母中所规定的暴露人口，理论上应当只包括那些有可能患该疾病的人群。因此，那些在研究开始前就已经患有所研究疾病的人或不可能患有所研究疾病的人（传染病的非易感者，已接种疫苗有效者）应该排除。在非传染性疾病的研究中也存在这种情况。如在研究口服避孕药与子宫内膜癌的关系时，如果把许多没有子宫的妇女也包括在内，最终将导致低估真正的子宫内膜癌的发病率。但在实际工作中往往不易实现。当描述某些地区、某人群的某病发病率时，分母多用该地区、该时间内的平均人口。如观察时间以年为单位时，可用年初与年终人口之和的平均人口数或以当年 7 月 1 日的人口数表示。如在计算麻疹发病率时，理论上已患麻疹者或有效接种麻疹疫苗者不应计入分母内。但在实际工作中这样会增加很大工作量，也很难调查准确,而用平均人口。这时应该说明,此麻疹的发病率计算时分母是以该地区某年的平均人口计算的。

二、患病率指标

(一)患病率

1. 定义:患病率(prevalence rate)也称现患率。是指某特定时间内总人口中某病新旧病例所占比例。是用来衡量某一时点(或时期)人群中某种疾病存在多少的指标。

患病率可按观察时间的不同分为期间患病率和时点患病率两种。当观察时间为某一具体时点时,则称为时点患病率。时点患病率较常用。通常患病率时点在理论上是无长度的,实际工作中一般不超过 1 个月。而期间患病率所指的是特定的一段时间,多超过 1 个月。

$$时点患病率 = \frac{某一时点一定人群中现患某病新旧病例数}{该时点人口数} \times K \qquad (式5\text{-}7)$$

$$期间患病率 = \frac{某观察期间一定人群中现患某病的新旧病例数}{同期的平均人口数(被观察人数)} \times K \qquad (式5\text{-}8)$$

K=100%,1000‰或 10 000/ 万……

患病率的分子是特定时间内观察到的新、旧病例数,它是在某一时间断面内进行疾病调查所获得的,其大小与观察时间长短有密切关系,因此对观察的期限应有明确要求。患病率的分母为同时期观察到的总人口数,计算期间患病率时通常用该地区的平均人口数作分母。

患病率与发病率的区别:发病率是指在某一期间人群中发生的新病例,而患病率是指在某一时点(或期间)人群中存在的所有病例,而不管他们是新发病例还是旧病例。发病率反映人群发病的危险(概率),而患病率反映人群中某种病人存在的多少。

2. 影响患病率升高、降低的因素

(1)影响患病率升高的因素包括:①病程延长;②未治愈者的寿命延长;③新病例增加(即发病率增高);④病例迁入;⑤健康者迁出;⑥易感者迁入;⑦诊断水平提高;⑧报告率提高。

(2)影响患病率降低的因素包括:①病程缩短;②病死率增高;③新病例减少(发病率下降);④健康者迁入;⑤病例迁出;⑥治愈率提高。

3. 患病率与发病率、病程的关系　患病率取决于发病率和病程两个因素,因此患病率的变化可反映出发病率的变化或疾病结局的变化或两者兼有。例如由于治疗的改进,患者免于死亡但并未恢复,这可导致患病率增加。患病率下降既可由于发病率下降,也可由于病人恢复快或死亡快,病程缩短所致。如果病程缩短,尽管发病率增高,但患病率仍可减低。图 5-3 说明患病率如同一个蓄水池(如水库),当流出量一定时,水源(发病率)流入量大时,则蓄水池水量增高,即患病率增高。若流入量(发病率)减少时,则患病率降低。当流入量一定,而流出量增大(如死亡增加或痊愈及康复增快)时,则蓄水量(患病率)亦减低。可见患病率水平(所有病例)是随着发病率(新病例)增高而增高,并随着疾病恢复的加速或死亡的加速而下降。因此,期间患病率实际上等于某一特定期间开始时患病率加上该期间内的发病率。患病率也可用人时单位进行计算。它与发病率计算时的主要不同仍然是患病率不需要确定分子的发病时间,只需确定分子是否处于患病状态。实际工作中,其分母通常包括所有的人群,而不必限定于受威胁的人群。

当某地某病的发病率和该病的病程在相当长时间内保持稳定时,患病率、发病率和病程三者的关系是:

$$患病率 = 发病率 \times 病程,即:P=ID \qquad (式5\text{-}9)$$

P——患病率,I——发病率,D——病程

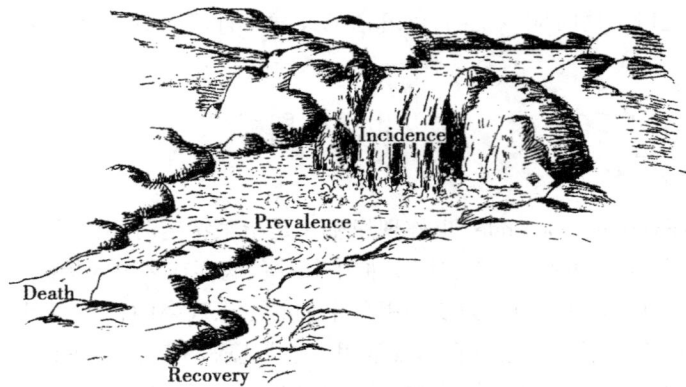

图 5-3 发病率和患病率的关系

（引 自 D J P Baker，C Cooper，and G Rose Epidemiology in Medical Practice 5thed New York：Churchill Livingstone，1998：49）

该公式可用于推算某些疾病的病程。如有人曾调查美国明尼苏达州癫痫的患病率是 376/10 万，发病率为 30.8/10 万，则病程为 12.2 年。

4. 应用   患病率通常用来表示病程较长的慢性病的流行情况。如冠心病、肺结核等。可为医疗设施规划，估计医院床位周转，卫生设施及人力的需要量，医疗质量的评估和医疗费用的投入等提供科学的依据。

发病率与患病率适用于不同的目的。患病率可以反映出人群对某一疾病的疾病负担程度。在进行防治工作的评价时，特别是防治慢性病时，可分析影响疾病转成慢性的诸因素。也可利用患病资料，监测控制慢性病的效果，在缺少计算发病率条件的情况下，可用以代替发病率来估计人群中某种疾病的严重性。另外，定期地分析时点患病率，即系列的现况调查，可追踪疾病表型的时间变化。但是，患病率，特别是一次现况调查时所获得的资料，很难判断疾病与可能的归因谁先谁后，因而无法分析它们之间的因果关联。

患病率不适于病因学研究。因为：①疾病的病期影响疾病的患病率，任何影响存活的因素均将影响疾病的患病率。因此，用现患病人所进行的研究很可能在一定程度上反映的是存活的因素，而不是真正的病因。②疾病本身可能改变了暴露。即运用现患病例开展的研究，可能反映的是疾病的结果。如吸烟是发生心肌梗死的一个重要原因，假如我们用现患病例进行研究，那么现在吸烟是指在调查时的吸烟情况，由于患者发生了心肌梗死而减少了吸烟，其结果是现在吸烟作为发生心肌梗死的危险因素被掩盖了。

有些疾病由于很难知道其准确的发病时间，患病率可能是唯一能够得到的疾病率。如 Crohn 病和溃疡性结肠炎，其发病时间非常难确定，因为从出现症状至确诊需多年。

（二）病残率

某一人群中，在一定期间内每百（或千、万、10 万）人中实际存在的病残人数。是指通过询问调查或健康检查，确诊的病残人数与调查人数之比，即病残率（disability rate）。可说明病残在人群中发生的频率。也可对人群中严重危害健康的任何具体病残进行单项统计。它是作为人群健康状况的评价指标之一。

$$病残率 = \frac{病残人数}{调查人数} \times K \qquad （式 5\text{-}10）$$

K=100% 或 1000‰……

三、感 染 率

感染率（infection rate）是指在某个时间内能检查的整个人群样本中，某病现有感染者人数所占的比例。感染率的性质与患病率相似。

$$感染率 = \frac{受检者中阳性人数}{受检人数} \times 100\%$$ （式 5-11）

可通过检测某病的病原体的方法来发现感染者,也可用血清学或其他方法证明人群处于感染状态。感染率常用于研究某些传染病或寄生虫病的感染情况和分析防治工作的效果,可用于估计某病的流行态势,也可为制定防治措施提供依据。是评价人群健康状况常用的指标。流行病学工作中对这一指标的应用甚为广泛,特别是对那些隐性感染、病原携带及轻型和不典型病例的调查较为有用。如乙型肝炎、乙型脑炎、脊髓灰质炎、结核和寄生虫等。

不同的传染病检测的指标也不一样。需注意的是应用时要注意区分现在感染和过去感染(包括感染和隐性感染后恢复)。如 HBsAg 阳性表示乙型肝炎感染(包括携带者或乙型肝炎患者),而抗 -HBs 表现过去感染乙型肝炎恢复或经过乙型肝炎注射而产生了抗体。

第四节　死　亡　指　标

一、死　亡　率

1. 定义:死亡率(mortality rate)表示在一定期间内,在一定人群中,死于某病(或死于所有原因)的频率。是测量人群死亡危险最常用的指标。其分子为死亡人数,分母为发生死亡事件的总人口数(通常为年中人口数)。常以年为单位。多用千分率、十万分率表示。

死亡率又可分为粗死亡率和死亡专率(某病死亡率)。死于所有原因的没有经过年龄等调整的死亡率为粗死亡率(crude death rate)。粗死亡率反映一个人群总的死亡水平,是用来衡量人群因病死亡危险(机会)大小的指标。它所提供的信息比较笼统,因为它不能表明这个人群中各个构成部分的死亡水平。它不能直接比较,必须进行年龄、性别、职业等方面的标化调整后方可进行比较。如图 5-4 说明的是美国 1935—2010 年粗死亡率和年龄别标化死亡率及其变动情况。粗死亡率随着年代的变化下降缓慢而标化死亡率下降显著。

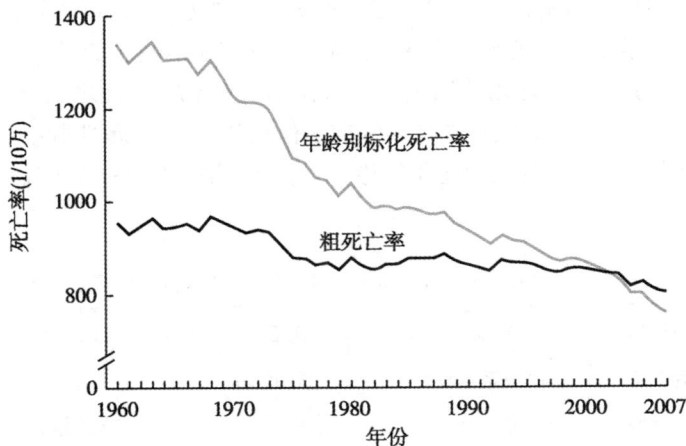

图 5-4　1935—2010 年美国粗死亡率和年龄别标化死亡率

粗死亡率或某病死亡率均可按年龄、性别、职业、地区、种族等项目分类计算。

死亡率计算时应注意分母必须是与分子相应的人口。计算死亡率时注意分子、分母必须是一个同质范围。对不同地区死亡率进行比较时,须注意不同地区人口构成不同。为消除年龄构成不同造成的影响,需将死亡率进行标化后才可进行比较。

如图 5-5 为 2012 年国际癌症研究机构(IARC)发布的全球不同性别全肿瘤的年龄标化率。

Notes

通过各国或地区的标化死亡率可对其死亡水平进行比较。

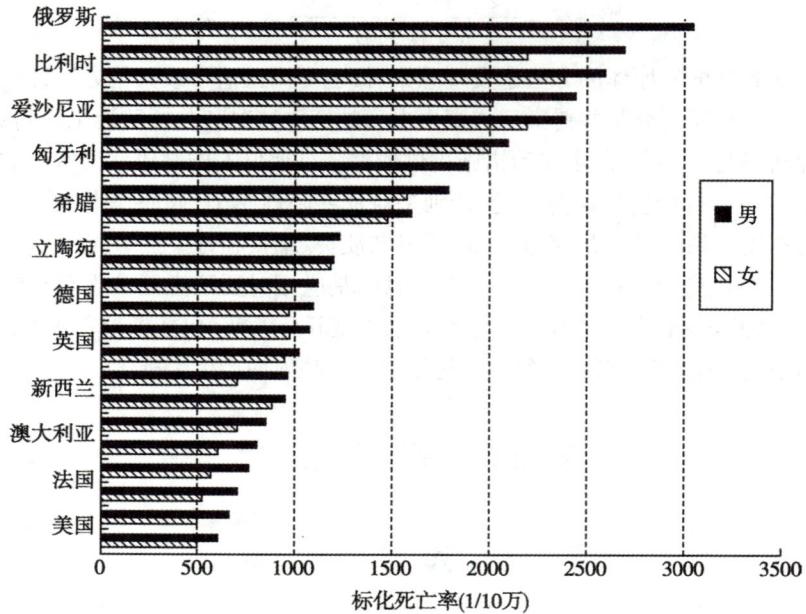

图 5-5   不同性别肿瘤年龄标化发病率和死亡率（IARC GLOBOCAN 2012）

死亡率指标中还有超额死亡率和累积死亡率。超额死亡率是指超过预期的死亡率,如流感,即超过相近的几个非流行年同期的平均死亡率的部分。由此计算出的绝对死亡数称作超额死亡人数。由于流行性感冒之类的传染病的准确发病率不易获得,且病死率极低。为了测定其流行强度常使用超额死亡率,这时需要根据历年肺炎月别死亡率算出每月的死亡率平均值,然后把实际的流感流行期间的月别肺炎死亡率与之相比较,所以超额死亡率能较准确和清楚地反映流感流行的严重程度。

2. 应用:死亡率是用于衡量某一时期,一个地区人群死亡危险性大小的一个指标。既可反映一个地区不同时期人群的健康状况和卫生保健工作的水平,也可为该地区卫生保健工作的需求和规划提供科学依据。表 5-2、表 5-3 和表 5-4 分别显示我国 20 世纪 50~90 年代、2001年和 2012 年我国部分城市主要死亡原因。可看出 20 世纪 70 年代之前,影响城市人群健康的疾病主要为传染病,而从 2000 年左右开始前 3 位死因分别为恶性肿瘤、脑血管病和心脏病。这表现出我国疾病死亡谱的长期变化趋势,在制订疾病的防治和科研计划时必须考虑到这一点。

表 5-2   我国 20 世纪 50~90 年代部分城市居民前 5 位死因变化

位次	1957	1963	1975	1985	1992
1	呼吸系疾病	呼吸系疾病	脑血管疾病	心脏病	恶性肿瘤
2	急性传染病	恶性病	心脏病	脑血管疾病	脑血管病
3	肺结核	脑血管疾病	恶性肿瘤	恶性肿瘤	呼吸系疾病
4	消化系疾病	肺结核	呼吸系疾病	呼吸系疾病	心脏病
5	心脏病	心脏病	消化系疾病	消化系疾病	损伤和中毒

（中国卫生统计年鉴 1993）

从表 5-5 中可看出,自 20 世纪 70 年代以来,我国结直肠癌死亡率无论男性或女性,城市或农村均呈稳定的增长趋势。

Notes

表 5-3　2001 年部分城市居民主要疾病死亡专率及死亡原因构成

顺位	合计			男			女		
	死亡原因	死亡率 (1/10万)	占死因总人数的%	死亡原因	死亡率 (1/10万)	占死因总人数的%	死亡原因	死亡率 (1/10万)	占死因总人数的%
1	恶性肿瘤	135.59	24.93	恶性肿瘤	163.77	27.64	恶性肿瘤	106.27	21.55
2	脑血管疾病	111.01	20.41	脑血管疾病	118.33	19.97	脑血管疾病	103.39	20.97
3	心脏病	95.77	17.61	心脏病	97.50	16.46	心脏病	93.98	19.06
4	呼吸系疾病	72.64	13.36	呼吸系疾病	76.42	12.90	呼吸系疾病	68.70	13.93
5	损伤和中毒	31.92	5.87	损伤和中毒	39.31	6.63	损伤和中毒	24.24	4.92
6	内分泌、营养代谢及免疫疾病	17.18	3.16	消化系疾病	20.47	3.45	内分泌、营养代谢及免疫疾病	20.50	4.16
7	消化系疾病	17.06	3.14	内分泌、营养代谢及免疫疾病	13.52	2.36	消化系疾病	14.76	2.74
8	泌尿、生殖系疾病	8.55	1.57	泌尿、生殖系疾病	8.90	1.50	泌尿、生殖系疾病	8.18	1.66
9	精神病	5.37	0.99	神经系疾病	5.94	1.00	精神病	5.60	1.13
10	神经系疾病	5.20	0.96	精神病	5.15	0.87	神经系疾病	4.43	0.90
	十种死因合计		92.00	十种死因合计		92.78	十种死因合计		91.02

统计范围：包括北京等 36 个市全市或部分市区资料

（中国卫生统计年鉴 2001）

表 5-4　2012 年城市居民主要疾病死亡专率及死亡原因构成

顺位	合计			男			女		
	死亡原因	死亡率(1/10万)	占死因总人数的%	死亡原因	死亡率(1/10万)	占死因总人数的%	死亡原因	死亡率(1/10万)	占死因总人数的%
1	恶性肿瘤	164.51	26.81	恶性肿瘤	208.11	29.64	心脏病	126.80	24.22
2	心脏病	131.64	21.45	心脏病	136.38	19.42	恶性肿瘤	120.12	22.95
3	脑血管疾病	120.33	19.61	脑血管疾病	130.68	18.61	脑血管疾病	109.80	20.97
4	呼吸系疾病	75.59	12.32	呼吸系疾病	87.55	12.47	呼吸系疾病	63.41	12.11
5	损伤和中毒	34.79	5.67	损伤和中毒	45.66	6.50	其他疾病	23.78	4.54
6	其他疾病	23.82	3.88	其他疾病	23.85	3.40	损伤和中毒	23.72	4.53
7	内分泌、营养代谢及免疫疾病	17.32	2.82	消化系疾病	18.78	2.67	内分泌、营养代谢及免疫疾病	18.69	3.57
8	消化系疾病	15.25	2.48	内分泌、营养代谢及免疫疾病	15.96	2.27	消化系疾病	11.65	2.23
9	神经系疾病	6.86	1.12	神经系疾病	7.28	1.04	神经系疾病	6.43	1.23
10	泌尿、生殖系疾病	6.30	1.03	泌尿、生殖系疾病	7.01	1.00	泌尿、生殖系疾病	5.58	1.07
	十种死因合计		97.19	十种死因合计		97.02	十种死因合计		97.42

统计范围：包括北京等 19 个省（自治区、直辖市）的 99 个区

（中国卫生统计年鉴 2013）

Notes

表 5-5　1973—1975 年、1990—1992 年和 2004—2005 年中国结直肠癌死亡率变化比较

年份	结直肠癌死亡率（1/10 万）				
	合计	男性	女性	农村地区	城市地区
1973—1975	4.60	4.85	4.33	5.29	4.35
1990—1992	5.30	5.76	4.82	6.98	4.72
2004—2005	7.25	8.19	6.26	9.78	5.96

（中国卫生统计年鉴，2013）

再如，一些发展中国家死亡率水平仍然相当高，儿童死亡率较发达国家可高出 10 倍。如果贫穷国家的儿童死亡率能降低到发达国家的水平，则每年就约少死 1100 万儿童。在这些可防止的死亡中，几乎有一半是因腹泻、呼吸系统疾病和营养不良造成的。此外，每年约有 700 万成人死于可防止的或用较低费用即可使其治愈的疾病，如仅结核就可致死 200 万人，约 40 万妇女死于妊娠及妊娠并发症。发展中国家母婴死亡率平均是发达国家的 30 倍。

死亡专率也可提供某病死亡在人群、时间、地区上的变化情况。对于某些严重疾病，即病死率高的疾病如某些癌症、严重心肌梗死等，其死亡率与发病率十分接近，死亡率可以代替发病水平且不易发生错误。因此可用作病因探讨的指标。但对于致命性弱的疾病用死亡率代替发病率的分析是不合适的。同样，死亡率可用作评价病死率高的疾病的针对病因的预防措施的效果。对病死率低的疾病，提高诊断、治疗效果可降低其病死率，也会使其死亡率下降。因此，对病死率低的疾病，在发病率比较稳定的情况下，死亡率的高低可反映诊断、治疗水平。

死亡率的不足之处是只能反映死亡对健康的影响，不能反映不同疾病对人的社会价值或对社会生产造成的影响。单纯从死亡的角度上来看，某种疾病导致病人在 20 岁死亡与另一种疾病导致病人在 60 岁死亡并无不同。但实际上，两者的意义和产生的影响却远不相同。很显然，前者的社会损失明显大于后者。因此，发病率和死亡率只能片面反映疾病负担的情况。而且在进行地区间比较时也需要先对死亡率进行标化。

二、累积死亡率

与发病率一样，死亡率也可以计算累积死亡率（cumulative mortality rate），累积死亡率既可以按观察人口年龄累积也可以按观察时间累积。

1. **按年龄累积的累积死亡率**　累积死亡率是指某一年龄以前死于某种疾病（或所有疾病）的累积概率的大小。累积死亡率由各年龄死亡率相加获得。多用百分率来表示。

$$累积死亡率 = [\sum （年龄组死亡专率 \times 年龄组距）] \times 100\% \qquad （式 5-12）$$

其基本原理是假设不同年龄别人口分母相同，因此将各个年龄别死亡率相加。由于累积死亡率是由各年龄组死亡率构成，因此，受人口构成的影响较小，两个累积死亡率可直接比较。

累积死亡率常用于慢性疾病，如恶性肿瘤等，用来说明某一年龄以前死于某慢性疾病的累积概率的多少。

2. **按观察时间累积的累积死亡率**　累积死亡率是指当观察人口比较稳定时，无论观察时间长短，以开始时的人口数为分母，整个观察期内死亡人数为分子，得到观察期的累积死亡率（同样的方法可用来计算累积发病率）。可用来表示某病在一定时间内新发生的病例数占该固定人群的比例。累积死亡率又是平均死亡危险度的一个指标，也就是一个人在特定时期内死于某种疾病的概率。因此，其取值于 0~1 之间。

计算公式为：

$$累积死亡率 = \frac{某一特定时间的死亡例数}{观察开始时的暴露人数} \times K \qquad （式 5-13）$$

Notes

K=100% 或 1000‰……

累积死亡率的适用条件为样本量大,人口稳定,资料比较整齐。

三、病 死 率

1. 定义   病死率(fatality rate)是表示一定时期内(通常为 1 年),患某病的全部病人中因该病死亡者的比例。

$$病死率 = \frac{某时间内因某病死亡人数}{同期患某病的病人数} \times 100\%$$ (式 5-14)

如果某病处于稳定状态时,病死率也可用死亡率和发病率推算得到:

$$病死率 = \frac{某病死亡率}{某病发病率} \times 100\%$$ (式 5-15)

在实际中,对于病程短的疾病,应该是每个患病成员都已经发生明确的结局后计算,而对于病程长的疾病很难做到,一般用某年患某病的全部病人中因该病死亡者的比例。

2. 应用   病死率表示确诊某疾病的死亡概率,它表明疾病的严重程度,也可反映医疗水平和诊断能力,通常多用于急性传染病,较少用于慢性病。一种疾病的病死率在流行过程中可因病原体、宿主和环境之间的平衡发生变化而变化。但是在比较不同医院的病死率时,须格外小心。因为医疗设备好,规模较大的医院接受危重型病人比较小的医院要多,因而大医院有些疾病的病死率可能高于小医院。所以用病死率作为评价不同医院的医疗水平时,要注意病情轻重等的可比性。

在使用病死率的概念时,注意与死亡率的区别,不要混淆。比如狂犬病的病死率为 100%,而死亡率却很低。如果说成死亡率为 100%,就错了。同理,SARS 流行的初期,有人错将病死率 4% 左右,说成死亡率为 4% 左右。2003 年中国内地累计 SARS 病例总数为 5327 例,死亡 349 人。如果其死亡率为 4% 的话,则我国 SARS 病例总数就不可想象了。

四、生 存 率

生存率(survival rate)是指接受某种治疗的病人或患某病的人中,经若干年随访(通常为 1、3、5 年)后,尚存活的病人数所占的比例。

$$生存率 = \frac{随访满 n 年尚存活的病例数}{随访满 n 年的病例数} \times 100\%$$ (式 5-16)

生存率反映了疾病对生命的危害程度,可用于评价某些病程较长疾病的远期疗效。在某些慢性病、如癌、心血管疾病、结核病等的研究中常常应用。

第五节   寿命相关指标

一、潜在减寿年数

1. 定义   潜在减寿年数(potential years of life lost,PYLL)是指某病某年龄组人群死亡者的期望寿命与实际死亡年龄之差的总和,即死亡所造成的寿命损失。它以期望寿命为基础,计算不同年龄死亡造成的潜在寿命损失年,强调早死对健康的影响,定量地估计疾病造成早死的程度。

PYLL 计算时对每例死亡计算死亡年龄与预期生命上限之差,再取总和。PYLL 根据死亡年龄对期望寿命有明显影响这一原理提出的,即平均死亡年龄大时,对期望寿命影响较小;反之,当平均死亡年龄小时,对期望寿命的影响则较大。在考虑死亡数量的基础上,以期望寿命为基准,进一步衡量死亡造成的寿命损失,强调了早亡对健康的损害。所以有人认为 PYLL 的计算应从 1 岁算起,以防止婴儿死亡对其影响太大。用潜在减寿年数来评价疾病对人群健康影响的程度,能消除死亡者年龄构成的不同对预期寿命损失的影响。可用来计算不同疾病或不同年龄组死者总的减寿年数。

2. 计算公式

$$PYLL = \sum_{i=1}^{e} a_i d_i$$ 　　　　　（式 5-17）

式中:e—预期寿命(岁)。

i—年龄组(通常计算其年龄组中值)。

a_i—剩余年龄,$a_i = e - (i + 0.5)$,其意义为:当死亡发生于某年龄(组)时,至活到 e 岁时,还剩余的年龄。由于死亡年龄通常以上一个生日计算,所以尚应加上一个平均值 0.5 岁。

d_i—某年龄组的死亡人数。

3. 应用

该指标自 1982 年由美国疾病控制中心(CDC)提出后,现已在世界范围内广泛应用。PYLL 是人群疾病负担测量的一个直接指标,也是评价人群健康水平的一个重要指标,可用于衡量某种死因对一定年龄组人群的危害程度,比较不同原因所致的寿命减少年数,即可反映出对各年龄组人群的危害大小。其主要用途有:

(1)计算并可以比较不同病因或疾病引起的寿命减少年数。如表 5-6 为 2000—2004 年美国由于吸烟引起的不同疾病的 PYLL,结果显示缺血性心脏病与肺癌、气管癌及支气管癌的死亡人数顺位分别排在第一位和第二位。但该两种疾病的死亡年龄不同,肺癌死亡的平均年龄较小,所以潜在减寿年数构成比值高于死亡构成比值,潜在减寿年数构成顺位肺癌排在第一位,而缺血性心脏病排在第二位。

表 5-6　美国 2000—2004 年由吸烟引起的不同性别、疾病别的年平均死亡人数及 PYLL

死因 (ICD-10)	男性				女性			
	死亡数	顺位	PYLL	顺位	死亡数	顺位	PYLL	顺位
缺血性心脏病	248 506	1	804 551	2	238 845	1	389 974	3
肺癌、气管癌及支气管癌	90 025	2	1 118 359	1	66 874	4	770 655	1
其他心脏疾病	72 312	3	55 621	7	95 304	3	31 745	8
脑血管疾病	61 616	4	127 280	4	97 681	2	140 894	4
慢性阻塞性疾病	49 774	5	421 727	3	52 328	5	462 973	2
肺炎、流感	27 517	6	29 828	11	35 008	6	23 438	10
胰腺癌	14 845	7	50 201	8	15 481	7	53 334	5
食管癌	9707	8	108 847	5	2926	11	25 382	9
主动脉瘤	8861	9	70 512	6	5862	9	34 192	7
膀胱癌	8508	10	44 166	9	3951	10	13 245	11
支气管炎、肺气肿	8 321	11	42 842	10	7 941	8	40 844	6

(B Adhikari,2008)

(2)该指标可用于将某一地区(县)和另一标准地区(或省)相比较。

(3)在卫生事业管理中,筛选确定重点卫生问题或重点疾病时,潜在减寿年数是一个很有用的指标,同时也适用于防治措施效果的评价和卫生政策的分析。

对不同疾病连续多年计算 PYLL 可了解疾病的趋势。每种疾病的平均死亡年龄不同,PYLL 的值亦不同。在对同一种疾病的死因构成与潜在减寿年数构成进行比较时,其顺位也常有差异。

Notes

　　PYLL 的优点是计算简便、易于理解,结果直观。但也有很大的局限性,如它只能反映疾病负担的一种形式或结局(如死亡)的情况,对超出期望寿命的死亡却难以评价其疾病负担。如计算老年人的死亡时,超过生命上限的老年人死亡对指标没有贡献,这与事实不符,而且和社会对老年人健康的重视及卫生资源对老年人的分配情况也不相符。

二、伤残调整寿命年

　　1. 定义　伤残调整寿命年(disability adjusted life years,DALY)是指从发病到死亡所损失的全部健康寿命年,包括因早死所致的寿命损失年(YLL)和疾病所致伤残引起的健康寿命损失年(YLD)两部分。DALY 是一个定量计算因各种疾病造成的早死与残疾对健康寿命年损失的综合指标。是将由于早死造成的寿命损失和因伤残造成的健康损失两者结合起来加以测算的。在研究人类疾病负担的过程中,为了克服通常方法中存在的片面性、主观性及局限性,在世界银行和世界卫生组织的支持下,Murray 及 Lopez 两人提出了 DALY 这一指标,并开始应用于全球疾病负担的分析。

　　疾病可给人类健康带来包括早死与残疾(暂时失能与永久残疾)两方面的危害,这些危害的结果均可减少人类的健康寿命。定量地计算某个地区每种疾病对健康寿命所造成的损失,便可以科学地指明该地区严重危害健康的疾病和主要卫生问题。这种方法可以科学地对发病、失能,残疾和死亡进行综合分析,是用于测算疾病负担的主要指标之一。

　　2. 应用

　　(1)应用 DALY 指标从宏观的角度去认识疾病和控制疾病十分重要。可用于跟踪全球或一个国家或某一个地区疾病负担的动态变化及监测其健康状况在一定期间的改进,还可对已有的措施进行初步的评价,测定医疗卫生干预措施的有效性。

　　(2)对不同地区、不同对象(性别、年龄)、不同病种进行 DALY 分布的分析,可以帮助确定危害严重的主要病种,重点人群,高发地区,为确定防治重点及研究重点提供重要信息依据。如世界银行 2004 年对不同地区不同种类疾病的疾病负担进行分析,表明在一些高收入国家、欧洲、美洲、西太平洋等地区富裕国家传染病危害较低,而非传染性疾病危害愈加严重。反之,在非洲地区传染病的危害则最为严重(表 5-7)。

表 5-7　2004 年世界各地区 DALY 损失的分布

	全世界	非洲	美洲	欧洲	东南亚	西太平洋	中国
人口(百万)	6437	738	874	883	1672	1738	1312
总 DALY(百万)	1523	377	143	151	443	265	201
传染病、妇科及围产期疾病	604	268	24.5	15.4	185	48.4	31.9
肺结核	34.2	10.8	0.9	1.7	12.4	5.6	3.7
STD 和 HIV 感染	68.9	50.1	2.7	1.6	10.2	2.1	0.9
腹泻	72.8	32.2	2.6	1.4	23.0	5.2	3.6
可用接种预防的疾病	44.6	18.3	0.8	0.5	17.6	2.4	1.4
疟疾	34.0	31.0	0.1	*	1.3	0.2	*
寄生虫病	16.1	7.6	0.7	*	5.9	0.2	0.6
呼吸道传染病	97.8	43.1	3.9	2.9	29.1	6.4	3.7
母亲状况	38.9	14.9	2.3	0.9	12.9	2.9	1.6
分娩前后感染	40.3	13.4	2.6	1.0	14.3	3.6	2.6
其他	427	211	15.2	10.0	121	28.8	13.7

Notes

续表

	全世界	非洲	美洲	欧洲	东南亚	西太平洋	中国
非传染性疾病	732	79.1	98.9	116	195	182	141
癌症	79.8	6.2	11.7	17.4	14.5	25.2	19.6
营养缺乏病（内分泌失调）	10.4	3.1	2.5	1.3	0.9	1.8	1.2
神经性精神病	199	19.4	33.8	28.9	52.3	48.6	36.9
脑血管病	46.6	4.9	4.0	9.5	9.6	15.8	13.5
局部缺血性心脏病	62.6	3.5	6.5	16.8	21.6	7.9	5.2
肺梗阻	30.2	1.5	3.1	3.0	9.3	11.9	10.7
其他	302.8	40.6	37.2	39.2	87.1	71.2	54.0
外伤	188	29.7	19.8	20.0	62.8	34.0	27.6
车祸	1.2	7.2	4.6	3.7	11.0	9.6	8.2
有意伤害	49.1	9.4	8.8	5.4	11.6	7.4	5.1
其他	97.7	13.1	6.4	10.9	40.2	17	14.3
每千人的 DALY	237	511	164	171	265	152	153

* 不足 0.05%，STD：性传播疾病，HIV：人类免疫缺陷病毒（据 World Bank，2010）

（3）可进行成本效果分析，研究不同病种，不同干预措施挽回一个 DALY 所需的成本，以求采用最佳干预措施来防治重点疾病，使有限的资源发挥更大的挽回健康寿命年的效果。

三、健康寿命年

健康寿命年（health life years，HeaLY）是 1998 年 Hyder 等人将疾病的致死效果及致失能效果结合在一起提出的一个新的测量疾病负担的指标。

$$HeaLY=L_1+L_2 \qquad （式5-18）$$

式中，L_1：该人群中因患某种疾病死亡而损失的健康寿命年。

L_1：$P \times I \times CFR \times [E(A_0)-(A_f-A_0)]$；P：人群的总人数；I：该人群中某种疾病每年每千人口的发病率；CFR：该病的病死率；A_f：因该病死亡时的平均年龄；A_0：因该病发病时的平均年龄；$E(A_0)$：年龄为（A_0）时的期望寿命，采用标准期望寿命；

L_2：该人群中因患某种疾病失能而损失的健康寿命年。

L_2：$P \times I \times CDR \times D_e \times D_t$；CDR：患该病人群因该病失能的比例；$D_e$：失能权重；$D_t$：此病平均病程。

HeaLY 与 DALY 一样，均以发病为起点，以一种疾病发病后其疾病的自然史作为基本框架，来评价患病和死亡的综合效应。其计算公式更简化及易于理解。HeaLY 从疾病的发病开始，根据疾病的自然史考虑疾病引起死亡的情况及不同年龄组死亡的影响。同时更充分地考虑到发病期间失能对健康的影响，这对宏观地认识疾病和控制疾病有十分重要的意义。但在 HeaLY 中，各个年龄存活一年的价值是等价的，如在 25 岁生存的一年和在 65 岁生存的一年是等价的，而在 DALY 中，对中青年的生命每存活一年较之对儿童及老年人存活一年更为重视。应用 DALY 和 HeaLY 时，其不足之处在于所需资料在发展中国家常常不易得到，此外，由于采用标准期望寿命，也常使估计结果与实际略有差异。

四、质量调整寿命年

质量调整寿命年（quality adjusted life year，QALY）是一种评价健康状态和生命质量的综合测量指标。其基本思想是把生存时间按生存质量高低分为不同阶段，将每阶段用生命评价方法

Notes

得出各种功能状态或不健康状态的效用值(参考尺度0~1,0表示死亡,1表示完全健康)作为不同的权重,便可计算各种状态下的生存年数的加权值,从而得到质量调整寿命年。一个QALY反映一个健康生存年,即它可反映在疾病状态下或干预后剩余(经过调整)的健康寿命年数。这一指标是20世纪80年代后期才发展并逐步完善起来的。通常认为它是一个正向的指标。

QALY的计算公式为:

$$QALY= 生命年数 \times 生命质量权重 \qquad (式5-19)$$

计算生命质量权重是计算QALY的关键。如在健康状态的效用值(权重)为0.5的状态下,生存2年便等于1个质量调整寿命年。该方法可用作卫生服务先后排序的标准的制定。也可通过计算某治疗能为病人增加多少个质量调整寿命年而对治疗进行评价。

第六节   疾病相关频率资料的收集及其应用

疾病相关频率测量的关键是需要有足够关于疾病与健康及其相关有价值的信息资料为前提。信息资料主要通过描述流行病学方法包括疾病监测(surveillance)、现况调查、常规资料等获取。继而,依据所获得的数据、信息资料计算疾病相关频率指标,描述疾病在不同人群、不同地区、不同时间的分布情况。在这里我们只是简单介绍疾病监测。同时简单介绍疾病统计及人口学调查。其他方法请参见其他章节及相关书籍。

一、疾病相关频率资料的收集

(一)疾病监测

1. 定义   监测活动主要是针对疾病的发生和死亡,尤其是对传染性疾病的监测,因此称之为疾病监测。随着疾病谱、死亡谱及病因的改变,监测内容从传染病扩展到慢性非传染病、伤害、行为因素、环境因素、食品与营养以及药物不良反应等,逐渐形成公共卫生监测。而疾病监测则作为公共卫生监测的重要组成部分。

公共卫生监测是在人群中长期、系统、持续地收集有关健康事件、卫生问题的资料,经过科学的分析和解释后,获得重要的公共卫生学信息,并及时反馈给需要这些信息的人或机构,用以指导制定、完善和评价公共卫生干预措施与策略的过程。疾病监测主要包括传染病监测、慢性非传染病监测和死因监测等。应该明确,监测最关键的是连续地收集资料。一次性的调查或单项调查研究,不能称为监测。

2. 监测目的   包括以下几点:①估计人群中疾病发生的频率及其在人群、时间、地区的分布,动态地监测疾病发展的趋势;②通过对人群中发病率、现患率变化的长期监测的分析,评价干预措施的效果;③确定某病的高危人群和低危人群,为制定合理的干预措施提供依据;④确定影响疾病传播、蔓延和发生发展的危险因素;⑤为制订防治疾病的策略确定重点。

3. 监测的主要种类:

(1)根据监测的人群可分为一般人群监测和哨点监测。

1)一般人群监测:是对某一人群中疾病分布、长期变化趋势进行监测,了解人群中疾病的变化规律。我国现行的传染病疫情报告制度即属于这种监测方式,其不足是耗资、耗人力、质量难以控制,难以进行主动监测和收集更为详细的专门信息资料。

2)哨点监测:是为了更清楚的了解疾病在不同地区、不同人群的分布,以及相应的影响因素,根据被监测疾病的流行特点,选择若干有代表性的地区或人群,依据标准化的工作程序和指标,系统地收集有关资料。

在全国监测系统中,哨点的选择应按以下原则确定:首先是分层原则,是保证样本在不同卫生状况的地区的人口比例与全国相似,如可根据一定指标将城市、农村再细分为不同类型的城市、农村。其次是保证地理分布的均衡性。再次是有可行性,由于监测工作是对该地区长期的观察,而不是进行一次性的地区调查,所以所选的地区应该必须具备一些基本条件:即该地区须具备领导重视、组织健全、有保证正常工作的条件。如交通条件,以便检查、培训。还要有经过培训素质较高、工作主动的工作人员,否则收集不到所需要的信息资料,不能反映真实情况。在同类地区可允许有不超过 15% 的少量不能胜任工作的监测点进行调换。

(2)根据上下级单位监测情况分为被动监测和主动监测。

1)被动监测(passive surveillance):是下级单位常规地将监测数据资料向上级机构报告。上级单位属被动接受。如我国的法定传染病监测信息系统、突发公共卫生事件报告系统、药品不良反应自发报告系统等。

2)主动监测(active surveillance):是根据特殊需要,上级单位亲自调查收集或要求下级单位尽力去收集有关数据资料。如为修正传染病报告监测数据所开展的传染病漏报调查属于主动监测。传染病暴发流行时,为全面了解疾病流行情况可采取主动监测,如 2003 年我国针对SARS 流行状况开展的主动监测。

(3)根据所监测疾病的种类可分为传染病监测和慢性非传染病监测。

1)传染病监测:每个国家都有其各自规定的不同监测病种。目前,我国法定报告传染病规定的报告病种分为甲、乙、丙三类共 39 种。甲类传染病包括鼠疫、霍乱。因其传染性强,病死率高,易引起大流行,所以应对其采取强制管理措施。乙类传染病 26 种,危害较甲类稍小,为严格管理的传染病。丙类传染病共 11 种,为监测管理的传染病。WHO 把疟疾、流行性感冒、脊髓灰质炎、流行性斑疹伤寒和回归热列为国际监测的传染病。

传染病监测的主要内容包括:传染病的发生和诊断情况;传染病的三间分布及其动态变化情况;人群免疫水平及其变动情况;病原体的血清型或基因型、毒力耐药性等及其变动情况;动物宿主,媒介昆虫的种类、分布,其病原体携带状况及其变动情况;传染病流行状况的预测以及干预措施实施的效果等。同时也包括监测地区的社会经济发展水平等。

2)慢性非传染病监测:慢性非传染病监测日益受到人们重视,不同国家不同地区其监测内容不同,我国已开始对恶性肿瘤、心血管疾病、高血压、出生缺陷等进行监测。根据不同监测目的,其监测内容也不同。如我国的恶性肿瘤登记报告与疾病监测类似,按一定的组织系统连续地收集、保存、整理恶性肿瘤的发生、诊断、现患、肿瘤分期、治疗方法、生存、死亡等情况并进行分析和评价。

4. 疾病监测系统可提供的基础资料

(1)人口学资料:包括人口总数、年龄构成与性别比例;劳动力总数,就业人数及职业分类;人口密度;人口出生率及死亡率;育龄人口生育率、计划生育率、人口增长率。

(2)基本健康水平资料:粗死亡率,新生儿死亡率,婴儿死亡率,儿童死亡率,期望寿命;法定传染病发病率和死亡率;主要职业病患病率;女性主要疾病的患病率;儿童青少年主要疾病发病率、患病率;死因构成;低体重新生儿发生比例;幼儿及少年生长发育情况。

(3)社会经济学资料:国民生产总值和人均国民生产总值(GNP);人均收入,人均消费水平及家庭卫生保健费用开支;文化教育情况,住房条件等。

(4)卫生资源及卫生服务资源资料:卫生保健机构数,设施数,床位数,医药卫生保健人员数及结构比例;医疗保险制度,各类医疗保健卫生费用支付的比例;平均人均医疗卫生服务人口数及服务半径;卫生经费来源及投入总数,人均金额;人均门诊费用,住院费用;医疗卫生保健机构基本设备水平及利用率;计划免疫覆盖率;特殊疾病的防治状况;新法接生率,新生儿保健率,儿童保健率,孕妇保健率等。

5. 疾病监测的基本步骤

(1)收集资料:根据其目的,全面收集相关监测资料,包括死亡登记资料,医院、诊所、化验室的发病报告资料,疾病流行和暴发的报告资料及流行病学调查资料,实验室调查资料,如血清学调查,病原学分离等资料,个案调查资料,人群调查资料,动物宿主及媒介昆虫的分布资料,暴露地区或监测地区的人口资料,生物制品及药物应用的记录资料和防治措施等其他有关资料。

（2）资料分析:将所收集的资料,经统计分析,计算相关指标并加以解释,揭示疾病分布特征,及其变动趋势,影响疾病分布及其变动的因素。同时考虑各种因素对疾病监测结果的影响,对统计分析的结果作出正确、合理的解释。

（3）信息交流与反馈:监测的结果定期以不同的形式定期发放,包括杂志（电子）、工作总结报告、网络信息等。监测的结果和反馈资料:资料分析结果上报及通知有关单位和个人以便采取相应防治措施。

（二）疾病统计

疾病统计是发病、患病情况的核心内容。是描述和分析人群健康状况的重要组成部分。做好疾病统计工作必须具备下列三项条件:

（1）要有一个统一的、较完整的、得到人们公认的国际疾病分类（international classification of diseases,ICD）,这样才能使疾病统计资料得以正确地整理,并使其资料更具可比性。

疾病分类是按照既定的统一标准将疾病、损伤和死因纳入相应的一定类目的一种系统分类。ICD 可用于对记载在多种类型的健康和生命记录上的疾病和其他健康问题进行分类。ICD 的目的是允许对不同国家或地区及在不同时间收集到的死亡和疾病数据进行系统的记录、分析、解释和比较。ICD 可将疾病诊断和其他健康问题用字母数字进行编码,从而易于对数据进行储存、检索和分析,并可提供相应的其他健康状况信息。对于流行病学和许多健康管理问题来说,ICD 已成为国际标准的诊断分类。它适用于对各人群一般健康状况的分析和对疾病发病和患病的监测等。

虽然这种统一的疾病分类对不同地区间的疾病和死因资料的比较提供了便利和可能,但是随着科学的进步和发展,人们对疾病和死因的认识也在不断发生变化,新的认识、新的病种也在不断出现,这就增加了重新制定或修改分类标准的可能性与必要性。ICD 自创建以来,约每隔 10 年修订一次,现已有 ICD-10 问世。我国现行的仍以 ICD-9 为主。

ICD_{10} 的创新之处在于其采用了一种字母数字编码方案,即在四位数水平上的第一位使用一个英文字母,后面跟着三个数字。第四位数在一个小数点之后。因此可能的编码数字范围从 $A_{0.00}$ 到 $Z_{99.9}$。其效果是使编码框架的容量比 ICD_9 扩大一倍多,并使绝大多数能使用唯一的一个或一组字母,每个字母可提供 100 个三位数类目。在可使用的 26 个字母中,已使用了 25 个,字母 U 被留下来为增加和更改使用。编码 U_{00}-U_{49} 用来暂时分配给某些病因不明的新疾病。编码 U_{50}-U_{99} 可用于研究,如为了一个特殊项目而检验一种替代的亚分类时。ICD_{10} 共分为 21 章。

为了量化失去健康寿命的全部损失,世界银行和 WHO 共同研究指出,可以 ICD_9 为基础,找出 190 种主要疾病作为 DALY 的研究病种,这些疾病几乎可以包括全部死亡和 95% 的伤残。

（2）正确地规定疾病统计指标,以便从几个必要的方面反映疾病统计本身的一些特征。

（3）正确地安排收集疾病统计资料的程序,以便保证取得完整可靠的原始资料。

（三）人口学资料收集

主要是收集人口数量、组成及其变动,了解居民健康状况及社会生活条件对居民健康的影响。人口学资料可分两类:

1. 人口静态资料   指对某一时间断面上相对静止的人口状态进行描述的资料。其资料主要来源包括人口普查和日常人口登记制度。人口普查可获得某一时间断面上的人口数。实际工作中,不仅需要人口总数,也需要不同分组的人口数。分组可按人口自然属性如不同年龄、性别分组,分为不同年龄、性别的人口数。也可按人口社会属性如不同经济收入、职业、文化水平、民族等进行分组。

2. 人口动态资料   是指对一定时间内由于出生、死亡和迁移等的变动变化进行描述的资料。其资料主要来源也包括人口普查和日常人口登记制度。动态变化包括机械变动和自然变动。在医学中应用较多的是"自然变动"。表示人口自然变动的指标,可分为表示出生,死亡,平均寿命及再生育水平等四类。如我国近50年来死亡率急速下降。20世纪60~70年代出现出生高峰,之后出生率开始明显下降,在未来的几十年内,我国人口年龄构成将会出现中老年人口比重激增的明显变化。

疾病负担有效性的估计,取决于流行病学调查资料和人口资料的准确性。由于评价疾病负担所需的资料很多,甚至在发达国家流行病学所需的资料仍有许多空白,在发展中国家也有许多是不可靠的。所以,保证资料的质量是进行各种调查的前提。

二、疾病相关频率资料的应用

(一)疾病频率指标及寿命相关指标的估计

疾病相关频率资料是用来估计疾病频率指标及寿命相关指标的,从不同角度评价疾病负担(详见第四节、第五节)。

(二)经济负担的估计

疾病的后果可造成死亡和伤残。死亡是个十分明确的指标,易于被人认识,而伤残却不易识别,所以过去的一些研究分析常常忽略伤残带来的损失,但应用DALY可以计算因伤残带来的健康寿命损失。不同年龄伤残引起的损失不同,虽然老年人和儿童的健康寿命损失DALY相对较高,但从经济损失来看,15~44岁年龄组的寿命损失对社会经济的影响更大,从创造社会财富的角度来说,儿童由于疾病和死亡造成的生命损失并未带来社会经济的损失。

由于不同疾病所造成的经济负担不同,所以常常可通过对不同疾病所造成的经济负担来确定主要卫生问题。例如非传染病造成的经济损失和DALY损失均远远超过传染病和意外伤害。如表5-8所示:1990年全国非传染病造成的经济损失为8998.5亿元、累积寿命损失为1162.9百万人年,而传染病造成的经济损失则为3864.6亿元、累积寿命损失为499.4百万人年。

表 5-8 1990 年全国按病因统计的疾病负担

疾病名称	DALY 损失(百万)			经济损失(亿元)	
	男性	女性	合计	男性	女性
传染病和寄生虫病	277.4	222.0	499.4	2146.5	1717.8
肺结核	24.4	34.7	59.1	188.8	268.5
性传播疾病	33.3	0.8	34.1	257.7	6.2
腹泻	21.7	20.7	42.4	167.9	160.2
儿童疾病	8.1	9.3	17.4	62.7	72.0
脑炎	2.8	4.0	6.8	21.7	31.0
肝炎	2.2	4.5	6.7	17.0	34.8
痢疾	0.0	0.1	0.1	0.0	0.8
热带病	2.3	3.8	6.1	17.8	29.4
沙眼	2.6	1.1	4.7	27.9	8.5
肠道蠕虫	30.6	32.6	63.2	236.8	252.3
呼吸道感染	69.0	60.0	129.0	533.9	464.3
妇科	25.0	0.0	25.0	193.5	0.0
围生期疾病	54.4	50.4	104.8	420.9	390.0

Notes

续表

疾病名称	DALY 损失（百万）			经济损失（亿元）	
	男性	女性	合计	男性	女性
非传染性疾病	555.9	607.0	1162.9	4301.6	4697.0
肿瘤	72.0	113.1	185.1	557.1	875.2
糖尿病	4.1	3.6	7.7	31.7	27.9
营养及内分泌	38.6	27.7	66.3	298.7	214.3
神经及精神疾病	78.5	81.7	160.2	607.4	632.2
感觉器官	9.0	7.5	16.5	69.6	58.6
心血管	15.0	133.4	148.4	281.8	1032.2
呼吸道	85.4	96.0	181.4	660.8	742.8
消化道	37.8	49.9	87.7	292.5	386.1
生殖泌尿系统	12.8	21.8	34.6	99.0	168.7
肌肉骨骼系统	40.0	13.3	53.3	309.5	102.9
先天性异常	35.4	34.8	70.2	273.9	269.3
口腔	8.9	9.2	18.1	68.9	71.2
创伤	138.5	197.6	336.1	1071.7	1629.0
意外事故	84.7	148.3	133.0	655.4	1147.5
蓄意伤害	53.8	49.8	103.1	416.3	381.5
总计	971.8	1026.6	1998.4	7519.8	7943.8

（梁万年，2002）

同样，也可通过成本 - 效果分析（cost effectiveness analysis，CEA）来分析、评价或比较成本消耗后获得的有用或有价值的效果。要以最少的资源投入获取最大的效益。最大的效益可以是最小的疾病负担，因此可用减少一个DALY所需的费用多少来评价卫生方案或干预措施的效果。例如有一个研究高血压治疗的项目，曾对 60 岁男性高血压病患者舒张压从 110mmHg 降低到90mmHg，延长一个寿命年需花费的成本为 16 330 美元，而另有一个应用两种不同的降血脂药物治疗高胆固醇血症的项目，结果其延长一个寿命年花费的成本则分别为 59 000 美元和 17 800美元，由此可见，前一个项目的经济效益较高。

还可应用类似的分析进行临床决策。如有一项治疗措施，花费 3000 美元即可挽回 2 个寿命年，所以每挽救一个寿命年需 1500 美元。而另一项新措施花费成本 6000 美元就可挽救 3 个寿命年，即每挽救一个寿命年需 2000 美元，所以该结果显示新措施的成本比原来措施高，但前者挽救的寿命少。

研究不同国家、不同地区的疾病经济负担，对确定疾病防治的优先重点，合理分配有限的卫生资源，提供卫生计划和决策有着十分重要的意义。

衡量疾病造成的经济负担可通过计算直接费用和间接费用来表示。疾病的直接费用是由于患病而接受医疗服务所消耗的医疗服务人力资源和物质资源。包括年治疗费用或其他卫生服务费用、药品及医疗仪器检查、检验的费用等。间接费用表示因病所造成的如饮食、营养、交通、陪护等其他方面的损失支出。

当确定国家的主要卫生问题、优化卫生资源的配置，以便更好地提高人群健康水平，发展卫生保健事业时，需注意不同地区经济发展的水平不一。所以应该依据本地区的卫生资源、卫生事业发展目标、政策及成本效用分析的结果来考虑。

（赵亚双）

思考题

1. 疾病频率测量的主要作用。
2. 试述发病率与患病率的联系与区别。
3. 试述死亡率与病死率的联系与区别。
4. 试述潜在减寿年数的定义及应用。
5. 试述伤残调整寿命年（DALY）定义及应用。

Notes

第六章　临床研究中的误差及其控制

导读

在临床研究的设计、实施和分析过程中都难免产生误差,包括随机误差和系统误差,后者又称为偏倚。偏倚是影响医学研究结果内部真实性的主要因素,它可能夸大或者缩小研究的真实效应。各类临床医学研究,包括诊断(筛检)试验评价研究、预后研究、治疗(干预)效果评价研究以及病因和危险因素研究等均存在不同类型的偏倚,但都可以归纳为三大类:选择偏倚、信息偏倚和混杂偏倚。消除或防止产生偏倚最有效办法是针对偏倚产生的原因采取措施,其关键是要能够清醒地预见到或估计出本研究可能出现的偏倚。可分别在研究设计阶段、实施阶段和资料分析阶段对偏倚予以控制,使研究结果具有较高的真实性和可靠性。

Chapter 6　Errors and Their Control in Clinical Research

Summary

There are inevitable errors in the design, implementation and data analysis of clinical studies, including random error and systematic error, the latter can be also called bias. Bias is the main determinant to affect the internal validity of results of medical studies which might increase or decrease the real effect of the study. Different clinical study designs, including diagnostic (screening) tests, prognosis study, clinical trails and causal and risk factor studies, have different types of bias, but all of which can be classified into three categories: selection bias, information bias and confounding bias. The most efficient way of eliminating or controlling bias is to take measures according to the causes of bias occurrence and the key is to clearly predict or evaluate the potential bias of different studies. The controlling strategies of bias can be implemented in different phases of design, implementation and data analysis of the clinical studies to increase the validity and reliability of study results.

在临床研究中,无论是疾病危险因素研究,还是治疗措施的效果和(或)预后评价,甚至是临床决策分析等,都期望能得到准确而真实的结果,以明确研究因素与研究结局之间的关系,并据此来指导临床实践。但是,任何临床医学研究工作,在其研究设计、实施、资料收集、数据分析到推理演绎等一系列过程中都难免产生各种误差,从而导致研究结果不能真实、精确的反映问题的本质,甚至会导致错误的结论。因此,在临床研究中,如何确保研究结果的真实、有效是其核心所在。

第一节　概　　述

一、误差的概念及分类

在临床研究中,由于各种因素的影响,如不同的研究者、研究方案以及研究对象、不同的观察或测量设备和方法、实际操作不规范等，均可造成实际观察值与真实值不相等，即产生误差（error），因此，误差通常指研究中所获得的实际测量值与客观真实值之间的差异。误差是客观存在的，任何研究所得到的测量结果都不可能做到绝对准确，只能在一定条件下，无限接近真实值。因此，必须深刻认识到误差的产生原因以及各种原因产生的误差特点。只有这样，才能在临床研究的各阶段有针对性的采取控制措施，以尽量控制或避免误差。

常见的误差有两种，一是随机误差（random error），二是系统误差（systematic error）。这两种误差贯穿于临床流行病学研究的设计、实施、分析、推论的全过程。临床研究中用来反映是否存在误差及其影响程度的最常用指标就是真实性（validity）和可靠性（reliability），或称为效度和信度，前者主要反映系统误差的大小，后者主要反映随机误差的大小。研究的真实性又包括内部真实性（internal validity）和外部真实性（external validity），其中内部真实性是指研究结果与实际研究对象的真实情况的一致性，它强调研究结果是否正确地反映了所研究因素与疾病的真实联系，即该研究本身是否真实或有效；外部真实性是指研究结果和推论与外部对象真实情况的符合程度，考虑的是从研究中得出的联系或研究结论是否能被外推至不同时间、不同地区的不同人群。外部真实性又称为普遍性（generalizability），即研究的结论能否推广应用到实际研究对象以外的人群。可见，内部真实性是临床研究的必要条件，研究结果的内部真实性越高，该项研究就越有价值；而外部真实性越高，研究结果越具有普遍性意义，结果的代表性和外推性就越好。如果没有内部真实性，那么也不可能具备外部真实性；但是，具有内部真实性，不一定就具备外部真实性。

二、随 机 误 差

随机误差（random error），又称为机遇误差（chance error），或称偶然误差（accidental error）。在临床流行病学研究中，由于研究对象往往是来自某个特定总体的样本，故样本与总体之间必然因被测定的生物学现象（或指标）的随机变异，以及测量方法本身的随机变异等原因而存在一定的差别，从而导致实测值（样本）与真实值（总体）之间出现一定的差异，被称为"随机误差"。随机误差包括抽样误差和随机测量误差等，其中抽样误差是由于个体生物学变异的存在，在随机抽样研究中产生的样本统计量与总体参数间的差别，其大小随样本不同而改变。随机测量误差是指同一观察单位某项指标在同一条件下进行反复测量时，其大小和符号以偶然的方式出现的误差。

随机误差的出现从表象上看是随机的、偶然的，是无法消除和避免的，但究其本质，其分布又必然存在一定的规律性。这种规律是可以被认识的，如随机误差的值虽可正可负，可大可小，但是当研究对象的数量，即样本含量足够大时，随机误差服从正态分布。因此，可以利用其规律性，借助于统计学手段来控制随机误差，从而提高研究的可靠性，即精确性或精确度（precision），可用"随机误差的倒数"去度量。通常，可通过以下两条途径来提高研究的精确性：一是增加样本含量；二是提高单位样本含量下所能获得的统计信息量，即统计效率（statistical efficiency），主要措施包括在研究的设计阶段，限制研究对象的特征（如只考虑某一性别的个体），平衡各比较组间的研究对象的特征（如采用区组化技术）；在实施阶段，充分收集和利用有价值的信息；在分析阶段，运用相对高效的统计分析方法，提高误差估计的精度等。

在流行病学研究中，通常采用变异系数（coefficient of variation，CV）和标准误（$s_{\bar{x}}$）来衡量随机误差或精确度的高低，计算公式如下：

$$CV = \frac{s}{\bar{x}} \times 100\% \qquad\qquad (式6-1)$$

$$s_{\bar{x}} = \frac{s}{\sqrt{n}} \qquad\qquad (式6-2)$$

从上述公式可见,随机误差的大小主要与个体变异(标准差 s)以及研究的样本含量(n)有关。例如,某儿科甲、乙、丙三医生测量一个 90 天婴儿的身长,分别测量 4 次、4 次和 8 次,各次测量值、相应的变异系数及标准误见表 6-1。虽然甲乙同测四次,但甲的变异系数和标准误均大于乙,说明乙测量结果的精度要高于甲。在三人中,丙测量结果的变异系数和标准误最小,即随机误差最小,精度最高。因此,在医学研究中,可通过增加重复的次数,即增加观察人数或测量次数来提高研究结果的精度,减少随机误差。

表 6-1 三个医生测定婴儿身长结果的随机误差大小评价

医生	每次测量结果(cm)	CV(%)	$s_{\bar{x}}$(cm)
甲	39.7;40.1;40.9;41.3	1.80	0.36
乙	39.9;40.3;40.7;41.1	1.27	0.27
丙	39.9;40.1;40.3;40.4;40.6;40.8;40.9;41.0	0.97	0.14

三、系 统 误 差

系统误差是指在临床调查或测量时,由于某种确切的原因(如实验方法不当、仪器不准、试剂不同、调查员凭主观意向询问、操作人员技术不熟练或未执行标准操作规程、医生诊断标准不一致等)而造成的确定性误差,通常表现为结果有规律的偏大或偏小。这种误差不能像随机误差那样可以用统计学方法去刻画和研究其规律性,并据此估计和控制其大小。例如在测量身高时,如每次视角向上倾斜,便会使实际测量结果均比真实值偏高。系统误差不受样本含量的影响,即使增加样本量,也并不能减少系统误差。

系统误差和随机误差,在产生原因、性质、评价指标等方面都不相同,具体差异见表 6-2。在医学研究中,应从两者的不同来源及性质特点出发,采用不同的控制方法和措施,以尽量减少随机误差,有效控制或消除系统误差,提高研究的质量,最终确保获得真实可靠的研究结果。

表 6-2 随机误差与系统误差的比较

项目	随机误差	系统误差
产生原因	个体生物学变异	研究方法不对
	测量方法本身的随机变异	研究条件不合适
	偶然因素	测量或观察方法不对
		测量工具不准
		人为因素
大小和方向	无固定的大小和方向	有固定的大小和方向
分布	呈正态分布	呈偏态或线性分布
是否可以消除	否	是
增加样本量的作用	降低	没有作用
主要评价指标	可靠性或精确度	真实性

系统误差在医学研究中又称为偏倚(bias)。由于偏倚在临床流行病学研究中的特殊地位,故本章二至三节将着重探讨偏倚的概念及分类,以及偏倚的预防与控制等问题。

Notes

第二节 偏倚的概念及分类

一、偏倚的概念

偏倚（bias）是指在医学研究中的各个环节，包括研究设计、实施、分析和推断过程中存在的系统误差以及结果解释和推论中的片面性，使得研究结果与真实值出现的倾向性差异。

偏倚是影响医学研究结果内部真实性的主要因素，它可能夸大或者缩小真实效应，从而导致研究因素与研究结局间的关联强度高于或低于真实的关联，比如高估或低估了药物或干预措施的疗效。因此，偏倚是有方向性的。

假定某一欲观察或测量的效应值的真实值为 θ，而反映在样本中的观察值为 $\hat{\theta}$。设定凡是夸大真实效应者为正偏倚，不论真实效应为危险效应还是保护效应。而缩小真实效应者为负偏倚。如果研究中的真实效应用 $RR(\theta)$ 表示，当 $RR(\theta)=1.0$，即为零效应；$RR(\theta)>1.0$ 为危险效应，当 $RR(\theta)<1.0$ 为保护效应。假定 $RR(\hat{\theta})$ 为存在偏倚的 RR。

当效应值为危险效应时，即 $RR(\theta)>1.0$：

若 $\hat{\theta}>\theta>1$，则偏倚夸大了危险效应，$\hat{\theta}$ 远离零效应值，故为正偏倚；

若 $\theta>\hat{\theta}>1$，则偏倚缩小了危险效应，$\hat{\theta}$ 趋向零效应值，故为负偏倚。

当效应值为保护效应时，即 $RR(\theta)<1.0$：

若 $\hat{\theta}<\theta<1$，则偏倚夸大了保护效应，$\hat{\theta}$ 远离零效应值，故为正偏倚；

若 $\theta<\hat{\theta}<1$，则偏倚缩小了保护效应，$\hat{\theta}$ 趋向零效应值，故为负偏倚。

在上述两种情况下，无论是发生正偏倚，还是负偏倚，研究因素引起的效应之方向（危险效应或者是保护效应）并未发生变化。如果观察值的统计学检验有意义，则有偏倚的结论之方向仍然是正确的，只是效应大小被高估或低估了。高估或低估的程度可使用公式 $\dfrac{RR(\hat{\theta})-RR(\theta)}{RR(\theta)}$ 来估计，如果计算结果为正值，则为高估，反之为低估。如一项高胆固醇与冠心病关系的队列研究，获得 $RR(\hat{\theta})=1.16$，若 $RR(\theta)=2.40$，则经上述公式计算，结果为 -0.517，说明由于偏倚的存在，使得高胆固醇与冠心病之间的联系强度低估了 51.7%。

如果真实值 $RR(\theta)>1.0$ 或 <1.0，但观察值 $RR(\hat{\theta})$ 更接近甚至等于 1，则偏倚的出现稀释（或弱化）了研究效应，即使得研究结果趋向零效应值，从而降低了发现研究因素与研究结局之间真实联系的把握度。如果真实值 $RR(\theta)>1.0$，但观察值 $RR(\hat{\theta})<1$；或者真实值 $RR(\theta)<1.0$，而观察值 $RR(\hat{\theta})>1$，出现了研究真实值与观察值的结果正好相反，此时出现的偏倚即为颠倒偏倚（switchover bias）。如若发生了颠倒偏倚，则从根本上歪曲了真相，出现了完全相反的结论。

根据研究目的和观察角度的差别，偏倚的方向也可以分成趋向无效应值、远离无效应值和颠倒偏倚三种，其中颠倒偏倚如前所述。趋向无效应值（toward the null）是指研究结果比真实值更加接近零效应值（通常与"无效假设"对应），大大降低了检验效能，更容易得出无统计学意义的结论。如研究吸烟与肺癌发病的关系，真实的 $RR(\theta)=5.75$，研究结果 $RR(\hat{\theta})=2.16$，偏倚的方向趋向无效应值；远离无效应值（away from the null）是研究结果测量值比真实值更加偏离无效应值。上述例子，若研究结果 $RR(\hat{\theta})=7.02$，则偏离的方向便为远离无效应值。

二、偏倚的分类

在临床流行病学研究中，存在着多种研究方法，这些方法在设计、实施、分析等环节均可能出现偏倚，因此会产生各种各样的偏倚，但这些偏倚均可归类到选择偏倚、信息偏倚和混杂偏倚

Notes

三大类中,其中有些偏倚是某种流行病学方法所特有的,也有些偏倚是各种流行病学方法所共有的。表 6-3 列出了各类临床医学研究中的常见偏倚及类型。

表 6-3   不同类型临床流行病学研究中的常见偏倚及其分类

临床研究类型(方法)	常见偏倚列举	偏倚类型
诊断(筛检)试验	工作偏倚、疾病谱偏倚、领先时间偏倚、病程长度偏倚、志愿者偏倚	选择偏倚
	参考试验偏倚、测量偏倚	信息偏倚
预后研究	失访偏倚、零点偏倚、集合偏倚、迁移性偏倚	选择偏倚
	测量偏倚	信息偏倚
治疗(干预)研究	失访偏倚、志愿者偏倚	选择偏倚
	向均数回归、霍桑效应、安慰剂效应、干扰和沾染、测量偏倚	信息偏倚
病因与危险因素研究	奈曼偏倚或现患 - 新发病例偏倚、检出偏倚或检出症候偏倚、伯克森偏倚或入院率偏倚、无应答偏倚、易感性偏倚、失访偏倚	选择偏倚
	回忆偏倚、报告偏倚和诱导偏倚、诊断怀疑偏倚和暴露怀疑偏倚、生态学偏倚、测量偏倚	信息偏倚
	混杂偏倚	混杂偏倚
系统综述与 meta 分析	发表偏倚	选择偏倚

(一) 选择偏倚

临床研究一般不可能包括所有的患病个体,所以必须选取一定的样本来进行研究。选择偏倚(selection bias)主要发生在研究设计阶段,是在研究对象的选取过程中,由于选取方式不当,导致入选对象与未入选对象之间在与暴露或疾病有关的特征上存在差异,从而造成系统误差。当按一定的条件选择研究对象时,从所纳入的研究对象中获得的有关因素与疾病的联系系统地偏离了该人群总体中该因素与疾病之间的真实联系,即认为有选择偏倚存在。选择偏倚有多种,因研究对象的纳入方式和条件而异,在不同的流行病学研究中有不同的选择偏倚,如诊断(筛检)试验中的领先时间偏倚、病程长度偏倚、志愿者偏倚等;预后研究中的失访偏倚、零点偏倚、集合偏倚、迁移性偏倚等;治疗(干预)研究中的失访偏倚、志愿者偏倚等;病因与危险因素研究中的入院率偏倚、现患 - 新发病例偏倚、无应答偏倚等。

例如,某学者进行了一项更年期服用雌激素与子宫内膜癌关系的病例 - 对照研究,分别在同一个医院的肿瘤科和妇科选择了研究对象(子宫内膜癌病例及相应的非肿瘤患者对照),但结果显示,即使是来自同一个医院的两个科室,其研究结果却存在很大的差异(表 6-4)。

表 6-4   更年期服用雌激素与子宫内膜癌关系的病例 - 对照研究

雌激素服用史	肿瘤科			妇科		
	患者(%)	非患者(%)	合计	患者(%)	非患者(%)	合计
有	45(62.5)	7(6.0)	52	59(39.9)	42(28.4)	101
无	72(37.5)	110(94.0)	182	89(60.1)	106(71.6)	195
合计	117	117	234	148	148	296
OR	9.82(95%CI:4.20,22.98)			1.67(95%CI:1.03,2.72)		

进一步分析可见,两项研究结果的差异主要是选择偏倚所致。在肿瘤科,子宫内膜癌患者大多是由于服用雌激素后出现子宫出血症状而早期到医院检查,从而被发现,且多为早期的患者;而那些没有服用雌激素的患者,由于多数没有子宫出血症状,而减少了去肿瘤科就诊的机会,因而在以肿瘤科就诊病例为基础的病例-对照研究中更容易得出服用雌激素和子宫内膜癌之间较强关联的结论(OR=9.82,95%CI:4.20,22.98);在妇科,子宫内膜癌患者大多数接受常规妇科检查,一般不会考虑到肿瘤的影响,该科患者可能多为中晚期的子宫内膜癌患者,因此,尽管在妇科的病例-对照研究也同样得出了服用雌激素和子宫内膜癌之间具有关联性的结论(OR=1.67,95%CI:1.03,2.72),但其关联强度低于来自肿瘤科的病例-对照研究。因此,在调查过程中应该尽可能多的收集不同科室来源的病例,包括早期、中期和晚期的病例,并适当延长收集病例的时间,则入选病例中暴露者的比例会趋于正常,偏倚即可得到纠正。

(二)信息偏倚

研究对象选取后,就要在研究的实施阶段进行信息采集。信息偏倚(information bias)又称观察偏倚(observational bias),是来自于测量或资料收集方法的问题,使获取的资料或信息存在系统误差。信息偏倚的主要危害在于研究实施过程中的系统偏差,如资料收集不完整、仪器测量不准确等,造成对研究对象的暴露程度或疾病结果的错误归类,影响了结果估计的真实性,因此此类偏倚又常被称为错误分类偏倚(misclassification bias),简称为错分偏倚。如果暴露或疾病的错误分类同研究分组无关,即各组间不存在差异,则称为无差异性错分(nondifferential misclassification)。它在大多数情况下模糊了研究组间的差异,一般使研究效应的估计值偏低(趋向于无效应值或无关联)。如果暴露或疾病的错误分类同研究分组有关,即在各比较组间存在差异,则称为差异性错分(differential misclassification)。由于错误分类在组间存在差异的方向可能不同,故可造成高估或低估研究效应值。根据导致信息不准确的原因,信息偏倚又可分为参考试验偏倚、测量偏倚、向均数回归、霍桑效应、安慰剂效应、干扰和沾染、回忆偏倚、报告偏倚和诱导偏倚、诊断怀疑偏倚和暴露怀疑偏倚、生态学偏倚及发表偏倚等。

例如,有学者研究孕妇腹部X线暴露与小儿白血病之间的关系,选择了某地儿童医院患白血病的251名住院儿童作为病例组,同时选择了同一医院住院、同年龄组的251名其他病患儿童作为对照组,进行了病例-对照研究。两组对象皆以相同调查表、经过相同培训的调查员、以相同询问方式调查母亲孕期腹部X线暴露情况,结果见表6-5。

表6-5　孕妇腹部X线暴露与小儿白血病间的关系

X线暴露史	病例组	对照组	合计
有	72(a)	58(b)	130(m_1)
无	179(c)	193(d)	372(m_2)
合计	251(n_1)	251(n_2)	502(N)

上述结果分析可得,OR=1.34,95%可信区间(CI):0.88-2.04,$P>0.05$,孕妇腹部X线暴露与小儿白血病之间不存在有统计学意义的关联,这与现有的理论不符。进一步分析发现,得出错误结论的原因可能与研究对象提供信息的准确程度有关。为了解研究对象所提供的过去暴露史的准确性,对其中75名研究对象比较了医院病历记录X线暴露史与母亲回忆X线暴露史情况,结果见表6-6。

从表6-6可见,患儿母亲回忆结果与医院记录结果一致的有55例(24+31),一致率为73.3%(55/75),即存在回忆偏倚。病例组和对照组两组研究对象都可能存在一定程度的对暴露史的回忆偏倚,从而会导致研究结果偏离真实效应值,得出错误的结论。

表 6-6　不同方法获得的孕妇腹部 X 线暴露史的比较

医院记录	孕妇回忆			合计
	有	无	不清楚	
有	24	10	3	37
无	2	31	5	38
合计	26	41	8	75

（三）混杂偏倚

混杂偏倚（confounding bias）是由于一个或多个外来因素的存在,掩盖或夸大了所研究因素与疾病（或事件）之间的联系,从而部分或全部地歪曲了两者之间的真实联系。引起混杂偏倚的外来因素称为混杂因素（confounder）。混杂是流行病学设计中一个不容忽视的问题,在混杂存在的情况下估计的暴露因素与疾病间的联系强度本质上是暴露因素与混杂因素的混合效应,是对真实联系的有偏估计。

从表面上看,混杂的发生是由于外来因素在各比较组间分布不均衡所致,但外来因素在不同比较组间的分布差异本身并不是导致混杂发生的本质原因,只有当外来因素既与疾病发生有关,又与暴露因素相关,才有可能成为混杂因素。因此,混杂因素具有下述三项特点:

1. 混杂因素必须与所研究疾病的发生有关,是该疾病的危险（或保护）因素之一。
2. 混杂因素必须与主要研究的暴露因素有关。
3. 混杂因素必须不是主要研究因素与疾病病因链上的中间环节或中间步骤。

以 Stark 和 Mantel 对新生儿 Down 综合征的研究为例,人群监测资料提示出生序次与 Down 综合征有联系,随着出生序次的上升,Down 综合征患病率从第一个孩子中的 0.6/1000 上升为第 5 个孩子中的 1.7/1000（图 6-1）。但是,这一关联可能是出生序次本身和另一个与出生序次密切相关的因素（母亲的分娩年龄）共同作用的结果。研究发现,小于 20 岁的母亲分娩的孩子中 Down 综合征的患病率为 0.2/1000,随着母亲分娩年龄的增大,Down 综合征的患病率也逐渐上升,40 岁以上母亲分娩的孩子中 Down 综合征的患病率可高达 8.5/1000,是 20 岁以下年龄组的 40 倍以上（图 6-2）。出生序次和母亲分娩年龄密切相关,在分娩第五个孩子时,母亲的年龄通常远大于初产母亲,因此,对不同出生序次孩子的比较本质上是对不同分娩年龄母亲的比较。在这里,母亲的分娩年龄本身和 Down 综合征患病率有关,同时又与孩子出生序次相关,因此,可以认为孩子出生序次和 Down 综合征发病危险性间的关系受到了母亲分娩年龄的混杂。至于母亲分娩年龄和孩子 Down 综合征的关系是否受到了孩子出生序次的混杂则取决于出生序次本身对 Down 综合征是否有任何作用,对此可以采用多变量分析或分层分析来解答。在将母亲按不同分娩年龄组分层后,各年龄组母亲中孩子的出生序次与 Down 综合征均无关,因此,可以得出"控制了母亲分娩年龄这个混杂因素后,出生次序与 Down 综合征患病率无关"的结论。从另一个角度看,如果侧重研究母亲分娩年龄与 Down 综合征患病率的关系时,"出生序次"理论上则不会成为混杂因素。值得注意的是,该研究中母亲的分娩年龄未必是影响 Down 综合征患病率的"原发因素",真正影响孩子 Down 综合征发病危险的应该是某个随着年龄增大而发生变化的生物学因素（如激素水平、环境暴露等）,母亲的分娩年龄可能仅是该生物学因素的一个指征。

从上述例子可见,混杂会干扰或歪曲研究结果,因此临床流行病学研究中得出的任何一项有统计学意义的联系,在进行因果推论之前,都必须要充分排除潜在混杂因素的作用,估计和调整混杂因素的影响。

总之,所有的观察性研究以及设计不严格的随机对照研究都可能产生上述不同类型的偏

Notes

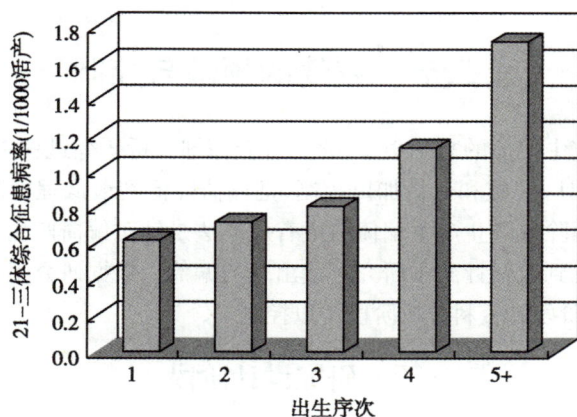

图 6-1　出生序次与 Down 综合征患病率的关系

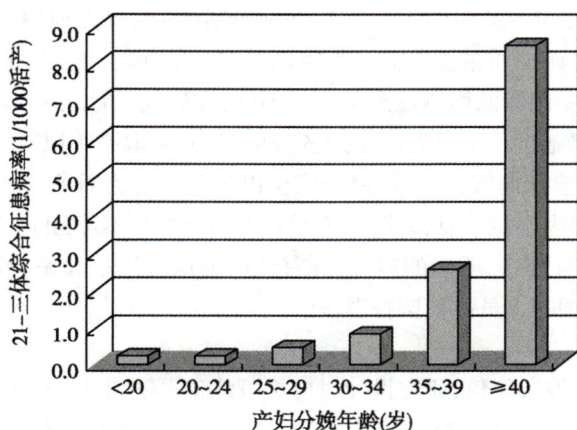

图 6-2　产妇分娩年龄与 Down 综合征患病率的关系（Rothman KJ，2002）

倚,对研究者的挑战是如何找出这样的偏倚并且评估和判断偏倚对研究结果的影响。表 6-7 列出了判断偏倚存在与否所需思考的问题以及对结果解释的影响。

表 6-7　观察性研究中偏倚的寻找和结果的解释

选择偏倚存在吗?
- 在队列研究中,暴露组和非暴露组中的参加者除了暴露因素外,在所有其他的重要方面类似(可比)吗?
- 在病例 - 对照研究中,病例组和对照组除了所研究的疾病和欲研究因素外,在其他的所有重要方面类似(可比)吗?

信息偏倚存在吗?
- 在队列研究中,暴露组和非暴露组是用同样的方法获得有关结局的信息吗?
- 在病例 - 对照研究中,病例组和对照组是用同样的方法获得关于暴露因素的信息吗?

混杂偏倚存在吗?
- 结果能够用一个与暴露和结局都相关但又不在因果通路上的因素(如年龄、吸烟、性行为、饮食等)来解释吗?

如果结果不能用以上三种偏倚来解释,那会不会是机遇的结果呢?
- 相对危险度(RR)或比值比(OR)及其 95% 可信区间是多少?
- 差异有统计学显著性吗? 如果没有,那研究有没有足够的效力来发现临床上重要的差异?

如果以上分析都不能解释结果,那这时可以说研究结果可能是真的,值得关注。

第三节 偏倚的预防与控制

由于临床医学研究中偏倚的来源很多,研究者应仔细分析研究过程中可能产生偏倚的因素和环节,通过周密的设计、实施和分析加以控制,把偏倚降低到最低程度,使研究结果具有较高的真实性和可靠性。消除或防止产生偏倚的最有效办法是针对偏倚产生的原因采取措施,其关键是要能够清醒地预见到或估计出本研究可能出现的偏倚。根据研究工作阶段的划分,可分别在研究设计阶段、实施阶段和资料分析阶段予以控制。

一、研究设计阶段

(一)选择适宜的研究方案

任何研究设计都会出现偏倚,不同类型的研究偏倚影响程度不同。目前认为随机对照临床试验(randomized controlled trial,RCT)是偏倚最小的临床研究设计类型。描述性研究偏倚的来源广泛,控制难度较大,研究质量受偏倚的影响也最大。从病例-对照研究到队列研究,进而到实验研究设计,理论上受偏倚的影响逐渐减小。因此,在研究设计之初,应根据研究的类型预测研究对象选择和研究实施过程中可能产生的各种偏倚,并采取措施以减少或控制。如病例-对照研究设计时,为减少选择偏倚,应尽量避免完全以医院人群为对象,特别是对照人群,要尽可能从社区人群中抽取。为避免信息偏倚,研究设计时对暴露因素必须有严格、客观的定义,并力求观察指标定量化,要有统一、明确的疾病诊断标准,要认真推敲和完善调查表,文字表述应易于理解和回答,以避免调查人员或被调查者误解。

(二)随机化

为防止选择偏倚和混杂偏倚,研究设计时应尽可能遵循随机化(randomization)原则,主要包括随机抽样和随机分组。前者是指在抽样过程中,总体中的个体按预先设定的概率(在单纯随机抽样的框架下意味着"同等机会")被抽到样本中来,以使样本对总体具有较好的代表性;后者是指在分组过程中,保证研究对象有同等机会被分至实验组和对照组。随机分组不仅能平衡已知因素,也能平衡各种未知因素对疗效比较的影响,从而提高了组间的可比性。随机分组多用于实验研究,尤其在临床试验研究中。

(三)限制

针对某一或某些潜在的混杂因素,在研究设计时对研究对象入选条件加以限制(restriction),以排除混杂因素的干扰。如研究年龄对急性心肌梗死预后的影响,只限于在白人、男性、前壁心肌梗死患者、并且无并发症者中进行研究,以排除种族、性别、心肌梗死部位以及并发症等因素的影响,这样才能较纯粹的、清楚地反映年龄对心肌梗死预后的影响。限制可得到同质性较好的研究样本,但有时因限制条件太多,而有可能得不到足够的样本量,同时也会使所得结论带有很大的局限性,主要是影响了研究结论的外推,即外推至一般人群时受到限制。

(四)匹配

为保证比较组间可能的混杂因素分布一致,设计时常采用匹配的方式,就是在选择研究对象时,按照可疑混杂因素进行个体匹配或者频数匹配,以保证对照组人群常见的混杂因素分布与病例组或实验组一致。匹配(matching)是控制混杂偏倚的常用方法,常见于病例-对照研究或实验流行病学研究中。按照匹配的方式不同,匹配又可分为个体匹配和频数匹配两种方法。一般来说,对某因素进行匹配后,除了可以控制混杂偏倚外,还能提高统计学效率。但是,一个因素一旦经过匹配,这个因素与疾病的关系就无法分析了,同时该因素与其他研究因素的关系也不能被分析。匹配使用不当还会导致匹配过度(overmatching),这是由于在对许多因素同时进行匹配的过程中,所研究因素的作用也被消除所致。

Notes

二、研究实施阶段

(一)严格遵守设计方案

研究设计方案一经确立,就不能随意更改,并在整个实施过程中严格遵守。所有纳入研究的对象都必须符合事先设立的纳入标准,包括疾病诊断标准和暴露判别标准。如遇与原方案相悖之实际情况,需要认真讨论寻取应对办法。在设计中若明确规定为随机抽样或者进行随机分组,则实施时必须严格遵守随机化原则。

(二)精心培训调查人员

研究项目实施前,特别是大型多中心协作研究项目,应当精心挑选调查员,认真培训,使其充分了解研究的目的、意义和项目实施过程中应具备的严谨科学态度,训练观察、询问和填写调查表的要领和技巧。项目实施过程中要求严格按调查员手册进行工作,并随时对调查人员进行监督和质量控制,包括必要的抽样复查等,以确保研究资料的质量。

(三)采用盲法收集资料

盲法(blinding)是指在收集暴露或疾病资料时,研究者和(或)研究对象都不知道研究对象的分组情况及具体研究目的和内容,以消除研究者和研究对象主观心理因素的影响,确保观察的客观性。如在病例-对照研究中调查者不知道研究对象的疾病诊断和研究内容,在队列研究中随访者不知道研究对象的暴露情况,临床试验中随访者和被研究对象都不知道分组情况等。采用盲法收集资料,可以使研究的观察者对不同组间的研究对象以同等的重视,并采用统一的调查方法,避免报告偏倚、诊断怀疑偏倚和暴露怀疑偏倚等。

(四)提高调查技巧,减少无应答率

对于敏感问题调查时,可采用随机应答技术等,以提高应答率和真实性。对于可能会出现的回忆偏倚,可以在调查时选择一个与暴露史有联系的记忆明确的指标帮助研究对象联想回忆。调查过程中一旦发生无应答,应当分析原因以便补救,如果无应答者的特征与应答者无甚区别,则可仅根据应答者的资料进行分析。但在调查报告中必须交代清楚应答率、其影响因素分析及对无应答者的处理方法等,各类研究无应答率一般应控制在10%以下。队列研究与实验研究要尽可能提高研究对象的依从性,对失访者和已随访者的特征做比较分析,从各种途径了解失访者最后的结局,并与已随访者的最后观察结果做比较。实验性研究应在研究开始时对受试者详细说明实验的意义、规程及预期结果,以取得他们的合作与支持。为防止失访,在随机分配之前,应将实验开始以后可能会失访的参与对象进行排除。在实验过程中若有失访者,应尽量用电话或其他可能的途径进行随访调查。

(五)仪器设备的校准

临床研究中经常需要进行各种生化或分子生物学指标的检测,应选用精良的仪器设备并事先做好校准,在整个研究过程中所用方法和试剂力求一致,提高测试人员测试结果的一致性,以消除可能引起的测量偏倚。

三、资料分析阶段

(一)核实数据,避免过失错误

在资料分析前,首先应对资料进行核查,包括对原始调查表中项目的审核,缺失数据的检查,误填、漏填项目的核准、修正,数据类型以及编码问题的考虑,这些都是保证和提高数据分析质量的前提。原始数据尽量采取双人双机独立录入,同时结合专用程序对数据核实,避免录入错误。为了减少可能出现的无应答、失访、不依从或排除对结果的影响,尚须对此类人员进行核实,并进行详细的描述和分析,如果失访或无应答人员较多,则应重新比较研究组间各相关指标间的差异,同时慎重考虑结果的解释和推论。

Notes

（二）信息偏倚的灵敏度分析

针对研究过程中可能出现的错误分类，可以使用灵敏度（sensitivity，Se）和特异度（specificity，Sp）指标来分析错分的类型并估计调整的联系强度。就病例 - 对照研究而言，灵敏度为暴露对象被正确分类为暴露的概率，特异度为非暴露对象被正确分类为非暴露的概率。如果病例组的灵敏度和特异度与对照组的灵敏度和特异度分别相等，两组发生的错分程度相同，即为无差异性错分；如果两组灵敏度和特异度各不相同，两组发生的错分程度不同，即为差异性错分。根据已知或估计的 Se 和 Sp，可计算调整的 OR。

根据表 6-6 数据，假定病例组与对照组母亲回忆的 X 线暴露史的灵敏度及特异度一样，则 $Se=24/37=0.649$，$Sp=31/38=0.816$。假定 a、b、c 和 d 为调整前病例 - 对照研究观察到的四格表（表 6-4）内相应值，A、B、C 和 D 为调整后四格表内相应值，则：

A$=(Sp \times n_1 - c)/(Sp + Se - 1)=(0.816 \times 251 - 179)/(0.816 + 0.649 - 1) \approx 56$

B$=(Sp \times n_2 - d)/(Sp + Se - 1)=(0.816 \times 251 - 193)/(0.816 + 0.649 - 1)=25$

C$=n_1 - A = 251 - 56 = 195$

D$=n_2 - B = 251 - 25 = 226$

调整后的 OR$=(A \times D)/(B \times C)=(56 \times 226)/(25 \times 195)=2.60$

由此可见，未调整前 OR 为 1.34，调整后 OR 为 2.60，$(1.34 - 2.60)/2.60 = -0.485$，说明如果根据母亲回忆情况来分析孕期 X 线暴露与小儿白血病的关系则会比实际情况低估了 48.5%。必须注意的是，本例假定了病例组和对照组的 Se 和 Sp 是分别相等的，是无差异性错分，但实际情况两组可能不会分别相等，白血病患儿的母亲回忆孕期 X 线暴露会比其他疾病患儿母亲回忆得更为准确。

（三）标准化

当比较两个率时，如果两组对象内部构成存在差别足以影响结论，可用率的标准化加以校正，即使可能影响结果的因素受到同等的加权，使两个率可比，称为标准化（standardization）或调整。例如表 6-8 所示，比较两所医院冠状动脉旁路移植术的病死率，甲医院为 4.0%，乙医院为 2.6%，那么是否能认为乙医院的胸外科水平高，病死率低呢？显然不能，因为两所医院患者的术前危险因素（如年龄、心功能和冠状动脉阻塞程度等）的分布不相同，甲医院的该病患者中，41.7%（500/1200）属高危因素者，而乙医院只有 16.7%（400/2400）的患者属高危因素者（表 6-8）。为比较这两个率，可以同样的权重加于两所医院。若使用两组合并的术前危险因素分级的分布作为标准的构成，则甲医院的标准化病死率为（900/3600×6%）+（1200/3600×4%）+（1500/3600×0.67%）=3.1%，乙医院的标准化病死率计算亦为 3.1%，两所医院完全相同，说明两所医院的手术病死率之差是由于两所医院患者术前高危因素者所占比例不同而引起的偏倚所致。

表 6-8　冠状动脉旁路移植术的病死率比较

术前危险因素分级	甲医院			乙医院		
	患者数	死亡数	病死率 %	患者数	死亡数	病死率 %
高	500	30	6.00	400	24	6.00
中	400	16	4.00	800	32	4.00
低	300	2	0.67	1200	8	0.67
合计	1200	48	4.00	2400	64	2.60

（四）分层分析

分层（stratification）是指将临床研究资料按某些影响因素分成不同的层（或亚组）。分层分析是资料分析阶段控制混杂偏倚最基本的方法。如果按可疑混杂因素分层后分析指标（如 OR 值）与分层前有较大差别，说明可能存在混杂偏倚，此时应对各层 OR 值进行齐性检验，如果齐性检验差异有统计学意义，则说明各层所代表的不是同一总体，需单独进行评价分析。如果差异无统计学意义，则可以采用 Mantel-Haenszel 法（或其他方法）进行合并，计算总 OR_{M-H} 值。若此 OR_{M-H} 值与未分层的 OR 值相比差异有统计学意义，则说明确实存在混杂，而此时的 OR_{M-H} 值已消除了混杂的作用。

首先按可疑混杂因素分层，将研究数据整理成表 6-9 格式。

表 6-9 病例 - 对照研究分层资料整理表

暴露史	i 层		合计
	病例	对照	
有	a_i	b_i	n_{1i}
无	c_i	d_i	n_{0i}
合计	m_{1i}	m_{0i}	t_i

将各层资料进行单独的分析，计算各层资料的 OR_i，分析暴露与疾病的关联强度。

$$OR_i = \frac{a_i d_i}{b_i c_i} \quad\quad （式 6-3）$$

根据各层 OR_i 的计算结果进行分析：(1) 各层间 OR 接近或一致（各层的 OR 是否一致，用同质性检验进行分析），并与未分层 OR 相差较大，则应计算总 χ^2、总 OR 及总 OR 的 95%CI，以分析可疑混杂因素是否起混杂作用；(2) 若各层间 OR 接近，并接近于未分层的 OR，则一般此种情况混杂作用较微弱或无混杂作用；(3) 各层间的 OR 相差较大，经同质性检验差异有统计学意义，可能存在效应修饰作用，应进行交互作用分析。

当各层间 OR 接近或一致，并与未分层 OR 相差较大，则可利用 Mantel-Haenszel 提出的公式计算总 χ^2(χ^2_{MH})、总 OR(OR_{MH}) 及 OR 的 95% CI 计算。

χ^2_{MH} 的计算公式为：

$$\chi^2_{MH} = \left[\sum_{i=1}^{I} a_i - \sum_{i=1}^{I} E(a_i)\right]^2 \Big/ \sum_{i=1}^{I} V(a_i) \quad\quad （式 6-4）$$

式中 $E(a_i)$ 为 a_i 的理论值，即

$$\sum_{i=1}^{I} E(a_i) = \sum_{i=1}^{I} m_{1i} n_{1i} / t_i \quad\quad （式 6-5）$$

$V(a_i)$ 为 a_i 的方差，即

$$\sum_{i=1}^{I} V(a_i) = \sum_{i=1}^{I} \frac{m_{1i} m_{0i} n_{1i} n_{0i}}{t_i^2 (t_i - 1)} \quad\quad （式 6-6）$$

其中，I 为分层的总层数，i 为第几层。

OR_{MH} 的计算公式为：

$$OR_{MH} = \frac{\sum_{i=1}^{I} (a_i d_i / t_i)}{\sum_{i=1}^{I} (b_i c_i / t_i)} \quad\quad （式 6-7）$$

OR_{MH} 的 95% 可信区间的计算可用 Miettinen 法或 Woolf 法公式，参见相关书籍。

例如，一项关于口服避孕药（OC）与心肌梗死（MI）关系的病例 - 对照研究，结果如表 6-10。

Notes

表 6-10　口服避孕药（OC）与心肌梗死（MI）关系的病例 - 对照研究资料整理表

口服避孕药	病例（MI）	对照	合计
服用	39	24	63
未服用	114	154	268
合计	153	178	331

经计算，$\chi^2 = 7.70$，$OR = 2.20$，OR 的 95%CI 为 1.26~3.84，分析表明病例组与对照组口服避孕药的暴露率的差异有统计学意义，病例组高于对照组，即口服避孕药与心肌梗死有关联，口服避孕药者患心肌梗死的危险性是未服避孕药者的 2.20 倍，OR 的 95% CI 不包括 1，且大于 1，认为口服避孕药为心肌梗死的危险因素。

但考虑到年龄既与口服避孕药有关，又与心肌梗死有关，是个可疑的混杂因素，故按年龄分层，分为 <40 岁和 ≥40 岁两层，如表 6-11。

表 6-11　OC 与 MI 按年龄分层的整理表

OC	<40 岁			≥40 岁		
	MI	对照	合计	MI	对照	合计
服用	$21(a_1)$	$17(b_1)$	$38(n_{11})$	$18(a_2)$	$7(b_2)$	$25(n_{12})$
未服用	$26(c_1)$	$59(d_1)$	$85(n_{01})$	$88(c_2)$	$95(d_2)$	$183(n_{02})$
合计	$47(m_{11})$	$76(m_{01})$	$123(t_1)$	$106(m_{12})$	$102(m_{02})$	$208(t_2)$

分析步骤：

（1）计算分层 OR　以表 6-11 资料计算分层 OR_i。

$OR_1 = a_1d_1/b_1c_1 = 21 \times 59/(17 \times 26) = 2.80$

$OR_2 = a_2d_2/b_2c_2 = 18 \times 95/(7 \times 88) = 2.78$

（2）同质性检验　判断层间 OR 值是否同质。

① 计算各层 $lnOR_i$、$Var(lnOR_i)$、w_i：

$$Var(lnORi) = 1/a + 1/b + 1/c + 1/d \qquad (式 6-8)$$

$$w_i = 1/Var(lnOR_i) \qquad (式 6-9)$$

② χ^2 检验：

$$\chi^2 = \sum_{i=1}^{n} \omega_i (\ln OR_i - \ln OR)^2 \qquad (式 6-10)$$

$$\ln OR = \frac{\sum \omega_i [\ln(OR_i)]}{\sum \omega_i} \qquad (式 6-11)$$

n 为层数，自由度为 $n-1$。

本例中，相关数据计算如表 6-12。

表 6-12　分层后 OR 值齐性检验资料整理表

层次	OR_i	$lnOR_i$	$Var(lnOR_i)$	w_i
1	2.80	1.0296	1/21+1/26+1/17+1/59=0.1618	6.1805
2	2.78	1.0224	1/18+1/88+1/7+1/95=0.2203	4.5393

$$\ln OR = \frac{\sum \omega_i[\ln(OR_i)]}{\sum \omega_i} = \frac{6.1805 \times 1.0296 + 4.5393 \times 1.0224}{6.1805 + 4.5393} = 1.0266$$

$$\chi^2 = \sum_{i=1}^{I} \omega_i(\ln OR_i - \ln OR)^2 = 6.1805 \times (1.0296 - 1.0266)^2 + 4.5393 \times (1.0224 - 1.0266)^2$$

$$= 0.0001357$$

$P > 0.05$，经同质性检验两层 OR 差异无统计学意义。

（3）计算总 χ^2 和总 OR

$\sum E(a_i) = 47 \times 38/123 + 106 \times 25/208 = 27.26$

$\sum V(a_i) = 47 \times 76 \times 38 \times 85/(123^2 \times 122) + 106 \times 102 \times 25 \times 183/(208^2 \times 207) = 11.77$

$\chi^2_{MH} = (21 + 18 - 27.26)^2/11.77 = 11.71$

$OR_{MH} = [(21 \times 59/123 + 18 \times 95/208)]/[(17 \times 26/123) + 7 \times 88/208)] = 2.79$

$OR95\%CI = OR_{MH}^{(1 \pm 1.96/\sqrt{\chi^2_{MH}})} = (1.55, 5.02)$

上述分析可见，OR_1 和 OR_2 分别为 2.80 和 2.78，均大于未分层 OR 值 2.20，OR_{MH} 值 2.79 大于未分层 OR 值 2.20，说明由于混杂因素年龄的作用，稀释了口服避孕药与心肌梗死的关联强度。

值得注意的是，本项有关口服避孕药与心肌梗死的关联性研究中，除了考虑年龄的混杂作用外，还需要考虑吸烟因素的可能混杂作用。据后续的研究报道，西方女性口服避孕药与心肌梗死的关联主要是由于吸烟的混杂所造成的，因为服用避孕药的女性中吸烟者的比例明显高于不服用者，从而造成了口服避孕药明显增加心肌梗死危险性的假象。

（五）多因素分析

如果欲控制的混杂因素较多，则多级分层后可能会出现层内样本含量过少而影响统计学检验效能的情况，此时采用多因素分析方法处理是一种较理想的手段。多因素分析方法包括广义线性模型（generalized linear models，GLM，其中主要包括 Logistic 回归模型、Poisson 模型、Cox 模型、对数线性模型等）、线性混合效应模型（linear mixed models，LMM）、广义线性混合效应模型（generalized linear mixed models，GLMM）等。尽管多因素分析方法在近二三十年来得到了长足的发展，但是经典的 logistic 回归模型在现代流行病学危险因素研究中仍然具有举足轻重的地位，其建模策略和思路对于其他复杂模型的建模仍不乏借鉴意义。不论在病因学研究或预后研究中，危险因素或预后因素与疾病的关系都非常复杂，各种因素之间互相影响，因此对研究结果的影响大小也不一样。采用多因素分析技术，如 logsitic 回归模型，进行多变量分析，能在复杂关系中平衡多种混杂因素的作用，进一步筛选出主要的危险因素或预后因素，并反映其在决定发病以及预后中的相对比重。当然，分析人员尚需要通晓有关观察变量的生物学知识，积累一些建模经验，以便能在设计初期，考虑到收集潜在的混杂因素的信息，并在分析时考虑之。如果未将潜在的混杂因素纳入模型，混杂也就无法控制。多因素分析技术既可分析混杂因素的影响，同时也可以分析交互作用的效应。其中，logistic 回归模型常用于病例-对照研究，可以计算 OR；Poisson 模型、Cox 模型主要适合于队列研究，可以计算 RR、HR 等指标，同时 Cox 模型还能处理时间依赖型协变量（time-dependent covariates），对时间依赖效应（time-dependent effects）进行分析。

（沈洪兵）

思考题

1. 随机误差与系统误差的联系和区别是什么？
2. 临床流行病学研究中的常见偏倚有哪些？
3. 偏倚的预防和控制有哪些方法？

Notes

第七章 临床研究中的伦理问题

导读

临床研究应符合伦理原则,应按国际惯例进行伦理管理。这个长期以来没有被医学界认识和重视的问题已经成为制约我国临床研究发展和每一位研究者开展临床研究的瓶颈。本章将简要介绍医学与伦理学的关系,通过两个历史案例说明伦理问题在临床研究中的重要性,系统介绍临床研究中伦理管理应遵循的原则、评价方法和通行的管理措施,使读者对这一问题有一个全面的了解。

Chapter 7　Ethical Issues in Clinical Research

Summary

Clinical research must consider ethical issues and follow the international code of practice. Ethical issues in clinical research that have long been a neglected area and insufficiently appreciated in our country have now become a bottleneck to the development of clinical research individually and as a whole. This chapter briefly describes the relationship between medicine and ethics and shows the importance of ethical issues in clinical research with the illustration of two examples. In addition, this chapter also systematically introduces the principles, evaluation methods, and commonly used measures in ethical management in clinical practice in order to make readers have a comprehensive understanding of the issues. The appendix of this chapter includes a number of important ethical management documents and templates of informed consent forms, which can be used as references in readers learning and practice.

近 10 年来,临床研究中的伦理问题日益受到重视。2004 年 10 月中华医学杂志社通知各中华系列杂志编辑部,从 2005 年起在投稿须知中增加有关医学研究伦理方面的要求,具体内容是:当报告以人为研究对象的试验时,作者应该说明其遵循的程序是否符合负责人体试验的委员会(单位性的、地区性的或国家性的)所制定的伦理学标准并得到该委员会的批准,是否取得受试对象的知情同意。目前临床研究论文给国外杂志投稿都需要提供伦理审查委员会审查批准的批件和知情同意书样板的复印件或扫描件,如果没有这些文件则需要说明原因和理由,如果杂志的编辑或评审专家认为研究工作不符合伦理,论文将按退稿处理。国内医学杂志也开始要求作者提供这些文件。国内、外医学杂志设置伦理管理门槛的目的是什么,为什么要这样做,其背后的道理是什么,本章将系统介绍和讨论临床研究中伦理问题产生的原因,并介绍国内外医学研究中伦理审查和知情同意的通行做法。

第一节　概　　述

医学是一门"学问渊博"的学科,深深地扎根于许多不同的学科门类,并负有运用这些学科的知识来为人类造福的使命。

——Walsh McDermot

作为一门为世人造福的学问,医学道德是医学的属性之一。与传统医德相比,现代医学伦理学更强调其论证,权威性在于人的理性而不是经典。

一、医学研究与伦理学

伦理学所关注的是做人,做应该做的事。实质伦理学研究应该做什么的问题,程序伦理学研究应该如何做。伦理学所追求的目标是让人生活得更幸福、更有尊严,让世界变得更美好。因此,与医学科学的事实判断不同,伦理学对行动做出价值判断。科学知识和技术告诉人们能够做什么,而伦理学告诉人们应该做什么以及如何做。

随着临床研究的发展,涉及人类受试者(以下简称受试者)的临床研究规模日益增加,保护受试者成为临床研究伦理所关注的问题。涉及受试者的临床研究是否可以得到伦理学辩护,答案是肯定的。开展涉及受试者的临床研究存在对受试者的风险,但是对整个社会而言,风险和代价则要低得多。涉及受试者的临床研究是临床医学发展所必需的,在道德上可以被接受。人类需要团结互助和相互支持,帮助那些遭受疾病和痛苦折磨的人们。我们需要在发展临床医学知识与不伤害受试者之间做出合理的平衡,将对受试者可能造成伤害的风险降至最低,才是在伦理学上可以得到辩护的临床研究。因此,在涉及受试者的临床研究中,要有合理规范的研究方案,包括伦理考虑。正如纽伦堡法典所指出的:"研究"的道德辩护要求是科学上的有效性和人道主义。

二、历　史　教　训

19世纪欧洲人体试验在许多国家政府机构进行,受试者多为穷人、孤儿、精神病患者。在试验中让受试者感染淋病、梅毒、肺结核等传染病,多数受试者对研究毫不知情,也几乎没有获得受试者的同意。此类试验结果公开后,虽遭媒体批评,但并未受到制裁。人们常用"科学或医学的发展"来为这样的研究和试验进行辩护:"停止试验,医学的进步也必定停止。"(John V Shoemaker,1883)

(一)Willowbrook 肝炎研究

20世纪60年代的美国,肝炎是Willowbrook的地方病,发病率很高。医生们研究的问题是:肝炎是如何引起的,能否研制一种疫苗来预防。这需要在有新发病例的情况下试验疫苗。不过,谁会同意做受试者呢?医生决定在收留智残儿童的纽约Willowbrook州立学校中开展这项研究。因为当时智残儿童比较多,而能收留他们的学校很少,许多儿童在排队等着入学。如果答应进入医院,接触有活性的肝炎病毒,那么学校就让排队的儿童入学。医生们给出的理由是,肝炎是Willowbrook的地方病,儿童们感染肝炎的几率本来就很高,而且这样的研究有利于开发疫苗。研究者故意使身体健康的新入学儿童感染肝炎,以获取感染前、潜伏期、感染期、恢复期的全面系统资料,最后开发出疫苗。这项研究得到纽约州、美国陆军和纽约大学的批准和支持。

(二)Tuskegee 梅毒研究

Tuskegee梅毒研究是美国公共卫生服务部进行的长期黑人男性研究。1932年至1972年,位于美国阿拉巴马州的Tuskegee研究所和Macon县卫生局在该县的Tuskegee对当地399名患梅毒的男性黑人受试者进行了梅毒自然病史的追踪观察研究。该研究项目给每位受试者提供免费食物,给他们做详尽的检查、记录和细致的护理,但并没有告诉他们所患的疾病,受试者只知道他们的血液出了问题,被称为"坏血"。20世纪40年代后期青霉素发明使用,可以有效治疗梅毒,但该项目研究人员隐瞒了这些情况。这些受试者只被视为实验受试者(guinea pigs),没有对他们进行青霉素治疗,反而要求受试者及其家属同意病人死后捐献器官和组织供研究使

Notes

用。该案件1972年后被披露,司法诉讼费高达180万美元,赔偿金额高达1000万美元。1997年,克林顿总统代表美国政府向幸存的8位受试者、受试者家属和美国黑人致歉。

从以上两个典型案例可以看到,涉及人类的医学研究需要注意伦理问题,如果处理不好会引起严重的后果,需要外界强加对医学研究的伦理约束,避免研究者行为不当造成的伦理问题。

三、科学研究的特点和伦理原则

（一）国际医学科学理事会将科学研究定义为:为发展和促进可被普遍化的知识而设计的一类活动。包括:理论、原则或者作为其基础的资料积累,可为公认观察与推理的科学方法所验证。涉及受试者的研究包括:研究人的某一生理、生化、病理过程,或研究健康人或病人对某一具体干预措施(物理、化学、心理)的反应;在较大人群中进行诊断、预防或者治疗措施的对照性试验,其目的是在个体生物学差异的背景上显示对这些措施的可普遍化的特异性反应;研究确定某些具体预防或者治疗措施对个体或者社区产生的后果;在各种情况和环境条件下与人类健康有关的行为研究。

临床医疗应使用科学共同体公认的安全有效的方法,解决患者的健康问题,是一种有利于患者个人的干预措施。与临床医疗不同,临床研究的目的是为了发展和丰富医学科学知识,这些通过研究获得的知识可以被普遍化,即研究所获得的知识可以有利于未来的患者和社会。研究中的受试者不同于一般患者,受试者一旦进入研究就准备接受在自己身上试验的一种可能从未在人类用过的诊疗措施。受试者可能从新的诊疗措施中获益,但也可能会从中受到伤害甚至发生生命危险。受试者可能承受的研究风险包括,身体上的风险、心理和精神上的风险、社会适应性方面的风险,甚至经济上的风险。因此受试者有权对参与研究的过程充分知情,受试者对于是否参与研究有完全的自主权。

（二）临床研究的伦理原则

（1）尊重人(respect for persons):尊重个人的原则至少包括两个伦理标准:①视每个人为自主的人(个人应是自主的)。研究人员必须为受试者提供他们做出是否参加研究的理性决定所必需的信息。不能强制潜在受试者参加(包括变相的强迫)临床研究;要给潜在受试者充足的时间,以便他们可能获得各种资源的支持,从而做出是否参与研究的决定。对人的尊重要求参与研究的受试者是自愿的,并能够获得充足的信息,这称为知情同意。②自主性差的人可能需要额外的保护。在理解力严重受限或者潜在受试者不能做出知情选择时(如儿童、昏迷患者、痴呆患者等),需要有额外的保护措施。对没有完全行为能力的潜在受试者,应该给他们表达自己是否愿意参加研究意愿的机会,他们的意愿应该受到尊重。

（2）受益(beneficence):受益包括受试者本人的受益,未来类似患者可能的受益,知识增长的受益和社会的受益。不仅要尊重受试者的选择权,保护他们不受伤害,还要努力保护他们的健康福祉。如研究要获取血标本时,要尽量减小取血量,或利用临床检验后剩余的废弃血标本。平衡风险/受益比是一个重要的伦理学考虑。

（3）公正(justice):风险/受益比的伦理考虑引出了公正的问题。提出了谁承受参与研究的负担,谁受益,以及受试者选择的程序公正问题。在临床研究过程中应不断注意公正地没有偏倚地分配风险和受益。

第二节　临床研究伦理评价

一、常规诊疗与临床研究的区别

当受试者误认为临床研究的主要目的是临床医疗时,误解就会发生。因此,当研究受试者同意参与研究时,研究人员应该将临床医疗和临床研究明确区分开来,并使受试者意识到这两种不同活动的区别,相关说明应包含在知情同意中。患者是指接受临床常规诊疗的患病的人,其接受的诊疗方法已经得到学术界肯定,其诊疗的疗效和安全性受医疗行政部门的监督管理。受试者是指参加临床研究的患病的人,其接受的诊疗方法多数与患者相同,但至少用一种新的诊断或治疗方法。这种新的诊断或治疗方法尚未被学术界认可,在临床研究中使用有一定风险,需要通过临床研究验证其有效性和安全性。

在临床研究中,研究对象是患病的人,具有双重身份,既是患者,又是受试者,两者既有共同之处,也有差异。

二、评估风险/受益比

临床研究中多数诊断和治疗措施都包含风险和负担。每一项临床研究开始前必须仔细评估研究对参与的个人和社区带来的可预测的风险和负担,并将其与给受试者以及其他患病个人和社区带来的可预见受益进行比较。除非研究者确信参与研究的风险已得到充分评估且能得到满意处理,否则研究者不应开展临床研究。当研究者发现风险超过了潜在的受益,或已经得到阳性和有利结果的结论性证据时,研究者必须立即停止研究。

在涉及人的生物医学研究中,研究者必须保证对可能的受益与风险已作了合理权衡,且风险已最小化。对这类"有益的"干预措施或操作的风险必须联系它们对受试者个人的预期受益来进行合理性论证。对不能带来直接诊断或治疗益处的干预措施,受试者个人的风险必须联系它们对社会的预期受益(即可普遍化的知识)来进行论证。这类干预措施带来的风险对于所获得的知识而言必须是合理的。

"涉及人的生物医学研究伦理审查原则是:对受试者的安全、健康和权益的考虑必须高于对科学和社会利益的考虑,力求使受试者最大程度受益和尽可能避免伤害";"伦理委员会对申请伦理审查的项目进行下列审查:受试者可能遭受的风险程度与研究预期的受益相比是否合适;对受试者在研究中可能承受的风险是否采取了保护措施"……

临床研究中保护受试者的重要措施是对受试者受益/风险进行评估。在受益/风险评估中要考虑的维度有:①风险的类型和程度以及风险的可能性。风险的类型包括身体上的风险、心理精神上的风险、社会适应性上的风险(比如违背保密协议可能给受试者带来的歧视和污名化)以及经济上的风险。风险的程度可以从轻微的不适到死亡的风险。②受益的程度和谁受益。受益者可以是受试者,也可以是未来的患者群体,以及科学知识的增长和社会的受益。那种认为研究一定使受试者个人受益的观点存在问题,因为某些临床研究并不着眼于受试者本人受益,比如Ⅰ期临床试验,诊断性研究等。研究中风险由受试者承担,受益者可能不是受试者,这种不对称的情况增加了风险/受益比的分析难度。预期受益低的研究(基础研究、Ⅰ期临床试验等)通常风险高,而预期受益高的研究(Ⅲ期临床试验)通常风险低。试图找到一个统一的公式来恰当地平衡个人风险和社会受益是不可能的。不能为平衡期望的社会受益而置受试者个人风险于不顾。

对于没有能力知情同意的人(如昏迷、痴呆、精神病等),只有直接受益超过风险时才能考虑允许其参加临床研究。

三、伦理审查与科学审查

临床研究的伦理审查包括了科学判断和评估。缺乏专业科学知识进行伦理评估往往无从着力,力不从心。只有结合临床研究所涉及的各种专业知识,才有可能从科学视角准确评估参与研究的受益和风险。

符合科学标准的研究,不一定是符合伦理学标准的研究。但是不符合科学标准的研究,一

Notes

定是不符合伦理学标准的研究。例如,临床研究经常需要做生化检查,需要取血化验,做哪些检查,做多少次,与取血的量和次数有关。有些研究者认为检查项目越多越好,检查次数越多越好,这种做法在伦理上无法接受,原因是取血检查有创,取血过多,对受试者的健康可能造成潜在的危害;同时取血会引起疼痛,取血次数过多,受试者难以接受。因此,在评估这类临床研究的伦理问题时,往往要结合实际需要和可能,将取血次数和取血量控制在最低的可接受水平。

伦理审查委员会由多学科专业的人员组成,其中有临床医学专家、临床流行病学专家、统计学专家、伦理学专家等,原因之一是因为伦理审查必须包括科学的评价,建立在科学判断基础上。

第三节　伦理准则和临床研究管理规范

临床研究的伦理管理应该如何做?经过多年实践,国内、外学术界和政府管理部门已经形成许多共识,出台了一批重要的文件,并在操作层面明确了"伦理审查委员会审查批准"和"受试者知情同意"等具体要求。

一、几个重要的伦理文献

1. **赫尔辛基宣言**　1964 年在芬兰赫尔辛基召开的第 18 届世界医学大会上宣读并被大会采纳的"涉及人体实验的医学研究的伦理准则"被称为《赫尔辛基宣言》,1975 年在日本东京举行的第 29 届世界医学大会上正式通过,此后于 1983 年、1989 年、1996 年、2000 年、2008 年、2013 年分别经第 35 届、第 41 届、第 48 届、第 52 届、第 59 届、第 64 届世界医学大会修订,是世界各国公认的医学研究伦理的纲领性文件。

《赫尔辛基宣言》对临床研究中涉及的伦理问题进行了详细的说明,提出临床研究应该通过专门成立的委员会进行伦理审查,批准后方可实施;受试者应在充分知情并自愿同意签字的基础上才能参加临床研究。

2. **涉及人的生物医学研究伦理审查办法**（试行）　2007 年原卫生部颁发了卫科教发［2007］17 号文件"涉及人的生物医学研究伦理审查办法(试行)",对我国生物医学研究(包括临床研究)中的伦理审查提出了具体的管理要求,共 5 章 30 条。该文件明确提出,我国生物医学研究伦理审查应设置两类伦理委员会,一类是"医学伦理专家委员会",在卫生部和省级卫生行政主管部门设置,其主要职责是针对重大伦理问题进行研究讨论,提出政策咨询意见;对辖区内机构伦理委员会的伦理审查工作进行指导、监督;另一类是"机构伦理委员会",设置在开展生物医学研究的单位,如医疗卫生机构、科研院所、疾病预防控制和妇幼保健机构等,其主要职责是对本机构或所属机构涉及人的生物医学研究和相关技术应用项目进行伦理审查和监督;也可根据社会需求,受理委托审查;同时组织开展相关伦理培训。该文件对机构伦理委员会的组织建设、工作范围、任务和相关内容、监督管理等提出了具体的要求和规定,是一个重要的卫生行业主管部门颁布的规范性文件。

3. **药物临床试验质量管理规范**　1999 年原国家药品监督管理局颁布了"药品临床试验管理规范";2003 年更名为国家食品药品监督管理局后重新颁布了新修订的"药物临床试验质量管理规范",共 13 章 70 条。该规范是我国第一个药物临床研究领域涉及伦理管理的政府规范性文件,该文件第三章"受试者的权益保障"全面系统地规范了药物临床试验中伦理委员会的组成、职责、工作内容,明确规定参加药物临床试验的受试者必须是在知情同意的情况下才能参加临床试验。

4. **人类遗传资源管理暂行办法**　1998 年科技部和卫生部联合颁发了国科遗办［1998］1 号文件"人类遗传资源管理暂行办法",共 6 章 26 条。该文件对涉及遗传资源的国际合作项目提出了具体的管理办法,其中涉及伦理问题的第十二条规定:"办理涉及我国人类遗传资源的国际合作项目的报批手续……"需提供"人类遗传资源材料提供者及其亲属的知情同意证明材料"。这是我国第一个涉及人类遗传资源的研究伦理和管理的文件。

除了以上文件外,还有许多重要的文件涉及干细胞研究、克隆技术等研究领域的伦理原则。这些文件仅涉及部分临床研究,在此不作介绍。

二、机构伦理审核委员会

机构审核伦理委员会(Ethics Committee,简称 EC 或 Institutional Review Boards,简称 IRBs)是一个由医学专业人员、法律专家及非医务人员组成的独立组织,其职责为核查涉及受试者的生物医学研究方案及附件是否符合伦理,并为之提供公众保证,确保受试者的安全、健康和权益受到保护。

机构审核伦理委员会对参与研究的受试者以及相关社区的一切利益负责,还要考虑研究者的利益和需要,并尊重相关的管理机构和法律。各级机构审核伦理委员会必须确保《赫尔辛基宣言》等文件的规定在所有涉及受试者的生物医学研究中得到贯彻实施。

机构审核伦理委员会审查研究方案,维护和保护受试者的尊严和权益;确保研究不会将受试者暴露于不合理的危险之中;对已批准的研究进行监督和检查,及时处理受试者的投诉和不良事件。

机构审核伦理委员会需要平衡两个方面的要求:促进科学研究发展与保护受试者的权利和福祉。科学的利益永远不应该凌驾于受试者的安全、健康和福祉之上。

机构审核伦理委员会通常设立在开展临床研究的机构(如医院),承担该机构临床研究项目的伦理审查工作。机构审核伦理委员会成员至少应有 5 人组成(或更多,但必须是单数),其组成成员至少应包括医学专业人员、法律专家及非医务人员,必须有不同性别的成员。机构审核伦理委员会应制定章程、工作流程、管理文件,设置日常工作机构和人员(可以兼职),定期或不定期组织项目审查、人员培训等活动。

机构审核伦理委员会承担临床研究申请基金申请前的伦理审查工作,承担临床研究项目实施前的临床研究实施方案的伦理审查工作,承担临床研究项目执行过程中的伦理监查和管理工作。机构审核伦理委员会有权对不符合伦理的临床研究项目作出不予批准申请基金 / 临床实施的决定,有权要求临床研究项目对不符合伦理的做法进行修改,以保证项目符合伦理管理的要求。

三、知 情 同 意

受试者知情同意是伦理审查的重要内容。知情同意包括"知情"和"同意"两部分。"知情"是指受试者在参加临床研究前,研究者应该通过口头告知和书面告知方式使受试者了解临床研究项目的来源、目的、意义,受试者参加临床研究可能的获益和风险,以及发生不良反应 / 不良事件时的处理方法和可能的后果。"同意"是受试者在充分知情和认真考虑的前提下,自愿同意参加临床研究,并在知情同意书上签字的过程。对于未成年人、没有独立意识和认知的受试者(如昏迷患者、精神疾病患者等),则可以由法定监护人代理同意并签字。

四、临床研究伦理管理

临床研究伦理管理包括入口管理、过程管理和出口管理。

1. **入口管理**　包括临床研究基金申报前的伦理审查和临床研究课题实施前的伦理审查两部分。基金申报前研究者应将基金申请标书送所在单位机构伦理审核委员会审查,获得批件(机构伦理审核委员会审查批准书)同意标书申报,作为附件与标书一并上报基金会。批件是标书形式审查的组成部分,不提供批件或批件不符合要求,该课题申报将因未通过形式审查而自动

Notes

终止。目前发达国家的临床研究基金申请立项过程都严格按照这一标准执行,国内临床研究基金管理效仿这一做法,正在逐步完善。研究者获得基金资助后不能马上组织临床病例资料收集,应设计实施方案(包括知情同意书),并将实施方案上报所在单位机构审核伦理委员会审查,获得批件同意临床研究方案实施后才能进入方案执行阶段,入选病例开展研究。

2. 过程管理 在实施方案执行过程中机构伦理审核委员会将对实施方案是否按计划执行进行定期和不定期检查,发现问题及时通报并纠正。如果研究者在实施方案执行过程中发现问题,需要调整方案或修改知情同意书,需将调整方案和修改后的知情同意书上报机构伦理审核委员会,获得批准后才能按新的方案和知情同意书执行。

3. 出口管理 论文发表过程中的伦理管理已有规范的流程。网络投稿页面有机构伦理审核委员会批件和知情同意书样板电子文档的上传入口,作为必选项要求投稿人提供,如不能提供相应文献论文无法完成投稿流程。国内部分成果评审已开始要求研究工作符合伦理,要求申请人及其所在单位提供与申报成果相关临床研究的伦理管理证明材料。

五、知情同意及其签字的豁免

临床研究以人为研究对象,必然涉及伦理及其管理问题,所有临床研究必须符合伦理管理规范的要求。但在实际工作中某些特殊情况导致知情同意及其签字无法实施,处理这类问题有专门的出口和管理规范。

某些研究仅使用废弃的人体生物样本,生物样本的获取源于临床常规工作,在获取时符合临床伦理管理规范要求,但不知道患者是否符合临床研究入选要求,因而无法做科研知情同意并获得相应的签字,在这种情况下可以申请豁免知情同意及签字。如利用临床常规检查后剩余的血清做试剂盒验证,研究者应在提交实施方案的同时提交豁免知情同意签字的申请,机构伦理审核委员会评审通过后将出具批件,允许研究者组织方案执行。在这类研究论文投稿时,可以提交机构伦理审核委员会批件,同时提交豁免知情同意签字的申请材料代替知情同意书。类似的情况还有回顾总结病例资料的回顾性临床研究,利用石蜡包埋的组织进行的回顾性临床研究等,可参照执行。

某些临床研究不需要获取受试者个人信息,如果获取个人信息和知情同意签字将影响临床研究的内在质量和执行,可考虑在知情同意的同时豁免知情同意签字。如真实世界临床研究、敏感问题调查等,可以做受试者知情同意的工作,但不能让受试者签字,可以申请豁免签字。在执行过程中研究者可以参照上面的做法,向机构伦理审核委员会提交豁免知情同意签字的情况说明和申请材料。这一过程应有文件支持,如研究流程中有知情同意的安排,能够提供知情同意的文字材料等。

我国的临床研究伦理管理正在经历从无到有,不断完善的过程。研究者应重视临床研究中的伦理问题,并按规范的管理要求做好每项工作,不断学习,不断提高。

(赵一鸣)

思考题

1. 是否存在不涉及伦理的临床研究?
2. 规范的临床研究伦理管理包括哪些?
3. 患者与受试者的区别在哪里?
4. 哪些临床研究可以豁免知情同意和(或)知情同意签字?如果豁免,伦理审查中应提交什么文件?
5. 国内外有哪些与临床研究伦理相关的重要文件?

Notes

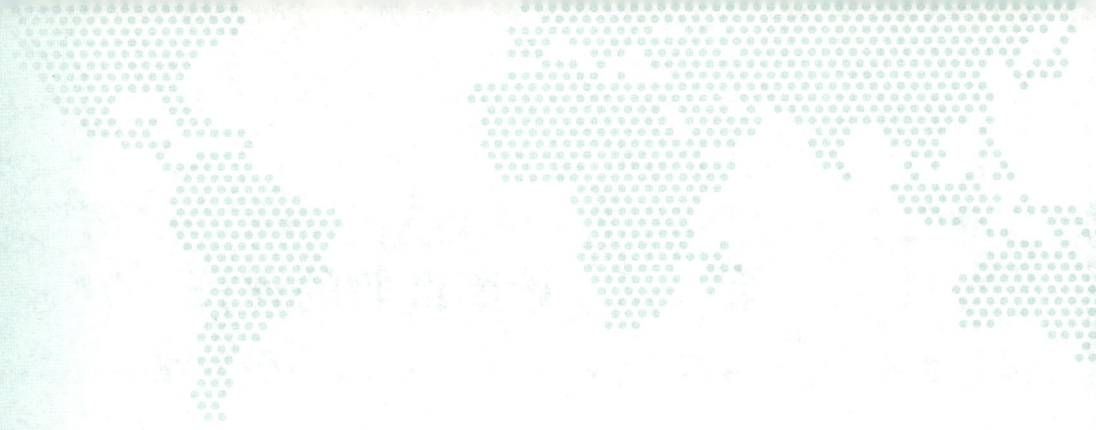

中　篇

第八章 诊断试验的评价

导读

疾病的诊断是临床干预的基础,诊断试验的评价是临床流行病学的一个重要内容。正确了解诊断试验评价原则及注意事项不仅可加强对诊断试验的内涵认识,还可避免对诊断试验的误用或滥用。然而目前对诊断试验评价的设计极其不规范,往往造成诊断试验的效能被高估,误导临床医生,给医疗实践带来负面的影响。通过学习本章内容,希望读者掌握诊断试验评价的基本原则,特别是领会金标准,盲法评价等重要概念,掌握评价诊断试验真实性的常用指标,及统计推断。

Chapter 8　Evaluation of diagnostic tests

Summary

Diagnosis forms the basis for treatment. Evaluation of diagnostic testing is an important component of clinical epidemiology. Knowledge on the theories, principles and methods behind the evaluation would enhance understating of diagnosis and diagnostic testing and help prevent inappropriate use and misuse of testing. Currently there are many problems in the studies evaluating medical tests. As a result, the accuracy of tests estimated from these studies is considerably exaggerated, which in turn causes negative impacts on clinical practice. By reading this chapter, we hope readers will understand the basic principles for evaluating diagnostic tests, in particular such important concepts as gold standard and blinding in assessment, and master the accuracy indexes and statistical inference.

第一节　概　　述

诊断试验(diagnostic test)的评价是临床流行病学的一个重要内容。随着医学科学的不断发展,新的诊断试验不断出现,陈旧的诊断项目不断需要更新,需要医生对试验的真实性、可靠性及其临床应用价值做出准确的评价。应用临床流行病学方法对诊断试验进行评价研究,有助于正确认识诊断试验的临床应用价值,科学地解释诊断试验的结果,从而提高临床医生的诊断水平。

一、概　　念

诊断的本质是将患者与非患者区别开来,用于诊断的试验方法称为诊断试验。诊断试验的含义是广义的,包括所有临床测量包括病史和体格检查所获得的临床资料;各种实验室检查,如生化、血液学、细菌学、病毒学、免疫学、病理学等项目;影像学检查如超声诊断、计算机断层扫描(CT)、磁共振成像(MRI)和放射性核素检查等;各种器械诊断如心电图、内镜等;以及各种诊断标准,如诊断系统性红斑狼疮的 Jones 诊断标准等。诊断时利用诊断试验,对疾病和健康状况作出确切的判断。

诊断试验可以有分类(categorical)和定量(quantitative)等多种数据类型,前者又可分为两分类和多分类变量(dichotomous variable)。诊断试验中的多分类数据通常是顺序变量分类数据。无论诊断数据类型,临床应用时原则上先要简化数据形式,大多数顺序类诊断数据就是临床应用的例子,如肿瘤分化程度的分级。有时将复杂的数据更简单地分为两分类数据(正常/异常、有/无、疾病/健康),如高血压的诊断,血压的测量值是一个等距资料,每个距离为 1mmHg,但临床应用时简单地将收缩压≥140mmHg 和(或)舒张压≥90mmHg 者诊断为高血压。

二、目的与意义

诊断试验的目的主要是用于疾病诊断,诊断对指导治疗有决定性意义。诊断过程并不总是完美,在获得最后的临床诊断之前,医生利用各个诊断试验所提供的信息不断修正其诊断,比如会说排除某个疾病,或倾向于某个疾病。所以诊断试验的评价对临床工作有非常重要的意义。然而,目前对诊断试验的研究和评价相对落后,临床流行病学方法学还没有在诊断试验的研究与评价中得到广泛采用,导致不少新的诊断试验在刚开始应用于临床时,其临床价值被夸大,但随着资料的累积,有些诊断试验被证明并不理想。例如,癌胚抗原开始应用于临床时认为对结肠癌的诊断有很高的价值,后来发现其他恶性肿瘤也有这种抗原,并且在非肿瘤的吸烟者中也有近 20% 的阳性。准确理解临床流行病学对诊断试验的评价方法有助于正确认识诊断试验的实用性及其诊断价值,避免凭经验选择的盲目性和片面性。

第二节　诊断试验评价的设计

诊断试验的评价包括对试验的真实性(validity)、可靠性(reliability)和临床应用价值(clinical applicability)的评价。

一、诊断试验的真实性评价

真实性是指诊断试验的结果与实际情况的符合程度,国内有时翻译为效度。研究诊断性试验真实性,最基本的方法是将待评价的试验与诊断该病的金标准(gold standard)进行盲法比较,以评价其对疾病诊断的真实性。一般而言,真实性是反映诊断试验实际测量结果与真值之间的符合程度,是诊断试验研究与评价的最主要内容。这里,需要强调两个关键词是"金标准"和"盲法",它们是实现诊断性真实性评价的基础。真实性研究的设计首先必须确立金标准;其次是选择研究对象,根据金标准将这些对象划分"有病组"与"无病组";第三,用被研究的诊断试验测试这些研究对象,将获得的结果与金标准的结果相比较,应用相关指标来评价该试验的诊断价值。诊断试验的结果与金标准进行比较应实施独立的盲法评价,所谓"独立"指所有研究对象都要同时进行诊断试验和金标准方法的测定,不能根据诊断试验的结果有选择地进行金标准方法测定;所谓"盲法"指诊断试验和金标准方法结果的判断或解释不受相互的影响。

这些内容是保证诊断试验准确性的基本要求。然而,我们还可以看由其他不同设计方法的研究其诊断试验的准确性,需要慎重对待这些证据。一个诊断试验从研发到临床应用,通常需要经过 4 个阶段的研究,不同阶段有不同的问题,不同问题提供不同级别的诊断证据。第Ⅰ阶段问题是对诊断试验的初步判断,回答一个诊断试验在患有某病与健康人群的表达是否有不同? 随着分子生物学的发展,近年来产生很多这类研究,但实际上第Ⅰ阶段研究只是在诊断明确的患者和非患者之间比较,而不是那些疑似患者中开展,所以其结果无法转化为临床诊断。第Ⅱ阶段问题是那些诊断试验阳性者比阴性者更有可能患有疾病? 这个问题改变了第Ⅰ阶段问题的思路,研究从诊断试验到疾病诊断是否成立。有时第Ⅱ阶段的资料可以与第Ⅰ阶段相同,但问题的方式是不一样的。第Ⅲ阶段问题是回答临床疑似患者中,能否用诊断试验区分真正有病者和无病者。这个阶段的设计涉及了之前提到诊断试验准确性的各个要求。在以下的章节中会详细讨论。第Ⅳ阶段问题回答应用该诊断试验后能否改变临床结局?这是诊断试验临床应用的最高目标。

(一)金标准

所谓金标准是指公认的疾病的诊断标准,又称为标准诊断(standard diagnostic test)、参考标准(reference standard test)等。它是指目前医学界公认的诊断某种疾病最准确的、可靠的方法。常用的金标准有病理学诊断(组织活检和尸体解剖)、手术发现、特殊的影像学检查(如冠状动脉造影诊断冠心病),也可采用公认的综合临床诊断标准(如 Jones 标准等)。长期临床随访所获得的肯定诊断也可用作标准诊断。

必须注意,如果待评价的诊断试验不与"金标准"进行对比,就无法证明疾病诊断的准确性,但若金标准选择不妥,就会造成对研究对象"有病组"、"无病组"划分上的错误,从而影响对诊断试验的正确评价。在实际工作中应根据临床具体情况选择合适的标准诊断方法,如通常应用病理学检查作为肿瘤诊断的金标准,但若应用细针肝穿刺细胞检查和病理学活检作为金标准诊断肝细胞癌则会造成遗漏,需要结合临床资料和影像学检查等。癌症、慢性退行性疾病筛查时,有时甚至将长期随访的结果作为金标准。需要说明的是金标准具有相对性。任何一个金标准只是特定时期下医学发展的产物,它有相对稳定性,但不具有永恒性。对有些疾病,如精神心理等疾病,往往缺乏诊断金标准,即使恶性肿瘤诊断试验评价中约有20%的研究无明确金标准。在这种情况下,待评价诊断试验的评价有专门的讨论和探索。

(二)研究对象

诊断方法临床应用时具有普遍适用性和鉴别疾病的能力,在诊断方法的评价中,选择研究对象应能代表试验检查对象的目标人群(受检对象总体)。一个成熟的诊断试验建立,通常需要经过三个阶段的研究。在建立试验研究的初期,正常人也可作为无病组(对照组);有病组可以是典型的患者。在试验研究的中期,研究对象应选择早期和轻微的患者,还包括会干扰诊断试验结果的有合并症患者。例如评价 MRI 诊断肺癌时,在这个阶段研究对象应包括那些有肺小结节(<3cm)患者,和合并有肺结节和间质性疾病的患者。无病组应包括其他肺病患者,如间质性疾病但未合并有肺结节的患者。在试验研究的后期,最好选取多中心、较大样本的患者。这组研究对象代表目标临床人群,包括该病的各种临床类型,如不同病情严重程度(轻、中、重),不同病程阶段(早、中、晚),不同症状和体征(典型和不典型),有和无并发症者,还有哪些确实无该病,但易与该病相混淆的其他疾病,以使试验的结果具有代表性。这样的诊断试验评价结果真实性最高,具有较大的科学意义和临床实用价值。例如评价 MRI 诊断肺癌,在这个阶段研究对象应该是临床上需进一步诊断的患者,如持续性咳嗽或痰中带血的门诊患者。

(三)样本量

样本量估计是保证研究结论具有一定可靠性的前提下所确定的最小样本数,其意义是估计研究中误差与降低研究中的抽样误差。样本量过小,诊断指标就可能不稳定,影响对诊断试验结果的评价。诊断试验评价性研究样本量通常根据被评价诊断试验的灵敏度和特异度分别计算研究所需的有病人数和无病人数,应用总体率的样本含量计算方法。样本大小估计与显著性水平 α 值、允许误差 δ、试验灵敏度、特异度有关。α 值越小,所需样本量越大,一般取 α=0.05。δ 越大,样本量越小,一般 δ 取 0.05 或 0.10。

当灵敏度和特异度接近50%时,样本量估计公式为:

$$n=u_\alpha^2 \times p \times (1-p)/\delta^2$$

（式 8-1）

例如:估计被评价的诊断试验灵敏度大约为70%,特异度为75%,试估计评价该诊断试验所需的样本量。

设 $\alpha=0.05$，$\delta=0.05$。即 $U\alpha=1.96$

$n_1=1.96^2\times0.70\times(1-0.70)/0.05^2\approx323$

$n_2=1.96^2\times0.75\times(1-0.75)/0.05^2\approx289$

评价该诊断试验需有病组人数为 323 名，无病组人数为 289 名。在诊断试验评价的后期，由于研究对象入组时并不知道有病还是无病，但大致了解这个目标人群的患病率，研究者还需进一步测算需要多少样本量才能最后满足在这组中人至少有 323 名有病者和 289 名无病者。

当灵敏度或特异度≤20% 或≥80% 时，资料呈偏态分布，需对率进行转换，其公式为：

$$n=\left[57.3u_\alpha/\sin^{-1}\left(\delta/\sqrt{p(1-p)}\right)\right]^2 \tag{式 8-2}$$

（四）诊断试验真实性的评价指标

根据诊断试验的结果与金标准诊断建立一个四格表（表 8-1），可出现 4 种情况：真阳性（有病组中诊断试验阳性）、假阳性（无病组中诊断试验阳性）、假阴性（有病组中诊断试验阴性）和真阴性（无病组中诊断试验阴性）。通过这个表格，可以很简单地计算出试验的灵敏度、特异度和似然比等。

表 8-1　诊断试验评价资料整理

| 试验结果 | | 金标准 | | |
		有病	无病	
试验结果	阳性	真阳性（TP）	假阳性（FP）	总阳性数
	阴性	假阴性（FN）	真阴性（TN）	总阴性数
		总患者数	总非患者数	

1. **灵敏度**（sensitivity，Se），又称敏感度、真阳性率，是实际患病且诊断试验结果阳性的概率。反映被评价的诊断试验发现患者的能力，该值愈大愈好。灵敏度只与有病组有关。

$$灵敏度=\frac{TP}{TP+FN}\times100\% \tag{式 8-3}$$

假阴性率（false negative rate，FNR），又称漏诊率（omission diagnostic rate），是实际患病但诊断试验结果为阴性的概率。与灵敏度为互补关系，也是反映被评价的诊断试验发现患者的能力，该值愈小愈好。

$$假阴性率=\frac{FN}{TP+FN}\times100\%=100\%-灵敏度 \tag{式 8-4}$$

2. **特异度**（specificity，Sp），又称真阴性率，是实际未患病且诊断试验结果为阴性的概率，反映鉴别未患病者的能力，该值愈大愈好。特异度只与无病组有关。

$$特异度=\frac{TN}{FP+TN}\times100\% \tag{式 8-5}$$

假阳性率（false positive rate，FPR），又称误诊率（mistake diagnostic rate），是实际未患病而诊断试验结果阳性的概率。与特异度为互补关系，也是反映鉴别未患病者的能力，该值愈小愈好。

$$假阳性率=\frac{FP}{FP+TN}\times100\%=100\%-特异度 \tag{式 8-6}$$

3. **总符合率**（agreement rate），又称一致性或准确度（accuracy），表示诊断试验中真阳性例数和真阴性例数之和占全部受检总人数的百分比。反映正确诊断患者与非患者的能力。准确度高，真实性好。

Notes

$$总符合率 = \frac{TP+TN}{TP+FN+FP+TN} \times 100\%$$ （式 8-7）

4. 约登指数（Youden's index, YI）　又称正确诊断指数，是一项综合性指标。该指数常用来比较不同的诊断试验。约登指数于 0~1 间变动。判断诊断试验能正确判断有病和无病的能力。

$$约登指数 = (灵敏度 + 特异度) - 1$$ （式 8-8）

5. 似然比（likelihood ratio, LR）　在应用灵敏度和特异度评价诊断试验时，两者彼此是独立进行的，但实际上诊断试验中两者的关系存在本质的联系，是相互牵制，不可截然分开。不同的试验临界值具有不同的灵敏度和特异度。灵敏度升高，特异度下降；特异度升高，灵敏度下降。因此，在评价诊断试验时仅仅描述灵敏度和特异度远不能反映诊断试验的全貌。似然比也是反映诊断试验真实性的一个指标，是反映灵敏度和特异度的复合指标，从而全面反映诊断试验的诊断价值。并且似然比非常稳定，比灵敏度和特异度更稳定，更不受患病率的影响。是诊断试验的某种结果（阳性或阴性）在有病组中出现的概率与无病组中出现的概率之比。说明有病者出现该结果的概率是无病者的多少倍。在四格表中，阳性似然比（positive likelihood ratio, LR+）为诊断试验阳性结果在有病组中出现的概率（真阳性率）与在无病组中出现的概率（假阳性率）之比。阴性似然比（negative likelihood ratio, LR-）为假阴性率与真阴性率之比。似然比是评价诊断试验真实性的重要综合指标，阳性似然比愈大愈好，它表明阳性结果的正确率高，受查对象的患病概率高。阴性似然比愈小提示患病可能性愈小，阴性结果正确率愈高。值得注意的是似然比的应用并不仅限于诊断试验阳性或阴性二分变量，如诊断试验是连续变量时，还可以针对某一区间进行分析，计算某个区间的似然比。如某试验结果为 <30、30~50、51~100 和 >101 四组，可以计算 LR（30~50）。详细可参考相关教材。

$$LR+ = \frac{TP/(TP+FN)}{FP/(FP+TN)} = \frac{灵敏度}{1 - 特异度}$$ （式 8-9）

$$LR- = \frac{FN/(TP+FN)}{TN/(FP+TN)} = \frac{1 - 灵敏度}{特异度}$$ （式 8-10）

例：为了评价甲胎蛋白（AFP）对肝癌的诊断价值，我们虚拟了对 1000 例肝癌高危对象进行了 AFP 检测，结果如下（表 8-2），现以表 8-2 中的数据为例说明诊断试验评价中各项指标的计算。

表 8-2　应用 AFP 在高危对象中诊断肝癌的结果（虚拟数据）

		金标准		
		肝癌	非肝癌	
AFP	阳性	56	178	234
	阴性	44	722	766
		100	900	1000

灵敏度 =56/100 × 100%=56.0%　　　　特异度 =722/900 × 100%=80.2%

假阴性率 =44/100 × 100%=44.0%　　　假阳性率 =178/900 × 100%=19.8%

阳性似然比 =（56/100）/（178/900）=2.83　　阴性似然比 =（44/100）/（722/900）=0.55

符合率 =（56+722）/1000 × 100%=77.8%　　约登指数 =0.560+0.802-1=0.362

似然比对疾病诊断非常有帮助，它的统计含义是使验前比提高或降低了多少。根据试验前研究对象的患病率（验前概率，pre-test probability），结合似然比，估计研究对象新的患病率（验后概率，post-test probability）。步骤如下：

验前比（pre-test odds）= 验前概率 /（1- 验前概率）

验后比（post-test odds）= 验前比 × 似然比

验后概率 = 验后比 /（1+ 验后比）

似然比的含义是试验的结果使验前概率提高或降低的多少，根据试验前患者的患病率（验前概率）和做了某项试验后得出的似然比，应用下述公式可以得出验后概率。请注意概率必须先化成比数（odds）后才能与似然比相乘，而相乘后得出的验后比，也要再转变为概率，即验后概率。

似然比大于 1，则表明诊断试验后疾病诊断的概率增大；小于 1，则表明诊断试验后疾病诊断减小。临床实践中若似然比 >10 或 <0.1，使验前概率到验后概率发生决定性的变化，基本可确定或排除诊断；似然比 1~2 或 0.5~1 对疾病诊断帮助不大。

例如：某女性患者，30 岁，体检发现肝实质性占位性病变，来医院进一步确诊。需要鉴别的疾病有原发性肝癌或肝良性占位性病变。根据文献了解 30 岁女性原发性肝癌的患病率为 5/10 万，根据公式计算验前比：

验前比 = 验前概率 /（1- 验前概率）=0.00005/（1-0.00005）≈ 0.00005

如发现肝脏实质性占位性病变（其似然比 ≈ 10），可计算其验后比和验后的概率：

验后比 = 验前比 × 似然比 =0.00005 × 10=0.0005

验后概率 = 验后比 /（1+ 验后比）=0.0005/（1+0.0005）=0.0005=50/10 万

以上结果说明当患者被发现肝脏实质性占位性病变后，她患原发性肝癌的概率就从 5/10 万升高到 50/10 万。该患者又进行了 HBV 和 HCV 检查，结果均为阴性（其似然比 ≈ 0.11）。

验前比 = 验前概率 /（1- 验前概率）=0.0005/（1-0.0005）≈ 0.0005

验后比 = 验前比 × 似然比 =0.0005 × 0.11=0.000055

验后概率 = 验后比 /（1+ 验后比）=0.000055/（1+0.000055）=0.000055=5.5/10 万

检查 HBV/HCV 后，患者患原发性的肝癌概率回到了 5.5/10 万。

（五）ROC 曲线

ROC 曲线即受试者工作特性曲线（receiver operator characteristic curve，ROC curve）。诊断试验结果以连续分组或计量资料表达结果时，将分组或测量值按大小顺序排列，可以设定出多个不同的临界值，从而计算出一系列的灵敏度 / 特异度（至少 5 组），以灵敏度为纵坐标，"1- 特异度"为横坐标绘制出曲线，这个曲线就是 ROC 曲线（表 8-3，图 8-1）。ROC 曲线下的面积反映了诊断试验的准确性。ROC 曲线下面积范围在 0.5~1 之间。面积在 0.5 时，说明该诊断试验没有诊断价值，面积在 0.5~0.7 之间有较低的准确性，面积在 0.7~0.9 之间有一定的准确性，面积 >0.9 则有较高的准确性。

表 8-3　诊断试验 ROC 曲线的建立

表 8-3a　原始数据			表 8-3b　不同界值时灵敏度 / 特异度		
诊断试验测量值	有病	无病	界值	灵敏度（%）	特异度（%）
1	3	33	（≥1）	100.00	0.00
2	2	6	（≥2）	94.12	56.90
3	2	6	（≥3）	90.20	67.24
4	11	11	（≥4）	86.27	77.59
5	33	2	（≥5）	64.71	96.55
			（>5）	0.00	100.00

可以通过比较 ROC 曲线下面积（area under curve，AUC）的大小反映诊断试验的诊断效率，并可以比较多个诊断试验的诊断效率。ROC 曲线还被用来选取连续变量测量值最合适界值的

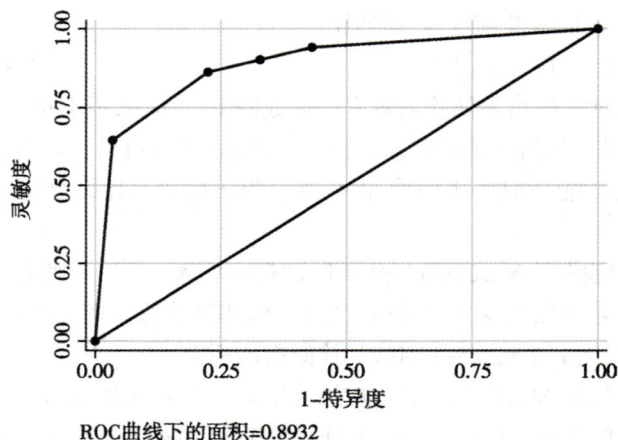

ROC曲线下的面积=0.8932

图 8-1　诊断试验 ROC 曲线建立示意图

确定。最直接的 AUC 计算方法可根据梯形原理,即连接 ROC 曲线上相邻的两个截断点并由该两点作横坐标的垂线,与横坐标组成一个梯形,求每个梯形面积,再将多个梯形面积求和即可估计出 AUC。截断点越多曲线越平滑,估计的面积也越接近真实值,否则估计的面积会低于真实值。目前常用的估计 AUC 及其标准误是非参数统计方法,AUC 面积的 95%CI 为 AUC ± 1.96Se。非参数的计算过程中涉及很多统计内容,实际应用中借助于常用的统计软件可以简单实现,有兴趣的读者可以阅读相关参考文献。

(六)诊断试验评价有关指标的统计学推断

诊断试验真实性评价有关指标如灵敏度、特异度,ROC 曲线下面积等均可作统计学推断,这里重点介绍应用 ROC 曲线下面积比较两个诊断试验的诊断效率。评价单个诊断试验,可计算 ROC 曲线下面积极其标准误,与 0.5(即该诊断试验无判别能力)之间差别的统计学检验。$Z=\dfrac{AUC-0.5}{Se}$,Z 服从标准正态分布。若比较两个诊断试验的优劣,则 $Z=\dfrac{AUC_1-AUC_2}{Se_{(合并)}}$,其中两次独立的诊断试验 AUC 的标准误 $Se_{(合并)}=\sqrt{Se_1^2+Se_2^2}$。

(七)诊断试验界值

开展诊断试验根本目的是为了帮助临床医生能正确判断被检查人群有病或无病,所以诊断试验结果的正常与异常要有明确的界定,这个值称为界值(cut-off point),也称参考值(reference value)。在临床实践中,有病者与无病者的诊断试验结果数据常会重叠,这就需要有一个判断的标准,人为地将其分为阳性或阴性。不同类型的诊断试验有不同的判断标准和方法。

1. 诊断试验的类型

诊断试验通常可分为以下几类:

(1)主观指标:根据被诊断者的主诉确定,如疼痛、失眠等,一些诊断量表也包含其中。

(2)客观指标:用仪器客观测定的指标。如用体温、血压,生化检查、CT 成像等。

(3)半客观指标:根据诊断者的主观感知来判断的指标,如肿块的质地等。

2. 连续变量测量值的阳性界值确定

诊断试验的界值需要一致性,以保证其可比性。如高血压的诊断通常采用 WHO 规定的标准,即收缩压≥140mmHg 和(或)舒张压≥90mmHg 是高血压的诊断标准。若在不同地区或不同时期采用的标准不一致,则诊断结果也会不同。

人们希望所用诊断试验的灵敏度和特异度都很高,即有病者均阳性,无病者均阴性的理想结果,这时有病者与无病者的测定值完全没有重叠,但这种情景在临床中并不常见。由于诊断试验本身存在的缺陷以及疾病的复杂性,大多数时候有病者的结果和无病者的结果相互重叠,不能完全区分开(图 8-2)。

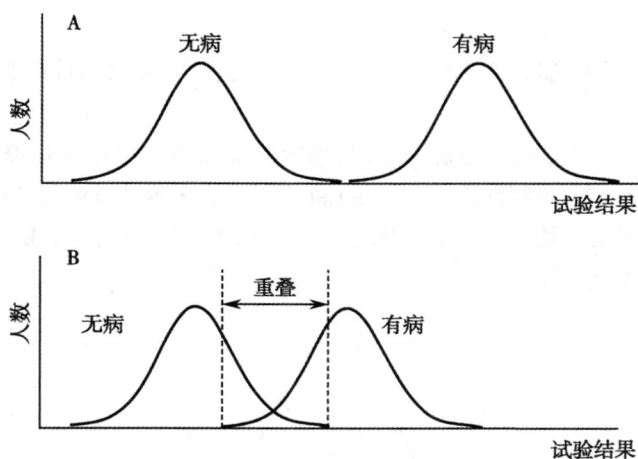

图 8-2 患者与非患者的诊断试验结果分布示意图

临床实际中,图 8-2B 的情景更常见,这时需要确定一个划分阳性和阴性的界值。不同的界值选择会影响诊断试验的灵敏度和特异度等指标(图 8-3)。在实际选择诊断试验界值标准时,一般要遵循以下原则:

(1)高灵敏度水平诊断试验标准的确定原则:对于预后差、漏诊后果严重、有效的治疗手段、尤其是早期治疗可获得较好治疗效果的疾病,则应该将诊断试验的阳性标准定在高灵敏度的水平,尽可能诊断出所有的患者。但这时试验的特异度降低、假阳性增多,导致需要进一步确诊的可疑病例增多,从而增加检查成本。这类疾病如结核病等。

(2)高特异度水平诊断试验标准的确定原则:对于治疗效果不理想的疾病,确诊和治疗费用比较昂贵的疾病,或疾病预后不严重且现有治疗方法不理想,或将非患者误诊为患者时后果严重,对患者的心理、生理和经济造成严重影响时,应将诊断的阳性标准定在高特异度的水平,尽量排除非患者,如肺癌等。

(3)较高水平灵敏度和特异度的诊断试验标准确定原则:当假阳性和假阴性的重要性相等时,一般可以将诊断试验界值标准定在患者与非患者分布的分界线处。即应该将诊断试验标准定在灵敏度和特异度均较高的位置,或定在正确诊断指数的最大处。

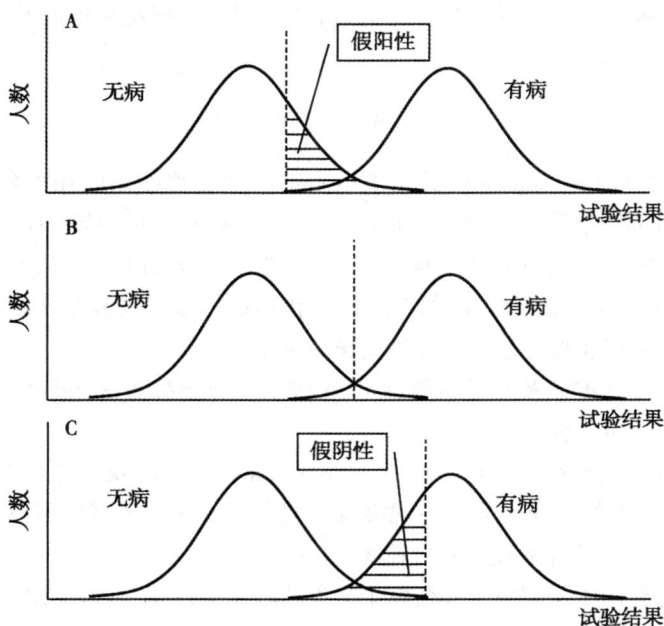

图 8-3 不同的试验结果界值水平,有不同的敏感度和特异度

Notes

3. 确定诊断试验界值的基本方法

对于这种连续变量的诊断试验需要选择一个区分正常与异常的诊断界值。通常有以下 4 种确定方法：

（1）正态分布法：当测量值为正态分布时，确定正常和异常的界限为 95% 的正常人的测量值均在此范围内（图 8-4）。双侧常用"均数 ± 1.96 标准差"表示其双侧正常值范围，即两端各有 2.5% 是异常的；单侧则用"均数 +1.64 标准差"表示测定值太大为异常，或"均数 −1.64 标准差"表示测定值太小为异常来界定。

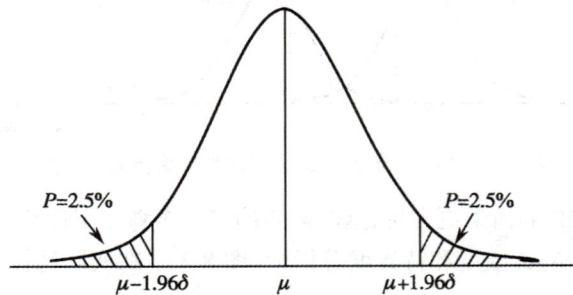

图 8-4　正态分布曲线下面积分布百分比

（2）百分位数法：由于多数诊断试验测定值为偏态分布或分布不明的数据。可用百分位数制定正常和异常的界值。若双侧用 $P_{2.5} \sim P_{97.5}$，单侧用 P_{95} 或 P_5 界定。

（3）ROC 曲线法：根据 ROC 曲线左上方的拐点，可选取理论上最合适的界值，使试验的灵敏度和特异度达到最优，如图 8-1 中通常认为取测量值 =4 为界值点比较合适。目前 ROC 曲线法是确定诊断试验界值的常用方法，实际应用时界值的确定应与研究目的相结合。

（4）临床判断法：在临床上，一个诊断试验的测定值达到什么水平，才需要治疗，常根据人群调查中是否系危险因素来判断。例如，随着对高血压危害的不断认识，世界卫生组织在不同时期多次对高血压的诊断标准予以修订，由原来收缩压 ≥160mmHg 和（或）舒张压 ≥95mmHg 的高血压诊断标准，到 1999 年参照美国 JNC6 重新修订为：凡血压 ≥140/90mmHg 为高血压；2003 年 5 月与 6 月美国和欧洲先后发表了美国高血压指南（JNC7）与欧洲高血压指南（ESH/ESC）对其诊断标准进行了修改。这些界值标准是通过长期实践、观察疾病进展及预后等情况得出的结论。

二、诊断试验的可靠性评价

可靠性亦称重复性（repeatability）或信度（reliability），指诊断试验在完全相同条件下，进行重复试验获得结果的稳定性。在研究中所有测量几乎都存在测量变异（measurement variation），其可来自观察者间的变异、观察者的自身变异、测量仪器、试剂的变异及研究对象的生物学变异（个体内及个体间）等，这些变异可同时存在，且互相累加。诊断试验可靠性评价的设计与真实性评价不一样，评价指标主要用来评价测量变异的大小。

（1）计量资料：用标准差及变异系数（CV）来表示。变异系数 = 标准差 / 均数 ×100%。变异系数和标准差越小，可靠性越好。

（2）计数资料：用观察符合率与卡帕值（Kappa value）表示。观察符合率又称观察一致率，指两名观察者对同一事物的观察或同一观察者对同一事物两次观察结果一致的百分率。前者称观察者间观察符合率，后者称观察者内观察符合率。

例如：两名放射科医生分别对 100 名粉尘工人的胸片进行读片，结果如下（表 8-4）：

Notes

表 8-4　两名放射科医生对 100 名粉尘工人胸片的读片结果

甲医生	乙医生		合计
	无或轻尘肺	中或重尘肺	
无或轻尘肺	A（52）	B（18）	R_1（70）
中或重尘肺	C（14）	D（16）	R_2（30）
合计	C_1（66）	C_2（34）	N（100）

观察的符合率 =（A+D）/N × 100%

　　　　　　　 =（52+16）/100 × 100%

　　　　　　　 =68%

Kappa 值是判断不同观察者间校正机遇一致率后观察一致率指标。其含义是实际符合率与最大可能符合率之比。计算过程如下：

$$观察符合率（P_0）= \frac{A+D}{N} \times 100\% \qquad （式 8-11）$$

$$机遇符合率（P_c）= \frac{R_1 C_1/N + R_2 C_2/N}{N} \times 100\% \qquad （式 8-12）$$

$$实际符合率 = 观察符合率 - 机遇符合率 = P_0 - P_c \qquad （式 8-13）$$

$$最大可能符合率 = 1 - 机遇符合率 = 1 - P_c \qquad （式 8-14）$$

$$Kappa = \frac{实际符合率}{最大可能符合率} = \frac{P_0 - P_c}{1 - P_c} \qquad （式 8-15）$$

根据这些公式，计算上例中的 Kappa 值：

$$Kappa = \frac{P_0 - P_c}{1 - P_c} = \frac{0.68 - 0.56}{1 - 0.56} = 0.27$$

Kappa 值充分考虑了机遇因素对结果一致性的影响，Kappa 值范围介于 -1 到 1。Fleiss 提出三级划分：0.75~1.00 符合很好，0.40~0.74 符合一般，0.01~0.39 缺乏符合。

三、诊断试验临床应用价值的评价

前面从诊断试验方法的本身讨论了诊断试验的真实性和可靠性。但诊断试验最终必定要应用于临床，所以对诊断试验临床应用价值评价也必不可少。临床应用价值是诊断试验有关临床收益的内容，包括预测值的估计、新确诊病例和经济学评价等。

（一）预测值

灵敏度是指患者中诊断试验阳性率，特异度是非患者中诊断试验阴性率。但这种方式并不符合大多数临床医生的思维习惯。临床医生在应用诊断试验时，更希望根据试验的结果来判断诊断对象真正患病的可能性的直接证据，而不是考虑灵敏度、特异度的间接证据。这样就出现了预测值的概念。预测值（predictive value，PV）是反映应用诊断试验的检测结果来估计受试者患病或不患病可能性大小的指标。根据诊断试验结果的阳性和阴性，将预测值分为阳性预测值和阴性预测值。

（1）阳性预测值（positive predictive value，PV+）：是诊断试验结果为阳性者中真正患者所占的比例。对于一项诊断试验来说，PV+ 越大，表示诊断试验阳性后受试对象患病的几率越高。

（2）阴性预测值（negative predictive value，PV-）：是诊断试验结果为阴性者中真正无病者的概率，PV- 越大，表示诊断试验阴性后受试对象为无病者的几率越高。其计算公式如下：

$$阳性预测值 = TP/（TP+FP） \times 100\% \qquad （式 8-16）$$

Notes

$$\text{阴性预测值} = TN/(FN+TN) \times 100\% \qquad\qquad (式 8\text{-}17)$$

仍以表 8-4 的结果为例。阳性预测值 =56/234×100%=23.9%,阴性预测值 =722/766×100%=94.3%。通过计算,临床医生可以了解,在这个目标人群中,若 AFP 阳性,诊断肝癌的可能性为 23.9%;若 AFP 阴性,诊断为非肝癌的可能性为 94.3%。

(二)影响预测值的因素

影响预测值的因素与诊断试验预测值有关的因素包括灵敏度、特异度和疾病的患病率。预测值与三者的关系如下:

$$PV+ = \frac{p \times Se}{p \times Se + (1-p) \times (1-Sp)} \qquad\qquad (式 8\text{-}18)$$

$$PV- = \frac{(1-p) \times Sp}{p \times (1-Se) + (1-p) \times Sp} \qquad\qquad (式 8\text{-}19)$$

其中 p 为目标人群的患病率,Se 为灵敏度,Sp 为特异度。

当患病率固定时,诊断试验的灵敏度越高,则阴性预测值越高,当灵敏度达到 100% 时,若诊断试验结果阴性,那么可以肯定受试者无病;试验的特异度越高,则阳性预测值越高,当特异度达到 100% 时,若诊断试验阳性,可以肯定受试者有病。

当诊断试验的灵敏度和特异度确定后,阳性预测值和患病率成正比,阴性预测值和患病率成反比。一般说来,人群中某病的患病率越高,所诊断的病例数就越多,阳性预测值也就越高。然而,当患病率很低时,即使诊断试验的灵敏度和特异度均较高,其阳性预测值也不高。所以将诊断试验用于人群疾病筛查时,这时患病率很低,会出现较多的假阳性,阳性预测值也会很低。

第三节　提高诊断试验效率的方法

(一)选择患病率高的人群应用诊断试验

预测值的大小受诊断试验的灵敏度、特异度及目标人群患病率的影响。当诊断试验确定后,其灵敏度和特异度就已经固定了,此时的预测值主要受患病率影响。如将诊断试验用于患病率很低的人群,则阳性预测值很低,但用于高危人群,则阳性预测值可显著提高。

在实际应用中,可先选用灵敏度高、价格低的方法进行初步诊断。试验阳性人群中其患病比例增高,然后再进一步用昂贵的诊断试验确诊。

(二)采用联合试验

为了提高诊断试验的灵敏度与特异度,除了探索新的试验方法之外,可以将现有的两种以上的试验结合起来,称联合试验或复合试验(multiple tests)。如联合检测血清中甲胎蛋白(AFP)与影像学检查以诊断肝癌以作为肝癌诊断规范。

联合试验有两种方式:①平行试验(parallel tests),亦称并联试验,同时做几个诊断试验,只要有其中一个试验阳性即可认为试验阳性,只有全部试验结果均为阴性才认为试验为阴性。该法可以提高灵敏度、降低特异度。采取并联试验,不易漏诊,阴性预测值提高,有利于排除其他诊断,但其代价是降低特异度,容易造成误诊。②系列试验(serial tests),亦称串联试验,依次做多个诊断试验,只有当所有试验皆阳性才认为试验阳性,只要任何一项诊断结果为阴性就认为试验为阴性。选用系列试验以提高诊断的特异度、减少误诊。在做系列试验时,先后次序上应该考虑各个试验的临床价值、风险和价格等因素。

在做联合试验时,既要交代各单项试验的评价指标,还必须计算联合试验的相关指标。理论上,如果两个诊断试验的结果彼此完全独立,应用概率论原理可以估计联合试验后的灵敏度和特异度。但在临床实践中,能够诊断同一种疾病的多个诊断试验,彼此独立的可能性很小。

例如:AFP 联合超声检查诊断肝癌的结果如下(表 8-5):

表 8-5　高危对象中应用 AFP 联合超声检查诊断肝癌的结果（虚拟数据）

试验结果		金标准		合计
AFP	超声	肝癌	非肝癌	
+	+	52	24	76
+	−	4	154	158
−	+	32	28	60
−	−	12	694	706

AFP 试验：	灵敏度 =56/100 × 100%=56.0%
	特异度 =722/900 × 100%=80.2%
超声检查	灵敏度 =84/100 × 100%=84.0%
	特异度 =848/900 × 100%=94.2%
平行试验	灵敏度 =88/100 × 100%=88.0%
	特异度 =694/900 × 100%=77.1%
系列试验	灵敏度 =52/100 × 100%=52.0%
	特异度 =876/900 × 100%=97.3%

从上面的结果可以看出，不同的联合方式以后灵敏度和特异度的变化规律，根据不同的临床情况，合理地选用联合方式可以提高效率。

第四节　诊断试验评价中常见的偏倚

诊断试验评价中同样会出现偏倚，有病情检查偏倚，疾病谱偏倚，参考试验偏倚，联合偏倚（incorporation bias）等。

（一）病情检查偏倚

病情检查偏倚（work-up bias）指只有对诊断试验出现阳性结果者才进一步用金标准方法加以确诊，除非有充分的理由，试验结果阴性者通常不再做进一步检查就简单地认定无病，从而造成假阴性资料的缺乏。而评价诊断试验准确性的研究需要获得表 8-1 中的四个数据，不然无法获得全面的评价。

这种偏倚在癌症诊断试验中非常普遍，如应用 AFP 检测诊断肝癌，AFP 阴性者常会被认为无癌，但实际上原发性肝癌中 AFP 灵敏度只有 60% 左右，这样会出现很大一部分假阴性的患者，造成灵敏度虚高，特异度虚假。应用储存的人群血样本或组织库能部分解决这个问题，Gann 等通过检测那些确诊为前列腺癌和非前列腺癌患者的储存血样本，结果发现以 PSA4.0ng/ml 为界值，以后 4 年诊断为前列腺癌的灵敏度为 73%，特异度为 91%。研究者可以大概获得四格表中四个数据而不需要对试验阴性者做进一步检查。

（二）疾病谱偏倚

诊断试验研究对象要求能很好地代表目标临床人群，包括该病的各种临床类型，如不同病情严重程度，不同病程阶段，有和无并发症者，还有哪些确实无该病，但易与该病相混淆的其他疾病等。有些诊断试验的研究对象为明确的健康者与诊断明确的患者比较，进行评价，因为没有纳入与该病混淆的其他疾病，亦即没有纳入检验结果呈"灰色带"的患者，从而高估该诊断试验的各项参数。这种试验的研究对象不能代表试验应用的目标人群情况，从而产生疾病谱偏倚（spectrum bias）。

（三）参考试验偏倚

参考试验偏倚（reference test bias）是指诊断试验的金标准不妥造成的偏倚。由于金标准不够准确，会造成错分（misclassification），即将有病者判为无病者，而将无病者判为有病者，从而影响诊断试验评价的准确性。任何一个金标准只是在特定历史条件下医学发展的产物，其真实性是相对的，过去可能是金标准，现在不一定是，因此认真选择金标准是提高诊断试验研究与评价质量的关键。若被评价的诊断试验比金标准更灵敏，则待评价的诊断试验的阳性病例在"金标准"下就成了假阴性。相对于原金标准试验，被评价的诊断试验总是无法超过原金标准。这时需要研究者慎重解读结果，若有生物学证据表明被评价的诊断试验可能会更优越，应考虑采用一个更复杂更准确的金标准，也可巧妙地建立一个新的金标准，比如有人将 CT 肠镜联合传统肠镜综合判断代替原来以传统肠镜单一判断作为金标准来评价 CT 肠镜的诊断价值。

（四）缺乏无病人群试验结果的信息造成的偏倚

如果诊断试验的评价只在病例组中进行，缺乏非患者群试验结果的信息，就会造成这种偏倚。例如评价磁共振成像（MRI）诊断腰背痛患者病因诊断的价值，如只在腰背痛的患者中进行评价，可以发现许多患者有椎间盘膨出，故常用此结论来解释腰背痛的原因，并给予治疗。而事实上，有一篇文章报道在 98 例无症状的志愿者中进行 MRI 检查，结果发现 2/3 无症状者也有椎间盘膨出，其发生率略低于有症状者，两者在统计学上差异无显著性，说明前者结论存在偏倚。

（张博恒）

思考题

1. 如何全面地评价诊断试验？
2. 试述诊断试验真实性评价各种指标的意义及其计算方式。
3. 诊断试验真实性评价常见的偏倚及及其预防。
4. 诊断试验预测值的含义及其影响因素。

Notes

第九章 筛检的评价

导读

　　医学的最终任务是预防与控制疾病流行、降低严重疾病的死亡率及促进人群健康和延长寿命。对人群实施一级预防和二级预防措施是实现上述目的的主要预防策略,减少人群中高危个体和早期发现临床前期病人则是一级和二级预防的重要内容。要实现这一点,需要利用简便、廉价和快速的医学检查方法,对某一特定的目标人群进行逐一的健康检查。筛检便是在这样的背景下发展起来的一种预防策略和措施。

Chapter 9　Evaluation of Screening Programs

Summary

　　The ultimate goal of medicine is to prevent and control diseases, reduce morbidity and mortality, promote health, and prolong life. It can mostly be achieved through primary and secondary prevention. Primary prevention is to prevent disease from occurrence by tackling the risk factors in those without the disease yet, while secondary prevention is to reduce more severe complications, disabilities and death by detecting and treating those already having a preclinical disease. Primary and secondary prevention can achieve their best by applying simple, quick and inexpensive tests to a large number of people in the general population to screen for risk factors or asymptomatic diseases followed by effective interventions. Screening is a preventive intervention program developed from such theories and concepts.

　　医学的最终任务是预防与控制疾病及促进健康与延长寿命,不同的学科实现该任务的策略和手段不尽相同。如临床医学通过对有病个体实施有效治疗,缓解症状,促进康复(三级预防策略)、延长寿命;而预防医学则通过对人群实施病因学预防和疾病早期防治,降低人群疾病发病率、复发率以及死亡率等,实现人群健康(一级和二级预防策略)。其中,筛检(screening)便是在一级和二级预防策略下发展起来的一种具体措施,即借助于有效的医学检查方法或手段对人群进行健康检查,发现高危人群及处于临床前期的病人,采取针对性的预防措施,控制疾病流行,促进人群健康。

　　筛检起源于 19 世纪初的结核病防治,之后应用于慢性病的早期发现、早期诊断和早期治疗("三早"措施),20 世纪中期以后筛检应用范围扩展到对高危人群的筛查,实施病因预防。可见,筛检已成为促进人群健康的一种重要的措施。在医生和公众中有一根深蒂固的信念,即"早期诊断"对于疾病的预后是有益的,许多人认为筛检一定是有效的。然而,疾病预防与控制的医学实践告诉我们,由于人群、疾病以及筛检试验本身等诸多原因,筛检措施并不必然地导致人群健康和疾病预后的改善。因此,在实施一项筛检之前,有必要对其适用性、风险、收益以及筛检后进一步的诊断、治疗效果进行有效的评价,以提供循证决策的证据。

第一节　概　　述

一、筛检的概念

1951年美国慢性病委员会正式提出了筛检（screening）定义："通过快速的检验、检查或其他措施，将可能有病但表面上健康的人，同那些可能无病的人区分开来。筛检试验不是诊断试验，仅是一种初步检查，对筛检试验阳性者或可疑阳性者，必须进行进一步确诊，以便对确诊病人采取必要的措施。"根据定义可知，筛检是在目标人群中开展的、以早期发现某种疾病个体为主要目的的一种快速的流行病学调查，所用的检验、检查或措施是简便的、快速的、经济的、安全的、有效的、群众乐于接受的检测方法，称为筛检试验（screening test），它被用来进行疑似某种疾病的初步检查，筛检试验不是诊断试验，筛检试验阳性或异常者须进一步应用诊断试验确诊，并积极治疗。在目标人群实施有计划、有目的地筛检工作时，文献中也称之为筛检项目（screening program）。

图9-1所示为筛检过程流程图，首先利用筛检试验将受检人群根据筛检试验结果分为两部分。结果阴性者为健康人群，结果阳性者为可疑患病个体，依据筛检方案建议筛检试验结果阳性者做进一步的诊断，如果诊断试验结果也为阳性则判断为病人，需接受相应的治疗。图示也告诉我们，筛检不是一项一劳永逸的工作，而应依据不同疾病的特征，定期地、有计划地开展。

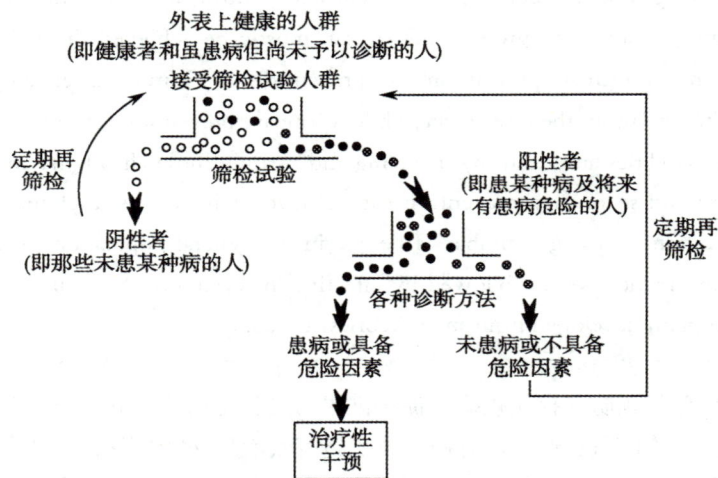

图 9-1　筛检过程流程图（Mausner JS，1985）

图9-2所示为采用巴氏涂片作为筛检试验方法进行宫颈癌筛检的实例。由图9-1和图9-2所示可以看出，筛检是一个复杂的系统工程，需要科学设计、整体实施，并非仅仅是采用一种筛检试验进行一次检测。

二、筛检的目的

近年来，筛检的应用范围进一步扩大，目前主要有下述四个方面的用途。

（一）疾病的早期发现、早期诊断和早期治疗

疾病的早期发现是以可识别的疾病标志为筛检试验指标，查出那些处于疾病潜伏期、临床前期及临床初期的病人，借此以早期发现和诊断所患疾病，通过早期治疗，寄希望达到提高治愈率的目的，这是筛检方法建立以来应用最多的，属疾病二级预防的内容，对疾病的防治作出了很大的贡献，如结核、高血压、糖尿病及某些恶性肿瘤（如宫颈癌）等。

Notes

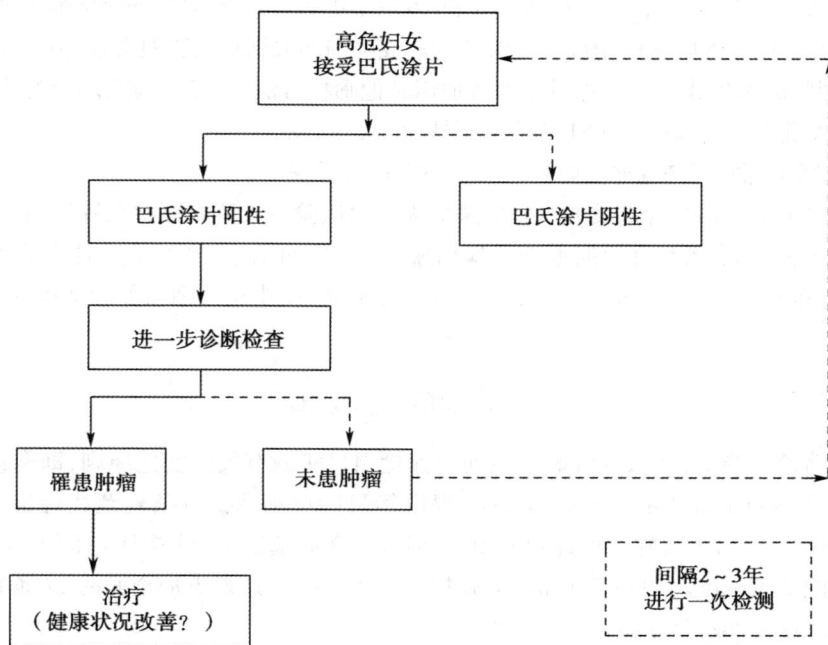

图 9-2 宫颈癌巴氏涂片法高危人群筛检示意图（Wang Wei-zhong and Tang Jin-ling,2010）

（二）检出某种疾病的高危人群

高危人群（high-risk population）指该人群发生某种疾病的可能性显著高于一般人群。传统的筛检主要从疾病的形成阶段入手,以早期发现病人为目的,随着流行病学的发展,疾病防制的需要,强调筛检从健康阶段入手,检出某病的高危人群,实施相应的干预,以预防疾病的发生,降低疾病发病率,促进群体健康。如筛检高血压预防脑卒中,筛检高胆固醇血症预防冠心病,近年来筛检疾病易感基因和有害基因方面也做了许多工作,某种人群精神分裂症易感基因的筛检,成年健康人心血管疾病高危人群的筛检等等,这类的筛检属疾病的病因学预防,即一级预防。

（三）传染性疾病和医学相关事件的预防和控制

在一些特殊人群和职业人群中探查和控制传染源或某些医学相关事件的诱因,以保护人群的大多数免受其伤害和影响,如餐饮业人员的伤寒和痢疾杆菌等感染标志的筛检,静脉吸毒人群艾滋病病毒感染标志的筛检。

（四）流行病学监测

在识别早期阶段疾病的基础上,开展流行病学监测,全面了解疾病的自然史,揭示疾病的"冰山现象"。

三、筛检的类型

依据不同的指标和要素,筛检可以划分为不同的类型。

（一）依筛检的目的不同可将筛检划分为治疗性筛检和预防性筛检

如果筛检是为了早期发现、早期诊断和早期治疗某种疾病的病人,称为治疗性筛检（therapeutic screening）,如宫颈癌的筛检;如果筛检的目的是为了查出某病的高危人群,进行健康教育等措施的干预和采取必要的治疗,以预防某种疾病发生,则称为预防性筛检（preventive screening）,如筛检高血压预防脑卒中。

（二）依筛检人群选择的不同可分为整群筛检、选择性筛检和机会性筛检

筛检的对象可以是整个目标人群,称为整群筛检（mass screening）,如某社区结核病的筛检;亦可以筛检群体中的一个亚群或有某种特征的人群,称为选择性筛检（selective screening,或称

Notes

为目标筛检,targeted screening),如在某社区 55 岁以上的人群中老年性痴呆的筛检;若筛检的对象局限于因其他原因找临床医生或卫生医师诊治或咨询的人则称之为机会性筛检(opportunistic screening),即临床医生或卫生医师对来诊者加用其他筛检方法,以发现与主诉无关的疾病,如性病患者的 HIV 筛检。机会性筛检也称为病例搜索(case-finding)。

（三）依所用筛检方法的多寡可分为单项筛检和多项筛检

筛检可以用某一种筛检性质的检查方法作为筛检试验在人群中筛检某种疾病,称单项筛检(single screening),如用餐后 2 小时血糖筛检糖尿病;也可同时用多种检查方法联合作为筛检试验进行筛检,称为多项筛检(multiple screening),如用胸透、痰中结核菌培养和结核菌素试验筛检结核病。

四、筛检的实施原则

在一项筛检实施前,要认真考虑一系列与筛检项目实施有关的实施原则,即衡量标准。美国健康保险组织(Group Health Cooperative)提出衡量筛检项目的 6 条规范化标准。Wilson 和 Junger 在 1968 年提出了实施筛检计划的 10 条标准。在此基础上,世界卫生组织提出了筛检计划成功与否的 7 条标准。1999 年 Crossroads 提出了评价筛检计划更加全面的 13 条原则。概括起来主要体现在如下六个方面:

1. 所筛检疾病或状态应是该地区当前重大的公共卫生问题。
2. 对所筛检疾病或状态的自然史有比较清楚的了解。
3. 有可识别的早期临床症状、体征,有足够长的可识别临床前期(detectable preclinical phase,DPCP)和可识别的临床前期标志(detectable preclinical marker)。
4. 有可检测出早期临床症状、体征及生物标志物等疾病标志的筛检手段,且该手段应易于被群众接受。
5. 对筛检试验结果阳性者,有相应的进一步的诊断和治疗方法,或者有可行的预防措施。
6. 开展筛检的资源投入有较好的社会经济效益,筛检项目的成本效益合理。

总之,较为理想的筛检是每一项标准均能达到,满足的标准越多说明筛检项目越成熟。然而实际情况总会有一项或多项标准不能满足,尽管如此,对于某些疾病的筛检仍值得实施。最基本的条件是:适当的筛检方法、确诊方法和有效的治疗手段,三者缺一不可,否则将导致医疗卫生资源浪费,给筛检试验阳性者带来不良的生理和心理上的伤害。

筛检工作虽已普遍推行,也就是说已被广泛地作为预防手段应用于各种疾病的预防控制方案之中,但对不同疾病防治作用的评价很不一致。近年来的研究报告,对许多疾病的筛检效果似以持否定态度者居多。对目前常用的筛检结果的评价表明,高血压、先天性髋关节脱臼、缺铁、丙酮尿经筛检后早期治疗有效;癌症筛检是希望患者在出现临床症状前,或者在肿瘤发生浸润前,能借助于各种检查手段将其查出,从而有可能得到及时的治疗而彻底治愈,借此改变肿瘤的预后而达到降低发病率和死亡率的目的。对于肿瘤的筛检一致公认有效的是对 20~70 岁的妇女,每隔 3 年进行一次宫颈检查和刮片检查,可降低宫颈癌的死亡率。乳腺癌筛检效果仍无定论。胃癌、大肠癌、肝癌等筛查效果也未定论。认为筛查毫无效果的肿瘤包括肺癌和食管癌等。

对那些不具备筛检条件的疾病进行筛检,往往造成一系列不良结果,主要表现在下述几方面:

1. 造成卫生资源浪费:比如患病率很低的病。
2. 对病人或高危人群常带来很大的精神压力:比如尚无有效治疗方法的疾病。
3. 对社会造成一定的压力。

五、筛检试验的选择原则

筛检试验(即筛检检测方法)是筛检项目实施的必要条件。一项作为筛检试验的检测方法首先必须安全、可靠,有较高的灵敏度和特异度,能有效地区别病人和非病人,才能用于筛检。其次,还需考虑价廉和易于被群众所接受。一种价格昂贵,对被检查者有创伤或造成被检查者痛苦的检测方法一般不能用于筛检,用于诊断也要慎重。另外,筛检用检测方法还要求快速、简单和容易进行。

一般认为一项好的筛检试验应具备以下 5 个特征:

1. **简便**　指易学习、易操作,即便是非专业人员经过适当的培训也会操作。
2. **价廉**　费用效益是评价筛检的一个重要标准,筛检试验的费用越低,则筛检的成本效益越好。
3. **快速**　指能快速得到检测结果。
4. **安全**　指不会给受试者带来任何身体和心理的伤害。
5. **易接受**　指易于被目标人群接受。

此处,要说明的是筛检试验和诊断试验(见第八章)并无本质的区别,当一项诊断试验方法满足筛检试验基本特征并应用于筛检工作中即是筛检试验。筛检试验的评价方法与前文所述的诊断试验的评价方法是相同的。如要以示相对区别,请参见表 9-1。

表 9-1　筛检试验与诊断试验的区别

	筛检试验	诊断试验
对象	健康人或无症状的病人	病人或筛检阳性者
目的	发现可疑病人,把病人及可疑病人与无病者区分开来	进一步把病人与可疑有病但实际无病的人区分开来
要求	快速、简便、安全,高灵敏度	复杂、特异度高,相对于筛检试验的结果,诊断试验的结果具有更高的准确性
费用	经济、廉价	一般花费较高,多应用实验室、医疗器械等手段
处理	需进一步用诊断试验确诊	试验阳性者要严密观察和及时治疗

六、实施筛检的伦理学问题

不论是在医疗实践还是医学研究中,受试者都可能面临一定程度的风险。筛检也不例外,对受试者的影响同样具有不确定性,因此在实施时,必须遵守尊重个人意愿、有益无害、公正等一般伦理学原则。

1. **知情同意原则**　筛检的宗旨是给受试者带来好处,但作为项目的受试者,有权利对将要参与的项目所涉及的问题"知情"。研究人员也有义务向受试者提供足够的信息,包括参与这项项目计划的利益与风险,并使他们理解提供的信息,据此作出理性的选择,决定是否同意参加。

2. **有益无害原则**　由于筛检的对象是健康人群,因此筛检试验必须安全、可靠,无创伤性,易于被参与项目的受试者接受,不会给被检者带来身体和心理上的伤害。对筛检试验阳性者,有进一步的诊断、治疗方法,不会给他们带来不必要的心理负担和健康上的负面影响,结果有益于提高社区人群整体健康水平。再者,筛检获得的是受试者个人的健康资料,因此个人的隐私权应受到尊重。除非得到本人允许,否则不得向外泄露。

3. **公正原则**　公正原则要求公平、合理地对待每一个社会成员。如果筛检的价值和安全性已确定,并将用于医疗实践,给群众带来益处时,无论受试者的年龄、性别、职务、经济地位及与医务人员的关系如何,均应受到平等的对待。

4. **遗传易感性(基因)检测的伦理问题**　随着人类基因组计划的完成,特别是近年来新技术和新发现的涌现,基因检测更实用、成本更低廉,遗传易感性的检测成为现实可能,其应用领域也越来越广泛,然而,基因检测技术及其应用已经引起一系列伦理、法律及社会问题,应进行冷静而深入的思考。基因检测应遵循的伦理原则有:

(1)知情同意原则:开展基因检测要得到受试者本人的同意,且是在知情基础上的同意,应告知当事人试验的性质、检测目的、步骤、对个人和家庭的风险、检测结果和遗传咨询的不确定性、个人撤回权利等,让其认识到方案有何益处,可能发生的损害以及伤害事故发生之后的解决途径。《世界人类基因组与人权宣言》规定,每个人均有权决定是否要知道一项遗传学检测的结果及其影响,并且这种权利应受到尊重。基因检测完成以后,检测机构应如实告知检测结果。

(2)基因隐私保护原则:基因检测可以获取一个人的基因信息,基因提供者对其享有的权益应视为一种隐私权来予以保护。因为基因信息具有独特性、概率性、家族性和不可控制性等特点。只要是与公共利益无关的基因信息,都有权隐瞒,并防止其受到歧视(如就业、入学、婚姻和保险中的歧视)或其他不公平待遇。通过立法对就业、医疗、保险等容易发生基因歧视的领域尤其要特别规定一些保护基因隐私的措施,因为这些部门往往有可能掌握个人的基因资料,稍有疏忽,就有泄露和侵犯基因隐私权的可能。

(3)尊重个人遗传特征原则:坚持尊重遗传特征原则,倡导基因尊重观念,这是基因科学研究以及成果运用所独有的伦理准则。基因科学研究直接破解人类遗传奥秘,而个体的基因是存在差别的,这种基因差别可能导致所谓"优质基因"和"劣质基因"的人群分类,从而带来新的歧视——基因歧视。《世界人类基因组与人权宣言》在第一章中宣布:人类基因组意味着人类家庭所有成员在根本上是统一的,也意味着对其固有的尊严和多样性的承认,象征性地说,它是人类的遗产。将宣言中的这些原则变为有效保护个人不受歧视威胁的实际行动,是国际社会、各个民族、国家以及正在从事基因测试的专业和商业团体必须肩负的道义责任。

(4)有益于社会原则:"有益于社会,有益于他人",这是整个科学研究和成果应用应当遵循的伦理规则,也是基因科学研究以及成果运用应当遵循的伦理规则。人类基因组研究以及基因知识的应用不应该给病人、当事人、受试者以及利益相关者造成伤害,在利害均存在的情况下,应进行权衡,让受试者充分了解并自己选择。

(5)基因检测准入原则:什么机构有资格进行基因检测,从业人员应当具备哪些资质,由哪个管理部门进行监督,管理部门如何对相关检测机构进行监测、监督,基因检测的运用范围等均有待于明确。有关基因检测应用的标准亟须规范。

(6)WHO建议的遗传筛查和遗传检验的伦理准则:①遗传筛查和遗传检验应为自愿而非强制性,以下第⑧点提出的情况为例外(自主);②在遗传筛查和遗传检验之前应对筛查或检验的目的及可能的结果,以及有几种合适的选择提供适当的信息(自主、无害);③为流行病学目的作匿名筛查,可在通知要加以筛查的人群后进行(自主);④未经个人同意,不应将结果透露给雇主、保险商、学校或其他人,以避免可能发生的歧视(自主、无害);⑤在极少的情况下,透露信息可能符合个人或公共安全的最佳利益,这时医疗卫生服务提供者可与该人一起工作,使其作出决定(行善、无害、公正);⑥得出检验结果后应随即提供遗传咨询,尤其是在检验结果不利的时候(自主、行善);⑦如存在或可以得到有效的治疗或预防措施,应尽早予以提供(行善、无害);⑧如早期诊断和治疗有益于新生儿,则新生儿筛查应为强制性且不予收费(行善、公正)。

(7)WHO建议的症状前检验和易感性检验的伦理准则:①对有心脏病、癌肿或可能有遗传因素的其他常见病家族史的人们,应鼓励进行遗传易感性检验,检验提供的信息可有效地用于预防或治疗(行善);②所有易感性检验应为自愿,在检验之前应提供适当信息,并得到本人的知情同意(自主);③在正确咨询和知情同意之后,对处于风险的成年人应予提供所需的症状前检验,即使缺乏治疗措施(自主);④对儿童和未成年人的检验,只应在对儿童和未成年人可能有医学上好处时才予进行(自主、行善、无害);⑤不应让雇主、保险商、学校、政府部门或是其他单位第三者接触检验结果(无害)。

　　总体上,基因检测作为一项新兴的科学技术是造福人类的。当然目前相关的法律法规不够完善、人们的认识不够充分、监督管理不够规范等产生了一些社会伦理问题。但是只要遵循一定的伦理原则就能使基因检测充分发挥作用。对于我国而言,如何加强管理监督,制定基因检测准入规则是一项紧迫的工作。

第二节　筛检评价的研究设计

对筛检项目进行评价时,基本上可采用随机研究和非随机研究两类方法。

一、随 机 研 究

随机研究(randomized study),即随机对照试验(randomized control trials,RCTs),这是对筛检实施的效果、成本进行客观评价的最可靠的研究设计方法。经过预试验确定目标疾病或状态、筛检试验方法、筛检方案及目标人群后,将人群随机分成筛检组和对照组,筛检组按统一方案实施筛检,筛检组和对照组按相同的时间频度进行随访,记录新发的目标疾病或状态或预后。筛检的 RCTs 是前瞻性研究,其终点评价指标是所研究的疾病在目标人群中发病率和死亡率的改变,往往需要长期的随访。与临床试验不同,筛检项目评价性研究很少能做到双盲,且难以做到个体随机分组,可行的方法是采用整群随机化对照试验研究(cluster randomized controlled trial)。但如果可能的话,在结果分析时应做到盲法。随机研究不足之处在于存在伦理问题,组织一项大型、有效的社区或人群干预试验研究受经济条件的制约。现以图 9-3 来说明随机研究设计的筛检评价。

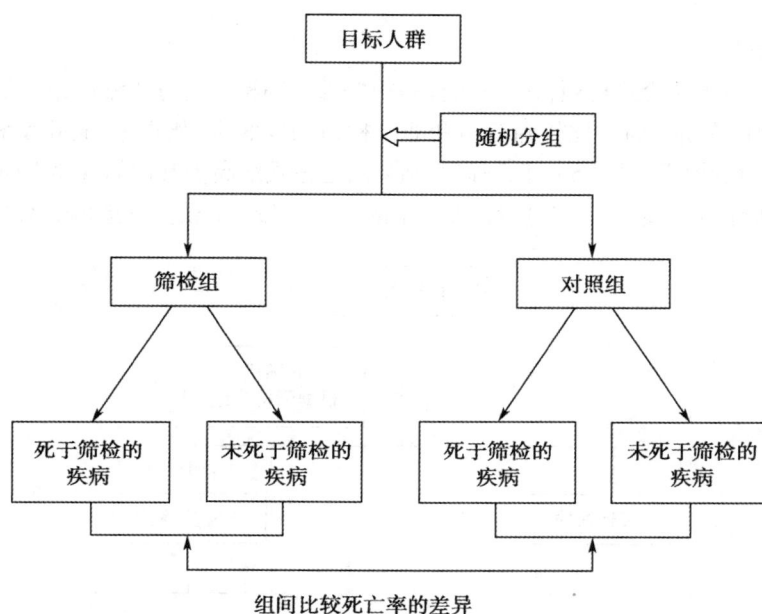

图 9-3　随机研究评价筛检项目的设计

二、非随机研究

非随机研究(nonrandomized study),即观察性研究,在不可能随机化确定筛检人群和对照人群,无法实施 RCTs 的情况下,可应用观察性研究设计方案进行筛检项目的评价。

（一）自身前后对照研究

评价筛检项目非随机研究方案之一是在一确定的人群对实施筛检项目前后的发病率、死亡率和生存率进行对比研究,以判断筛检的效果。为避免时间趋势带来的偏倚,筛检地区至少有10年以上疾病发病率和死亡率的可靠资料,可以此作趋势的预测。同时为了保证研究的效能,随访的时间应足够长,人群样本也应比 RCTs 更大。

（二）病例 - 对照研究

作为筛检有效性的评价方法,近年来病例 - 对照研究设计已引起越来越多的关注。采用本研究设计方案（图 9-4）,是以筛检项目所筛检的目标疾病患者为"病例",以未发生所拟定的筛检目标疾病的人群为对照,"筛检"作为暴露因素,通过回顾两组人群的"筛检暴露史"并比较组间暴露率的差异来评价筛检项目的有效性,若筛检项目有效,则对照组的有筛检史的比例应高于病例组,由此资料计算的 OR 值应小于 1。

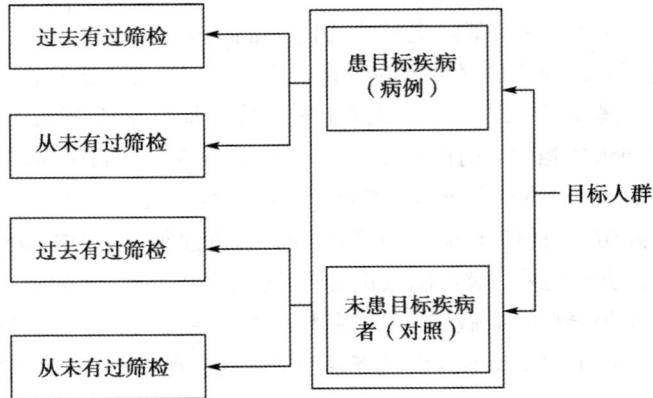

图 9-4 病例对照研究评价筛检项目的设计图示

（三）队列研究

队列研究应用于评价筛检项目的有效性是根据参与筛检与否分为暴露组（筛检组）和非暴露组（未参与筛检人群）,通过比较筛检组和非筛检组的发病率、死亡率、病死率和生存率的改变,用以评价筛检的效果（图 9-5）。队列研究结果的证据强度高于其他的观察性研究设计方案,但相对于随机研究,其结果会受到更多其他因素的影响,因此,应慎重考虑偏倚对结果的影响。

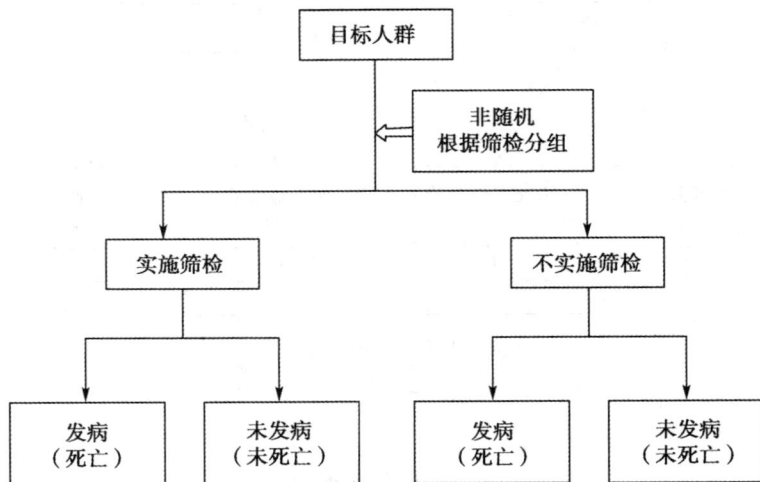

图 9-5 队列研究评价筛检项目的设计图示

（四）其他非随机研究设计

筛检地区与未筛检地区的横向比较   通过比较筛检地区与未筛检地区的发病率、死亡率和生存率以评价筛检效果。其存在的不足是地区间疾病的诊治水平差异,使结果的解释存在一定困难。

不同诊断时间的系列病例分析　通过比较不同诊断时间的病例的病死率和生存率以评价筛检效果。其存在的不足是筛检病例中自我选择的志愿者可能较多,这些人的社会经济地位较高,医疗条件较好,易实现在疾病的早期阶段就诊,由此导致领先时间偏倚,并且这些人的病情往往不太严重。

第三节　筛检的有效性评价

筛检项目效果与成败的评价标准应根据筛检的目的来制定,主要包括:提高目标人群的筛检认知度和参与度;提倡首次筛检人群的参与;改善试验(或实验室)性能;降低不必要医疗程序的利用;降低疾病发病率和死亡率等。

一、筛检项目评价的终点指标与筛检早、中期替代终点指标

1. 筛检项目评价的终点指标　筛检项目评价的终点评价指标主要有病死率、死亡率、生存率、相对危险度(RR)等。

(1)病死率:可比较所筛检疾病的患者的病死率是否低于未经筛检的患者。使用该指标时,应考虑时间性,否则比较的意义不大。

(2)死亡率:可比较筛检人群与未筛检人群之间的被筛检疾病的死亡率的差异。但死亡率不是一项很好的评价指标,受观察时间长短的影响,观察时间越长,筛检出的患者存活者越少,其年死亡率之差就会减少。此外,由于不能控制筛检阴性者中新病例的发生和死亡,这部分死亡病例与筛检作用无关,用总死亡率作分析时,会减小所观察到的筛检的效果。

(3)生存率:是评价筛检效果的一项比较好的指标。常用1、3、5年生存率来评价癌症的筛检计划。

(4)相对危险度(relative risk,RR):是队列研究或随机对照试验研究中较常用的指标,该指标应用于筛检项目评价时,它是筛检组的发病率或死亡率与对照组发病率或死亡率之比。若RR<1,表明筛检是有益的。

(5)需筛检人数(number needed to be screened,NNBS):实际工作中在解释上述指标的意义时,非专业人士和公众往往难以正确理解。近年来出现的新评价指标——需筛检人数,评价筛检项目的效果具有简单明了的特点。

基本原理:为评价某项筛检试验的效果而开展随机对照试验时,通常将研究对象随机分为筛检组(干预组)和对照组,以目标疾病的死亡率作为结局的测量指标,随访一定期限后,将对照组的某病死亡率(m_c)和干预组的某病死亡率(m_i)之差定为绝对危险度下降值(ARR),然后将ARR取倒数值,得到需邀请参加筛检人数,(number needed to invite,NNI)

$$NNI=1/ARR \qquad (式9-1)$$

式9-1表示欲使目标人群在一定的时期内预防一例因某病导致的死亡,需邀请多少人参加该筛检项目。由于在实际执行筛检规划时,在多数情况下,干预组人群的筛检率(P)不会达到100%,存在着研究对象的不依从性现象,且可能会由于干预组中接受筛检人群和不依从的未受筛检人群在某些特征上的差异而产生选择性偏倚。所以,应在NNI的基础上进一步计算NNBS。

$$NNBS=NNI \times P_a \qquad (式9-2)$$

式9-2表示欲使目标人群在一定时期内预防一例因某病导致的死亡而需要实际筛检的人数,NNBS越小,说明筛检的效果越好。式中的P_a表示校正筛检率。

校正筛检率P_a的计算:

设$E(m_u)$为干预组人群如果不接受筛检干预时的某病期望死亡率,m_h表示干预组中的受

检人数。如果未参加筛检而造成的某病死亡率是一个虚拟假设值,m_n 表示干预组中未筛检人群的某病死亡率,则:

$$E(m_u)=pm_h+(1-p)m_n \qquad\text{(式 9-3)}$$

由于随机对照试验中,研究对象的分组是随机的,在假定都不干预的情况下,两组的期望死亡率应该是相同的,即($\hat{m}_n=m_c$)。代入式 9-3 得:

$$P\hat{m}_h=m_c-(1-p)m_n$$

最后得到计算校正筛检率的公式为:

$$P_a=(P\hat{m}_h)/(m_c)=[m_c-(1-p)m_n]/m_c \qquad\text{(式 9-4)}$$

如果欲将文献中某项筛检试验的报告结果应用于另一目标人群,计算该人群的预期 NNI 和 NNBS。可以先利用文献的结果计算筛检试验的校正 RR_s 值,$RR_s=[RR_i-(1-p)RR_n]/[1-(1-p)RR_n]$,其中 RR_i 为干预组与对照组的某病死亡率之比,RR_n 为干预组中未筛检者与对照组的某病死亡率之比,然后再将目标人群在相应时期内的某病累积死亡率 m'_c 代入公式 $NNBS'=1/((1-RR_s)m'_c)$,就可以得到目标人群的预期需筛检人数。进一步结合小范围的预调查了解目标人群对筛检试验的欢迎程度,估计人群的预期筛检率(P'),代入公式 $NNI'=NNBS'/P'$,就可以估计目标人群的需邀请参加筛检人数。

NNBS 存在的局限性。首先某一具体研究的 NNBS 取值不能直接外推到另一人群。它是一个绝对效应值,它的取值会随着目标人群中某病基线死亡危险度的变化而改变,因此将其外推到另一个不同的目标人群总体时,就需要对其中的有关参数值进行调整。另一方面,NNBS 的取值与研究对象的随访期限也密切相关,所以在报告 NNBS 时应同时说明随访的时间。此外,NNBS 的取值不太稳定,更容易受随机误差的影响。总之,在筛检项目总效果的评价中,除了使用传统的指标以外,结合使用 NNI 和 NNBS 可以为筛检项目评价和干预决策的选择提供更多的信息。

2. 筛检早中期替代终点指标   筛检的终点评价指标一般需长期随访才能得出,在筛检的早期、中期,我们可用其他替代的研究终点(endpoints)指标作评价,包括人群的筛查率、检出病例数、检出早期病例的比例、检出病例的生存期及健康相关生活质量,以及检出病例的年龄是否提前等。在采用替代指标作评价时,尤应注意偏倚的影响。

二、收　益

收益(yield)系指经筛检后能使多少原来未发现的病人得到诊断和治疗。筛检的收益与以下几个因素有关:

1. 筛检试验的灵敏度   一项筛检试验必须能筛出相当数量的病例。如灵敏度低,试验只能筛检出少量病人,不管其他因素怎样,收益依然是低的。

2. 人群中某病的患病率   患病率越高,筛检出的病例数就越多。所以筛检宜针对高患病率人群,即选择性筛检。

3. 筛检的次数   首次在人群中作筛检时,筛出的病例数较多。如经一段时间后,再作筛检,筛出的人少。但目前确定筛检某种疾病的最佳次数是比较困难的。随着对疾病的自然史、治疗的疗效、危险因子单因素和多因素联合作用的理解逐步深入以及知识的积累,就可以提出关于某种疾病筛检次数的建议并不断地加以改进。

4. 多项筛检   多项筛检即在一次筛检中应用多种试验或方法筛查几种疾病,优点为花费少、效率高。如在某些筛检工作中,不但是筛检不同部位的癌变而且还筛检高血压和青光眼。由于要检验多种疾病,发现任何阳性结果的概率将会增加。当然,每一项筛检方法将产生一些假阳性。另外随着开展筛检项目的增加,整个随访的费用也将增多。

5. 参加筛检及随访   除非人们既参加筛检,又于发现任何问题后能按筛检的要求采取行

Notes

动,否则筛检就不能增进人们的健康。某些心理和社会因素与筛检工作的成败密切相关,如:人们察觉到疾病的威胁,即知道这种疾病;人们认识到该病可能对健康构成严重危险;感觉到不够安全;坚持只要参加筛检就会出现有意义的结果。若上述因素不存在,人们就不愿意参加筛检工作。显而易见,目标人群中有些人未参加筛检,会使结果产生误差,从而影响筛检工作的收益和质量。

三、筛检效果的卫生经济学评价

从公共卫生的角度讲,筛检效果还应进行卫生经济学评价。原则上,一项好的筛检计划,要求发现和确诊的病人要多,而投入的卫生资源要少。卫生经济学评价可从以下三个方面进行。

1. **成本效果分析**(cost-effectiveness analysis,CEA) 指分析实施筛检计划投入的费用与获得的健康产出,这些健康产出表现为健康的结果,用非货币单位表示。通常可估计每个病例的平均筛检成本(直接与间接成本),及在健康改善方面所取得的效果(临床指标的改善和生存期的延长等),并以此计算成本效果的比率(每延长一年生存期所消耗的成本)。成本效果分析的基本思想是以最低的成本去实现筛检项目确定的计划目标,使达到计划方案既定目标的成本较低;或者使消耗的一定卫生资源在使用中获得最大筛检效果,即从成本和效果两方面对筛检的经济效果进行评价。

2. **成本效用分析**(cost-utility analysis,CUA) 是把生命数量和质量的结果加以综合研究,分析实施筛检计划投入的费用与经质量调整的健康产出,它是成本效果分析的一种发展。这里的"效用"指在卫生领域中,人们对不同健康水平和生活质量的满意程度,一般采用质量调整生命年(quality adjusted life years,QALYs)和伤残调整生命年(disability adjusted life years,DALYs)等生命质量指标来表示。

3. **成本效益分析**(cost-benefit analysis,CBA) 指分析实施筛检计划投入的费用与获得的经济效益的比值。成本效益分析是将投入与产出均以货币单位来衡量,是卫生经济学评价的最高境界。可用直接和间接投入的成本与直接和间接获得的效益进行比较。

四、筛检项目评价性研究的偏倚问题

在实际工作中由于可行性难以保证,人们常常无法开展随机对照试验研究对筛检进行评价,因此,多采用非随机筛检评价研究即观察性研究,如前所述,主要包括在非随机分配的人群中比较由筛检检出的和根据临床症状诊断出的病例病死率;比较筛检人群和非筛检人群某病的发病率和死亡率;观察筛检工作的深度和广度与发病率或死亡率之间的关系以及在一个人群中检查开展筛检前后某病的发病率和死亡率;另外还包括采用队列研究和病例对照研究方案的评价研究。非随机对照筛检项目评价研究更可能受到偏倚的影响。与筛检项目评价有关的偏倚主要有以下几种。

1. **选择性偏倚**

(1)自我选择偏倚(self-selection bias):也有称之为志愿者偏倚(volunteer bias)。筛检参加者与不参加者之间,某些特征可能存在不同,使得通过筛检发现的病例的预后较临床期确诊的病例的预后好。如参加筛检者可能因文化水平、卫生保健知识水平较高,平时比较注重健康问题,对吸烟、饮酒等不良生活习惯较为注意,对身体出现的异常症状也较为警惕,有较好的医疗依从性,这些都会对今后的存活率产生影响,从而引起偏倚。

应用随机化试验研究可有效控制病人自我选择偏倚。

(2)病程长短偏倚(length bias)或称预后偏倚(prognostic selection):一些恶性程度低的肿瘤病人常有较长的临床前期,而恶性程度高的同类肿瘤病人的临床前期较短。因此,前者被筛检到的机会较后者大,而前者的生存期又比后者长,从而产生筛检者要比未筛检者生存时间长的假象(图9-6)。

O————————P————————S————————D

图示符号说明：   疾病开始   筛检查出   症状开始   死亡

恶性程度低：   O   P   S   D

恶性程度高：   O P S D

筛检

O   P   S   D

O P S D

O P S D

O   P   S   D

O P S D

O   P   S   D

时间

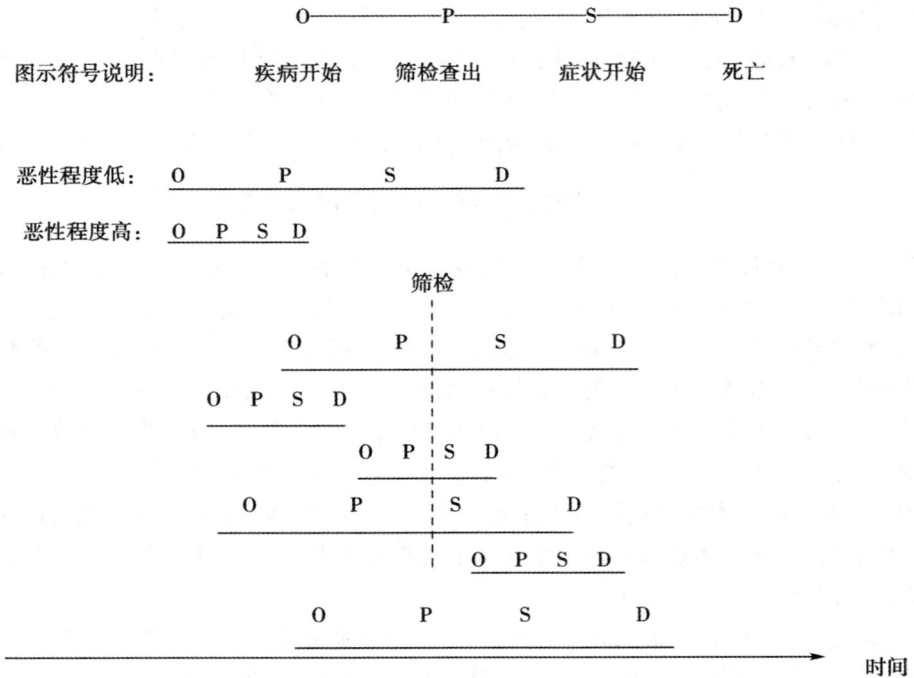

图 9-6   病程长短偏倚示意图

在设计时利用随机化试验的方法；资料分析阶段应用生存率分析，可控制病程长短偏倚。

2. 领先时间偏倚（lead time bias）：领先时间（lead time）是指通过筛检试验，在慢性病自然史的早期阶段，如症状出现前，提前作出诊断，从而赢得提前治疗疾病的时间，即领先时间就是从筛检发现到临床诊断发现所能赢得的时间。在实际工作中我们观察到虽然筛检能早期发现病人，以便及时作出诊断，但却不能推迟该患者的死亡时间，实际观察到的是增长了从诊断到死亡的间隔。这样，比较各非随机人群组存活率时，可以看出自诊断那一时刻算起，经筛检而检出的病例组其存活时间要比根据症状确诊的对照组长。领先时间偏倚是指筛检诊断时间和临床诊断时间之差被解释为因筛检而延长的生存时间。这种表面上延长的生存时间，实际是筛检导致诊断时间提前所致的偏倚（图 9-7）。

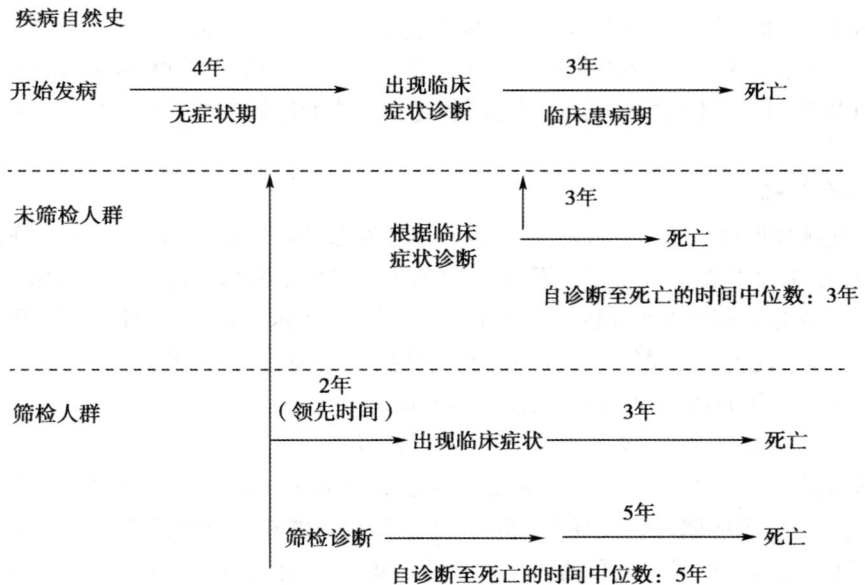

疾病自然史

开始发病   4年   无症状期   出现临床症状诊断   3年   临床患病期   死亡

未筛检人群   根据临床症状诊断   3年   死亡

自诊断至死亡的时间中位数：3年

筛检人群   2年（领先时间）   出现临床症状   3年   死亡

筛检诊断   5年   死亡

自诊断至死亡的时间中位数：5年

图 9-7   领先时间偏倚示意图（Thomas JG 2001）

控制领先时间偏倚的方法有 2 种,一种用年龄别死亡率代替生存率进行筛检组与未筛检组之间的对比分析;另一种如果可以估算出领先时间,则可去除领先时间后进行比较。

3. 过度诊断偏倚(overdiagnosis bias):过度诊断(overdiagnosis)指的是经由筛检检测出的疾病可能并不具临床重要性,不至于对病人的生存期产生影响。在这些患者中,有些并不需要治疗,对其为了早期诊断而进行的筛检将导致过度诊断偏倚。过度诊断必将会浪费不必要的医疗资源,而因过度诊断引发的检测和治疗则会对患者造成损害,因此我们有必要重视筛检中可能存在的过度诊断偏倚。

(孙业桓)

思考题

1. 选择一种目前在我国适合开展筛检工作的疾病,以该疾病为例分析开展筛检工作的基本条件有哪些?

2. 一项临床上广泛使用的诊断试验能否代替筛检试验用于筛检?从哪几个方面加以考虑?

3. 一项筛检试验是否适合筛检工作,需从哪几个方面进行评价?

4. 筛检试验和诊断试验主要的区别在哪里?

第十章　疾病预后研究

导读

本章重点学习疾病预后、预后因素、疾病自然史、疾病病程的概念以及影响疾病预后因素的种类;疾病预后研究常用的设计方法和预后分析中常用的一些指标以及注意问题;用寿命表法及 Kaplan-Meier 曲线法进行疾病预后的生存分析,用 Log-Rank 检验进行生存率的比较;学习用多元回归、Logistic 回归和 Cox 模型分析影响疾病预后的因素;学习疾病预后研究中常见的偏倚及其控制方法;通过对上述内容的学习,达到掌握疾病预后研究设计、分析及进行正确评价的目的。

Chapter 10　Study of Prognoses of Disease

Summary

This chapter provides the concepts in prognostic studies, including prognosis, prognostic factors, natural history and course of disease; classification of prognostic factors; commonly used designs for prognosis studies; indexes widely used in prognostic analysis. Life table method and Kaplan-Meier method are used to illustrate survival analysis. Log-Rank test can be used to compare the survival among groups. General linear multiple regression, logistic regression, and Cox regression are commonly used to identify prognostic factors and develop multivariate prediction models. Discussions will also be extended to the common biases and control measures in prognostic studies. Through learning about these concepts, theories and methods, readers are expected to master knowledge and skills to design, statistically analyze, and evaluate prognostic studies.

在临床实践中,病人或家属和医生都会关心疾病的发展进程及其结局。前者常常关心的是该病有无危险性,治疗过程中是否痛苦,能否治愈,有无并发症,复发的可能性有多大,治疗后是否存有后遗症以及能否影响今后的工作和生活,治疗后的可能存活时间等。而医生主要是考虑采用什么样的治疗方法才能使患者产生一种良好的预后结局。

临床医生几乎每天都会遇到患者及家属提出的各种关于预后的问题。要回答这些问题,医生首先就需要根据已有的证据对所诊治疾病的预后有一个比较明确的估计,然后根据证据结果并同时结合患者的实际病情,采取一种适合该患者的治疗选择,以达到最理想的预后效果。如:一个肺癌患者被诊断后,要考虑是早期还是晚期,是哪一种病理类型,有无转移及转移的程度,是否过了手术的最佳时期,是化疗、放疗还是心理治疗,结合该病群体的预后概率结果,选择能使该病患者达到最佳预后的方案。此外,临床医生还需要考虑为什么诊断为同一种疾病的患者会有不同的结局? 在整个疾病的预后过程当中除了干预因素之外,其他因素扮演什么角色? 是危险因素还是保护因素? 要提高某种疾病的治疗水平除了干预手段外还应该从何处入手? 这些问题提示我们不仅要考虑疾病发生不同结局的概率,还应同时考虑影响疾病结局的因素。

综上所述,有关预后的问题可以概括为以下几个方面:将会有什么样的结局发生;发生此种结局的可能性有多大;这样的结局会在什么时候发生;影响结局发生的因素有哪些。要回答上述问题,仅靠临床医生的经验是不够的,还要以较大量病人群体为观察对象,研究不同疾病的预后及影响因素。

第一节　概　　述

一、疾病预后的概念

(一)疾病预后的概念

预后(prognosis)是指在疾病发生之后,对该病未来的发展过程和不同结局(治愈、复发、恶化、并发症发生、伤残、死亡等)作出的事先估计。这种估计多是以较大的研究样本为观察单位,通常以概率形式表示,如:生存率、治愈率、复发率等。临床上,有的疾病预后很清楚,有的则不明确。疾病预后研究的主要内容包括疾病各种结局发生概率的估计及影响预后的各种因素分析。

(二)疾病预后研究的意义

疾病预后研究的意义主要有以下几个方面:

1. 了解或者明确各种疾病的发生、发展的规律性以及判断各种不同结局发生的可能性。由于有的疾病是自愈性疾病,有的经过治疗可以控制疾病的发展,有的疾病目前尚无有效的治疗方法,只有对疾病发展趋势和结局有了清楚的了解才能帮助临床医生作出正确的治疗决策。

2. 研究影响疾病预后的各种因素。因为影响疾病结局不仅与干预因素有关,还受多种因素的影响,有些是有利因素,有些是不利因素。只有了解疾病预后的影响因素,才有助于改变疾病的结局,提高临床水平。

3. 用于正确评价治疗措施的效果。临床上,对同一疾病的治疗措施并非一种,可能是两种甚至是多种。究竟哪一种具有更好的治疗效果,通过预后研究就可以回答这一问题。另外,疾病的治疗方法在不断发展和变化,一种新的手术方法,一种新的药物是否带来了更好的治疗效果也可以通过疾病预后研究加以评价。例如,可以对某个医院两个时期的食管癌术后生存率进行比较,以反映该医院近期对食管癌治疗水平是否有所提高,但需要结合疾病预后的评价原则进行合理评价。

二、疾病的预后因素

(一)预后因素的定义

预后因素(prognostic factor)是指影响疾病结局的一切因素,是强调患者若具有某些因素,其病程发展中可能会伴有某种结局的发生。疾病的预后是不同的,有的病人可以痊愈或生存期较长,预后较好,有的病人预后较差,可以发生致残或死亡。这主要是因为在疾病的发生发展过程中不同病人受各种因素的影响各异。预后因素多种多样,可以影响到疾病的全过程。因此,一个临床医生必须对疾病的全过程作细致的观察,详细的记录,以便发现影响结局的各种因素。

(二)预后因素常见种类

影响疾病预后的因素复杂多样,主要包括以下几个方面:

1. **疾病本身特征**　主要包括疾病的病情、病期、病程、临床类型、并发症等诸多方面。无论是传染病还是非传染病,疾病本身的特征对预后的影响都很大。如:恶性肿瘤的生长部位、组织类型、有无淋巴结转移及转移程度;急性心肌梗死病人的梗死部位、梗死范围、有无休克及心律不齐等;同样是艾滋病病毒感染的患者,病毒载量大、CD4水平低,伴有并发症的患者预后就很差。在临床上,医生很注重疾病本身特征对预后的影响,尽管这一点很重要,但还应该知道影响疾病预后的因素除了疾病本身特征外,还存在着另外的重要因素。

2. **患者的机体状况**　主要包括营养状况、体质强弱、体重、精神心理状况、内分泌及免疫系统状况等。体质状况对预后的影响很明显,如癌症患者,不管接受放疗还是化疗,身体素质差、营养状况不良者很难耐受达到治疗效果的剂量,从而无法控制病情的发展,导致预后不良,而身体素质好的患者可以比较从容地接受正规的放疗及化疗,使病情得以控制,甚至达到治愈的效果。精神心理状态对疾病的预后影响也十分突出,如对于肺癌患者,性格开朗者和心胸狭窄者的预后明显不同。

3. **患者及医护人员的依从性(compliance)**　这是影响疾病预后的另一个重要方面。依从性是医护人员、患者对医嘱的执行程度。可以分为完全依从性,部分依从性及拒绝医嘱。显而易见,一个好的临床治疗方案若要达到好的治疗效果,一定是以患者和医护人员的配合为前提,否则一事无成。如,高血压的降压药物种类较多,尽管临床医生花费很大气力为患者选择了一种合适的降压药物,但如果患者本人不能坚持每天服用,再好的药物也无法得到良好的治疗效果。因此,对于不同预后结果的分析除了要考虑治疗方法外,还要考虑依从性是否在起作用。

4. **医疗条件**　不同级别医院的差别主要是医疗条件的差别,而医疗条件直接影响疾病的预后。同样的一种疾病,其预后在不同医疗条件的医院可能明显不同。如一位重症感染的患者,在医疗条件差的医院可能仅凭临床经验选择抗生素,结果难以获得好的疗效。而在医疗条件好的医院,则可以结合细菌培养、药物敏感试验合理地选择抗生素,往往会获得良好的预后。但需要注意的是,由于不同级别医院患者的疾病严重程度不同。因此,医疗条件好的医院某种疾病的预后不一定优于医疗条件差的医院。医生的治疗水平也是医疗条件的重要方面。这主要包括治疗方法、用药种类、用药剂量水平、有无药物副作用等。在临床实践中,医生如果能采取恰当的治疗方法,选择合理的治疗方案,对疾病预后的影响将十分明显。

5. **早期诊断、早期治疗**　有些疾病能否早期诊断及早期治疗对预后的影响非常大。如各种恶性肿瘤,一般来讲,越能早期发现,早期治疗,其预后就越好。如果没有早期发现,并已出现全身多处转移,失去了手术根治的机会,只能姑息治疗,预后就很差。例如,如果能坚持经常自查乳腺或常规体检,此类发现的乳腺癌患者的生存率会明显高于自然发现者。有报道早期发现的乳腺癌生存 5 年后再活 10 年的概率为 85% 以上。由此可见,如能早期发现患者,采取适当治疗方案,常会得到较好的预后。

6. **患者、家庭、社会因素**　主要包括患者的年龄、性别、家庭经济状况、文化程度、医疗制度、社会保障制度等。这些因素对预后的影响也是显而易见的。如年龄大的患者的预后往往不如年轻者;经济困难的患者求医时往往由于延误,表现为病情较重,导致预后不良;不同的文化程度导致患者对疾病的认识、对疾病的态度不同,对预后也有影响。社会医疗体制、保障制度也会明显影响疾病的预后。

(三) 预后因素与危险因素

预后因素与危险因素在应用和意义方面有一定的区别。

危险因素(risk factor)是指能增加疾病发生概率的任何因素,多指在健康人群中由于暴露某种或某些因素而使疾病发生的可能性增加,即以疾病的发生作为事件。从而可知,危险因素常常用于病因学研究中。

预后因素是强调在已经患病的情况下有哪些因素会影响疾病的结局。即若患者具有某种或某些影响因素,其病情发展过程中出现某种结局的概率可能会改变。即以结局(死亡、存活等)的出现作为事件。

危险因素和预后因素并非无任何关系。对于某种疾病,有时某一因素既可以是该病的危险因素,又可能是该病的预后因素。在多数情况下,同一疾病的危险因素及预后因素差别较大,甚至有时同一因素在某病发生及预后的作用上是相矛盾的。例如关于急性心肌梗死的发病和预后,年龄对急性心梗发生及其预后均有关系,即随着年龄的增加患病的危险性增加,预后也不良;而血压的高低意义正相反,即低血压时可以减少罹患急性心肌梗死的机会,但若患者正处于急性心梗期间,血压低是一个不良的征兆,预后较差;而性别、吸烟史、血清胆固醇水平是急性心梗发作的危险因素,而与预后并无关;心前壁梗死、充血性心衰、窦性心律不齐仅仅是影响急性心梗的预后因素。

三、疾病自然史

疾病自然史(natural history)是指在没有任何医学干预的情况下,疾病自然发生、发展直至最终结局所经历的过程。它包括以下几个不同阶段:

生物学发展期:又称易感期,是指病原体或者致病因素作用于人体引起有关脏器的生物学反应病变,发生较为复杂的病理生理学改变。

临床症状前期:指病变的脏器受损害加重,出现了临床症状前期的改变,患者没有表现出明显的症状,往往处于"亚健康"状态。

临床期:指患者病变的脏器损害进一步加重,出现了形态学改变和功能障碍,发生了较为典型的症状、体征和实验室检查结果的异常,从而被临床医生诊断并治疗。

结局发生期:指疾病经过上述的发展变化过程最终出现了结局如治愈、死亡、伤残、复发等。

每一种疾病的发生、发展都要经历这几个阶段,但不同疾病的演变过程是完全不同的。有的疾病自然史较简单,阶段清楚、变化小、结局不复杂。如一些急性感染性疾病的预后。但有的疾病自然史较复杂,持续时间长,有的甚至不清楚。如恶性肿瘤、心血管疾病、糖尿病等,这些疾病的自然史较长,变化多,结局复杂。

疾病自然史是疾病预后研究的基础,同时对病因研究、早期诊断和疾病防治效果评价都有重要的意义。

四、临床病程

临床病程(clinical course)是指疾病的临床期,即首次出现症状和体征到最后结局所经历的全过程。在此期间,患者通过临床医生所采取的各种治疗措施接受了各种医疗干预,使得疾病的病程得到了一定的改变。不同疾病的临床病程是不同的,而不同的临床病程与疾病预后关系密切。因此,清楚地掌握和了解各种疾病的临床病程特点对预后的判定有重要意义。

与疾病自然史不同,疾病病程可以因受到各种治疗措施的影响而发生改变,从而使疾病预后发生变化。在不同病程时期对疾病进行干预治疗的效果是不同的。如在病程早期就采取积极的治疗措施,可以明显地改变预后;而在病程较晚时期进行医疗干预,治疗效果可能就不明显,预后往往较差。

第二节　疾病预后研究的常用方法及指标

一、疾病预后研究常用的方法及注意问题

(一)疾病预后研究常用的方法

如同疾病疗效评价和病因研究一样,许多临床上常用的研究设计方法均可以被用于疾病预后的研究。如描述性研究、分析性研究(队列研究、病例对照研究)、试验性研究(随机对照试验)等。在这些方法中,可以根据不同的研究目的加以选择。

1. 队列研究(cohort study)　队列研究属于分析性研究,是疾病预后研究设计方法中的最优

设计。

队列研究是指在"自然状态"下,根据某暴露因素的有无将选定的研究对象分为暴露组和非暴露组,随访观察两组疾病及预后结局(发病、治愈、药物反应、生存、死亡等)的差异,以验证暴露因素与研究疾病之间有无因果联系的观察性分析方法。

例如,一组诊断明确、临床基线可比性好的肺癌术后患者,有的愿意接受化学疗法及放射疗法;另一些则由于各种原因而选用中药或者不接受其他任何治疗。研究者拟研究肺癌术后放、化疗的疗效以及对远期预后的影响。于是采用队列研究的设计,将术后接受放、化疗者作为一个队列"暴露组",接受中药或者不接受其他任何治疗的作为另一队列(非暴露组),进行同步随访观察,追踪两个队列的病死率及生存率,借以评价肺癌术后接受放、化疗患者的预后是否优于对照队列。上述患者"暴露"的有无是在自然状态下产生的,既非随机分组也不是人为实施干预。

队列研究根据研究对象构成队列的特点可以分为固定队列(fixed cohort)和动态队列(dynamic cohort),按研究的选择时点可以分为前瞻性、历史性和双向性队列研究。该研究要求设立对照组;是从因到果的研究,所得结果有较强的论证强度,但往往弱于试验性研究。有关队列研究的相关内容可以参照本教材相关章节。

2. 纵向研究(longitudinal study)　纵向研究属于描述性研究,是对某期间确定的某组病人经过一定时期的随访,观察不同时期各种率的发生情况。如生存率、病死率、致残率、复发率等指标。例如:某大学附属医院对手术后食管癌患者的预后研究发现,全组 1014 例食管癌患者切除术后 1 年生存率为 85.9%,3 年生存率为 54.9%,5 年生存率为 45.9%,10 年生存率为 39.3%。

3. 随机对照试验(randomized control trials,RCTs)　RCTs 属于试验性研究。是通过随机分组、设立对照、实施盲法等手段有效防止若干偏倚或混杂因素的干扰,确保研究对象具有一定的代表性以及各组间基线的可比性,以科学地评价某种措施的效果。RCTs 与队列研究有相同的地方,即它们都是前瞻性研究,都需要设立对照组等。两者主要的不同点是 RCTs 需要将病人随机分为试验组及对照组,并通过随机手段人为施加干预措施。而队列研究组别的形成和干预因素的选择都是在自然状态下形成的。

例如,拟采用 RCTs 方案评价放射疗法及化学疗法对肺癌生存率的影响,首先选择符合诊断标准的合格病人,并按年龄、病期、病理类型等因素进行分层随机组成两组,然后由医生根据随机的原则决定哪一组用放射疗法,哪一组用化学疗法,最后观察两组各自的生存率,以得到哪种疗法更优的结论。由于 RCTs 的设计比队列研究科学,所以结论更可靠。

随机对照试验是治疗性研究设计的首选方案,获得研究结果的真实性最佳,因此被誉为临床试验的金标准方案。但在预后研究中,由于受某些条件的限制,随机对照试验并非首选方案,而是在一定条件下才可以选用。

4. 病例对照研究(case-control study)　病例对照研究是根据同类疾病患者的不同结局分为"病例组"和"对照组",然后比较两组病人过去某期间所接受的治疗措施及人口学特征等方面的差异性,以找出影响不同预后的措施或因素。如将病人的死亡、恶化、并发症、复发等特征作为"病例组",而将无此类表现的同类患者作为"对照组"。同样,也可以用生存时间较短的患者作为"病例组",以生存时间长的患者作为"对照组",比较两组过去的治疗措施的差异性,有显著意义的措施就可能是影响预后的因素。

例如采用病例对照研究方法探讨患者自控静脉镇痛(PCIA)引起术后认知功能障碍(POCD)的危险因素,以择期行骨科手术的全身麻醉并使用 PCIA 的病例发生 POCD 组 103 例和未发生 POCD 组 103 例为研究对象进行 1∶1 配对病例对照研究,以年龄、性别为匹配条件,探讨影响 POCD 的影响因素。研究结果发现,PCIA 引起 POCD 的危险因素为曾经有过脑外伤史、VAS 评分低下,而受教育程度高可能是其保护因素。

（二）疾病预后研究设计应该注意的问题

1. **疾病预后研究的始点** 始点又称"零点"（zero time），指在随访队列中的成员被随访的开始点。采用不同的始点，对预后的影响很大。例如对肺癌预后的研究采用诊断日期、手术日期、出院日期作为不同的始点会产生不同的预后结果。因为三个不同始点所对应病人状况有很大差别。因此，在开展一项疾病预后研究的设计时，必须明确规定预后研究的起始点，以保证不同队列每一个被观察对象的始点相同。还应注意的是，尽管在一次研究中选用了相同的始点，也不能保证每一病人均处在同一病程期。因此要明确起始点的标准，不能模棱两可。如首次发病日期的确认等。

2. **研究对象的来源** 病例的来源会直接影响研究对象的代表性及可比性。首先要考虑研究对象要代表目标疾病的人群。研究对象的来源不同，其代表性就可能存在差别。因为不同级别医院所收治的病人的严重程度是不同的，如重症、伴有并发症的患者往往集中于大医院及专科医院，中、小医院所收留的患者多为经过筛选之后而遗留下来的轻型患者。

在设计中，还要明确疾病预后研究的客观标准。包括诊断标准、纳入标准、排除标准、预后结局判定标准等。各种标准要客观、具体，尽可能采用国际、国内公认标准。对疾病预后结局的判定除了要求有客观的结局如死亡、存活外，对需要经过医生进行一定的临床分析后才能作出判断的结局，如不稳定型心绞痛、心肌梗死等疾病，以及难以判断的疾病结局，如残疾的有无及程度等还应该采用盲法，以消除偏倚对此产生的影响。

3. **研究队列成员的随访率和失访率** 预后研究是否成功的关键点之一就是随访问题。在研究中，最好将队列失访率控制在 10% 之内，此水平一般认为对最终结果不会有较大影响；如果失访率大于 10%，需要引起注意；如果失访率大于 20%，则会严重影响结果的真实性，从而失去参考和应用价值。

随访的持续时间对随访率有明显的影响。如果随访时间不充分，在观察至截止时间时大部分被观察者均未发生任何结局，产生大量的截尾数据，未获得期望的研究结果。若随访时间过长，则可能容易产生较大量的失访，使结果的真实性下降。因此，随访期的确定应结合病程确定，尽量保证足够的随访时间；随访的间隔时间取决于具体的病种，病程短的疾病随访的间隔时间可以短些，病程长的疾病随访的间隔期可以长一些。

可以采取一些措施提高随访率，如建立专人随访负责制、强化随访管理制度、认真帮助患者解答和处理随访期间出现的问题、采用方便快捷的随访手段、加强对患者随访意义的宣传工作等。

二、疾病预后研究常用结局指标和注意问题

（一）疾病预后研究的常用结局指标

疾病预后的评价不仅包括疾病生存状况，也包括症状的改善、病理变化、生化变化、生活质量等方面的内容。因此，预后评价的指标较多。主要包括以下指标：

1. **生存率**（survival rate） 生存率是指在接受某种治疗的病人或者患某病的人中，经过一段时间的随访（通常为 1、3、5 年）后，尚存活的病例数占观察病例的百分比。

$$n \text{ 年生存率} = \frac{\text{随访满 n 年尚存活的病例数}}{\text{随访满 n 年的病例数}} \times 100\% \qquad (\text{式 10-1})$$

生存率适用于病程长，病情较重，致死性强的疾病的远期疗效观察，如恶性肿瘤、心血管疾病、结核病等。多用寿命表法或 Kaplan-Meier 分析方法进行分析。

2. **病死率**（fatality rate） 病死率是表示在一定时期内，患某病的全部病人中因该病死亡者的比例。

$$\text{病死率} = \frac{\text{某时期某病的死亡人数}}{\text{同时期患某病的患者总人数}} \times 100\% \qquad (\text{式 10-2})$$

病死率主要用于短时期内可以发生死亡的疾病，如各种急性传染病、中毒、脑卒中、心肌梗

死及迅速致死的癌症,如急性粒细胞白血病等。

3. **治愈率**（cure rate）　治愈率是指患某病治愈的人数占该病接受治疗患者总数的比例。

$$治愈率 = \frac{患某病治愈的患者人数}{患该病接受治疗的患者总数} \times 100\%$$ （式 10-3）

治愈率多用于病程短而不易引起死亡并且疗效较为明显的疾病。

4. **缓解率**（remission rate）　缓解率是指某种疾病患者经过某种治疗后,病情得到缓解的人数占治疗总人数的比例。临床上缓解可分为完全缓解、部分缓解和自身缓解。

$$缓解率 = \frac{治疗后病情得到缓解的患者数}{接受同种治疗的患者总数} \times 100\%$$ （式 10-4）

缓解率多用于表示病程长、病情重、死亡少见但又不易治愈的疾病,在整个患病期间,疾病的临床过程比较复杂。

5. **复发率**（recurrence rate）　复发率是指某病患者中在缓解或病愈后的一段时期内又复发者所占的比例。

$$复发率 = \frac{某病复发者人数}{接受治疗缓解或病愈患者总人数} \times 100\%$$ （式 10-5）

同缓解率一样,复发率也多用于病程长、反复发作、不易治愈的疾病。

6. **致残率**（disability rate）　致残率是指出现肢体及器官功能障碍者占观察者总数的比数。

$$致残率 = \frac{发生致残的患者}{接受观察的患者总数} \times 100\%$$ （式 10-6）

致残率多用于病程长、病死率低、病情重又极难治愈的疾病。

（二）应用预后结局指标的注意问题

首先要根据疾病的特点选择指标,如病情的严重程度、病程的长短、主要的预后结局种类等。其次要注意多选择客观、特异、明确、具有公认标准的指标,以保证研究的真实、可靠,并可以与其他同类研究进行比较。

此外,在疾病预后研究中要特别注意率所反映的信息。尽管用上述率的指标表示预后很简明,易理解,便于交流及比较,但这类指标也有不足之处,就是它所反映的信息不够充分。它仅能提供疾病在某个时点的预后信息,而不能反映某种疾病的整个预后过程。有些疾病的生存率虽然相同,但其预后的过程却相差很大。如在图 10-1 中,孤立性肺结节、夹层动脉瘤和慢性粒细胞性白血病患者经治疗后 5 年存活率均约为 10%,但相同的率却不能反映不同疾病各自预后的动态变化。该图显示了三种疾病患者及活至 100 岁老人的 5 年间生存曲线,表示疾病预后的变动趋势,从各个疾病的生存曲线中可以观察到如下特点:

1. **孤立性肺结节**　图中显示出一组患孤立性肺结节的肺癌患者,刚开始时死亡速度较快,以后死亡的危险性逐渐下降,这是一种死亡由快向慢转换的预后过程。

2. **夹层动脉瘤**　早期死亡率极高,特别是在大约前 3 个月。1 年内生存率约下降至 10% 左右,之后基本保持在 10% 的生存率水平,说明避免早期死亡的该类患者再受夹层动脉瘤的影响很小。这种疾病的预后过程是由死亡急速下降突然转至平稳状态。

3. **慢性粒细胞性白血病**　该类疾病在诊断后的早期对患者存活的影响不大,之后死亡速度逐渐加快,至第五年时生存率接近 10%。这是一种由慢转快的死亡过程。

4. **活至 100 岁老人**　这代表一种基线水平,与上述三种疾病比较,表示一般人群中活至百岁老人的 5 年存活率逐渐平稳下降至 10% 的水平。

从上述分析中可以看出,仅仅采用某期间生存率的点估计值判断疾病的预后是不够充分的,生存曲线不仅可以获得一种疾病预后过程任一时刻的生存率,同时还可详细了解该病预后过程的全貌。

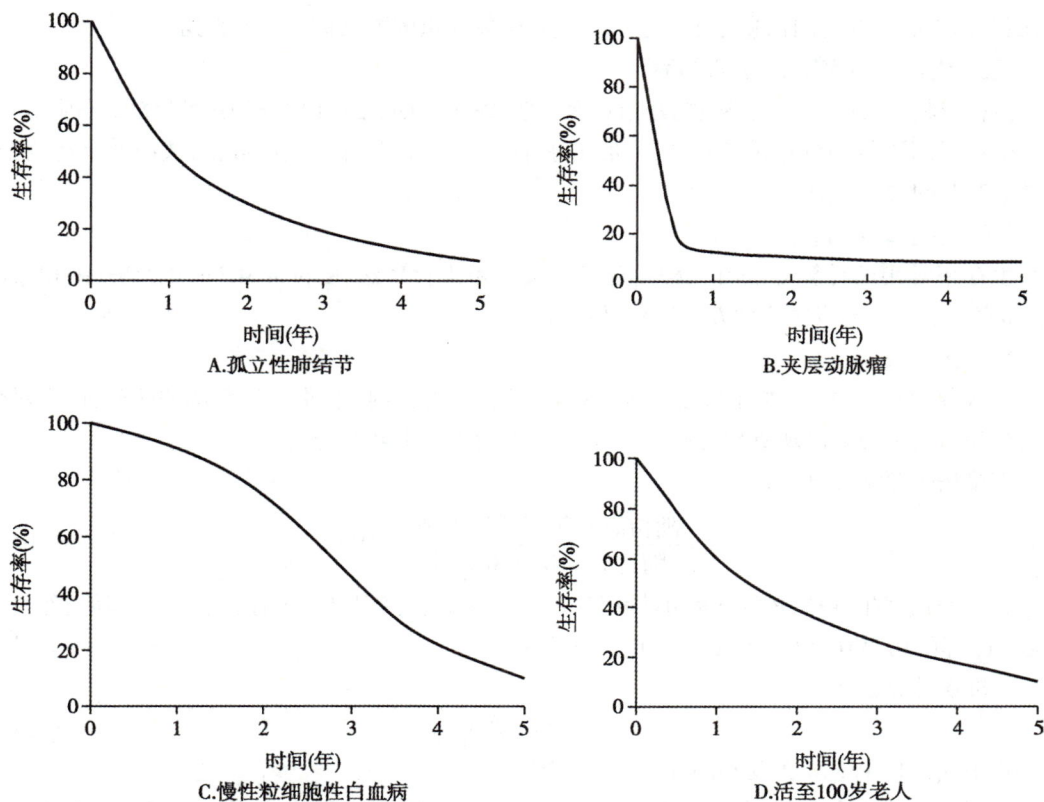

图 10-1　相同生存率的不同预后过程

第三节　疾病预后研究的分析方法

疾病预后研究的内容主要包括三个方面,一是采用生存分析的方法描述生存过程,主要包括估计生存率及平均存活时间、中位生存时间,绘制生存曲线等;二是采用时序检验法比较生存过程;三是采用多因素分析的方法研究影响预后的因素,包括有利因素和不利因素。

一、生存分析估计生存率

(一)生存分析的基本概念

1. **生存时间**(survival time)　常用字母 t 表示,在生存分析中称为时间变量。狭义的生存时间是指患某种疾病的病人从发病到死亡所经历的时间。广义的生存时间是从某种"起始事件"开始到被观察对象出现某种"终点事件"所经历的时间,又称失效时间(failure time)。例如从疾病的"确诊"到"死亡";从疾病的"治愈"到"复发"等。临床研究中,生存时间单位可以根据具体情况而定,可以是年、月、周、天等。

2. **起始事件与终点事件**(死亡事件、失效事件)　起始事件是反映生存时间起始特征的事件,如疾病确诊、手术出院等。终点事件是指反映随访观察效果特征的事件。它是根据研究目的确定,终点事件并非一定是"死亡",也可以是其他事件,如复发等。在生存分析中,只能将所研究疾病的终点事件作为分析纳入的事件,而发生的另外疾病事件则不能视为终点事件。

起点事件和终点事件在设计时需要有明确的定义,否则在分析时会遇到麻烦。

3. **完全数据**(complete data)**和截尾数据**(censored data)　完全数据是指明确掌握病人的结局及确切的生存时间,这类个体提供的数据为完全数据。截尾数据又称不完全数据。指在随访过程中,由于某种原因未能观察到病人的明确结局(即终点事件),不知道该病人的确切生存时

Notes

间,因此提供的生存时间信息是不完全的。这些个体提供的数据称为截尾数据。

(二)生存资料收集的内容及特点

生存资料收集的内容主要包括开始观察日期、终止日期、结局以及相关的研究因素等。

生存时间资料的分布是偏态的,一般为正偏态分布;常常存在截尾数据;效应变量有两个,一是生存时间,二是结局。

(三)生存率的计算

生存率常用的计算方法有三种:直接法,又称粗生存率法;Kaplan-Meier 分析法(乘积极限法)和寿命表法。现将这几种方法作简要介绍。

1. 直接法

在病程的某一时点(如症状出现时,诊断时或治疗开始时)收集某病病例的队列,而后对他们进行随访直至患者出现所欲观察的结局。一般可按性别、年龄分组。

直接法生存率计算公式:

$$_nP_0 = \frac{随访满 n 年存活病例数}{随访满 n 年病例总数} \times 100\% \qquad (式 10\text{-}7)$$

式中 P 代表生存率,P 后下标 0 表示随访第 0 年(即随访开始),P 前下标 n 表示随访经过的年数,$_nP_0$ 即随访第 0 年开始经过 n 年的生存率。

标准误计算公式:

$$S_{_nP_0} = \sqrt{_nP_0 \times {_nQ_0}/{_nN_0}} \qquad (式 10\text{-}8)$$

式中 $_nQ_0 = 1 - {_nP_0}$,$_nN_0$ 为观察满 n 年的病例数。

直接法计算生存率简便,在病例较多时误差不大,但例数少时会出现后一年生存率比前一年高的不合理现象,这种方法获得资料效率低,目前该方法已经不再推荐使用。

2. Kaplan-Meier 分析

Kaplan-Meier 分析法(Kaplan-Meier analysis)属于非参数法,是用乘积极限法估计生存率,故又称为乘积极限(product-limit)法。它以时间 t 为横轴,生存率 P 为纵轴,表示时间与生存率关系的函数曲线,其生存曲线称 Kaplan-Meier 曲线。利用该曲线可对某病例的预期生存时间大于 t 的概率作出估计。

该方法适合于小样本和大样本,可充分利用截尾数据,也不需要对被估计的资料分布作任何假定。随访观察的时间单位越小,估计的精确性越高。

实例:急性白血病 A 疗法缓解时间的随访资料,以周为单位记录见表 10-1。

表 10-1   急性白血病某疗法生存率与标准误

生存时间 X(周) (1)	死亡数 d (2)	终检数 W (3)	期初病例数 n (4)	生存比 P (5)=[(4)−(2)]/(4)	生存率 P(x>t) (6)	生存率标准误 $S_p(x>t)$ (7)
6	3	1	21	0.857	0.857	0.0763
7	1	1	17	0.941	0.807	0.0870
10	1	2	15	0.933	0.753	0.0964
13	1	0	12	0.917	0.690	0.1068
16	1	3	11	0.909	0.627	0.1140
22	1	0	6	0.857	0.538	0.1283
23	1	0	6	0.833	0.448	0.1345

详细的计算过程请参考有关书籍。

Notes

第(6)栏中生存率,即活过各时点的生存率。计算公式为:
$$P(X>t)=\Pi p=\Pi(n-d)/n,\Pi \text{ 为连乘符号} \qquad (式10-9)$$
第(7)栏中生存率标准误计算公式为:
$$S_p(X>t)=P(X>t)\sqrt{\sum[d/(n-d)n]} \qquad (式10-10)$$
生存率的可信限计算:有了生存率与标准误,即可估计生存率的可信限,$P(x>t) \pm 1.96S_p(x>t)$。

由此可知急性白血病 A 疗法 7 周生存率的 95% 可信限为 0.6365~0.9775。

生存率曲线:它是以时间 t 为横轴,生存率 $P(X>t)$ 为纵轴,可直观地对某一病例任意时刻的生存率作出估计,如有两种或以上疗法,可再画一条或数条曲线以作比较(图10-2)。

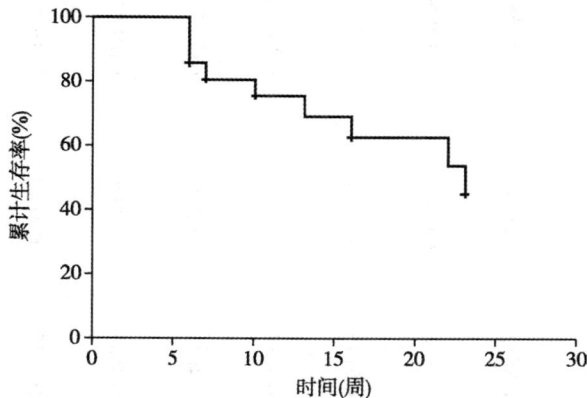

图 10-2　急性白血病 A 疗法生存曲线

详细的计算过程可以参考有关医学统计学书籍。

3. **寿命表法**

寿命表(life table)法也称间接法,是利用概率论的乘法定律估计各个观察组在任一特定随访时期病人的生存率。寿命表法适用于大样本或者无法准确得知研究结果出现时间的资料。可充分利用各种数据,例如在随访期间内的失访者,观察年限不到的病例与死于其他原因者(不是死于所研究的疾病)。寿命表法还可用于描述其他结局,例如癌症复发、移植的排斥或再感染等任何定期随访资料的分析比较。

实例:某大学附属医院 401 例胃癌根治手术寿命表生存分析。按年代分成两组,一组为1961—1969 年共计 95 例(表10-2),另一组为 1973—1982 年共计 252 例(表10-3)。

详细的计算过程请参考有关书籍。

(5)栏:校正人数($_lN_x$):即期初人数减去终检人数的一半作校正。$_lN_x=L_x-1/2(_lW_x+_lD_x)$。如4组校正人数 $_lN_4=39-1/2(8+0)=35$。

(9)栏:各年限的生存率($_nP_0$):根据乘法定律,将各年生存概率相乘即可得出各年限生存率。如 1 年生存率为 $_1P_0=0.08632$,2 年生存率为 $_2P_0=_1P_0\times_1P_1=0.8632\times0.8049=0.6948$,3 年生存率为 $_3P_0=_1P_0\times_1P_1\times_1P_2=_2P_0\times_1P_2=0.6948\times0.7405=0.5145$,其余依此类推。

生存率曲线:以横轴为术后年数,纵轴为生存率(%)作图,即可得出生存率曲线(图10-3)。

二、生存率的比较

在临床实践中,需要经常进行生存率的比较,包括对比不同病情、不同治疗方法对疾病预后的影响以及不同时期的预后差别等。最常用的比较方法是 Log-Rank 检验(log-rank test),又称时序检验。它可以用来比较两个或多个生存率,运用 χ^2 检验分析实际观察值与理论值之间的差别意义大小。现用上例比较两个时期胃癌根治术的生存率(见表10-4)。

Notes

表 10-2 95例胃癌根治手术后生存率寿命表计算（1961—1969年）

术后年数 X~	期内终检人数 $_1W_x$	期内死于他病人数 $_1D'_x$	初期观察人数 L_x	校正人数 $_1N_x$	期内死于胃癌人数 $_1D_x$	死亡概率 $_1q_x$	生存概率 $_1P_x$	生存率 (X+1年存活率) $_nP_n$	$_1P_x*_1N_x$	$_1q_x/_1P_x*_1N_x$	(11)的累计数	各年生存率标准误 S_nP_n
(1)	(2)	(3)	(4)	(5)	(6)	(7)=(6)/(5)	(8)=1-(7)	(9)	(10)=(8)*(5)	(11)=(7)/(10)	(12)	(13)=(9)*$\sqrt{12}$
0~	0	0	95	95.0	13	0.1368	0.8632	0.8632	82.0040	0.001668	0.001668	0.032250
1~	0	0	82	82.0	16	0.9510	0.8049	0.6956	66.0018	0.002956	0.004624	0.047250
2~	1	0	66	65.5	17	0.2595	0.7405	0.5145	48.5028	0.005350	0.009974	0.051380
3~	7	0	48	44.5	2	0.0449	0.9551	0.4914	42.5011	0.001056	0.011300	0.051610
4~	8	0	39	35.0	2	0.0571	0.9492	0.4633	33.0015	0.001730	0.127600	0.052330
5~	9	0	29	24.5	5	0.2041	0.7959	0.3688	19.4996	0.010470	0.023230	0.562100
6~	8	0	15	11.0	1	0.0909	0.9091	0.3352	10.0001	0.009090	0.322300	0.602600
7~	4	0	6	4.0	1	0.2500	0.7500	0.2514	3.0000	0.083333	0.115653	0.085500
8~	0	0	1	1.0	0	0	1.0000	0.2514	1.0000	0	0.115653	0.085500
9	1	0	1	0.5	0	0	1.0000	0.2514	0.5000	0	0.115653	0.085500

表 10-3 252 例胃癌根治手术后生存率寿命表计算（1973—1982 年）

术后年数 X~	期内终检人数 ₁W_x	期内死于他病人数 ₁D'_x	初期观察人数 L_x	校正人数 ₁N_x	期内死于胃癌人数 ₁D_x	死亡概率 ₁q_x	生存概率 ₁P_x	生存率 (X+1年存活率) $_nP_n$	₁P_x*₁N_x	₁q_x/₁P_x*N_x	(11)的累计数	各年生存率标准误 S_{nP_n}
(1)	(2)	(3)	(4)	(5)	(6)	(7)=(6)/(5)	(8)=1−(7)	(9)	(10)=(8)*(5)	(11)=(7)/(10)	(12)	(13)=(9)*$\sqrt{12}$
0~	0	0	252	252.0	31	0.1230	0.8770	0.8770	221.0040	0.00056	0.00056	0.02075
1~	36	0	221	203.0	24	0.1182	0.8818	0.7733	179.0054	0.00066	0.00122	0.02701
2~	19	0	161	151.5	16	0.1056	0.8940	0.6914	135.4410	0.00078	0.00200	0.03092
3~	26	0	126	113.0	9	0.0796	0.9204	0.5363	104.0052	0.00077	0.00277	0.03349
4~	16	0	91	83.0	3	0.0361	0.9639	0.6134	80.0037	0.00045	0.00322	0.03481
5~	16	0	72	64.0	4	0.0625	0.9375	0.5750	60.0000	0.00104	0.00426	0.03753
6~	13	0	52	45.5	0	0	1.0000	0.5750	45.5000	0	0.00426	0.03753
7~	16	0	39	31.0	0	0	1.0000	0.5750	31.0000	0	0.00426	0.03753
8~	17	0	23	14.5	0	0	1.0000	0.5750	14.5000	0	0.00426	0.03753
9	6	0	6	3.0	0	0	1.0000	0.5750	3.0000	0	0.00426	0.03753

Notes

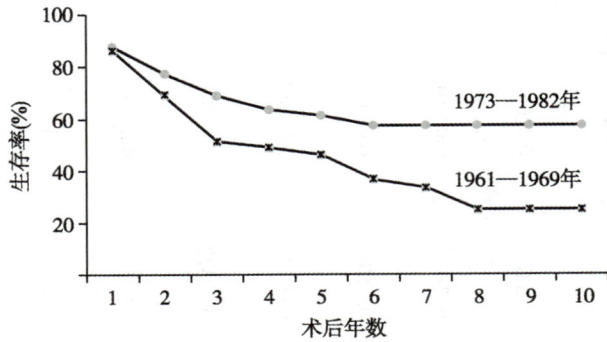

图 10-3　胃癌根治术后生存率曲线

表 10-4　两个时期胃癌根治手术生存率 Log-Rank 检验

随访年数(1)	1961—1969			1973—1982			合计	
	N_1(2)	D_1(3)	T_1(4)	N_2(5)	D_2(6)	T_2(7)	ΣN(8)	ΣD(9)
0~	95.0	13	12.046	252.0	31	31.954	347.0	44
1~	82.0	16	11.509	203.0	24	28.491	285.0	40
2~	65.5	17	9.961	151.5	16	23.039	217.0	33
3~	44.5	2	3.108	113.0	9	7.892	157.5	11
4~	35.0	2	1.483	83.0	3	3.517	118.0	5
5~	24.5	5	2.492	64.0	4	6.508	88.5	9
6~	11.0	1	0.242	45.5	0	0.805	56.5	1
7~	4.5	1	0.101	31.0	0	0.899	34.5	1
8~	1.0	0	0	14.5	0	0	15.5	0
9~	0.5	0	0	3.0	0	0	3.5	0
合计		57	40.942		87	103.505		

表 10-4 中 N_1、N_2 分别为两个时期的校正观察人数,其校正方法同寿命表法介绍(见前述),D_1、D_2 分别为两时期观察到的实际死亡数,T_1、T_2 各为两时期的理论死亡数。

ΣN 和 ΣD 为两组校正人数和实际死亡数的总和。

理论值 T:　　　　　　　　$T = (\Sigma D / \Sigma N) \times N_j$　　　　　　(式 10-11)

例如 0~ 组:1961—1969 年 $T = 44/347 \times 95 = 12.046$;1973—1982 年 $T = 44/347 \times 252 = 31.954$,依此类推。

两个生存率差异的检验公式:　　　$\chi^2 = \Sigma ((D-T)^2/T)$　　　　　　(式 10-12)

本例 $\chi^2 = (57-40.942)^2/40.942 + (87-103.105)^2/103.105 = 6.298 + 2.516 = 8.814$

$\chi^2 > \chi^2(0.01)$,即 $8.814 > 6.63$,自由度 $=1$,$P < 0.01$。

结论:根据检验可以认为两个时期胃癌根治手术的生存率差异有统计学意义。

三、影响疾病预后因素的分析方法

在疾病预后研究中,探讨影响疾病预后的因素对于指导临床工作有重要的价值。近年来随着统计学方法的发展及计算机分析软件的开发利用,使得多因素分析方法有了很大的发展,目前已有一些成熟的统计分析模型可以用于疾病预后因素的分析,其中多元线性回归、Logistic 回归、Cox 模型就是代表。下面将简介这几种方法在临床预后研究方面的应用。关于各方法的原理、计算步骤、方程的产生等内容可参考有关书籍。

(一) 多元回归

对因变量是定量反应指标并存有多个自变量的资料,多元回归(multiple regression)是预后因素分析最常用的方法。多元线性回归要求因变量与各自变量之间具有线性关系;各例观测值相互独立;因变量具有相同的方差,并且服从正态分布。

现以维生素 D 治疗孕妇,观察其孩子血钙水平的研究为例。在分析前,已估计到婴儿血钙水平可能受治疗和几个预后因素的影响,见表 10-5。首先把每个因素进行赋值 X_i,如治疗组,对照 =0,维生素 D=1;性别女 =0,男 =1;社会阶层记分为 1~5 等。

表 10-5　影响婴幼儿血钙水平的因素:多元回归分析

因素(I)	X_i	C_i	SE	P 值
(a) 完全模型				
1. 治疗组	对照 =0,维生素 D=1	+0.354	0.103	<0.001
2. 喂养类型	AF=0,　BF=1	+0.717	0.115	<0.001
3. 婴儿性别	女 =0,　男 =1	+0.256	0.100	=0.01
4. 母亲年龄	岁	−0.025	0.270	>0.05
5. 经产次数	经产次,≥3 次 =1	−0.014	0.058	>0.05
6. 社会阶层	1~5	−0.067	0.054	>0.05
7. 婚姻状况	已婚 =0,未婚 =1	−0.025	0.192	>0.05
8. 出生体重	kg	+0.070	0.120	>0.05
9. 孕期	周,≤37 周 =1	+0.053	0.047	>0.05
10. 特护单位(SCU)	未在 SCU=0,在 SCU=1	−0.254	0.170	>0.05
11. 产前子痫毒血症(PET)	无 PET=0,有 PET=1	−0.425	0.470	>0.05
(b) 精简模型				
1. 治疗	对照 =0,维生素 D=1	+0.336	0.101	<0.001
2. 喂养	AF=0,BF=1	+0.771	0.111	<0.001
3. 性别	男 =1,女 =0	+0.254	0.098	<0.01

可用多元回归模型预测每一婴儿的血钙水平 Y-预测值:

$$Y=C_0+C_1X_1+C_2X_2+C_3X_3+\cdots+C_{11}X_{11}$$

(式 10-13)

C_0 是截距,又称常数项,表示自变量均为 0 时 Y 的估计值。$C_1,\cdots,C_{11}$ 是偏回归系数,表示某因素对因变量的贡献大小,指在其他自变量不变的条件下,X_i 每改变一个测量单位时所引起的 Y 估计值的平均改变量。可以采用最小二乘法予以估计得出。根据 C_i 值就可估计每一婴儿的血钙水平。多元回归决定 C_i 值的选择,使实际 Y 与预期 Y 的标准差变得最小,使得预后因素和因变量 Y 间得到了最好的拟合。

由表 10-5 可见维生素 D 试验的结果,每一变量 X_i 有一估计的回归系数(C_i)与其标准误(SE)。用 t 检验可以分析回归系数的显著性,有统计学意义的回归系数有意义。如 C_1 为 +0.354 的意义是在调整其他预后因素后,用维生素 D 治疗可以使血钙平均增加 0.354mg/100ml,可信限 =(0.354 ± 2)× 0.103=(0.418~0.560)mg/100ml,t=0.354/0.103=3.44,指出在调整后均值差异仍有统计学意义。

在表 10-5(a)的完全模型中,除治疗因素外仅有两个预后因素即性别与喂养类型的回归系数有显著性意义,因此认为其他因素不影响血钙水平,可以不把它们保留在多元回归方程中。

故用表 10-5（b）精简模型对每一婴儿血钙水平予以预测：

预期血钙水平 =8.686+0.336（如果经维生素 D 治疗）+0.771（如果母乳喂养）+0.254（如为男性）。

（二）Logistic 回归模型

当把病人分类为有反应及无反应的定性反应时,如治愈与未愈、生存与死亡、发病与未发病等。这类资料由于 Y 是二项分类,因此用多元线性回归分析是不合适的。此时可用多元 Logistic 回归模型（logistic regression model）进行分析。Logistic 回归是一种适用于变量为二项分类的多因素曲线模型,现在也已用于因变量为多项分类资料的分析。

在进行疾病预后因素的 Logistic 回归分析时,首先把治疗及每个因素进行赋值 X_i,例如在氯贝丁酯（clofibrate）试验中,把有高胆固醇水平的男性随机分为 clofibrate 组及安慰剂组。表 10-6 列出了用数字变量 X_1–X_6 表示的治疗和其他的 5 个预后因素。定性反应（应变量）是各个研究对象在以后是否患缺血性心脏病（IHD）。

每个病人有获得一种反应的概率 P。本例中 P 作为获得 IHD 的概率。下面是氯贝丁酯试验的 Logistic 回归结果,表示 P 是怎样依赖于预后因素 X_i 的。

表 10-6　clofibrate 试验中 IHD 发生 Logistic 模型

因素 I	X_i	C_i	t 值
1. 治疗	0= 安慰剂,1=clofibrate	−0.32	2.9
2. 年龄	log 年龄	3.00	6.3
3. 吸烟	0= 非吸烟者,1= 吸烟者	0.83	6.8
4. 父亲史	0= 父存活,1= 父死亡	0.64	3.6
5. 收缩压 mmHg		0.011	3.7
6. 胆固醇 mg/dl		0.0095 C_0=−19.16	5.6

$$Ln(P/(1-P))=C0+ClX1+\cdots+C6X6 \qquad \text{（式 10-14）}$$

C_0,C_1,$\cdots$,C_6 是 Logistic 回归系数。$Ln(P/(1-P))$ 称为患 IHD 比值比的自然对数,简称对数比值比（log odds）,也称为 logit odds,它表示在其他自变量不变的条件下,X_i 每改变一个测量单位时所引起的比值比的自然对数的改变量,可用最大似然法来估计 C_i 值。取此值的反自然对数就可以求出 OR 值。

由表 10-6 可见 clofibrate 试验的结果,每一变量 X_i 有一 Logistic 系数 C_i,并有标准误能用来计算 t 值。全部六个变量 t 值都大于 2.58（$P<0.01$）,对作为病人 IHD 概率的原因都是有意义的。

治疗的 Logistic 回归系数是负的,说明该治疗措施可以减少 IHD 的发生。其他 5 个系数都是正的,说明患 IHD 的可能性将受年龄、吸烟、高血压、高胆固醇及遗传的影响而增加,并可用系数确定每个因素作用的大小,例如 e^{C1}=0.73 是 clofibrate 与安慰剂相比较后患 IHD 的估计相对危险度,在调整预后因素后 clofibrate 降低了患 IHD 的可能性是 27%。C_1 的标准误 =0.11,C_1 的 95% 可信限是（−0.32 ± 1.96 × 0.11）=−0.10 和 −0.54,即 $e^{-0.1}$ 和 $e^{-0.54}$=0.90 和 0.58。因此,通过 clofibrate 治疗使患 IHD 的可能性减少 10% 和 42%。

该研究结果说明采用药物治疗高胆固醇血症的男性患者可以减少 IHD 的发生,但若仅仅采取治疗措施而不是同时采取预防措施,如告诉患者戒烟、控制血压、限制高脂饮食等,则不会获得理想的治疗结果。

（三）Cox 模型

在临床医学中,对病人治疗效果的评价有时需要用时间长短来衡量。生存时间的长短与治疗措施、病人体质、病情轻重及免疫状态等因素有关,由于时间 t 往往不满足正态分布和方差齐性的要求,不便用多元线性回归来分析生存时间与预后因素之间的关系,有时用其他生存分析模型来拟合也会感到困难。

Cox 模型(Cox model)是以顺序统计量为基础,对生存时间的分布形式没有严格的要求,它可以允许存在"截尾"(censoring)数据以及随访时间迟早不一、随访时间长短不一及资料失访的数据,因此,在临床上有很强的应用价值。

在 Cox 模型中,强调某病人生存到 t 时刻的死亡风险函数 $h_i(t)$ 是基础风险函数 $h_0(t)$ 与预后因素函数 $f(\beta X)$ 的乘积,即 $h_i(t)=h_0(t)\times exp(\beta_1 X_{i1}+\beta_2 X_{i2}+\cdots+\beta_p X_{ip})$,此式经自然对数转变后为:

$$L_n[h_i(t)/h_0(t)]=\beta_1 X_1+\beta_2 X_2+\cdots+\beta_p X_p \qquad (式 10-15)$$

模型参数 β 为回归系数,其临床意义是,当预后因素 X_j 每改变一个测量单位时所引起的相对风险度的自然对数改变量。从而可知,在做 Cox 模型分析时,可以得到相对危险度 RR 值。其求法与 Logistic 回归中的 OR 值一致。

例如:"应用 Cox 模型分析影响食管癌切除术后的预后因素"研究,选择 $X_1 \sim X_{13}$ 为预后因素,经 Cox 模型分析发现了如下因素有意义,见表 10-7。

表 10-7　食管癌切除术后的预后因素

变量	β	标准误	RR	RR 可信限
淋巴结转移数	0.2654	0.0466	1.30	1.20~1.39
TNM 分期	0.1553	0.0438	1.17	1.08~1.26
侵及程度	0.3388	0.1017	1.40	1.20~1.60
肿瘤部位	0.2788	0.1055	1.32	1.11~1.53
肿瘤长度	0.7154	0.3396	2.05	1.38~2.71
组织类型	0.1545	0.0763	1.17	1.02~1.32

上述结果表明这 6 个因素将会影响食管癌切除术的预后。

第四节　疾病预后研究的质量控制

预后研究同样存在混杂及偏倚的影响。偏倚主要产生在队列的收集、队列的变换、队列的随访和结局的测量中。

一、预后研究常见的偏倚

在临床研究中,无论是进行哪一方面的研究,研究过程中存在的偏倚都可以概括为三大类,即选择偏倚、信息偏倚和混杂偏倚。但不同的研究内容所具有的特征性偏倚有所不同。

(一)选择性偏倚

选择性偏倚(selection bias)指暴露人群和非暴露人群在一些重要因素方面存在差异,如疾病的严重程度、病程的长短、有无并发症、病期、疾病类型、既往史及既往治疗史以及个体特征等等。也可以发生在其他方面,如选定的研究对象中有人拒绝参加;部分对象的记录资料不完整;早期病人在研究开始时未能发现等,都可以产生选择性偏倚从而导致非真实性的研究结果。

(二)测量偏倚

测量偏倚(measurement bias)是在对研究队列实施随访观察的过程中由于所采用的观察方法或测量方法不准或不一致所致。如果某个队列里病例的结局检出机会多于另外的队列,就可能产生测量偏性。有些疾病的结局,如死亡、脑血管意外等是明显的,不易产生遗漏,但有些不

Notes

是十分清楚。

（三）失访偏倚

失访偏倚（lost to follow-up bias）是无应答的一种表现形式，是疾病预后研究中的一种重要偏倚。它是指在研究过程中，研究对象可因种种原因脱离了观察队列，使得研究者无法继续随访以获得完整资料，由此对研究结果所造成的影响称作失访偏倚。该种偏倚多由于研究观察时间长，观察对象迁移、外出、药物副作用及死于非终点事件等原因造成。通常认为失访率不超过10% 对研究结果的影响不大。

二、偏倚及混杂的控制方法

上述几种偏倚的控制方法在本教材的有关章节中已经作了介绍，为避免重复，不在此赘述。现仅对混杂因素的控制方法做一下介绍。

（一）限制

限制（restriction）即是通过增加排除标准，将已知存在混杂影响的对象不纳入研究队列，而是根据某个或者某些特征把纳入研究对象限制在一狭窄范围内，以保证其一致性。在这种情况下，病人之间的变异就不会太大。例如研究年龄对急性心肌梗死预后的影响时，只限于在男性、无并发症、心前区的心肌梗死病人中进行观察，采用这种方法能产生一个均匀的研究，但同时牺牲了普遍性，所形成的队列很特殊，得出的研究结果也缺少代表性和外推性。

（二）随机化

随机化（randomization）可使每一个病例有同等的机会进入每一个组，从而保证除研究的预后因素外，各种因素（已知和未知的）在试验组和对照组达到均衡，即基线状况相同这样才能比较该预后因素对结局影响的真实性。但随机化方法不可能用于所有的预后研究，仅适用于同一种治疗措施不同水平的预后比较时才可以应用。如顺铂不同用药剂量对小细胞肺癌的治疗预后研究，可以根据顺铂的剂量分组而随机分配肺癌病例，这样可以保证组间的可比性，从而使得结论真实可靠。而不能将肺癌病例随机分组，观察比较手术、化疗、放疗等治疗方法的预后效果。

（三）匹配

匹配（matching）是在病例和对照在进入研究时进行某个因素或者几个因素的配比，以使病例组与对照组除了所研究因素外，其他特征尽可能相同。常将病人的年龄、性别作为配比因素，因为这两个因素与许多疾病的预后有很强的联系。也可对其他因素进行配比，如病期、疾病严重程度、既往治疗等。配比因素不要太多，一般不超过 3 个，配比比例不要太大，以 1∶2 最为常用，1∶4 是上限。此外，如果进行配比的各因素的分组很粗，则在配比组之间有可能存在相当大的差异。例如在 21- 三体综合征（唐氏综合征）危险性的研究中，如以母亲年龄 10 岁为一组配对，那么在同一个组里有些妇女是 30 岁，有些是 39 岁，而她们的综合征发生率可能有近 10 倍的差别。

（四）减少失访率

主要通过选择符合条件且依从性好的研究对象，通过建立相应的随访制度以及选择切实可行的随访方法，加强随访调查，保证减少失访人数，失访率最好控制在 10% 以下。

（五）分层

分层（stratification）分析是在资料的分析阶段将某个或者某些影响因素分成数层进行分析，从而获得了调整混杂影响后的真实结果。该方法非常适合在临床资料分析中用于偏倚的控制。既简单，又易于操作。

例如比较甲、乙两医院冠状动脉旁路外科手术的病死率。甲医院手术病死率为 4%（48/1200），乙医院为 2.6%（64/2400），甲医院术后病死率为乙医院的 1.5 倍。这样可否认为乙医院的外科医生水平高？可能这两个医院的病人在其他特征方面不一样,从而影响了结果的真实性。因此,根据年龄、心肌功能、梗死程度和其他特征,按术前危险程度不同将病人分成几个亚组(表 10-8),然后在同层里比较每一层的手术病死率。

按术前危险程度分层后,发现高术前危险程度组的病死率高于中、低组,分别为 6%、4%、0.67%,说明不同术前危险程度对预后存在影响。另外,两个医院病人的术前危险程度有较大的差别,具有术前高危因素的病人在甲医院为 42%,乙医院只有 17%。若消除不同术前危险程度的影响,可以采取分层分析的方法。本例可以用 Mantel-Haenszel 法分析资料,按甲、乙医院病人术前危险程度分成高、中、低三层(表 10-8),然后计算其调整后的 OR 值,以分析甲、乙两医院手术死亡率有无差异。

表 10-8　甲、乙两医院按术前危险程度分层资料数据

组别	高危险			中危险			低危险		
	死亡	未死亡	计	死亡	未死亡	计	死亡	未死亡	计
甲	$30(a_1)$	$470(b_1)$	500	$16(a_2)$	$384(b_2)$	400	$2(a_3)$	$298(b_3)$	300
乙	$24(c_1)$	$376(d_1)$	400	$32(c_2)$	$768(d_2)$	800	$8(c_3)$	$1192(d_3)$	1200
计	54	846	$900(n_1)$	48	1152	$1200(n_2)$	10	1290	$1500(n_3)$

$$调整 OR 值计算公式 = \Sigma a_i d_i / n_i / \Sigma b_i c_i / n_i \qquad (式 10\text{-}16)$$

调整 $OR = [(30 \times 376)/900 + (16 \times 768)/1200 + (2 \times 1192)/1500]/[(470 \times 24)/900 + (384 \times 32)/1200 + (298 \times 8)/1500] = 1$

两医院粗死亡率比较,甲医院为乙医院的 1.5 倍(4/2.6),经调整术前危险程度后,两医院死亡危险性无差异。

(六) 标准化

把可影响结果的因素予以相同的权数进行标准化(standardization),使得两个率在调整后可以相比较,这个方法称为标准化(或调整)。前述例子中,甲、乙两医院病死率的差异主要是由于高、中、低术前危险程度在两个医院的各自构成不同所致。甲医院高危险程度的权数是 500/1200=0.42,而在乙医院这一层权数仅为 400/2400=0.167。

假如两医院所用权数相等,比方说 1/3(也可以是其他的任何数值),那么甲医院的标准率 = $(1/3 \times 0.06) + (1/3 \times 0.04) + (1/3 \times 0.0067) = 0.036$,这个率与乙医院的标准率完全相同。以同样的权数处理每组的各层,完全排除了甲医院表面上病死率高的现象。

(七) 多变量分析

在预后研究中往往涉及多个预后因素,所产生的效应常是许多因素共同作用的结果。这些变量之间的联系也是复杂的,可以是协同作用也可以是拮抗作用。多变量分析(multivariate analysis)方法恰恰可以同时处理多个变量间的关系,对它们进行调整或控制。而有关统计软件的出现使操作过程更加简便。现常用的多变量分析方法有多元线性回归与 Logistic 回归模型,在生存分析中可用 Cox 回归模型。但是,多因素分析也有缺点,由于模型是建立在假设基础上,有的资料可能不满足该假说,变量进入模型的先后也可能不确定等。但并未影响其在预后研究中的应用。

以上主要是针对选择性偏倚和混杂偏倚所采取的措施。对于减少测量偏倚,主要采取的方法包括实施盲法;采用客观指标,明确各种标准等。

(时景璞)

思考题

1. 何为预后因素？预后因素与危险因素的主要区别是什么？
2. 为什么说预后研究常用的方法是队列研究而不是随机对照试验？
3. 预后研究对随访工作什么要求？
4. 预后研究中常见的偏倚有哪些？如何消除这些偏倚？
5. 为何要进行预后因素的调整？常用的方法是什么？

第十一章 治疗性研究

导读

本章主要内容包括治疗性研究的基本原则和特点,研究对象的选择,治疗性研究的常见设计类型,样本量的估算,评价疗效的常用指标及统计分析方法,研究中常见的研究质量影响因素及其处理方法等。通过对上述内容的学习,达到理解或掌握治疗性研究的设计、分析及正确评价治疗性研究的目的。

Chapter 11 Study of the effectiveness of treatment

Summary

The contents of this chapter include mainly the basic principles, characteristics, selection of study participants, common study designs, sample size estimation, measures of effectiveness, statistical analysis, common quality factors and their control. Readers are expected to gain knowledge, comprehension, or mastery on the study design, statistical analysis and results interpretation of intervention studies and clinical trials.

临床治疗性研究是临床流行病学的重要内容之一。随着新药、新的治疗方法的不断出现,许多疾病的治疗药物和治疗手段已经趋于多样化。临床医生在作出正确的诊断之后如何在众多的治疗措施中选择安全、有效的措施和方案已成为一项重要任务。

第一节 概 述

一、治疗性研究的概念

治疗性研究是指在临床实践中以人为研究对象,应用医学科研的理论和方法,通过科学、严谨的设计和精确的测量对所研究或选择的治疗措施的效果进行客观的评价,以达到提高治愈率,降低病残率及病死率,提高生存质量,改善人体健康的目的。

二、治疗性研究的特点

1. **以患者为研究对象** 人有社会属性,受精神因素和心理因素影响,与动物实验相比,外来影响因素更难以控制,同时必须在保证患者安全的前提下进行试验,试验应符合医学伦理要求。因此,治疗性研究要求更高,实施难度更大。

2. **必须设立对照组** 有比较才有鉴别,治疗效果是根据试验组和对照组效应差别来评价其真实效果的,不设对照,不能排除试验措施以外的干扰因素对效果判定的影响,如疾病的自然缓解,自愈倾向,安慰剂效应等,不能真实评价治疗措施的效果。

3. **有人为干预措施** 治疗性研究是一种干预性研究,治疗措施属于人为干预措施,治疗的目的就在于人为干预疾病的自然病程,疗效评价就是评价干预效应。传统的病因研究,暴露因素在人群中是自然存在的,而治疗措施是人为给予的。

4. 是一种特殊的前瞻性研究　治疗性研究是给予干预措施后,前瞻性观察干预效应,是前瞻性研究的一种特例,除研究因素是人为干预外,两个比较组在观察期间对影响干预效应的因素控制得更严,要求在试验前必须进行科学的设计,在试验中必须严格按设计方案实施,只能对试验组施以干预措施,如需另外附加干预措施,两组必须同时给予,不得单独对试验组或对照组附加有类似疗效的措施,因此,临床治疗试验设计比一般队列研究更为严谨。

三、治疗性研究的种类

治疗性研究通常分为实验性研究和非实验性研究。

(一)实验性研究

实验性研究有多种分类方法。例如,按设计方法分为:平行设计、交叉设计、析因设计和序贯设计等;按对照形式分为:安慰剂对照、标准对照、空白对照、交叉对照等;按随机化单位分为:个体随机和整群随机;按是否同时实施干预措施分为:阶梯设计和推迟起点设计等;按实验的目的分为:解释性试验(效力)和实用性试验(效果)。读者可根据实际需要阅读有关文献。下述为一些常见的试验设计类型。

1. 随机对照试验(randomized control trials,RCTs)　随机对照试验,尤其平行 RCTs(Parallel design)是治疗性研究首选的设计类型。RCTs 通过随机分组、设立平行对照、实施盲法,可有效防止若干混杂或偏倚因素的干扰,确保研究对象基线可比,因此,获得研究结果的真实性最佳,被誉为临床试验的金标准方案。

2. 交叉设计(cross-over design)　经典的 RCTs 采用平行对照,进行头对头的比较。但在临床研究实践中,对于某些慢性、非根治性的疾病,特别是患者来源及研究时间有限时,若采用平行随机对照试验,尽管最佳,但往往会遇到患者来源不足、研究周期长等诸多困难。因此,综合考虑科学性与可行性,可采用交叉试验设计。

交叉设计分为两个阶段,在前一阶段(期),将合格研究对象随机分配至试验组或对照组,分别接受相应的干预治疗,疗程结束后分别统计分析疗效的结果及其差异。然后经过一定的洗脱期后,在后一试验阶段(期),试验组和对照组的患者,则与前期的试验或对照干预互相调换,即试验组患者接受对照组的干预措施,而对照组患者后期接受试验干预措施,疗程结束后,再分别统计分析疗效及其差异;最终可将两阶段治疗结果进行综合分析。交叉对照适用于一些慢性、病情短期变化不大的疾病,如高血压、冠心病和支气管哮喘等非根治性治疗。例如,地尔硫治疗肥厚型心肌病的随机交叉试验,一组先服用地尔硫,而另一组服用安慰剂,经过一段时间的治疗后,两组进行交叉,最后综合比较地尔硫和安慰剂的效果。

由于这种设计方案采用了随机、对照及盲法,且试验本身又可消除个体内在环境的差异,即同一个患者既可做试验组成员又可做对照组成员,节省了样本数,又使两组均衡性、可比性更好;尽管疾病前后两个阶段可能有程度的不同,但最后的综合性分析在一定程度上可弥补这一不足。因此,从总体上看,其科学性不逊于 RCTs,且更具可行性。所以在临床治疗性试验的证据论证强度上,仍属于一级设计方案的范畴。

3. 析因设计试验(factorial design trial)　在临床研究中有时会采用析因设计,也叫做全因子试验设计,就是试验中所涉及的全部处理因素(研究因素)及各水平的全面组合形成不同的试验条件,每个试验条件下进行两次或两次以上的独立重复试验。它是一种多因素的交叉分组的试验设计,不仅可以检验每个处理因素各水平间的差异,而且还可检验各处理因素间的交互作用。最简单的两种药物的析因设计叫做 2×2 析因试验,这样的试验需要四个比较组,即 A 药、B 药、A 药和 B 药联合用药(AB 组),既无 A 药也无 B 药的安慰剂(U 组)。比较组的形成应该通过随机分配获得。

与 U 比较,可以获得三个率差,分别是 RD_A、RD_B 和 RD_{AB}。RD_A 代表 A 药的单独作用,RD_B 代表 B 药的单独作用,RD_{AB} 代表 A 和 B 联合用药的作用。如果 $RD_{AB}=RD_A+RD_B$,说明 A 药和 B 药间无交互作用;如果 $RD_{AB}>RD_A+RD_B$,说明两药相互加强的作用;如果 $RD_{AB}<RD_A+RD_B$,说明两药相互削弱的作用。

4. **单病例随机对照试验**(N of 1 RCTs)　尽管随机对照试验是研究药物有效性和安全性的最佳方案,但其结果往往仅反映研究对象对药物的平均效应水平,因此一项结果明明有效的随机对照试验,对于某个具体患者,其疗效可能低于平均水平甚至无效。此时可考虑选用单病例随机对照试验。

单病例随机对照试验是将随机对照试验的原理应用于单一病例所进行的试验。在试验过程中,受试者交替接受试验药与对照药。试验的目的在于明确哪一种药物对患者更有效。因此,其随机分配的对象是药物(试验药物与对照药物)或干预措施,而不是患者,研究过程中要求采用双盲法。在每个观察期间及每轮试验间歇设有一段合理的药物洗脱期。当试验结果达到试验药物的预期研究目标时,则可终止试验。单病例随机对照试验并非适合于所有疾病以及所有干预措施的研究,它仅适用于某个慢性病患者,因同时服用多种有效或无效药物而需要进行筛选抉择试验。因此,要充分考虑研究的需要性和可行性等。

5. **自身前后对照试验**(self before after control study)　自身前后对照试验的特点是仅设一组合格试验对象,其分别接受前、后两个阶段(期)的药物干预治疗。这种前后两种不同的干预对照药物,通常用随机法分配药物,如随机法确定先用对照性药物(前期),那么后期则用试验药物,期间应有适当的停药洗脱期,最后将前、后两个阶段的效果进行综合统计分析和评价。

自身前后对照的适用范围和应用指征与交叉试验相同,但科学性不及交叉试验。例如,采用前后对照研究评价地尔硫治疗肥厚型心肌病的疗效,首先让全部研究对象服用安慰剂,观察其疗效。此阶段结束后,对研究对象停用一切药物约一周,然后让全部研究对象服用地尔硫,继续观察疗效。最后对服用安慰剂和服用地尔硫的两阶段疗效进行比较。

自身对照可在口腔、眼、皮肤等科室进行。如治疗牛皮癣的临床试验,可随机选一侧病变作为试验组,另一侧作为对照组;"可见光固化和紫外线固化两种防龋涂料的临床对照研究",设计了左、右侧牙互为对照。所以,随机自身对照,仅针对可引起机体产生两个以上且较对称部位病变的疾病。

6. **序贯试验**(sequential trial)　又称序贯分析,与一般临床试验不同的是,序贯试验设计事先不规定样本量,而是随着试验进展情况而定。其试验设计是对现有样本一个接着一个或一对接着一对地展开试验,循序而连贯地进行,直至出现规定的结果便适可而止结束试验,所以称之为序贯试验。由于逐一试验逐一分析,一旦观察到所预期的结果时,即可停止试验并做出结论,所以,这种方法比固定样本法节省 30%~50% 的试验对象。序贯设计的最大特点是省时、省力、省样本,克服了组间比较的盲目性;其次这种安排方法十分符合临床实际,因为试验是逐个进行的,患者就医或入院也是陆续而来的,所以很适用于临床研究。在临床研究中,特别是在需要尽快作出判断的单因素研究中,序贯试验常可很快解决问题。例如,需要判定某药是否有减轻疼痛、降低血压、升高白细胞等单一作用时,均可采用这种设计方法。若欲观察某一疗法的长期疗效或是进行一种多因素的研究,则序贯设计难以满足要求。

7. **多中心临床试验**(multi-center clinical trail)　多中心临床试验是指由一个或几个单位的主要研究者总负责,多个单位的研究者合作,按同一方案进行的临床试验。这种研究方案的特点是收集病例快、病例多、试验规模大,因此完成临床试验需要的时间较短;研究范围广,样本的代表性好,结论外推性强,但由于参加的单位多、人员多,故不易进行质量控制和标准化,需要的研究经费也很多。

8. **历史对照试验**(historical control trials,HCTs)　是将现在患某病的患者作为试验组,对之采取新的干预措施,对照组不是在同时期确立的,而是将过去某一时期患同种病的病例作为对照组,这些患者患病时接受过传统疗法或干预措施,然后比较两组的疗效。可用文献资料作为对照,也可以将本单位的历史资料作为对照。本设计方案的主要优点是患者和临床医生均易接受采用的临床治疗措施,所以较易实施。该方案最主要的缺点是试验组和既往治疗组间的可比性较差,而且影响的偏倚因素太多,其研究结论的真实性,备受质疑。

9. **非随机对照试验**(non-randomized control trail,NRCTs)　作为临床前瞻性对照试验,非随机对照试验的设计,通常是不可取的。因为非随机化的样本分组,发生人为选择性偏倚的几率太大,故研究结果的真实性远不及 RCTs。关键的缺陷就发生在随机化的分组环节,因此,从临床流行病学的角度看,在临床科研设计方面应予避免的。

然而,从医学杂志发表的文献看,非随机对照试验研究并不少见,故在分析评价其证据的论证强度方面,应列为"三级"证据。

(二)非实验性研究方案

RCTs 虽然是临床治疗性研究首选的方案,具体的设计方法也有很多种,但并非唯一。例如对某种疾病进行两种或多种疗法 / 药物试验时,有时患者要主动选择。有些患者,如老人、儿童、孕妇很多情况下也无法作为 RCT 的纳入对象。鉴于尊重患者的选择权利和医德的原则,在某些特殊的医疗环境下,或真实的临床环境中,可以设计非试验性的研究方案,同样可以达到研究的目的,因此,近年来国际上提出了观察性疗效比较研究(observational comparative effectiveness research)。代表性的方法为队列研究(cohort study)和病例 - 对照研究(case-control study)。现以队列研究作为代表予以阐述。

在治疗性队列研究设计时,将符合某病诊断标准及所设计纳入标准的患者,其自愿选择的某一治疗措施,分别纳入相应的队列,以接受相应的治疗,最后进行队列间的疗效分析与评价。例如,符合同一诊断标准的若干肺癌患者(病理诊断与临床分期均一致),均接受了手术治疗,他们的主要临床基线可比性好。术后,有的患者愿意接受化学疗法及放射疗法;另一些患者考虑放化疗不良反应大,或不适于接受放、化疗者,因此他们或许用中药,甚至可能不愿意接受其他任何治疗,在这种情况下,研究者拟研究肺癌术后放化疗的疗效以及对远期预后的影响,于是可采用队列研究的设计,其中一个队列为术后接受放化疗者,另一队列进行同步观察,追踪两个队列的病死率及生存率,借以评价肺癌术后接受放化疗的患者是否优于对照队列(未接受放、化疗)。

四、临床试验的分期

新药的临床试验可分为四期。

Ⅰ 期临床试验是在人体进行新药试验的起始期,包括药物耐受性试验与药代动力学研究。其目的是在健康志愿者中研究人体对药物的耐受程度,并通过药代动力学研究,了解药物在人体内的吸收、分布、消除的规律,为新药临床Ⅱ期试验提供安全、有效的合理试验方案。不过,对于治疗癌症的一些药物,由于药物本身可能就有致癌作用或具有较强的毒性,因而多数是患者参加Ⅰ期临床试验。此期需确定可用于临床的安全有效剂量范围及合理给药方案。

Ⅱ 期临床试验是对药物的治疗作用和安全性进行初步的评价,即对新药的疗效、适应证、不良反应进行考察。一般通过随机对照临床试验对新药的安全有效性作出确切评价。

Ⅲ 期临床试验为扩大临床试验,这个阶段是对新药的治疗作用与安全性进行确认的阶段,一般在多数医院或全国范围内进行,有的在国际范围内进行。目的是在较大目标人群范围内对新药的疗效、适应证、不良反应、药物相互作用等进行详细评价。

Ⅳ 期临床试验是在新药批准上市后进行的,为上市后临床试验或称为上市后药物监察,目的是对已在临床广泛应用的新药进行社会性考察,着重于新药的不良反应监察。Ⅳ期临床试验还包括未能在上市前进行的某些特殊患者的安全有效性考察,如新药对老年人、幼儿、孕妇、肝肾功能异常患者等的临床试验,这些应在肯定新药安全有效并已批准上市后进行。但具体情况需具体分析,某些专用于老年人、小儿或终止妊娠等新药就有必要在有关的特殊病例中进行Ⅱ期或Ⅲ期临床试验。

五、治疗性研究与评价的重要性

传统的临床治疗性研究多属经验性总结,以回顾性研究为主,缺乏严格设计的前瞻性研究,因而研究结果真实性常常受到质疑,临床应用的重复验证也存在一些问题。近数十年来,由于临床流行病学的发展,催生了循证医学。两者均十分注重临床研究的随机对照试验,因此,RCTs的研究成果也随之日益增加。尽管报道的RCTs结果并非均为"一流",但却有一些高水平的RCTs研究否定了某种(些)"传统有效药物或措施"的效力,如冰冻疗法治疗溃疡性出血、乳内动脉结扎治疗顽固性心绞痛、抗心律失常药物预防急性心肌梗死致猝死等,极大促进了临床治疗的进步。

临床治疗性研究的对象是患者,因此,凡是人体外研究的基础医学研究结果,在未经临床治疗性研究证实之前,是不允许直接用于临床治疗的,例如,体外实验证实:阿糖胞苷(Ara-c)有干扰嘧啶合成的作用,可抑制多种DNA病毒,能抑制播散性带状疱疹病毒,然而经临床试验发现,Ara-c不仅对播散性带状疱疹病毒的临床治疗无效,反而有害。

面对众多临床治疗性研究试验的结果,需应用临床流行病学关于治疗性试验的原则和国际公认的评价标准,进行严格评价(critical appraisal),方能肯定有价值的研究结果,并用于提高临床治疗水平。同时,在这一评价过程中,也能提高自己的批判与接受能力,既能防止误导,又能提高自己的学术水平。

第二节 治疗性研究的设计与实施

一、立题依据和确定研究目的

一个治疗性试验研究,一定是针对临床实际中需要治疗并提高疗效的疾病,因此,研究本身应具有科学依据、临床重要价值以及明确的研究目的。

(一)研究问题的确定

立题依据可以来源于基础研究的提示,也可以是动物实验结果在人体的进一步验证,更多的是来源于临床医生的实际观察和总结,以及来自对人群流行病学的观察和研究。但无论来自哪一方面,其创新性及实用性是必不可少的。

随机对照试验主要用于评估医学干预措施的作用,即回答一个干预措施是否有效、是否益处大于害处的问题。例如,与无治疗相比,辛伐他汀(simvastatin)是否可以在血脂中度偏高的心血管病高危男性人群中降低心血管病的五年发病和死亡的危险,就是一个典型的随机对照试验的研究问题。这类研究问题一般含有四个主要内容:疾病和患者(patient)、干预措施(intervention)、对照措施(comparison)、临床结局(outcome)。英文将这四个内容简称为PICO,随机对照试验立题的实质就是对这四个方面详细准确的考虑、定义和解释。

医学的干预措施是多样的,不仅仅是药物治疗,还包括其他治疗措施(如外科手术)、诊断、服务管理模式、卫生政策,以及医疗卫生系统等。

(二)明确研究的目的及内容

临床治疗性研究,应根据被研究疾病的具体情况,以及所采用的试验干预措施(或药物)的治疗效力,明确课题研究所假设的预期目的,主要有三种情况:一是临床治疗或根治,目的是力求提高治愈率,降低病死率、伤残率;二是预防疾病并发症与复发,通过干预性研究达到降低并发症发生率、复发率,改善预后的预期目标;三是缓解症状,提高生存质量。不同的预期目的在试验方案的选择和研究实施方面都有所不同。

研究内容主要包括:对干预措施本身的有效性和安全性进行评估,以及与其他同类措施进行比较,决定它们的相对价值。不同患者不同干预措施的组合构成了不同的研究目的,以化学治疗的药物为例,随机对照试验的研究目的不外乎以下几种:①评估效果不明或可疑的药物;②研究一个药物的剂量效应关系;③比较不同给药方式效果的差别;④评估老药新用的效果;⑤比较不同药物的效果;⑥研究药物间的交互作用;⑦确定药物在特定患者或环境下的效果;⑧重复验证重要的研究。

(三)干预措施(药物)的科学依据

治疗性试验的对象是人体(患者及健康人),因此在制订研究方案时,必须充分分析和权衡科学性、可行性、伦理性。用于治疗性干预试验的措施或药物,务必要通过基础医学的有关实验研究(如药物化学、药理、毒理、药物动力学、病理学等),证明具有治病效力且无明显的毒效依据,然后再选择适量的健康人作Ⅰ期临床试验,被证明无明显不良反应者(具有若干科学的量化指标),并经行政部门审核批准,方可进行临床Ⅱ/Ⅲ期临床试验。任何临床试验,一定要符合临床试验的伦理学要求,充分保障受试者的安全和人权(参考本教材相关章节)。如果有两种以上的干预措施(药物)可用于对同一种疾病及其同一治疗研究目的,则应从中比较并优选其一作临床治疗试验的对照性研究。

以研究某药物是否可以预防肝癌的发病危险为例,这样的研究往往需要长期追踪观察成千上万的健康人。从科学性上讲,每个入选的患者必须经过彻底的检查,如通过询问病史和使用各种血液、生化、影像学和组织活检等检查,以排除现患肝癌的可能性,但这样的检查费用很大,往往是不可行的。只排除医生明确诊断的肝癌,就是由于可行性导致的让步,也不会明显降低研究的科学性。另外,为了排除一例肝癌,使成千上万的人接受肝组织活检,也不符合伦理的原则。另外,从科学性上讲,这样的预防性研究最好追踪观察到每一个研究对象都死亡为止,但由于人力、物力和财力的限制,对研究对象进行终生观察几乎是不可能的,因此随访时间可能只限于5年到10年。在随访过程中,研究对象可能患了肝癌而失访,任何放松追踪随访的做法都会降低研究的科学性。对所有研究对象进行彻底严格的检查,包括使用昂贵的影像学检查和肝组织活检,是不可行的,然而对怀疑患有肝癌的研究对象,必须进行彻底严格的检查,以确定肝癌诊断的准确性,任何简单的做法都会造成误诊,降低研究的科学性,是不可取的。

二、研究对象的选择

根据研究的目的确定研究对象。首先要确定病例的来源,包括来自哪一个地区,哪一级医院,是门诊患者还是住院患者。如果是研究某一疾病药物治疗效果,则对该疾病的诊断依据(或标准),病情程度或病期都要有明确的规定。

在此基础上,为了维持研究对象主要特点的相对均质性,根据研究的要求制订出研究对象的入选标准和排除标准。在排除标准中,应特别列出不宜使用该药的情况,如心、肺、肝、肾功能不全者和小儿、孕妇、哺乳期妇女等均不应选作受试对象;对该类药物过敏和其他不宜参加这项研究的情况,如依从性差、刚结束其他药物的临床试验的对象等。此外,根据医学伦理学的原则,对参加临床试验的对象,都要征得本人的同意。

为了提高两组病例分配的均匀性,减少分配误差,应该尽量减少与试验关系不大的因素,如限定病变程度和发作性疾病的频度等。在分层、配对、随机区组设计中,在进行某种特定的配对区组随机对照试验时,有时要把不符合分层或配对条件的病例也列为排除标准。但是,纳入标准的制订也不宜过严,排除标准亦不宜过多,否则就可能影响研究结果的代表性及适用性,有时也可能造成在研究期内不能获得足够的合格研究样本。

1. 病例的选择

（1）来源：在临床试验设计时，应根据研究的目的和要求、试验要求的样本量以及技术力量等来选择不同来源的病例。一般认为，门诊患者人数较多，尤其轻型病例较多，容易获得足够的样本，在研究轻型病例时，代表性较好，可在短期内获得试验的结果。但是门诊病例依从性差，失访率高，外来干扰因素多，且不容易控制，难以保证研究的科学性。如有足够数量的住院病例时，尽可能少选择或不选择门诊病例作为研究对象。选择住院病例的优点是外加干扰因素相对较少，依从性较好，可按设计方案给予治疗与疗效测量。但是，住院病例一般症状偏重，其结果外推受限，病例数相对较少，尤其在某些发病率低或病情轻的疾病，住院者更少，因此只选择住院病例，即使延长研究时间，也难以满足试验的需要，何况试验期太长，又会带来新的偏倚。选择某医院一段时间内符合纳入条件的连续病例，比有意挑选的病例代表性好，可避免研究者主观因素所带来的选择偏倚。

多所医院即多中心协作研究比在一所医院试验代表性好，多所医院患者的病情、经济、文化水平等具有代表性，同时能在相对短的时期内，提供足够数量的研究对象，能够吸引、组织更多的技术人员参加试验。但多中心研究更要严密组织，周密计划，必须统一设计、统一诊断标准、统一疗效测量方法与疗效判定标准，才能保证结果的可靠性。

（2）诊断标准：病例应当根据统一的、公认的诊断标准进行选择。诊断标准一般由有关学科国际性、全国性或地区性学会制定。有的疾病没有统一的诊断标准，则需自行制定。诊断标准要尽可能利用客观的诊断标准，如病理组织学、微生物学、免疫学、生物化学以及 X 线、内镜、心电图、造影等客观指标。例如，不能仅凭黄疸型肝炎或 HBsAg 阴性就诊断为甲型肝炎，应以抗 -HAVIgM 阳性结合临床表现及 ALT 升高作为甲型肝炎的诊断标准。即使用客观诊断标准，有的也需多次检查。例如，原发性高血压，应排除精神紧张、情绪激动或体力活动等引起的暂时性血压增高。X 线片读片应两人以上，以互相核对，避免诊断错误。治疗试验把非患者选入，或临床分型、病情判断错误，可导致错误分类偏倚。有的疾病不但应有诊断标准，还应有统一的分类诊断标准，例如我国《中国高血压防治指南》2013 年修订版将高血压分为 1 级、2 级和 3 级高血压（表 11-1），就可以作为随机分组时的分层依据。

表 11-1　我国《中国高血压防治指南》血压水平的定义和分类

类别	收缩压（mmHg）		舒张压（mmHg）
正常血压	<120	和	<80
正常高值	120~139	和（或）	80~89
高血压	≥140	和（或）	≥90
1 级高血压（轻度）	140~159	和（或）	90~99
2 级高血压（中度）	160~179	和（或）	100~109
3 级高血压（重度）	≥180	和（或）	≥110
单纯收缩期高血压	≥140	和	<90

注：当收缩压和舒张压分属于不同级别时，以较高的分级为准。

（3）纳入与排除标准

1）规定纳入研究标准：诊断明确的病例不一定都符合研究的要求，要根据研究的目的和具体条件，慎重制定纳入研究标准。决定一项纳入研究标准应有一定的理由和根据。标准定得太高，增加工作量，而且不易找到足够的研究对象；定得太低，则可能影响试验的结果。标准一经确定，就应坚持执行，不轻易改变。在制定纳入标准时应考虑两个方面：①尽可能选择对干预措施有反应的病例作研究对象,以便较易取得阳性结果。一般而论,旧病例、重症病例有时不能充分反映药物疗效,对常见病、多发病应尽可能选择新病例作为临床试验的对象。待新病例取得肯定效果后,可再扩大纳入对象范围,进行深入评价。对罕见病例如果仅用新病例,则可能不得不在许多单位长时间招募,有时可能混入新的干扰因素。即使已经治疗过的患者,再投以未用过的药物,对治疗试验有时并无妨碍。当试验有特殊效果的治疗方法时,选用经多种方法久治无效的患者作试验对象,其病例本身就类似于自身前后对照。总之,选用旧病例时,应具体分析,区别对待,疗效分析时尤其要慎重。在评价预防措施效果时,应选择易感者为试验对象。例如评价甲肝疫苗效果,应选择抗 HAV 阴性者为研究对象。评价乙肝疫苗效果时,应选择 HBsAg、抗 -HBc、抗 -HBs 均阴性者为研究对象,因为在一般情况下疫苗对已感染者无预防效果。②研究对象要有代表性:样本应具备总体的某些基本特征,如性别、年龄、疾病类型、病情轻重比例等均要能代表总体。轻型病例固然对药物疗效好,但也有自然康复的倾向。即使设了严格的对照,得到的阳性结果仅说明对轻型病例有效,还不能说明对各型的病例都有效。当然,可以根据具体情况,先把纳入标准规定在易取得效果的人群内,证明有效后,再放宽标准,研究在更广泛的人群中的效果。例如美国退伍军人协会研究高血压的治疗效果,研究对象的舒张压规定在 115~129mmHg 范围内,证明有效后再放宽标准,证实舒张压在 90~104mmHg 也是有效的。

2) 明确排除标准:排除标准有两层含义,一是在开始试验前的排除标准,二是试验过程中因特殊原因而退出试验的标准。在试验前应考虑当患者患有另一种影响疗效的疾病时,不宜选作研究对象。例如,患有胃肠道疾病时,不宜选作某些口服药物的研究对象,因为胃肠道疾病可能影响药物的吸收。一般而言,研究对象不宜患有研究疾病以外的其他严重疾患。例如,在做心脏病研究时如选有严重肝肾疾病、癌症等患者,往往在试验过程中可能死亡,或因病情严重而被迫停止试验。已知对研究药物有不良反应者也不应纳入研究对象。例如有胃出血史者,不应作为抗炎药物试验的研究对象。

纳入和排除标准应明确具体,可操作性强。例如在用呋喃唑酮治疗消化性溃疡的临床试验中,纳入标准规定为经胃镜证实为活动性溃疡的病例。排除标准为:①胃手术后吻合口溃疡;②伴有严重肝病;③伴有胃癌;④对呋喃唑酮过敏。此外,应注意医学伦理学问题,除非专门研究妊娠有关课题,否则不应选孕妇作药物试验对象,但是,应当指出,排除标准所包含的条目也不能太多,否则失去代表性。例如某一项重大研究课题,有 17 项排除标准,按其推算,有 90% 左右的患者被排除,纳入课题的对象仅为 10% 左右,即使这种研究获得了肯定的结论,代表性也仅为 10%,其实用性和推广范围是很有限的。

在试验开始后的排除标准应规定入选后的病例在何种情况下退出试验,如因病情严重需调整治疗方案、转科、死亡或依从性差,随访测量次数少等。例如在评价药物试验的观察期内,因药物无法控制病情,必须手术治疗者。但是必须指出,开始入选的病例必须全部报告,中途因特殊原因退出者应一律作具体交代,退出研究的人数不能超过入选人数的 10%,否则影响结果的真实性。

应当说明,一次临床试验,由于受试的人群范围,如性别、年龄、病情等均作了一定的限定,受试的人数有限,应用的地区还较局限,因此代表性受到一定的影响。在结果的解释和下结论时应充分考虑其局限性,外推只能局限在相应范围内。若开展多次临床试验,随受试人群范围的逐渐扩大,代表性亦逐渐增大。

2. 对照组的选择

设立对照组的必要性:临床试验的目的就是观察干预措施是否能改变疾病的自然进程,使之向痊愈方向发展,或延缓自然发展。评价干预措施效果是根据比较组间效应差别来判定的,如果不设立对照组,就得不出效应差值,不设立对照,用比较患者治疗前、后临床状况的方法评价疗效,可能产生误解。而设立对照组可以抵消以下因素对效果判定的影响。

（1）抵消疾病自愈趋势的影响：一种病的临床过程如果完全可以预料，则设立对照组的重要性就小些。如亚急性细菌性心内膜炎不予治疗，后果是极差的，肠梗阻不作手术就不会恢复。可是，大多数疾病，特别是慢性病，自然病程难以预料。不同患者之间，临床经过极不相同，采用治疗前后病程、病情改变来评价疗效是不可靠的。

某些疾病常会自然好转，许多急性自限性疾病，如上呼吸道感染、甲型肝炎或胃肠炎，患者往往在症状最严重时求医，在诊治后即可开始恢复。这时疾病的好转仅仅是由于疾病的自然发展过程，而与医生所给予的治疗可能关系不大，无对照组的试验，很难区分是自然康复或是治疗效果。

（2）抵消安慰剂效应：安慰剂效应是指患者由于受到医生特别的关心，无论接受一种被评价的新药，还是与疾病毫无关系的、无治疗作用的药物（如维生素 C、生理盐水等），都会改变了他们的行为，或使其心理上、精神上得到了安慰，使所患疾病得到了改善，而这种改善其实与他们正在接受的干预性措施的特异性质无关。在做治疗试验时，医生总希望自己的试验得到阳性结果，对试验组患者的治疗、检查不同于其他患者。另一方面，患者感觉受到了医生的特殊关照，从而自觉疾病的症状好转，即所谓霍桑效应（hawthorne effect），是指人们因成为研究中特别感兴趣和受关注的对象而产生一种生理效应，这种效应与他们接受的干预措施的特异性作用无关。从许多应用安慰剂对照治疗试验的结果可以看出，安慰剂确有一定的效应。例如，有人用呋喃唑酮治疗消化性溃疡，发现治疗组完全愈合者为 73.0%。而安慰剂组溃疡完全愈合者为 24.2%，这反映药物治疗消化性溃疡有安慰剂效应；某些镇痛药、降压药等在某些患者中也可呈现明显的安慰剂效应。一般认为，药物治疗的安慰剂效应可达 30% 左右，因此无对照组的临床试验常不能准确反映干预的真实效果，无法区分是安慰剂效应或是药物效应。而如果设有对照组，两组都同样受到医护人员的关心，安慰剂效应在比较中就能予以抵消或评估。

（3）抵消影响疾病预后的其他因素干扰：一个患者的病情好转，除受试验措施影响外，还受到很多个体的生物学变异和社会、心理因素等其他因素的影响，例如试验开始时疾病的轻重、病程、患者的基本情况，如年龄、性别，附加治疗措施的影响，如辅助治疗措施、护理措施、心理治疗等措施的影响；外科手术措施的效果还受到手术者技术操作水平的影响等。如果不设对照，仅根据治疗前、后病情变化来评价治疗措施的效果，如果所选择的患者病情轻，年轻体壮，有良好的护理措施或有类似治疗措施的附加措施，病情自然预后好，其实并不一定是所评价试验措施的真实作用。反之预后差，也不一定是治疗措施效果不好。如果设立了对照组，则要求比较组间在疾病的病情、年龄、附加治疗措施、护理措施都均衡比较，自然抵消了这些干扰因素的影响，而显示出所评价的干预措施的真实效果。

由此可见，治疗的特异作用、非特异安慰作用、疾病自然转归作用以及向均数回归作用，交织在一起，共同影响疾病的转归。若仅有一组接受治疗的患者的资料，则无法将这些因素的作用彼此区分。为了确定治疗特异性作用的存在和大小，只有设立相对于治疗组的无治疗对照组，使两组非特异作用大小相当，相互抵消，那么组间临床结局之差将真实反映治疗特异作用的大小。可以说，对照是准确测量治疗作用的基础。

3. 设立对照组的方法　对照组的设立按干预措施可分为：安慰剂对照、标准治疗对照、空白对照等；按分组是否随机化分为：随机对照和非随机对照；按时间分为：同期对照和历史对照。简述如下。

（1）安慰剂对照：安慰剂（placebo）通常即是以乳糖、淀粉、生理盐水等成分构成，不加任何有效的药物，但经加工后，其外形、包装、大小、味道与试验药物极为相近。安慰剂虽对人体无害，但亦无疗效，必须注意使用范围，按照《赫尔辛基宣言》规定，任何临床试验，包括对照组的患者都应得到最佳的诊断和治疗方法。因此安慰剂以不损害患者的利益为前提，只用在研究的疾病尚无有效药物治疗或在使用安慰剂后对该病病情、临床经过、预后不利影响小或无影响时使用，一般与盲法观察结合使用。

（2）标准对照：常称药物对照或有效对照，标准对照是临床试验中最为常用的一种对照，是以常规或现行的最好疗法作对照，适用于已知有肯定治疗方法的疾病。如抗结核的新药试验，可以链霉素和异烟肼为对照，而不以疗养或一般对症药物作对照。以一种低疗效的方法作对照来提高试验疗法的效果是毫无意义的，甚至是有害的。当比较几种疗法或不同剂量药物对某病疗效差别时，可将合格的研究对象分为几个比较组，各组间可互为对照。

（3）空白对照：即对照组不施加处理措施。一般不设空白对照，仅在不便于实施盲法的研究或尚无有效疗法时，探索措施效果的评价中使用。

三、试验药物或措施的选择与标准化实施

（一）试验药物或措施的选择

治疗性试验所应用的药物或措施，首先要有科学的证据，要有临床前期的观察，证明其有效性和安全性，同时具有一定的创新性，如果没有这些最基本的科学依据，任何药物或措施是不容许作临床治疗性试验的。因为临床治疗性试验的对象是患者，务必遵循《赫尔辛基宣言》的规范原则。对照试验如应用阳性对照药物或安慰剂，应该在外观、色泽、气味和制剂等方面与试验组药物一致，服用方法和疗程也需要一致，否则会影响结果的真实性。

（二）随访观察期的确定

随访就是在一定时间范围内对研究对象的追踪观察。随机对照试验的随访主要目的包括：①提高患者对治疗的依从性；②减少患者的退出和失访；③收集有关资料；④发现和处理治疗的不良反应。

随访时间的长短需要兼顾科学性和可行性的原则。观察期过长，会造成不必要的浪费，过短则可能会使药物或措施导致假阴性效果。治疗观察期的选择必须根据研究的目的，并在基础研究的基础上，参考临床达到治疗最佳水平的时间而定。如骨质疏松的防治性研究应考虑到骨代谢的周期较长，少于1年很难得出结果。而研究抗高血压药物的降压效果，观察半年就可能看到药物的效果。但如果要观察该药物降低心血管病死亡的危险，随访时间可能需要几年甚至更长。

一般情况下，临床试验应该在预先计划的终止时间结束。但是，如果中期分析发现试验组和对照组结局事件发生的频率已出现显著的差别，可以考虑提前结束试验。试验中出现严重的毒副作用，也是提前终止试验的一个常见原因。相反，在研究计划的随访时间结束时，两组比较提示治疗可能优于对照，但又不足以作出肯定的结论，这时可以考虑适当地延长随访时间。总之，观察时间的长短与临床结局有密切关系，观察时间必须允许足够的临床结局出现。

（三）干预措施的标准化与实施

干预措施的标准化对干预效果的评价很重要。统一的干预方案是干预效果评价的前提，标准化的目的就是为了统一。对某药物的疗效评价，涉及该药的剂型、剂量、疗程、依从性、失访、沾染和干扰等问题，对一组干预措施的效果评价，除上述因素外，还必须有统一的干预方案，一旦规定了统一的干预方案，一般情况下不应更改。很显然，如果对受试者都辨证施治，干预措施也随受试者不同而变化，则很难评价其真实效果。所以，在临床试验中，应尽量按规定的标准方案实施，在评价时，应如实报告干预方案执行情况。

1. 统一干预方案　在试验设计时，应明确规定干预措施实施的起点、终点、强度与持续时间，实施方法。治疗药物应明确规定药物的剂量、剂型、给药途径、疗程或操作方案等。对有的药物治疗试验，在正式试验前应有一个导入期，如用过有类似效果的药物，应有一个洗脱期，在洗脱期间服安慰剂。洗脱期的长短视原用药物的半衰期长短而定。例如一般抗高血压药为2周，必要时4周；抗心律失常药应为5个半衰期，即一般为2周，如服用长效胺碘酮，则至少须有5

个月的洗脱期。

2. 统一附加干预措施 除试验药物外,如必须附加辅助治疗措施的话,还应规定统一的附加干预措施。各比较组均要统一施予附加措施,不能只施予试验组或对照组,附加措施也应标准化。例如,要评价 α- 干扰素对治疗慢性乙肝的效果,除对 α- 干扰素的剂型、剂量、给药途径、疗程作具体规定外,试验组和对照组同时给予保肝药治疗,对保肝药的种类、剂型、剂量、给药途径、疗程也应统一。

试验组与对照组除附加治疗措施相同外,还要求护理方案、护理措施也相同,以抵消因护理措施不同对疾病预后引起不同的影响。如果拟评价某手术材料的治疗效果,各比较组除患者情况外,还需抵消手术医生的技术操作水平、护理措施等影响。

四、样本量的估计

样本量的计算是根据研究设计的有关类型(如 RCTs 或队列研究等),以及有关研究假设的相关参数水平(如干预措施差异的显著性水平,容许的 I 型错误的水平等),科学地计算研究课题需要的最低样本量,以避免样本的不足影响研究质量。

(一)计算样本量时考虑的因素

1. 试验组与对照组显著性差异的设定 样本量估算首先应当提出试验组与对照组两组间疗效的显著性差异水平的假设。计数资料以试验组和对照组有效率的差值作为有效假设的基础;计量资料则以试验组和对照组均值差作为有效假设的基础,分别作为组间疗效差异的参数来计算样本量。如显著性差异程度越大,则样本量就少,反之样本量就大。

2. I 型错误(α)和 II 型错误(β)的水平

(1) I 型错误(α):即试验设计所容许的假阳性错误水平,通常限定不超过 0.05(5%)。该型错误越小,所需要的样本量越大。

(2) II 型错误(β):即试验设计所容许的假阴性错误,通常限定为 0.1,不宜超过 0.2。$1-\beta$ 为检验效能(power),又称把握度。β 值越小,$1-\beta$ 越大,要求的样本量也越大。

3. 失访率 在临床试验中,由于种种原因,患者很难全部随访到。因此,在用估计方法计算出样本量后,还要增加一定数量的病例(如 10%~20% 等),以防患者的脱落造成最后病例数的不足。

(二)计算样本量的方法及类型

1. 两组率的比较 根据上面的这些基本设计参数,应用公式 11-1 可计算出各组所需的试验样本量。

$$n=\frac{\left[\pi_1(100-\pi_1)+\pi_2(100-\pi_2)\right]}{(\pi_1-\pi_2)^2}\times f(\alpha,\beta) \tag{式 11-1}$$

其中,n 为计算所得一个组的样本量;π_1,π_2 为试验组和对照组的事件发生率(如有效率);$f(\alpha,\beta)$ 为限定假阳性和假阴性水平时相应的数值,可以由表 11-2 查出。

表 11-2 常用 $f(\alpha,\beta)$ 数值表

α	β			
	0.05	0.10	0.20	0.50
0.10	10.8	8.6	6.2	2.7
0.05	13.0	10.5	7.9	3.8
0.02	15.8	13.0	10.0	5.4
0.01	17.8	14.9	11.7	6.6

Notes

例如:某一研究课题选用甲乙两种药物对糖尿病患者进行治疗,甲药的有效率为70%,此作为有效药物的对照组;乙药为新药,假设有效率为90%,此作为新药试验组,现要进行随机对照试验,设 $\alpha=0.05$,$\beta=0.10$,问每组至少需要多少病例?

已知 $\pi_1=70\%$,$\pi_2=90\%$,$\alpha=0.05$,$\beta=0.10$,查表 11-2 得,$f(0.05,0.10)=10.5$,带入公式得

$n=[\,0.7(1.00-0.7)+0.9(1.00-0.9)\,]/(0.9-0.7)^2\times10.5$

$\quad=79$

结果表明,每组需观察 79 个病例。

2. 两组均数的比较作为疗效差异显著性   依据的研究课题,其样本量估计可采用以下公式:

$$n_1=n_2=2\,[\,(u_\alpha+u_\beta)\,S/\delta\,]^2 \qquad (式\ 11\text{-}2)$$

此式中的 n_1、n_2 分别为两样本所需含量,一般需要相等;S 为两总体标准差的估计值,一般假设其相等或取合并方差的平方根;δ 为两均数的差值;u_α 和 u_β 分别为检验水准 α 和 II 型错误的概率 β 相对应的 u 值。

例如,观察两种药物治疗肌痉挛的疗效,其中 B 药使肌痉挛分数平均减少 2.16,L 药使肌痉挛分数平均减少 1.66,设两种药物疗效的标准差相等,均为 0.7 分,要求 $\alpha=0.05$、$\beta=0.10$,若要得出两处理差别有显著性结论,需要多少研究对象?

已知:$\delta=2.16-1.66=0.5$,$S=0.7$,双侧 $\alpha=0.05$,$\beta=0.10$,查 u 值表得:$u_{0.05}=1.96$,$u_{0.10}=1.28$ 代入式(11-2)得:

$n_1=n_2=2\,[\,(1.96+1.28)\times0.7/0.5\,]^2=41.2=42(例)$

故认为两个药物组各需 42 例患者,两组共需要 84 例。

在实际工作中,可以采用下述公式进行计算,较为方便且更为常用。

$$n=[\,(2\overline{\delta}^2)/(\overline{u}_2-\overline{u}_1)\,]\times f(\alpha,\beta) \qquad (式\ 11\text{-}3)$$

n 为每组所需的例数;$\overline{u}_1$,$\overline{u}_2$ 分别为两组的预期均数,$\overline{\delta}$ 为两组的合并标准差或对照组的标准差,$f(\alpha,\beta)$ 可由表 11-2 查出。上例用此公式计算结果相同。

上述两类样本的计算方法简单且较为实用。但由于各种研究方案的不同以及设计的有关假设参数各异,因此,样本量的计算方法也就多种多样,可根据需要查阅相关统计学书籍。另外,目前治疗性研究中常采用优效性试验和等效性试验,其样本量估算方法简介如下。

3. 优效性试验(superiority trial)   优效性试验的主要研究目的是显示所研究药物的反应优于对照组药物(阳性或安慰剂对照)的试验。

(1)定性试验样本大小的计算:需要预先指定的参数为:π_C:对照组率;Δ:希望检测的差别量;π_T:试验组率 $=\pi_C+\Delta$;α:I 型错误;β:II 型错误;$Z_{1-\alpha}$、$Z_{1-\beta}$ 为标准正态分布的分位点。

则每组样本量为:

$$n=\{(Z_{1-\alpha}+Z_{1-\beta})^2[\,\pi_C(1-\pi_C)+\pi_T(1-\pi_T)\,]\}/\Delta^2 \qquad (式\ 11\text{-}4)$$

$(Z_{1-\alpha}+Z_{1-\beta})^2$ 相当于公式 11-1 中的 $f(\alpha,\beta)$,具体数值可查表 11-2,不过需要注意的是:因为优效性检验是单侧检验,要用 $f(\alpha,\beta)$ 值,只需要以 2α 的数值代替表 11-2 中的 α 值即可。如 $\alpha=0.05$ 时,可查表中 $\alpha=0.10$ 的 $f(\alpha,\beta)$ 值即为 $(Z_{1-\alpha}+Z_{1-\beta})^2$ 的数值。如 $\alpha=0.05$,$\beta=0.20$ 则以表中 $\alpha=0.10$,$\beta=0.20$ 查得 $f(\alpha,\beta)=6.2$,即为 $(Z_{1-\alpha}+Z_{1-\beta})^2=6.2$。

(2)定量试验样本大小的计算:需要预先指定的参数为:μ_C:对照组均数;Δ:希望检测的差别量,即 $\mu_T-\mu_C$;μ_T:试验组均数;σ:标准差(假设两组标准差相同);α:I 型错误;β:II 型错误。

则每组样本量为:

$$n=[\,2(Z_{1-\alpha}+Z_{1-\beta})^2\sigma^2\,]/(\mu_T-\mu_C)^2 \qquad (式\ 11\text{-}5)$$

同样,在查表 11-2 时,要用 2α 代替 α。

4. 等效性试验(equivalence trial)   多数临床试验希望检出对比两种处理或两种药物的差

异,但有时却希望对比两组差别没有统计学意义,例如希望一种不良反应较少或价格更低廉的药物与标准治疗药物一样好,这时就用到等效性试验。所需样本大小计算公式如下:

（1）定性试验样本大小的计算:预先确定的参数为:

π:预期的总有效的百分数;Δ:允许误差,即如果两个总体率的差别不超过 Δ 时,认为这种率的差别是没有实际意义的;α 和 β:Ⅰ型错误和Ⅱ型错误。

则每组所需样本量为:

$$n=[\,2(Z_{1-\alpha/2}+Z_{1-\beta})^2\pi(1-\pi)\,]/\Delta^2=[\,2\pi(1-\pi)\times f(\alpha,\beta)\,]/\Delta^2 \qquad (式11-6)$$

式中 $f(\alpha,\beta)$ 的值可以由表 11-2 查得。

（2）定量试验样本大小的计算:定量试验样本大小的计算与定性试验基本是一样的,但需要有标准差的估计值。其公式如下:

$$n=[\,2(Z_{1-\alpha/2}+Z_{1-\beta})^2\sigma^2\,]/(\mu_T-\mu_C)^2=[\,2\sigma^2\times f(\alpha,\beta)\,]/(\mu_T-\mu_C)^2 \qquad (式11-7)$$

5. 非劣效性试验（non-inferiority trial）　随着医学的快速发展,在已有非常有效的治疗手段的基础上,进一步证明某种新手段疗效显著优于现有疗法通常是非常难的,同时对于某些疾病,出于伦理学考虑,并不总能进行安慰剂对照的优效性试验设计,需要选择阳性药物或标准治疗来作对照。这就需要用到非劣效试验设计（non-Inferiority design）,即:证明某一新药（医疗器械）疗效不差于已知的有效药物。现在已经有越来越多的新药和医疗器械都是通过非劣效试验设计完成了临床试验,并通过药品/器械审批部门的审批上市。所需样本大小计算公式参见优效性试验。

五、随机化分组

（一）随机分组的原理　影响转归的因素在组间可比是准确估计和比较干预效果大小的前提。要获得组间的可比性,分组的程序必须与任何已知和未知的可能影响患者转归的因素无关,这种分组方式就是常说的随机分组。随机分组是获得组间可比性最可靠的方法,目的是使非研究因素在组间分布均衡,以减少偏倚,增加试验结果的正确性。随机分组是随机对照试验的重要科学基础之一。

例如,在比较保守疗法与手术疗法对胃溃疡合并穿孔的疗效时,把那些全身情况好、不伴有休克、穿孔范围小者分到保守疗法组,而把那些全身状况严重、穿孔范围大、不得不进行手术的分到手术组,结果必然低估手术疗法的疗效。又如比较新疗法与旧疗法的疗效,把那些症状轻的新病例分到新疗法组,而把那些久治不愈的老病例分在旧疗法组,比较结果必然高估新疗法的效果。正确的分组应遵循随机化的原则。随机化是将临床试验的受试对象随机分配到所设的治疗组和对照组的方法。在分组前,无论研究者和患者都不能预料到每个具体患者将被分到哪一组。随机分组时,每一受试对象均有完全相同的机会被分配到治疗组或对照组。当样本量足够大时,随机化可保证治疗组和对照组病例具有相似临床特征和可能影响疗效的因素,即具有充分的可比性。同时,随机化是正确运用统计学方法的基础,因为临床试验中常用的统计学方法是以处理随机化研究所取得的数据资料为前提的。

（二）随机分组的方法　随机分组意味着所有的受试者具有相同的（或一定的）概率被分配到试验组或对照组,分组不受研究者、临床医生和受试者好恶的影响。随机分组可以用抽签、掷硬币、抛骰子等方法,更科学、更可靠的是使用随机数字进行分组。

尽管随机分组看上去非常简单,还是经常会有误解和误用。比如,按照出生日期（奇偶年份）、医院病案记录数字、或受试者参与试验的时间（单双日）,交替将患者分配到不同研究组的方法,它们经常被用作随机分组的方法,但是都无法使受试者有相同的机会进入不同的研究组。因此,这些方法不是严格意义上的随机分组,属于伪随机分组（pseudo-randomization）或类随机分组（quasi-randomization）。下面介绍几种常用的随机分组方法:

1. 简单随机分组：是最简单易行的一种随机化分组方法，可先将病例编号，如按入院顺序号或就诊序号，再利用随机数字表或按计算器随机键出现的随机数字等方法进行分组。

绝大多数临床治疗试验的受试者是逐个进入试验的，实际上是根据受试者进入试验的序号（门诊或住院顺序），在试验前就预先分好，一旦患者进入临床，只要符合纳入研究条件，即可进行试验，不得随意更改。

简单随机分组方法：设A和B分别代表试验组和对照组，分组步骤先给受试者1个顺序编号，然后给每1个编号产生一位随机数，并规定随机数的个位数为0~4者分配到A组，5~9者分配到B组（表11-3），如果分3组时可规定随机数1~3为A组，4~6者为B组，7~9者为C组，随机数0时略去，同理，分4组可规定随机数1~2为A组，3~4者为B组，5~6者为C组，7~8者为D组，随机数0和9略去。

简单随机化分组不能保证两组例数相等，如果样本 >200 时，两组悬殊概率较小，如果发现相差悬殊，可以重新制定随机化分配表，或用随机化方法，从例数较多的一组中随机抽取一部分补充到例数较少的一组，使两组例数相等。

表 11-3 将 n 个受试者随机分为两组

受试者序号	1	2	3	4	5	6	7	8	9	10	11	12	…	n
随机数个位数	3	4	9	2	2	0	1	6	9	9	8	7	…	
组别	A	A	B	A	A	A	A	B	B	B	B	B	…	
随机数字表	53	44	09	42	72	00	41	86	79	79	68	47	…	
	40	76	66	26	84	57	99	99	90	37	36	63	…	
	02	17	79	18	05	12	59	52	57	02	22	07	…	
	·	·	·	·	·	·	·	·	·	·	·	·		

2. 分层随机分组：在正式作 RCTs 前应对入选者测量基线及试验的起点。为了确保比较组间基线一致，当发现某因素（如病情、年龄等）对疗效影响较大时，可根据影响因素的不同类别将病例先分为若干层，然后在每层内再用简单随机分配患者至试验组和对照组。分层随机化的目的是使治疗组和对照组患者具有相同分布的临床特点和影响预后的因素，可比性强。在受试对象数量较大的临床试验中，简单随机化即足以保证治疗组和对照组的可比性，则不需要进行分层随机化。而中小样本量的临床试验，最好分层随机分组。但分层因素不宜太多，一般 2~3 个。应当看到，在临床实践中，患者是陆续就医的，不可能待患者都集中后再分组治疗，而应在研究开始前按就医的序号分好组，一旦患者就医并符合入选条件，就应知道患者是分在试验组还是对照组。分层随机分组可参照下列模式在试验前分好组（图11-1），可使患者入院后立即得到治疗。

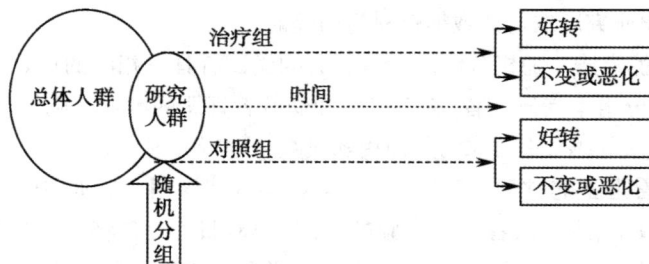

图 11-1 分层随机分组示意图

3. 区组随机分组：所谓区组随机（block randomization）分组是将研究对象按一定的数目编

成一个个小组,通常以 4 位为一组者多见,这 4 位依顺序排列 1~4,再查随机数字依次相匹配,往往只查第一个和第二个随机数字就可以了。例如,第一个数字是 36,第二个数字是 18,这样第一和第二位研究对象都是"偶数",令为 B 组,其后的两位研究对象自然就是 A 组,即排列(BBAA);反之,如随机表的第一和第二分别为"73"和"19",都为奇数,则第一和第二位研究对象则属于 A 组,后两位属 B 组(AABB);但如果随机数字表的第一个数字为"85",第二个数字为"18",那么第一位研究对象属 A 组,而第二位研究对象则属于 B 组,此时应继续查顺序的第三个随机数字,如为"76",那么第三位研究对象属 B 组,而第四位研究对象就自然属 A 组即"ABBA",反之必呈"BAAB"的排列式。以上以 4 位研究对象为一个区组的区组随机分组法分配的结果,实际上呈现出 6 种排列组合的形式:ABAB、BAAB、BBAA、AABB、ABBA 和 BABA。如对各研究对象入组实践时,则依次编号分别进入试验组和对照组,这里即可发现每 4 位对象的分配组间均等。

区组随机分组法常用于较罕见疾病的临床随机对照试验,由于病例来源有限,又需要组织多中心试验,因而采用区组随机分组法分配对象,则有利于多个研究单位,在较为短期内收治对象的分配,于组间能维持数量上的平衡。

这里需要注意:每个区组的研究对象以 4 人为宜,如数目过多则会造成过多的排列组合,且易出差错,同时也会失去该法的本来意义。

4. 整群随机分组:整群随机(cluster randomization)是指在源人群中,随机抽取人群数量较少但仍具明确范围的一个或多个群体作为样本。简言之,将单位群体(如学校或班级,医院或科室,社区或街道,乡或村,团或连等)作为抽样样本。样本内所有成员,凡符合纳入和排除标准的均作为研究对象。

此法抽样简易、方便,适于大样本观察性研究;但相同条件下,其抽样误差较大,代表性较差,可比性不好,故在临床试验中几乎不用。

5. 多级随机抽样分组(multi-stage randomization):多级随机抽样,指从源人群中,先抽范围大的单元,后从中抽次级单元,再在后者中用简单随机方法抽取所需数量的样本成员。

按容量比例概率抽样法(probability proportional to size,PPS),是经典的多级随机抽样,在国内、外广泛应用。其基本原理:由总人群中抽取一级单位,然后在后者中抽次级单位;每个抽样单元均有同等的概率从其中被抽取。其步骤为:按研究目的和源人群人数与特点,估计所需样本数,计算一级抽样单位数量(n_1)和次级抽样单位数量($n_2, n_3, \ldots$)。用系统抽样法在源人群中抽取一级抽样单位,再从中抽取次级抽样单位,如此类推。最后用简单随机法在最低的次级抽样单元中抽取所需数量的样本成员。

多级随机抽样,适于大型现况研究,其代表性好,精确度高;但需很高的抽样技术,工作量大,要求严格,故在一般的临床研究中不常用。

(三)随机化分配隐藏(concealment)随机化分组隐匿,亦称隐匿随机分组(concealed random allocation)。指参与研究的所有人员,包括研究人员和医生与研究对象等均不知道随机化分组的顺序。

上述已指出,随机化分组的作用之一,为控制研究人员和医生与研究对象的倾向性偏倚。随机化分组的隐匿,与随机化分组同样重要,随机分组联合分组隐匿,才是真正意义上的随机分组,若分组隐匿不当,其顺序泄露,则达不到控制偏倚的目的。国外学者分析妇产儿科领域 250 个对照试验的随机化实施,发现随机顺序隐匿不当或不清楚的研究,其疗效被夸大 30%~40%。

随机化分配隐藏常用的方法,为编号的、不透光的密封信封或药品容器。有条件的,也可用中心随机化系统。

随机化分组隐匿和盲法的作用有区别。前者主要控制一种选择偏倚,即倾向性偏倚;后者除此之外,尚能控制信息偏倚。

值得强调的是,至今国内外尚未对随机化分组隐匿给予足够的重视。本世纪初国外报告,89% 类风湿关节炎领域、48% 妇产科杂志和 44% 综合性医学杂志论文的研究,均未描述随机化分组及其隐匿的方法。

综上所述,随机化分组的特点是:①分到哪一组完全由随机数字决定;②分组隐匿是随机分组不可缺少的组成部分;③每人在分组前有同等或特定的机会被分到任何一组;④随机分组无选择地平衡所有可能的混杂因子;⑤样本越大,组间可比性越好;⑥无需知道混杂因子,无需收集资料,无需作统计调整。

六、盲　　法

1. 盲法(blind)的意义　临床科研需收集的很多资料,常是通过询问病史、观察患者反应、测定一些指标获得。为此,易出现信息偏倚。尤其在研究者或医生、患者、检验人员等有倾向性时,更易产生此种偏倚。研究者希望自己的研究取得阳性结果。如研究一种止痛药物,其期望患者的疼痛减轻或消失,所以在询问患者时自觉不自觉地暗示患者;而患者为取悦医生,或知晓此药为止痛药,将有意无意地反映疼痛减轻了。凡此种种,均可由于研究人员与研究对象的主观心理作用,造成不真实的结果。因此,为避免测量偏倚,增强结果的真实性,在临床试验中应实行盲法观察和评价。

2. 盲法的分类　根据"盲"的对象不同,临床试验分为以下几种:

(1) 非盲试验:又称开放试验(open trial),在这种临床试验中,研究人员和患者都知道治疗的具体内容。优点是容易实行,进行中出现意外变化容易判断原因,并可决定是否终止试验;缺点是研究人员和受试者易产生偏性,另外分配在对照组的患者往往对治疗丧失信心而中途退出临床试验。有人曾比较维生素 C 和安慰剂对感冒的作用,试验开始是双盲的,但以后不少受试对象知道了用药内容,结果在这部分受试对象中显示维生素 C 能使感冒减轻,而在其余不知道具体用药内容的受试对象中,维生素 C 和安慰剂对感冒的影响并无显著差别。

有些临床试验只能是非盲的,例如比较手术治疗和保守治疗对某种疾病的疗效,改变生活习惯是否对某病发生影响。节食、增加运动、戒烟等,只能公开试验。

(2) 单盲试验(single blind trial):仅研究者知道每个患者用药的具体内容,而患者不知道。单盲试验可以避免来自患者主观因素的偏倚,但仍未能防止来自研究者方面的影响。有的研究者在判定疗效时,总希望或主观认为治疗组疗效好,而在判定疗效时,治疗组掌握得松,对照组严,这显然影响试验结果的正确性。

(3) 双盲试验(double blind trial):研究者和患者都不知道每个患者分在哪一组,也不知道何组接受了试验治疗。此法的优点是可避免来自受试者与研究者的偏倚,但双盲试验实行较复杂,执行也较困难。例如,试验的药物与安慰剂在外形、颜色、气味、溶解度和包装上都必须高度相似,即使这样也往往被识破。所以要有一整套完善代号和保密制度,还要有一套保证安全的有效措施。一旦发生意外,能立即查出代号的真实内容,以便及时采取对策。

(4) 三盲(triple blind):研究对象、观察者与研究者及论文撰写者均不知道研究对象的分组情况,仅研究者委托的人员掌握着密码编号,直至试验结束、结果统计分析完毕,在撰写论文报告初稿完成后才当众揭秘。三盲法的效果与双盲法类似,且可避免研究者或论文撰写者在统计分析结果时可能出现的倾向性,使结果与分析结论更客观。

七、疗效指标的选择与测量

(一)疗效指标的选择

任何药物或措施所呈现的治疗效应,包括疗效及药物不良反应,都要采用某种测量方法和指标加以度量,并将这些指标作为最后判断治疗效果的依据。总的要求是:

1. 灵敏度要好　对于治疗引起的客观反应,测试指标要能敏感地发现并能度量。如评价结核菌素免疫疗法治疗乙型病毒性肝炎的效果时,若用琼脂扩散法测试乙肝病毒标志,其敏感性比放射免疫法要差得多,如用该法作为测量治疗反应的方法和指标,必然大大地增加假阴性率,因此测试方法的敏感度要高。

2. 特异度要强　对治疗反应的结果,采用的测试方法和指标除了敏感之外还要特异。例如,冠心病急性心肌梗死应用溶栓疗法,在治疗的前、后,采用冠脉造影,比较分析冠脉狭窄和闭塞的改善程度,以作为疗效的测量指标,这种指标的特异度强,有助于结论的可靠性。

3. 经济可行　在考虑敏感度和特异度的基础上,应从多种方法中,选择经济及可行性良好的测试方法和指标。如在评价输卵管堵塞患者复通术的效果时,为了解术后输卵管的通畅情况,可选用输卵管子宫碘油造影或腹腔镜下通入亚甲蓝。这两种方法的敏感度和特异度均较高,但前者较为经济,操作相对简便,对患者的创伤小,故应优先考虑。

4. 注意远期效应的测定　对于某些慢性病治疗措施的效果,除测试和评价近期效应外,更要追踪观察远期效果,这样有助于获得更为可靠的结论。例如,高血压患者的治疗不仅要观察用药后血压的控制水平,而且更要观察高血压所致的心、脑、肾不良事件的发生情况。这表明建立临床远期治疗效果的测试方法与指标是很重要的。

5. 测试的终点指标　测试指标的选择应该以治疗试验的终点目标而定,如治疗的终点目标是降低病死率和非致死性事件发生,则测试指标定为病死率、生存率以及非致死性事件发生率(如冠心病发生心肌梗死、心衰等)。验证治疗措施本身的有效性,则采用临床公认的有效或无效的效果判断标准,精选有关临床及实验室的定量及定性指标予以测量。如用血压计测量降压效果;以血糖水平测量评价糖尿病降糖药物的效果等。

6. 实验室观测指标的数量　对于同一观测目的所设计的实验室指标的数量要少而精,因为测试指标选择的越多,假阳性的发生概率就越大,有时甚至会影响疗效测试的真实性。

临床试验可能使用的结局有很多不同的特征和属性,而一项临床试验不可能测量所有相关的结局,结局的确定和测量是研究成功的关键之一。哪种结局更重要,取决于看问题的角度,目前认为患者认为重要的结局必须给予充分的重视,例如:癌症治疗中的患者可能认为生活质量比生存时间更重要;抗高血压药降低血压是益处,而引起头晕则是害处,必须兼顾重要的益处和害处的指标。研究者必须对干预措施在各种可能的结局方面的作用进行分析,确定并测量相关、重要、敏感的结局。另外,结局指标的选择还必须兼顾可行性和伦理性的要求。

(二)疗效指标的测量

原则上均应盲法观察、测量和评价,有人主张对于主要根据患者主诉症状作为判断治疗根据的试验应该使用单盲试验,例如镇痛药和安眠药等疗效试验。对于主要凭患者主诉症状及医生物理诊断中软指标作为试验效果指标的应该用双盲试验。

而对用客观测量指标判断疗效的试验则不一定要用盲法试验。采用病死率、生存率或用病理、生化、微生物、免疫学指标,只需采取重复测量,严格测量质量控制等措施,仍可保证试验结果的质量。例如观察某药对细菌性痢疾的治疗效果,除了临床症状体征达到治愈标准外,还有大便培养连续3次痢疾杆菌阴性这一硬指标,就不一定用盲法试验。对病情复杂或危重病例,需要随时调整治疗方案,应以患者利益为重,不用盲法。某些药物有特殊反应,很难做到双盲,即使在作双盲试验时,也需要严密观察,一旦疗效不佳,或呈现药物不良反应,宜早作破盲处理。

八、治疗性研究的经典设计——随机对照试验

(一)实例　公认的第一个随机对照试验是1948年英国医学总会进行的链霉素治疗肺结核的试验,其主要目的是确定链霉素治疗肺结核的效果。

　　该试验对 107 例急性进展性双侧肺结核新发病例进行了研究。符合入选标准的患者,55 人被随机分入治疗组,52 人分入对照组。治疗组患者接受链霉素治疗和卧床休息,对照组只卧床休息。随机分组的方法是基于随机数字表产生随机分组序列,并通过密闭信封的应用,使得医生和患者无法预先得知随机分组的方案。信封上只有医院名称和一个编号。当患者符合入选标准的时候,随机分组中心将通过医生随机拿给患者一个信封,打开信封,信封中的卡片将决定患者分配到链霉素组或卧床休息组,这一信息将同时反馈到随机分组中心登记备案。试验开始前,链霉素组患者不知道将接受的是特殊的治疗,卧床休息组患者也不知道他们在住院期间将会是一个被特殊研究的对照组患者,通常他们和链霉素组患者不住同一个病房。链霉素组患者每天接受一日 4 次每隔 6 小时一次共计 2g 的链霉素注射治疗,未发现由于毒副作用需要终止治疗的患者。

　　6 个月后,结果发现,7% 的链霉素组患者和 27% 的卧床组患者死亡。影像学显示 51% 的链霉素组患者和 8% 的卧床组患者病情有明显改善。18% 的链霉素组患者和 25% 的卧床组患者略有改善。链霉素组患者临床症状的改善也比卧床组患者明显。8 例链霉素组患者和 2 例卧床组患者的结核杆菌试验结果呈阴性。

（二）基本框架

　　图 11-2 和图 11-3 描述了随机对照试验的基本框架和每个研究阶段的工作目的、内容和方法。

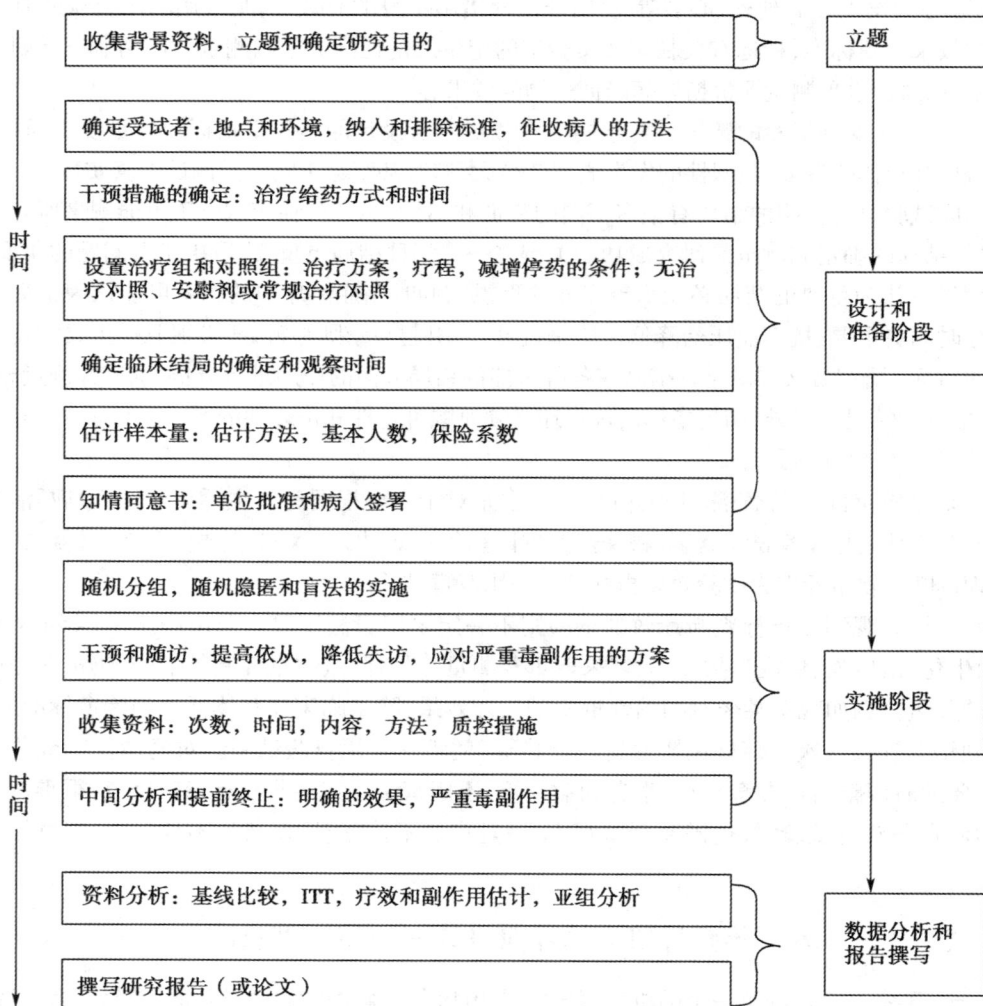

图 11-2　随机对照试验的基本框架

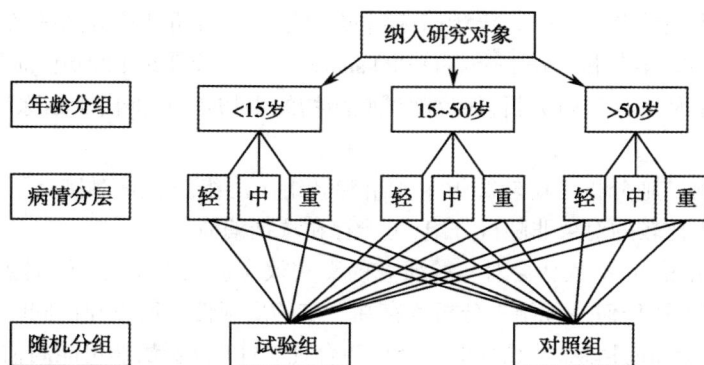

图 11-3 随机对照试验不同阶段的工作内容和各阶段控制误差的措施

第三节 治疗性研究的结果分析

（一）资料的整理

治疗性研究结果的分析与其他研究一样,需在原始资料完整、准确的基础上,采用正确的统计方法分析处理资料。对获得的原始记录包括病历、观察表、临床化验及各种功能检查结果要进行详细的核查,然后通过计算机建立数据库并将所有的资料输入到计算机保存以用于统计分析。

资料整理时要注意以下对象的资料:

1. 不合格(ineligibility)的研究对象 在资料整理时,一般要把不合格的研究对象剔除,包括不符合纳入标准者、一次也没有接受干预措施或没有任何数据者。

但须注意的是,在实验研究时,研究者对实验组往往观察仔细,因此实验组中的不合格者比较容易发现,结果造成不合格而被剔除的人数多于对照组。另外,研究者对某些研究对象的反应的观察与判断可能有倾向性,如对效果差者可能特别注意,造成更易于从中发现其不符合标准并将其剔除,而留在组内的往往是效果较好的研究对象,由此而得出的结论往往比实际的效果要好。为了防止因对研究对象的剔除造成偏倚,有的学者主张在随机分配后发现不符合标准者,可根据入选标准将研究对象分为"合格者"和"不合格者"两个亚组分别进行分析,如果两者结果不一致,则在下结论时应慎重。

2. 不依从(noncompliance)的研究对象 是指研究对象在随机分组后,不遵守实验所规定的要求。实验组成员不遵守干预规程,相当于退出或脱落(withdrawal,drop-out)实验组,对照组成员不遵守对照规程而私下接受干预规程,相当于加入(drop-in)实验组。研究对象不遵守实验规程的原因一般有以下几种:①试验或对照措施有副作用;②研究对象对试验不感兴趣;③研究对象的情况发生改变,如病情加重等。

在资料整理时可以根据研究对象的依从性进行分组并分析。例如,一项随机对照干预试验有以下四种结果(表 11-4),可进行以下 3 种结局分析:

表 11-4 随机对照干预试验实际依从和分组

	A 治疗		B 治疗	
实际依从情况	未完成 A 治疗或改为 B 治疗	完成 A 治疗	完成 B 治疗	未完成 B 治疗或改为 A 治疗
资料整理后分组	①	②	③	④

（1）意向性分析［intention-to-treat（ITT）analysis］ 比较①组＋②组与③组＋④组。它反映

了原来实验意向干预的效果。如 A 干预措施确实有效,该种分析往往会低估其效果。

（2）遵循研究方案分析（per-protocol（PP）analysis）　比较②组和③组,而不分析①组和④组。它只对实验依从的人进行分析,能反映试验药物的生物效应,但由于剔除了不依从者,可能高估干预的效果。

（3）接受干预措施分析　比较②组＋④组和③组＋①组。它是对接受了实际干预措施者进行分析。但因为比较的对象非随机分组,可能存在选择偏倚。

上述分组分析说明,不依从会对实验研究的真实效应造成影响,在评价随机对照干预试验的效应时,单独用上述任何一种结果分析均存在一定的局限性。所以建议同时使用上述 3 种分析方法,以获得更全面的信息,使结果的解释更为合理。ITT 分析虽然可能高估或低估处理的生物效应,但因为它反映了选择人群对研究措施的事实效应,因此是分析中不能缺少的部分。

3. 失访（loss to follow-up）的研究对象　是指研究对象因迁移或与本病无关的其他疾病死亡等而造成失访。在实验流行病学研究中应尽量设法减少失访,一般要求失访率不超过 10%。在实验中出现失访时,尽量用电话、其他通讯或专门访视进行调查。

在资料收集和分析时,应考虑两组失访率的差异。若失访率不同,则资料分析结果可能产生偏倚;即使两组失访率相同,但失访原因或失访者的特征不同,则两组效应也可能不同。

不合格、不依从、失访均可导致原定的样本量不足、破坏原来的随机化分组,,使研究工作效力降低。如不合格、不依从、失访在实验组和对照组分配不均衡,更会对研究结果的真实性产生影响。

（二）描述疗效常用的指标

1. 有效率　指经过治疗后治愈或好转的人数占全体接受治疗人数的百分比,在判定疗效时,常用显效、有效（缓解）、无效、加重等几个等级指标。在计算有效率时,显效和有效均按有效计算。各个等级指标标准及内容、随疾病而异,一般按国际、全国或地区所制定的判断标准。没有标准者,则自行制定客观可行的标准。标准一经制定,对该次试验的所有患者都用统一的标准判定。例如,冠心病的心绞痛症状及心电图疗效评定参考标准规定,显效为症状基本消失,基本不用硝酸甘油。有效（改善）指心绞痛明显好转,硝酸甘油减用一半以上。心电图改善指缺血型 ST 段降低恢复正常或升高 0.05mV 以上,否则为无变化。又例如治疗心律失常的疗效评定标准为:①显效:注射药物后 1 分钟内心律失常消失者;②有效:心律失常消失,但窦率维持不足 5 分钟者;③无效:注射后心律失常不变。

2. 病死率　某病患者中死于该病患者所占的百分比。适用于病程短,病死率较高的疾病。

3. 复发率　疾病临床痊愈后经过一定时间复发的患者占全部痊愈者的百分比。

4. 阴转率或阳转率　某病患者中,该病的病原体或血清学指标经治疗后,由阴性变为阳性者或由阳性变为阴性的人数占所有治疗患者的百分比。

5. 生存率　指从病程某时点起,存活到某时点的患者在全体患者中所占的百分比,适用于病死率较高的慢性疾病。疗效判断中,通常以疗程结束为起点,观察 3 年或 5 年生存率。

（三）统计方法的选择

1. 不同性质的资料要用不同的统计学方法　治疗性研究资料中最常见的是计数资料、计量资料和等级资料。计数资料主要是试验组与对照组的各种百分率,如有效率、治愈率、病死率等,常用的显著性检验方法为卡方检验（χ^2-test）;计量治疗是测量所得的记录,如身高、体重、血压、各项血液生化指标的定量测定数值及体液内微量物质或药物测定数值等。计量资料需先计算出均数 ± 标准差,然后进行显著性检验,常用的显著性检验方法包括 t 检验（小样本）、u 检验（大样本）及 F 检验（多因素方差分析）、非参数检验;等级资料是将某一指标划分为若干等级,常用的显著性检验方法为 Ridit 分析及非参数检验等。

2. 多组间的比较　如治疗性研究本身有两组以上的结果比较,必须先作多组间差异的显著性分析,只有多组间差异存在显著性时,才能作多组间的两两比较。

3. 配对与非配对的比较 治疗性研究设计中,试验组和对照组的研究对象,有的是配对的,有的是非配对的。由于两种设计的原理不同,因此,分析处理的方法也不同,两者不可混淆。

4. 单侧检验或双侧检验 如肯定试验新药(或措施)疗效比对照老药(或措施)效果好,则用单侧检验法;如不能肯定,则采用双侧检验法。如果对照组采用的是阳性对照药物,则需要进行等效性检验,此时用单侧检验即可。

5. 治疗效果的多因素分析 任何治疗效果的产生,除了治疗措施本身的效力之外,还与患者的生理及病理状态以及诸多环境因素有关,例如年龄、营养状态、病情、药量、疗程、并发症等。它们与治疗反应几乎都有关系。为明确治疗措施和其他因素对疾病的影响,应在单因素分析的基础上,选择具有显著意义的有关变量作多因素分析,进一步评价疗效。

在临床治疗性研究资料的分析中主要应包括:详细列出主要的和次要的数据分析方法,详细列出各个亚组的分析方法;在分析中如何处理缺失的数据,如何解释结果的意义,详细比较进入试验组和对照组患者的基线特征;失访、退出和脱落病例的情况;试验结果的有效性和安全性等等。不要夸大研究结论,尤其是对亚组分析更是如此,不管结果如何,都要如实地报告。

第四节 影响研究质量的常见因素与处理方法

临床治疗性研究中,往往存在很多研究结果真实性和可靠性的偏倚及机遇,如果在研究中不加以识别和控制,研究的结果将会受到歪曲。

(一)机遇

机遇(chance)即随机误差或抽样误差。机遇因素在治疗性研究中不可能消除,只能在研究设计中,通过限制 I 型错误和 II 型错误的容许水平,将机遇因素的影响控制在容许的范围之内,使假阳性及假阴性率减到可容许的最低程度。

(二)偏倚

在临床治疗性试验中,存在选择性偏倚、信息偏倚和混杂偏倚。

1. 选择性偏倚(selection bias) 选择性偏倚在治疗性试验中的出现,往往是研究者从被研究的目标人群中(如高血压病总体人群),人为地按其所愿,去选择自己感兴趣的研究对象进行治疗性"研究",或者对被选择的研究对象人为的主观分组,因此,其研究的结果自然不能反映出真实性与代表性,从而使研究结果缺乏临床价值。避免治疗性试验中的选择性偏倚的方法,是采用真正的随机抽样与随机分组法。

2. 测量偏倚(measurement bias) 测量性偏倚指在资料的观察、测量及收集过程中,在信息准确性方面受到人为偏倚因素的影响而歪曲了研究的真实性。控制的方法是盲法测试、标准化方法以及测试一致率等。

3. 霍桑效应(Hawthorne effect) 霍桑效应是指在研究过程中,研究者对自己感兴趣的研究对象较对照者往往更为关照和仔细;而被关照的患者对研究人员又极可能报以过分的热情,更多地向医生报告好的结果,这种人为夸大客观效果的现象,称为"霍桑效应"。控制霍桑效应的最好方法是严格实施盲法。

4. 干扰(co-intervention) 当试验组除接受研究措施以外,单独接受了有类似效果的附加措施治疗时,称为干扰。干扰会扩大试验组和对照组间的疗效差异,甚至会得出假阳性结果。

5. 沾染(contamination) 当对照组接受了试验组特有的治疗措施或有类似效果的治疗措施时,称为沾染。沾染会使试验组和对照组间的疗效差异缩小,甚至得出假阴性的结果。

6. 向均数回归现象(regression to the mean) 有些测试指标如血压或某些生化指标在初试时有些患者可以在异常水平,然而,在未干预或无效治疗的条件下复试,可能有些回复到正常水平。这种现象表明两次测试值(高或低)都在向着均值的上或下波动,这或许属生理性波动,而非干预的结果,但这种情况可造成误以为治疗有效的假象。克服的方法是可以采取对同一个体的有关测试指标在相同条件下,不同时间内多次测定,取均值以排除其干扰。

(三)依从性

依从性(compliance)是指患者忠实执行医嘱的程度。全面、认真地执行医嘱,按规定的药物剂量和疗程接受治疗,称为依从性好;反之则为依从性不好(低)或不依从(non-compliance)。

在治疗试验时,尽管某治疗药物疗效很好,但医嘱得不到执行,如有的患者拒绝服药,或不按规定服用,其试验结果显然不真实,有时导致试验失败。例如,有人曾进行某药对轻型高血压治疗试验,结果血压下降不明显,但进一步分析发现,治疗组 319 例患者中,未坚持治疗或未治疗者高达 270 例,不依从者占 84.6%。显然,低依从性是影响疗效评价的重要原因之一。

依从性差的原因包括:简单的遗忘,误解药物使用方法,不能耐受药物的副作用,讨厌服药或费用不足等。治疗时间长(如几个月)或治疗方案复杂对依从性也有较大的影响。

在临床实践中,要求全部患者 100% 的依从,常常是不容易办到的,患者可因种种心理、经济和社会因素影响,忘记服药、中断治疗;也可因病情变化,需要调整治疗。在治疗试验设计时,应当充分考虑到依从性的影响,并制定提高依从性的措施。在治疗方案实施过程中,要对依从性进行核查估计,发现不依从时要采取补救措施。在结果分析中对不依从情况作出相应的交代,对依从程度做分析,估计其对研究结果的影响,以保证结论的准确性。

解决依从性问题最主要的方法是使患者充分理解试验目的、要求及参加这项试验的意义,使患者在理解的基础上给予合作。此外,在增强研究人员的责任感,改善服务态度和方法的基础上,还必须同时加强试验工作的管理,从客观上减少不依从的可能性。提高依从性的措施:在临床治疗试验中,提高依从性可采取以下措施:①改进治疗方案,提高效力。治疗方案应力求简单、有效、副作用小、疗程短、费用低。当然,完美的治疗方案较少,但我们在制订方案时,要尽可能方便患者,可接受性强,便于推广。②减少检测次数,避免损伤性检查。③选择依从性好的患者作试验对象,例如住院患者比门诊患者依从性好。如选择门诊患者作观察对象,需要制定切实可行促使定期随访的措施。④改善医疗服务质量,促使患者依从。如对患者要作好宣传教育,关心患者健康;专家亲自诊病,有助于提高患者的信心;以优良的服务态度和优质的服务水平促使患者依从;为了方便患者,必要时进行家访,送医、送药上门,减少失访。⑤对参加试验的患者、负担医疗费用有困难者,可酌情减免,避免因经济原因不坚持治疗。

(何　耀)

思考题

1. 简述治疗性研究的特点。
2. 随机对照试验设置对照组的必要性。
3. 如何提高治疗性研究中患者的依从性。
4. 治疗性研究中疗效评价为何要采用盲法及盲法使用的局限性?

Notes

第十二章 病 因 研 究

导读

流行病学是从群体的视角定义和研究病因。那些能使人群中发病概率升高的因素就可以被认为是病因,又叫危险因素。大部分疾病是多个因素共同作用所致,因此可以采用病因链和病因网模型来形象地表达因果关系。对病因的研究过程可以概括为发现病因线索,提出病因假说,检验和(或)验证病因假设和因果关系推断;检验病因假说主要采用分析性的病例-对照研究和队列研究,本章对病例-对照研究的设计和实施进行详细介绍。

Chapter 12   Study of Disease Causes

Summary

Causes of disease are defined and studied from a population perspective in epidemiology. Those that can increase the incidence of a disease are called causes or risk factors. Most diseases are caused by multiple risk factors and the relation among the causes can be graphically described by the causation chain and causation web model. The study of causes of disease can be divided into four phases: hypothesis generation, hypothesis testing, hypothesis confirmation, and causal inference. Hypothesis testing primarily relies on analytical studies which mainly include case control studies and cohort studies. The case control study is used as an example to demonstrate in more details of the design and implementation of a cause study.

顾名思义,病因(causation of disease)就是导致疾病发生的原因。广义地讲,任何事情的发生都是有前因后果的,疾病也不例外。临床医生对疾病的诊断、治疗和预防都离不开对疾病病因的认识,基础、临床和预防医学也从各自的角度去研究病因,因此,我们会在医学教科书中病因(etiology)、发病(pathogenesis)、机制(mechanisms)、危险因素(risk factor)等多个标题下看到有关病因的论述,这一方面说明病因问题是医学的基础问题,对病因的探索需要多学科的综合研究,另一方面也提示不同学科对病因的解读和探究方式不尽相同。例如,动脉粥样硬化的发生就有血栓形成、炎症、脂质浸润、损伤反应等各种致病学说,到底是什么导致了动脉粥样硬化,目前仍未完全阐明。虽然确切的病因和发病机制不清楚,但并不妨碍动脉粥样硬化的防治,究其原因,实际上是医学工作者对病因的认识不断发展,已不仅仅局限于从基础医学的角度探究发病机制,而是从宏观的视角理解病因(又叫危险因素)。因此,了解流行病学的病因概念及其研究方法,对正确认识疾病的发生和流行,进行有效的诊断和防治均具有重要的意义。

第一节　概　　述

一、病　因　概　念

1. 病因概念的发展　随着文明和科学的发展,人们对疾病发生原因的认识也不断深入。远古时代,人们对自身和自然的认识都十分有限,常将疾病归因于鬼神和天意,通过求神灵保佑来消灾灭病。后来,人们注意到疾病与环境有密切关系,认为不洁的水和土壤里散发出来的污浊之气(瘴气)是使人发病的原因,由此提出"瘴气学说(miasma theory)",故而强调应设法清除贫民窟和其他不卫生的地方的"瘴气",以期减少疾病。19 世纪末,Pasteur 等首先证明了某些动物与人类的疾病是由微生物感染所致,不同的病原微生物可导致不同的疾病。以后随着病原微生物的不断被发现,逐渐形成了疾病发生的单病因论或特异病因论。Henle 和他的学生 Koch 提出了推断独特的活微生物导致特异疾病的 Henle-Koch 原理,对推动人类病因学研究作出了巨大的贡献。这一时期病因观的特点是主要考虑生物学致病因素的单一病因论,但忽视了社会和环境等因素对疾病的影响作用。随着医学科学的进一步发展,人们在实践中发现疾病的产生并不单纯依赖特异的病原物,还与外界环境和人的自身免疫状况有关。例如,在结核病的发生过程中,除了特异的结核病原物外,人的居住条件、营养和免疫状况等因素也起着重要的作用。此外,大量的非传染性疾病目前也几乎找不到特异的病因,一种疾病的发生往往是多种因素综合作用的结果,而且多种致病因素的危害性要比其中单一因素存在时严重得多,例如,肥胖、高血压、血脂异常、糖尿病都与冠心病的发生有关,如果多个因素同时存在,构成了代谢综合征,发生冠心病的风险就更高。因此,现代病因学中多因论得到了普遍的认可。

2. 现代流行病学的病因概念　20 世纪 80 年代,美国的流行病学家 Lilienfeld 首次在其所著的《流行病学基础》一书中给出流行病学的病因定义,即"那些能使人群中发病概率升高的因素就可以被认为是病因,当其中的一个或多个因子不存在时,人群中疾病频率就会下降"。另一位著名的流行病学家 MacMahon 也认为,流行病学的实际目的是发现能够预防疾病的联系,从这个目的出发,因果关联可以实用地定义为:事件或特征之间的一种关联,改变某一类别(X)的频率或特性,就会引起另一类别(Y)的频率或特性的改变,这样 X 就是 Y 的原因。因此,流行病学的病因观是符合概率论因果观的,流行病学层面的病因一般称之为危险因素(risk factor),这无疑体现了多病因论的思想,冲破了单病因论的束缚。概率论因果观的病因学定义不仅具有病因理论上的科学性和合理性,而且具有重要的公共卫生学意义。

例如:在 20 世纪 60 年代美国心脑血管病的死亡率居高不下,经研究发现原发性高血压为其主要危险因素,于是在全国开展了大规模高血压防治研究和人群防治运动。约 10 年后,高血压控制率大大提高,脑血管病死亡率大大降低,但冠心病死亡率下降不显著,于是又在全国开展了调节高脂血症的教育与防治,现在全民高脂血症得到了显著控制,心血管疾病死亡率呈现明显下降趋势,这些病因/危险因素研究符合概率论的因果观,结果表明其对于疾病防治实践的重要指导意义。

二、病　因　模　型

病因模型以简捷的概念关系图表达因果关系,这种在已有理论和经验基础上构建的概念关系图,为我们提供了因果关系的思维框架。由于对因果关系有不同的理解或不同的侧重,所以研究者构建了多种类型的病因模型。以下介绍几种有代表性的病因模型。

1. 流行病学三角(epidemiologic triangle)　该模型是在研究传染性疾病的过程中被提出来的,因此对传染病的病因研究有较强的适用性。其主要特点是在一个等边三角形上,病原物、宿主及环境各占一角(图 12-1)。它的主要优点是:充分考虑到了环境因素在疾病发生中的重要作用,比单一病因论有较大的进步,有助于人们对疾病发生条件的进一步认识。其缺点是三种因素等量齐观,有失偏颇;另外,这种病因模式也不适用于多病因的慢性疾病。

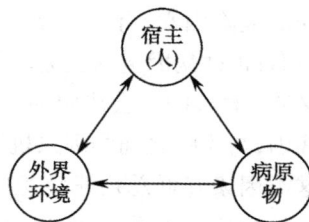

图 12-1　流行病学三角

2. 轮状模型(wheel model)　与上述三角模型相比,轮状模型将环境又分为生物、理化和社会环境,宿主还包括遗传内核,并且各种因素分别被置于层次不同的圆环之中(图 12-2)。另外,轮状模型各部分的相对大小可随不同的疾病而有所变化,如在胰岛素依赖型糖尿病中遗传核较大,而在麻疹中宿主(免疫状态)和生物环境(空气传播)部分较大。虽然该模型也不十分完善,但它仍是当前流行病学研究中应用最广泛的模型之一。

3. 疾病因素模型　疾病因素模型在病因分类上相对比较清晰,在实践中有较强的可操作性,具有实践上的指导意义。其主要特点是将疾病的危险因素分为内外两个层次:外围的远因和致病机制的近因(图 12-3)。外围的远因包括社会经济、生物学、环境、心理行为和卫生保健等五大类主要因素。内层的近因主要是指与发病直接相关的医学生物学因素,如致病基因、生理性缺陷或病理性改变。流行病学的危险因素主要指外围的远因。通常,基础或临床医学的病因主要是指致病机制的近因,而临床流行病学的病因学研究系以临床为基础,具有近因与远因相结合的特色。

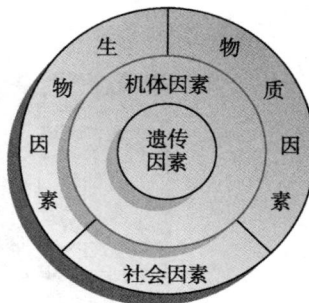

图 12-2　轮状模型

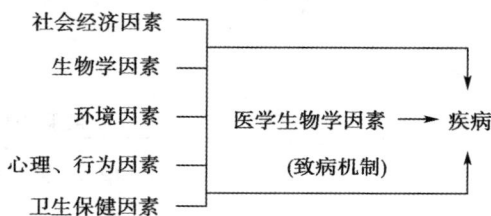

图 12-3　疾病因素模型

4. 病因链与病因网络模型　1970 年,MacMahon 等提出了病因作用的网络模型。该模型认为,根据流行病学三角、轮状模型或疾病因素模型提供的框架可以寻找多方面的病因,这些病因相互存在联系,按时间先后连接起来就构成一条病因链(chain of causes),当多条病因链存在相互联系,交错连接起来时就形成病因网(web of causation),它提供了因果关系的完整路径。

在病因链或病因网中,所有与疾病发生直接相关的病因称为直接病因(direct causes),对应于上述疾病因素模型中的近因;其他与疾病间接相关的致病因素称为间接病因(indirect causes),对应于疾病因素模型中的远因。以世界卫生组织(WHO)2005 年提出的主要慢性病的病因链为例(图 12-4),高血压、高血糖、血脂异常和超重/肥胖这些中间危险因素就是所谓的直接病因或"近端病因",是医学界更关注的主题。它们在病因链上距离疾病结局近,病因学意义相对明确,但是越靠近病因链近端的因素,涉及的人群面越窄,预防的机会也越小。而个体层面的不合理膳食及过多的能量摄入、体力活动少、吸烟,则是上述直接病因共有的、最重要的、可改

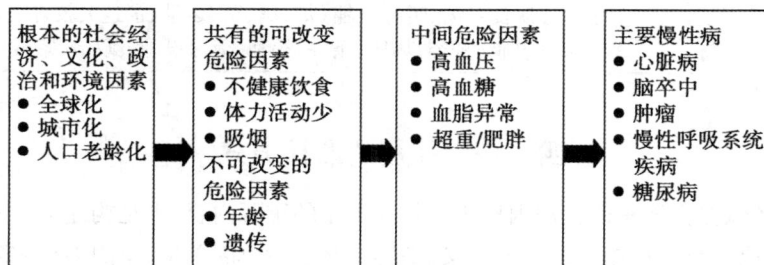

图 12-4　主要慢性病的病因链

变的危险因素,有效干预这三种危险因素可以预防 80% 的心血管疾病、2 型糖尿病和 40% 的肿瘤;再往病因链的更远端看,还有"病因的原因",即根本的社会经济、文化、政治和环境因素,又叫"健康的社会决定因素"(social determinants of health,SDH)。此类远端影响因素作为间接病因,与疾病之间的因果机制可能不是那么明确,但涉及的人群面广,预防的机会大,通过改善这类因素降低总疾病负担的预防效率会很高。因此,WHO 健康社会决定因素委员会于 2007年从此环节入手,以实现健康公平为基本价值的目标,建立起完整的"健康社会决定因素"的概念框架(图 12-5)。这些关于病因的认识和探讨势必会对疾病防治策略的调整产生深远的影响。

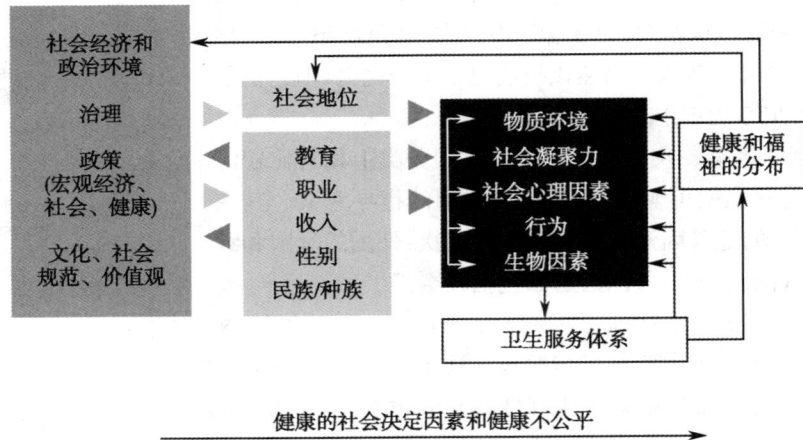

图 12-5   健康的社会决定因素概念框架

三、寻找病因的指南

上述病因模型给我们指出了寻找病因的大致方向、类别或联系方式(病因网),但是这些模型相对而言还比较抽象,不便于实际操作。在实际工作中,为了增加寻找病因的可操作性,人们总结了具体的寻找病因的指南(表 12-1)。

表 12-1   寻找病因的指南清单

一、宿主因素	1. 先天的	基因、染色体、性别
	2. 后天的	年龄、发育、营养状况、体格、行为类型、获得性免疫、既往病史
二、环境因素	1. 生物的	病原体、感染动物、媒介昆虫、食入或接触的动植物
	2. 化学的	营养素、天然有毒动植物、化学药品、微量元素、重金属
	3. 物理的	电离辐射、噪声、振动、气象、地理(位置、地形、地质)
	4. 社会的	社会/人口(人口密度、居室、流动、都市化、交通、战争、灾害)、经济(收入、财产、景气)、家庭(构成、婚姻状况、家庭功能)、生活方式、饮食习惯、嗜好兴趣(烟、酒、茶、运动、消遣)、教育文化、医疗保健、职业(种类、场所、条件、福利、劳保设施)、政治、宗教、风俗

四、病因作用的联接方式

病因作用的联接方式是研究病因作用途径和机制的重要内容,也是构建上述各种病因模型的重要基础,并具有预防措施上的指导意义。其内容包括:单因单果、单因多果、多因单果、多因多果等模式,见图 12-6。

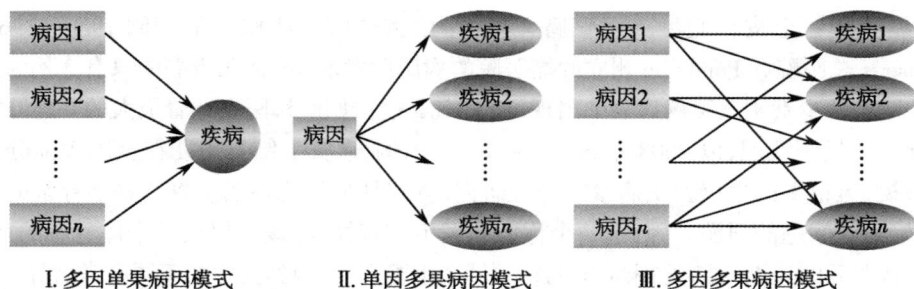

图 12-6　病因作用的联接方式示意图

单因单果模式与上述决定论的病因观相对应,在逻辑上病因是疾病发生的充分必要条件。这类病因模式实际中比较少见,常见于一些严重的显性遗传病或急性物理或化学性损伤等,如:21-三体综合征(唐氏综合征,先天愚型)、放射病、烧伤和烫伤等疾病。

多因单果模式是指多个病因引起单一疾病。例如:高血压、高脂血症、肥胖、糖耐量异常、高胰岛素血症与吸烟引起急性心肌梗死。从疾病的多因性来看,这无疑是正确的。但是这并不意味着这些病因仅仅导致单一的疾病。

单因多果模式是指单一病因引起多种疾病。例如:吸烟可引起肺癌、慢性支气管炎和冠心病。从病因的多效应来看,这无疑是正确的。同理,这也并不意味着这一疾病仅仅具有这种单一的病因,即可能有其他病因。

多因多果模式是指多个病因引起多种疾病。例如:高脂膳食、缺乏体力活动、吸烟和饮酒引起脑血栓、心肌梗死、大肠癌和乳腺癌。这些疾病的多个病因可能是完全共同,也可能是部分共同。多因多果实际上是将单因多果与多因单果结合在一起,全面地反映了事物的本来面目。

第二节　病因研究的基本过程与方法

病因作为重要的临床问题之一,可以根据对疾病的认识和掌握资料的程度分阶段进行研究(图 12-7)。基本过程和可能采用的方法如下:

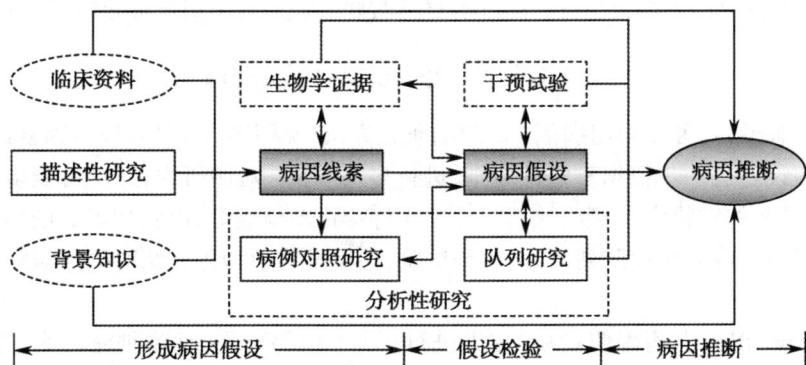

图 12-7　流行病学病因研究与推断的基本过程

一、发现病因线索

首先,临床医生要有敏锐的洞察力和浓厚的研究兴趣,能够从日常繁杂的临床工作中发现不寻常的情况,提出研究问题。这方面的例子不胜枚举,例如,美国 Vincent 纪念医院的 Herbst 医生在 1966—1969 年期间接诊 7 例 15~22 岁的阴道腺癌患者后,并不是限于常规的临床诊治,而是产生了高度警觉,因为阴道癌在女性生殖系统肿瘤中仅占 2%,且主要发生在 50 岁以

Notes

后,通常属于鳞状上皮细胞型。而腺癌又只占阴道癌的 5%~10%。他查阅 1930—1965 年间 Massachusetts 总医院和 Pondville 州立肿瘤医院的病历后发现,68 例阴道癌中只有 2 例为阴道腺癌。如此罕见的少女阴道腺癌病集中出现,使 Herbst 这位妇产科医生怀着极大的兴趣开始了对病因的探究。反观我国,以 2008 年的"奶粉事件"为例,事实上结石患儿在全国大部分地区早已引起重视,但很多医生仅就疾病诊疗开展研究,直到甘肃的儿科医生将这种不寻常的情况上报,才开始关注问题的根源。因此,一个称职的医生,面对的应该不仅仅是个体患者的症状,还要关注症状背后的病因,要对临床情况的特殊性产生警觉,意识到其中的不同寻常之处。

在临床实践过程中,可以通过描述性研究,如病例报告、病例系列分析、监测数据、横断面调查等各种方法,并结合可能利用的临床资料和一些背景资料,进行流行病学三间分布的描述和分析,从中发现病因线索。

二、提出病因假设

假设是根据已知的科学原理和科学事实,对未知的自然现象及其规律性所给出的假定性说明或推测性解释。面对原因不明的疾病时,提出病因假设,是关键的一步。

对于不明病因疾病进行病因学研究,首先必须依据该疾病在人群中的分布特点、临床表现、病理损害的定位及其损害的程度,现有水平的各种化验、检查结果,作出一系列的排除诊断,然后检索相关文献,在进行系统综合分析的基础上,作出可能的"假设"诊断,这就是要提出的病因假设。

例如,Herbst 最初的假设是病人可能存在反复的阴道刺激导致肿瘤的发生。因此,首先从 7 例病人的共同点出发寻找线索,发现 7 例病人都没有使用阴道局部刺激物、阴道冲洗或阴道塞的历史。除一例发病后结婚外,均否认有性交史。病例发病前均未使用过避孕药。在描述性研究未获阳性发现的情况下,Herbst 认为应当详细了解这些病例从胚胎期至发病前的情况,以及她们的母亲在妊娠期的情况,如怀孕时出血史、流产史等,由此,将病因假设扩展到病人的胚胎期暴露。

在实际工作中形成一个好的假设对整个病因推断过程而言是十分重要的。要做好这一步,除了要掌握基本的逻辑推理方法外,更重要的是研究者要有深厚的专业知识背景,对研究对象及其环境也要有深刻的了解,只有这样才能抓住问题的核心,提出切合实际的病因假设。

三、检验和(或)验证病因假设

提出病因假设后,可以采用病例 - 对照的研究方法(见下节)对可疑致病因素进行筛选,形成初步病因假设。进一步根据重复性原则,进行多次病例 - 对照研究,并尽可能多地收集其他生物学上的证据,如动物实验、致病机制、常规或特殊化验检查等,以强化形成的病因假设。进一步可以采用前瞻或回顾性队列研究、干预试验、甚至动物模型等方法对病因假设进行检验和(或)验证。

例如,Herbst 在提出病因假设后,首先进行了 1∶4 的病例 - 对照研究。除了前述的 7 个病例之外,还将 1969 年波士顿另一所医院的一名 20 岁女性阴道透明细胞癌患者也包括在内。这样,共收集到 8 个病例,每个病例匹配 4 个未患阴道腺癌的病人作为对照。对照候选人为出生时与病例在同等级病房,出生时间前后不超过 5 天的女性,优先选择与病例出生时间最接近者为对照。由经过培训的调查员,使用统一的调查表,对病例、对照以及她们的母亲进行访问调查。对诸多调查因素的比较表明,多数在两组间无明显统计学差别。但有 3 个因素有统计学意义。它们是母亲怀孕期间使用过己烯雌酚激素治疗($P<0.001$)、母亲以前的流产史($P<0.01$)和此次怀孕时的阴道出血史($P<0.05$)。而三者的关系是,因为有后两个因素才使用己烯雌酚治疗。因此,通过 8 个病例与 32 个对照的病例 - 对照研究,Herbst 肯定了他们的假

设,认为母亲在妊娠早期服用己烯雌酚使她们在子宫中的女儿以后发生阴道腺癌的危险性增加(表 12-2)。

表 12-2 病例 - 对照研究部分资料

病例号	母亲年龄		母亲吸烟		此次怀孕出血		以往流产史		此次怀孕时使用过雌激素		母亲哺乳		此次怀孕时照射过 X 线	
	病例	4 个对照平均	病例	对照	病例	对照	病例	对照	病例	对照	病例	对照	病例	对照
1	25	32	有	2/4	否	0/4	有	1/4	有	0/4	否	0/4	否	1/4
2	30	30	有	3/4	否	0/4	有	1/4	有	0/4	否	1/4	否	0/4
3	22	31	有	1/4	否	0/4	有	0/4	有	0/4	否	0/4	否	0/4
4	33	30	有	3/4	否	0/4	有	0/4	有	0/4	否	2/4	否	0/4
5	22	27	有	3/4	否	1/4	有	1/4	有	0/4	否	0/4	否	0/4
6	21	29	有	3/4	否	0/4	有	1/4	有	0/4	否	0/4	否	1/4
7	30	27	否	3/4	否	0/4	有	1/4	有	0/4	否	0/4	否	1/4
8	26	28	有	3/4	否	0/4	有	0/4	有	0/4	否	0/4	有	1/4
合计			7/8	21/32	3/8	1/32	6/8	5/32	7/8	0/32	3/8	3/32	1/8	4/32
平均	26.1**	29.3**												
χ^2 自由度为 1*			0.53		4.52		7.16		23.22		2.35		0	
P			0.50		<0.05		<0.01		<0.00001		0.20			
OR			5.7		8.0		10.5		28.0		10.0		3.0	

注:* 用 Pike 与 Morrow 的配对对照 χ^2 检验公式。** 配对 t 检验,$s_{\bar{x}}$=1.7 岁。

再以反应停引起短肢畸形为例,当 1961 年年底临床医生给 Lancet 杂志写信,怀疑短肢畸形可能与母亲妊娠期服用反应停有关后,前联邦德国等国的学者开展了一系列的研究来检验或验证因果关系。

Weicker H 等采用成组病例 - 对照研究设计,调查了 200 个病例和 300 个健康婴儿的母亲,以广泛探索病因。在排除了放射线、避孕药、堕胎药、去污剂等因素后,只有反应停(沙利度胺)有意义(表 12-3)。

表 12-3 反应停与短肢畸形的病例 - 对照研究

服用反应停史	病例组的母亲	对照组
有	12	2
无	38	88
合计	50	90
有服用反应停史的比例	24.0%	2.2%

$$OR=\frac{12 \times 88}{38 \times 2}=13.9(95\% \text{ 可信区间}:2.8\sim131.2)$$

χ^2=16.94,P<0.001

随后,McBridge WG 报告他们的双向队列研究结果。某妇产科曾在孕妇中应用反应停,当反应停被怀疑有致畸作用后,他们立即根据孕妇在怀孕初期是否服用反应停将其分为暴露和未暴

Notes

露两组,再随访观察她们的出生儿结局,结果见表 12-4。可见,孕初服用反应停者发生短肢畸形的相对危险度高达 175,特异危险度为 41.76%。进一步说明反应停与短肢畸形有关。

表 12-4　反应停与短肢畸形的前瞻性观察

分组	儿童数			肢体缺陷发病率 %
	有肢体缺陷者	无肢体缺陷者	共计	
孕 8 周内有服用反应停史者	10	14	24	42.00
孕早期无服反应停史者	51	21 434	21 485	0.24

RR=42%/0.24%=175(95% 可信区间:102~303);

AR=42%−0.24%=41.76%(95% 可信区间:22%~61%)

此外,生态学研究,尤其药物撤市作为干预研究的例证也从宏观层面检验了反应停与短肢畸形之间的因果关系。图 12-8 是前联邦德国反应停销售量与短肢畸形病例数的时间分布。由图 12-8 可见,反应停从 1959 年开始在市场销售,1960 年销售迅速上升。1960 年底和 1961 年初这种短肢畸形病例数亦随之上升。两条曲线相隔三个季度,故反应停销售量曲线正与这些病例的母亲怀孕期相吻合。1961 年 12 月反应停在前联邦德国撤市,1962 年下半年以后出生的儿童便很少发生这种畸形。

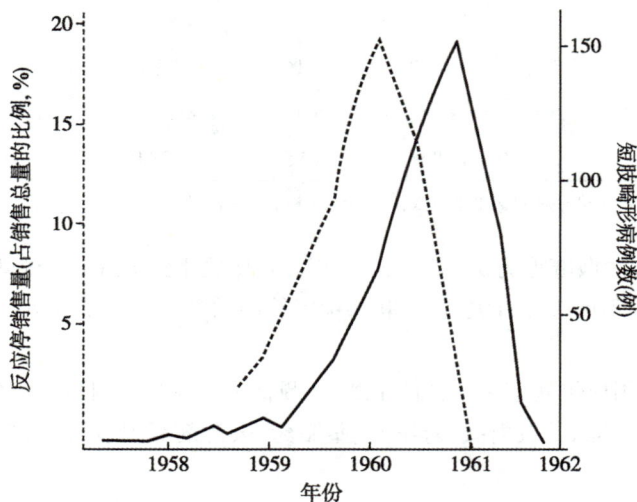

图 12-8　前联邦德国反应停销售量(虚线)与短肢畸形病例数(实线)的时间分布
(Davis and Dobbling,1974)

反应停灾难发生后,一些学者还进行了动物实验研究,结果也表明反应停有明显的致畸作用而且显示有种属特异性。

第三节　病例 - 对照研究的设计和实施

病例 - 对照研究根据研究目的可以分为探索性和检验性病例 - 对照研究两类,因此设计和实施时首先要明确研究目的,根据研究目的是筛选和概括病因假设还是检验病因假设而作好调查研究的设计,其中首先是选择研究对象和估计样本量,确定调查的内容和方法,设计好调查表;然后是采用可行的方式调查研究对象,填写调查表;进一步对调查得来的资料进行统计分析,对结果作讨论;最后写出报告。

一、研究对象的选择

对象选择的基本原则是病例足以代表总体人群中该病的病人,对照足以代表产生病例的人群总体。

1. 病例的选择

(1) 病例内外部特征的限定:当明确了进行何种疾病的病例-对照研究之后,所选择的病例必须是患同一种疾病的病人。而且患病部位、病理学类型、诊断标准都要有明确的规定,否则,病例中可能混入非病人或不同型别的病人,从而影响研究结果的真实性。病例的外部特征如年龄、性别、种族、职业等,选择时也要求有一个明确的限定,其目的是控制非研究因素以增强两组的可比性。

(2) 病例类型:有三类病例可供选择,即新发病例、现患病例和死亡病例。首选新发病例,其优点是病人刚刚发病,对疾病危险因素的回忆比较认真而新鲜,提供的信息较为准确可靠。其缺点是对发病率低的病,短期内不易收集到足够的例数。使用现患病例的优点是可得到的例数较多,搜集资料较容易。缺点是病例对暴露史的回忆极易受患病后改变了的环境条件和生活习惯的影响,因而不易判断疾病的时间关系。而死亡病例由于是他人代为回忆,可靠性较差,很少应用。

(3) 病例的来源:一种是来源于某一所或若干所医院及门诊部在一定时期内诊断的全部病例或随机样本。这种以医院为基础的病例的优点是,诊断较正确,容易得到,被调查者配合好,得到的信息较可靠,但偏倚较大。另一种来源是某一特定时间和地区,通过普查、疾病统计或医院汇总得到病例,然后选择所有的病例或其中的一个随机样本。这种以社区为基础的病例代表性强,但不易得到,实施比较困难。

2. 对照的选择

(1) 对照选择的原则:对照的选择往往比病例更为困难和复杂。一方面要保证对照的代表性,即能代表产生病例的一般人群,另一方面还必须使对照与病例具有良好的可比性,即除研究因素外,可能影响发病的其他因素在病例组与对照组要尽量保持均衡。而且,对照应经过与病例相同的诊断确定不患所研究的疾病。

(2) 对照的类型:设置的对照按是否与病例在某些因素上进行匹配分为两类。一类是不进行匹配的对照,称为成组对照,即当对照来源确定后,用抽样的方法从该人群中随机选择足够的人数,没有任何其他限制与规定。这种不匹配适合于前述的探索性病例-对照研究,实行起来容易,能获得较多的信息;另一类是进行匹配的对照,称为配比对照。匹配(match)就是要求对照组在某些因素或特性上与病例组保持相同,目的是进行两组比较时排除匹配因素的干扰,是一种限制手段,如以年龄作匹配因素,在分析比较两组资料时,可免除由于年龄大小而引起对发病率高低的影响,因而可以更清晰地说明其他因素与疾病的关系。这种方式选择对象时较复杂,分析资料较麻烦,也会损失一些有关匹配因素的信息,但其优点是能增加分析时的统计学检验能力。

配比对照按其匹配的方法分为群体匹配和个体匹配两类。

1) 群体匹配:也叫成组匹配(category matching)或频数匹配(frequency matching)。在选对照组时,使所要求匹配的因素在比例上与病例组中的一致。如病例组中男、女各半,65 岁以上者占 1/3,则对照人群也如是。

2) 个体匹配:从对象人群中选择一个或以上的对照配给每一个病例,使对照在规定的特征上与病例相同。这个特征叫匹配变量。常用的匹配变量有年龄、性别、住址、出生地区、经济水平、民族等。匹配变量越多,对照选择越困难。而且容易造成匹配过度(overmatching)的问题,即将不应该匹配的因素进行匹配,而导致研究因素与疾病间的关联强度降低,因此匹配变量一般不超过 4~5 个。例如一个病例选择一个对照,要求与病例同性别、同一年龄组、同一个县的居民、同一民族等。

一个病例配一个对照叫做 1：1 配对（pair matching），配两个以上的对照叫做 1：M 配比。就统计效率而言，超过 1：4 就难使统计效率再提高，故配比一般不超过 1：4。

（3）对照的来源：第一来源是从当地的全人口中选择。当病例组系当地的全部或大部分病例时，可从当地未患该病的人中选对照。其优点是研究结论推及总体的可靠性大。缺点是选择和调查时都比较费事，应答率较低；第二个来源是从医院的其他病人中选对照。即在选病例的医院内选其他病人做对照，这样比较方便，且可与病例在相同的环境中接受调查，这种对照的应答率和信息的质量均较高；第三个来源是利用病例的配偶、同胞、亲戚、同事或邻居作对照，但要注意研究遗传因素为主的疾病时不宜选同胞、亲戚作对照，研究环境因素为主的疾病时，不宜选同事（工作环境）或邻居（居住环境）作对照。

3. 样本大小的估计　病例对照研究和其他抽样调查一样，常需要估计样本含量。即使是一个人群中某时期的全部病例，也需要估计其例数是否足以提供预期的相对危险度。

样本含量的大小取决于下列 4 个因素：①欲研究因素在对照人群中的估计暴露率 P_0；②预期与该暴露有关的相对危险度（RR）或优势比（OR）；③所希望达到的显著性检验水平，即统计学检验假设所允许犯假阳性错误的概率 α；④所希望达到的检验把握度（1–β），β 为统计学检验假设所允许犯假阴性错误的概率。这四项数值确定之后，可用公式计算或从样本含量表（附表）中查得需要的病例和对照数。

（1）成组对照样本含量的估计：成组对照样本大小可按下列公式计算：

$$n=2\bar{p}\,\bar{q}\,(U_\alpha+U_\beta)^2/(p_1-p_0)^2 \qquad （式 12-1）$$

式中 n 为病例组或对照组人数，U_α 和 U_β 分别为与 α 及 β 值对应的标准正态分布的分位数，可以从表 12-5 中查出。p_1 与 p_0 分别为病例组及对照组估计的某因素暴露率

$$p_1=p_0RR/[1+p_0(RR-1)],\bar{p}=0.5(p_1+p_0),\bar{q}=1-\bar{p} \qquad （式 12-2）$$

例 12-1　现设计一个研究吸烟与肺癌关系的调查，估计对照组吸烟史比例，即暴露比 p_0 为 20%，相对危险度 RR 约为 2，要求 $\alpha=0.05$，$\beta=0.1$，求样本大小 N。

病例的暴露史 p_1 可用（式 12-2）估计

$$p_1=(0.2\times 2)/[1+0.2(2-1)]=0.3333$$
$$p=(0.2+0.333)/2=0.267$$
$$q=1-0.267=0.733$$

从表 12-5 中查得 $U_\alpha=1.96$，$U_\beta=1.282$ 代入（式 12-1）

$$n=2\times 0.267\times 0.733(1.96^2+1.282)^2/(0.3333-0.2)^2$$
$$=232$$

即得每组需要调查约 232 人。

表 12-5　正态分布的分位数表

α 及 β	U_α（单侧检验） U_β（单侧和双侧检验）	U_α（双侧检验）
0.001	3.090	3.290
0.002	2.878	3.090
0.005	2.576	2.807
0.010	2.326	2.576
0.020	2.058	2.326
0.025	1.960	2.242

续表

α 及 β	U_α（单侧检验）	U_α（双侧检验）
	U_β（单侧和双侧检验）	
0.050	1.645	1.960
0.100	1.282	1.645
0.200	0.842	1.282

如查附表 12-1，得 $N=229$，与公式法所得样本量非常接近。

（2）个体配比样本含量的估计：在配比研究中病例与对照的每一个对子，存在着四种可能的暴露结果：病例与对照均暴露（＋＋）、均未暴露（－－），又生暴露：即病例暴露对照未暴露（＋－）及病例未暴露但对照暴露（－＋）。当进行 1：1 配比时，所需对子数可按下列公式计算：

$$m=\left[\,U_\alpha/2+U_\beta\sqrt{p(1-p)}\,\right]^2/(p-1/2)^2 \qquad（式 12-3）$$
$$p=OR/(1+OR)\approx RR/(1+RR) \qquad（式 12-4）$$

式中

m 为结果不一致的对子数

则需要的总对子数 M 为

$$M\approx m/(p_0q_1+p_1q_0) \qquad（式 12-5）$$

p_0 为对照组的暴露比例，p_1 为病例组的暴露比例

$$p_1=p_0RR/\left[\,1+p_0(RR-1)\,\right],q_1=1-p_1,q_0=1-p_0$$

例 12-2　口服避孕药和先天性心脏病的配比病例 - 对照研究中，对照暴露的比例是 $p_0=0.3$，$\alpha=0.05$（双侧），$\beta=0.1$，估计 $RR=2$ 时，所需要的总对子数 M。

$p_1=0.3\times 2/\left[\,1+0.3(2-1)\,\right]=0.46,q_1=1-0.46=0.54,q_0=1-0.3=0.7$

$m=\left[\,1.96/2+1.28\sqrt{2/3\times(1-2/3)}\,\right]^2/(2/3-1/2)^2=90$

$M=90/\left[\,(0.3\times 0.54)+(0.46\times 0.7)\,\right]=90/0.484=186$

即不一致对子数为 90，本次研究共需总对子数为 186。

也可以用查表法获得研究所需样本数。附表 12-2 和附表 12-3 是在 $\alpha=0.05$ 和 $\alpha=0.01$ 时，$1-\beta=0.90$，单侧检验，人群中暴露者比例（以对照组暴露者比例为估计值）及与暴露有关的相对危险度不同时，配比研究所需要的病例数。三行数字从上至下为病例与对照数之比是 1：1、1：2、1：4 时所需的病例数，对照数则按比例推算。例如，要求把握度为 90%，显著性水平为 5%，在人群暴露率为 50% 而与暴露有关的相对危险度是 3 时，查附表 12-2 可见所需病例数在病例、对照数之比为 1：1 时，是 70（对照也需 70 例），1：2 时是 53（对照为 106），1：4 时是 44（对照为 176）。显著性水平为 1% 而其他条件不变时，可查附表 12-3。

二、研究因素的收集与测量

病例 - 对照研究的第二个重要步骤是收集与测量病例和对照的既往暴露史。

1. **暴露因素的规定**　调查研究除收集姓名、性别、年龄、住址等一般资料外，主要是取得可疑暴露因素，例如：吸烟、职业史、接触某些化学物、农药、生活习惯、饮食、居住条件以及治疗史等。这些暴露因素必须在调查前有明确的规定。如调查服药史时，要具体规定服用哪些药，并且最好有定量或分级的规定。再如吸烟的年龄，不单是调查吸烟或不吸烟，还需要调查吸烟年数、平均每天吸烟多少支、开始吸烟的年龄、是否有深吸的习惯等。对吸烟叶如何折算为纸烟支数等都应有规定。又如对接触化学物时如不能准确测定其暴露量，则可按工龄、开始接触的年龄、工种来分级。将暴露因素分级是很有意义的，它可能提供因素与疾病间的剂量 - 反应关系。

2. **暴露因素的收集**　这里主要讲的是利用调查表收集信息的有关问题。进行调查时一般

应有专门制定的调查表,病例组与对照组使用相同的调查表。

调查的项目必须把与发病有联系的因素包括在内,否则将导致失败。又不应加入根本无关的项目,否则徒劳无益。

3. **信息资料的来源**　病例 - 对照研究的资料来源有医疗记录、登记报告、职业史记录、访问调查记录、通信调查表等。较多是由调查员使用调查表(也叫问卷)直接访问对象本人或其家属而获得。

三、资料的整理和分析

病例 - 对照研究的第三个重要步骤是对调查获得的数据资料进行整理和分析。

整理就是对收集到的原始资料进行再核查,以纠错补漏,尽可能提高资料的质量和完整性;进一步对资料进行分组、归纳,或编码、输入计算机。

分析包括调查数据的描述性分析和推断性分析。

(一)描述性分析

1. **描述研究对象的一般特征**　首先对数据的一般特征如年龄、性别、诊断方法、居住地等进行描述,即计算出各种特征的构成比重,从而对资料的一般情况有一定的了解。

2. **均衡性检验**　比较暴露组与对照组除欲研究因素以外的各特征是否近似或齐同,来鉴定两组资料是否具有良好的可比性。对于个体配比的资料,可将对子拆开按成组资料进行这种描述性分析。两组之间构成比有无差异性可用 χ^2 检验。

(二)推断性分析

主要是分析暴露与疾病有无统计学关联,以及关联强度的大小。

1. **不匹配不分层的资料分析**

(1)资料按每个暴露因素整理成表 12-6 的四格表形式。

表 12-6　病例 - 对照研究资料整理表

暴露史或特征	病例	对照	合计
有	a	b	a+b
无	c	d	c+d
合计	a+c	b+d	a+b+c+d

例 12-3　Stewart 调查了 1299 个患癌症而死亡的儿童(病例组),另调查了 1299 个同年出生的但没有患癌症的儿童(对照组)。两组儿童的母亲在孕期有的腹部受过 X 线照射,有的未受过 X 线照射,结果见表 12-7。

表 12-7　母亲孕期腹部受 X 线照射与出生儿童患癌症的病例 - 对照研究

孕期照过 X 线	出生儿童因癌而死的	对照组	合计
照过	178(a)	93(b)	271
未照过	1121(c)	1206(d)	2327
合计	1299(a+c)	1299(b+d)	2598

(2)首先要比较两组有暴露史的比例,即比较 a/(a+c)与 b/(b+d)是否有显著性差异,如差异有显著性可说明该暴露因素与疾病存在联系,其差异显著性检验可用一般四格表 χ^2 或校正 χ^2 检验。

本例即检验病例组与对照组 X 光暴露比是否有差异及差异的统计学显著性,用四格表 χ^2 检验公式来计算。

$$\chi^2=(ad-bc)^2 n/(a+b)(c+d)(a+c)(b+d) \qquad (式 12-6)$$

$$=\frac{(178 \times 1206-93 \times 1121)^2 \times 2598}{271 \times 2327 \times 1299 \times 1299}=29.8$$

查 χ^2 界值表，$P<0.001$，说明母亲孕期腹部照过 X 线与儿童患癌症有联系。

（3）计算暴露与疾病的联系强度：病例 - 对照研究一般无暴露组与非暴露组的观察人数，故不能计算发病率或死亡率，亦不能直接计算相对危险度。只能计算优势比（odds ratio，OR）来估计相对危险度。

比数（odds）是指某事物发生的概率与不发生的概率之比。在表 12-6 中病例组的有暴露史与无暴露史概率分别为 $a/(a+c)$ 与 $c/(a+c)$，暴露比数为 $\frac{a/(a+c)}{c/(a+c)}=a/c$；同理，对照组的暴露比数为 $\frac{b/(b+d)}{d/(b+d)}=b/d$。病例组与对照组的暴露比数之比，即

$$OR=\frac{a/c}{b/d}=ad/bc \qquad (式 12-7)$$

如果所研究疾病的发病率或死亡率不高时，可以用优势比（OR）估计相对危险度（RR）。

本例 $OR=178 \times 1206/93 \times 1121=2.3$，说明母亲孕期腹部受过 X 线照射的儿童患癌症的危险性是未受过 X 线照射的 2.3 倍。

（4）OR 的可信限：OR 为一个点估计值，即用一次研究（样本人群）所计算出来的一次 OR 值，没有考虑抽样误差，因此还要按一定的概率（称为可信度）来估计总体的 OR 在哪个范围，这个范围就叫 OR 可信区间，其上、下限的数值称可信限。通常采用 95% 的可信度，计算 95% 可信区间的方法很多，本章简介建立在 OR 方差基础上的 Woolf 法。

OR 的自然对数的方差为：

$$Var(\ln OR)=1/a+1/b+1/c+1/d \qquad (式 12-8)$$

ln OR 的 95% 可信区间（CI）用下式计算

$$\ln OR(95\%CI)=\ln OR \pm 1.96\sqrt{Var(\ln OR)} \qquad (式 12-9)$$

其反自然对数值即 OR 的 95% 可信区间，上限用 OR_U 表示，下限用 OR_L 表示。

本例 OR 的 95% 可信区间计算如下：

$Var(\ln OR)=1/178+1/93+1/1121+1/1206=0.01809$

$\ln OR(95\%CI)=\ln 2.3 \pm 1.96\sqrt{0.01809}=0.833 \pm 0.264=(1.097,0.569)$

$\exp(1.097,0.569)=(3.0,1.77)$

即 $OR_U=3.0$，$OR_L=1.77$

由于 OR 的 95% 可信区间不包含 1，可以认为总体 OR 值在 0.05 水平上有显著性，即母亲孕期腹部受过 X 线照射与儿童患癌症确有关联。

2. 匹配资料的分析 对于个体匹配病例 - 对照研究，计算方法略有差别。本节主要介绍 1：1 配对资料的分析。

将资料整理成四格表，见表 12-8。

表 12-8 配对数据的四格表

		对照		合计
		暴露	未暴露	
病例	暴露	a	b	a+b
	未暴露	c	d	c+d
合计		a+c	b+d	N/2

字母 a、b、c、d 分别代表四种情况的对子数（例如，a 代表病例与对照均有暴露史的对子数，b 代表病例有暴露而对照无暴露的对子数等）。N/2 是对子数，N 是总人数。计算优势比时只用病例与对照暴露不一致的对子数（b，c）。

$$OR=b/c（c \neq 0）\qquad\qquad（式 12-10）$$

例 12-4   有一项关于子宫内膜癌的病例 - 对照研究，以用过雌激素制剂治疗作为可疑病因。63 对病例与对照按暴露史的分布如表 12-9。

表 12-9   子宫内膜癌与雌激素治疗的关系（病例 - 对照研究结果）

		对照		合计
		暴露	未暴露	
病例	暴露	27（a）	29（b）	56
	未暴露	3（c）	4（d）	7
	合计	30	33	63

计算 χ^2=19.5，$P<0.01$

进一步计算优势比：

OR=b/c=29/3=9.67

说明子宫内膜癌的发生与服用雌激素有关，服用雌激素制剂子宫内膜癌发生的危险性是不服用的 9.67 倍。

四、主要偏倚及控制

（一）主要偏倚

1. 选择偏倚   这是由于选择研究对象的方法有问题或缺点，导致入选者与未入选者的某些特征有系统差别而产生的误差。由于病例 - 对照研究中常常未能随机抽样，故易产生选择偏倚。特别在医院选择病例与对照时更易产生偏倚。医院收治病人有不同的选择，同时，病人到哪个医院也有选择，不同病种也有不同的入院条件，这使研究的病例或对照不能代表有关人群。由于不同的进入率，使病例组与对照组缺乏可比性。由于诊断标准不明确，或标准不够详细，使病例组内构成不一致。例如肝癌可能是原发性或继发性，可以是肝细胞肝癌或肝内胆管癌，其病因是不同的，标准不同，则引起选择偏倚。

2. 信息偏倚   在调查时对两组的暴露史采取了不同的标准或收集手段可引起信息偏倚。例如调查妇女 X 线暴露史，在病例组详细查阅病历或其他记录，而调查对照时则多依据对照口头提供资料，这种所获得的信息可比性较差，从而产生偏倚。观察者在调查或测量时收集的资料在两组间准确性不一致或者被调查者提供不准确的信息都会产生信息偏倚，例如吸烟者说他不吸烟等。

3. 混杂偏倚   是由于混杂因子所造成的偏倚。混杂因子是指既和研究的疾病有联系（即这个因子必须是一个危险因子）又和研究的暴露有联系的因子。年龄、性别和许多疾病与许多暴露都有联系，所以是最常见的混杂因子。例如，在研究吸烟与肺癌的关系中，年龄是一个混杂因素，因为年龄与吸烟有联系，年龄在吸烟者与非吸烟者的分布不相同，而且年龄是肺癌的危险因素。如果不注意年龄，则年龄因素会混杂或歪曲吸烟对肺癌的影响。

（二）偏倚的控制

1. 加强科学设计，在选择对象时，尽可能采取随机抽样原则；进行检查或调查时尽可能采取盲法；调查的变量尽可能采取客观性强的指标；并注意研究对象的代表性。如果在医院选择病例，则尽可能多选几所医院进行。对无应答的对象，要设法补救并在分析时对无应答的影响作出特别分析。

2. 对混杂因子的作用,在研究设计阶段可采用限制和匹配的方法进行控制。在分析阶段可采用分层分析方法、标准化处理或应用多因素分析方法进行处理。

此外,分析资料时要讨论偏倚的产生及存在的大小,如存在明显的偏倚,下结论应慎重。

五、病例 - 对照研究结果的解释

病例 - 对照研究资料经统计学推断后,若病例和对照之间在某因素暴露比例上有明显差异,我们就称暴露因素和疾病之间存在着统计上的关联。这种关联可以是因果性质的,也可以不是。因此,对结果的解释,有下列三种可能:

(一)机会的作用

利用统计学上的显著性检验及 OR 值的置信区间可以说明抽样误差或机会影响研究因素和疾病关联的大小。但需注意的是,如果结果无显著性差异,不能轻易地肯定该因素与疾病之间不存在关联,因为这可能由于因素对疾病的作用较小,而样本含量没能达到分析所要求的精度和把握水平而造成的。此时,应扩大样本含量,再进行研究。

(二)偏倚的作用

病例 - 对照研究中最重要的偏倚是抽样时的选择偏倚和资料收集中的回忆偏倚。结果解释时要详细探讨发生偏倚的可能性、样本的代表性和资料的可比性。如进行的是以医院为基础的病例 - 对照研究,就要详细探讨本次研究的病例和对照是如何选择的,病例的选择是否是多医院选择,病例的诊断标准是否一致,对照是否是多科室随机选择。在调查时,是否注意保证研究对象有较高的应答率,避免失访。调查因素的设计是否客观、合理,调查员工作态度如何,被调查者的回答情况如何等。另外,对混杂因子造成的混杂偏倚也应有充分的估计和判断。要说明当混杂因子的作用得到控制之后,相对危险度或优势比发生何种程度的变化或不发生变化;如果发生变化,那么这种变化就是混杂作用大小的一个指标。混杂作用被控制后,依然存在的联系,可以解释为研究因素与疾病之间的特异性联系。对混杂作用的处理是数据分析的一部分。

(三)因果联系

病例 - 对照研究仅能借助于逻辑推理即病因推断技术判断是否存在因果联系,它对因果关系仅限于是一种判断而不是因果联系的证明。如何进行病因推断见下节。

第四节 因 果 推 断

一、统计学关联与因果关联

统计学关联和因果关联是病因推断中最常用的两个概念,充分认识两者的区别与联系是学好病因推断的关键。统计学关联(association)主要是指相关(correlation),表示的是变量间的一种数量变化关系;而因果关系是事物间存在的一种固有的内在规律。"相关不等于因果",例如,一个儿童每年身高增长的速度可能与其家中的一棵小树生长的速度高度相关,但是两者之间不存在根本的因果关系。显然,如果小树死了,儿童的身高不受任何影响。另外,在流行病学研究中,常常会由于偏倚或混杂的影响而使一些病因作用表现为不相关。

当可能病因(暴露)与疾病之间存在统计学关联,只说明两者的关联排除了偶然性(随机误差)的干扰,但并不一定存在因果关系。要确定因果关系,还得排除选择偏倚、信息偏倚和混杂偏倚这些系统误差的干扰,以及确定暴露与疾病的时间先后关系。在排除或控制了这些偏倚的干扰后,如果还有统计学关联,或者统计学关联虽然有所改变(增强或减弱)但仍存在,就说明存在真实的关联,可以用因果判定标准进行综合评价,得出不同程度的因果关系结论,包括判断有无因果关系或存在因果关系的可能性。整个因果关联的判断进程如下：

暴露 E 与疾病 D → 有统计学关联否？ → 有偏倚否？ → 有时间先后否？
（提出假设）　　　（排除偶然）　　（排除虚假）　　（前因后果）

关联的分类总结如下：

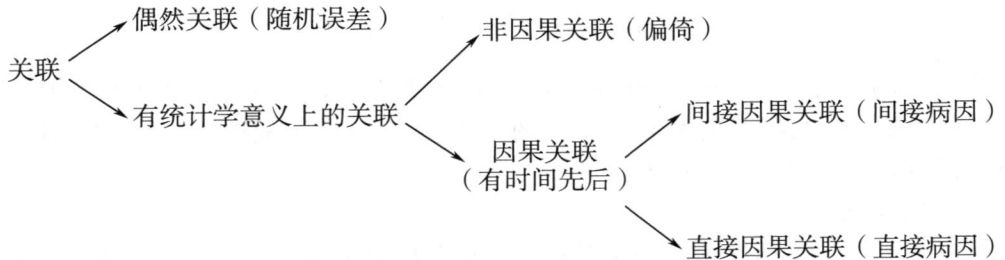

関联
├→ 偶然关联（随机误差）
└→ 有统计学意义上的关联
　　├→ 非因果关联（偏倚）
　　└→ 因果关联（有时间先后）
　　　　├→ 间接因果关联（间接病因）
　　　　└→ 直接因果关联（直接病因）

二、因果推断标准

常用的因果推断标准有以下几条：

1. **关联的时间顺序**（temporal sequence of association）　如果怀疑病因（或防治处理）X 引起疾病（或防治效应）Y(X → Y)，则 X 必须发生于 Y 之前，这就是前因后果的时间顺序。即使在不能明确断定 X 与 Y 的时间顺序时，也必须存在 X 先于 Y 发生的可能性。在确定前因后果的时间顺序上，实验和队列研究最好，病例 - 对照研究（用新病例）和生态学时间序列研究次之，横断面研究较差。病例 - 对照研究中的病因（暴露）信息来自于过去的记录或询问，它与疾病的时间关系尚不够准确。生态学时间序列研究中，例如伦敦烟雾事件后发生的呼吸道和心血管疾病死亡率上升，欧洲反应停大量上市后发生的海豹短肢畸形，都提示了时间先后关系。如果怀疑病因 X 与疾病 Y 在同一时点测量，X 与 Y 的时间顺序就难以确定，如某些横断面研究，或病例 - 对照研究中对两组同时测定血液生化指标。对于慢性病，还需注意考虑病因 X 与疾病 Y 的时间间隔。例如，石棉暴露到发生肺癌至少要 15~20 年，如石棉暴露 3 年后发生了肺癌，显然不能归因于石棉暴露。防治措施与特定效应的前后时间关系，一般比较明确。

2. **关联的强度**（strength of association）　一般而言，关联的强度越大，该关联为因果关联的可能性就越大。如果一个强关联为混杂因素所致，该混杂因素与疾病的关联将更强，所以这种混杂一般是容易被识别的。另一方面，弱的关联更可能是未识别的偏倚所致。当然，也存在少数特殊的例子，如吸烟与心血管疾病有弱关联但为因果的，21- 三体综合征（唐氏综合征）与母亲的产次有强关联但为母亲年龄混杂所致。总之，有时间先后的统计关联说明怀疑病因（暴露）可能为危险因素（流行病学层次的病因），而关联强度越大，是偏倚所致的可能性就越小。防治试验多使用绝对效应或归因比例指标，效应指标越大，防治措施与效应的因果性就越强。

关联强度的测定，根据资料的性质或来源可以有：

（1）优势比 OR（病例 - 对照研究），相对危险度 RR（队列研究），预防分数 PF 或功效比例（实验研究）等反映分类资料关联的指标。

（2）剂量 - 反应关系（dose-response relationship）：针对等级或连续性变量的资料，可用等级 OR 或 RR、各等级的绝对效应、等级相关系数和积差相关系数等。

（3）生态学相关：利用群组（分析单位）资料来计算相关系数，反映分布的一致性。例如，各国（群组）人均脂肪摄入量与大肠癌死亡率的相关系数，各国（群组）纸烟销售量与肺癌死亡率的相关系数，以及各地区（群组）乙肝病毒携带率与肝癌死亡率的相关系数等。但生态学相关的分析需要注意生态学假象的干扰。

3. **关联的可重复性**（replication of association）　指关联可以在不同的人群、不同的地区和不同的时间重复观察到，除非有明确的理由来解释不同的结果。与观察性研究相比，实验性研究的可重复性较好,这是因为实验性研究的控制条件要好得多。某些观察性研究结果之间的差异,有可能是背景条件(其他危险因素)的差异所致。多数研究的可重复性使因果关联的可能性增加,而少数或个别研究的不同甚或相反的结果并不能简单反驳因果假设,但需要仔细探究结果差异的缘由。

4. 关联的合理性(plausibility of association) 此条标准包括两个方面:

(1)对关联的解释与现有的理论知识不矛盾,符合疾病的自然史和生物学规律,这相当于客观评价。例如,高脂血症与冠心病的因果关联,与冠状动脉粥样硬化的病理证据以及动物实验结果吻合。

(2)研究者或评价者从自身的知识背景出发,支持因果假设的把握度,这相当于主观评价,即科学家团体的意见。例如,吸烟与肺癌的因果关联,设想化学物质随烟雾吸入及沉积在呼吸系统的组织和细胞上,引起癌变不是没有道理的。对于防治试验而言,防治措施的效应与致病机制相对应,或者与处理的作用机制相吻合。主观评价包括研究论文通过同行评议被发表,研究成果获奖等。

当然,这种合理性的判断受到当时科技发展水平以及评价者知识背景和能力的局限。对于大多数研究来说,应当能够经受得起这种"保守的"考验。"革命性的"因果假设或关联结果,刚开始也许是不合理的,但后来被确证为正确的毕竟也是少数,大多数将被淘汰。

5. 研究的因果论证强度(demonstrability for causality) 因果性研究的设计类型与其论证强度存在密切关系,一个较好的研究设计类型除了满足上述的时间顺序和可重复性,主要还能较好地控制各类偏倚的干扰,所获结论不易被后来的研究所否定。一般而言,在因果论证强度上,实验性研究大于观察性研究;有对照的研究大于无对照的研究,以个体为分析单位的研究大于以群组为分析单位(生态学)的研究。防治效应的因果性研究最好采用随机化对照试验,对于大人群也尽可能采用非等同对照试验。病因研究最好采用前瞻性队列研究,如果有去除病因的干预试验则更好。当然,研究设计类型的选择同研究所处的进展阶段、研究的资源条件和医学伦理有关。实验性研究尤其需要考虑伦理问题,已经怀疑有危害的因素再进行人群试验是有悖伦理的。实验性研究控制偏倚的能力大于观察性研究,研究结论本身更可靠,但是,实验的条件可能脱离真实生活环境,将其推论到现实情况时受限。而观察性研究正因为更接近真实生活环境,使其推论到现实情况时更可信,但是,研究结论本身较容易受到干扰。不同研究设计类型的因果论证强度排序如表 12-10。

表 12-10 不同病因研究设计类型的论证强度

研究设计类型	性　　质	可行性	论证强度
随机对照试验	前瞻性	差	++++
队列研究	前瞻性	较好	+++
病例 - 对照研究	回顾性	好	++
横断面研究	断面	好	+
叙述性研究	前瞻 / 回顾	好	±

对于特定的研究设计类型,如果还存在研究者造成的其他具体设计缺陷,因果论证强度还要受到削弱。无论如何复杂的统计分析方法,也不能挽救一个设计差的研究。

一个因果研究本身必须要达到第 1、2 条标准(前因后果,关联强度),第 3、4 条标准(重复性,合理性)是该研究的外部评价,如果不吻合则因果关联的可信度降低。第 5 条标准(论证强度)决定了因果关联结论的把握度。

三、病因推断标准应用举例

1998 年夏季,江苏省苏中相邻的四个县(市)同时发生临床症状相似的病例,这些病例的临床表现复杂,病情凶险,多表现为多器官损害和衰竭,死亡率极高。有些病例的临床表现与国外20 世纪 90 年代报道的链球菌中毒性休克综合征(streptococcal toxic shock syndrome,STSS)相似。接到疾病报告后,江苏省疾病预防控制中心组织多学科的专家迅速对同类疾病开展流行病学和病原学调查,并证实该类疾病感染来源于病猪或病死猪。经采取禁宰病、死猪等综合性措施后,疫情迅速得到控制。其中,病因推断依据如下:

1. **关联的时间顺序**   当地人出现疾病之前,就有大量生猪病死。人群疫情略晚于猪群疫情的发生。7~8 月份是猪疫情最严重的时期,而人的病例也主要发生在 7 月 20 日 ~8 月 10 日。人群流行的终止早于猪群疫情流行的终止。此外,所有患者发病前均有与病、死猪密切接触史。符合暴露在前,发病在后的因果关联时序。

2. **关联的强度**   选择临床症状典型、诊断依据可靠的中毒性休克综合征和脑膜炎型病例与同村(同乡)、同性别、同年龄组的健康人和未病屠夫作 1∶4 配对的病例 - 对照研究,调查内容包括基本情况、病或死猪接触史、接触方式、皮肤有无破损或划破、吃病或死猪肉史、家庭内有无病或死猪、与病人及疫水接触史等,用条件 logistic 回归进行单因素分析和多因素分析,计算各因素优势比(OR)。显著性检验采用最大似然比检验方法。单因素分析有意义的危险因素为:家庭有病、死猪、病、死猪接触史和皮肤破损。而多因素逐步回归分析,只有"病、死猪接触史"有统计学意义(β=3.7180,U=3.4234,P=0.0006,OR=40.8869)。

3. **剂量 - 反应关系**   通常认为,一次性侵入机体的致病菌量越多,毒力越强,人的发病就越快,病情越凶险。当然病情的严重程度与具体侵入部位也密切相关。本起发病的 25 例患者中,有 7 例有明显的手指皮肤破损史(28%),屠宰病死猪者如伤口多,且较大,患者多数表现为发病的潜伏期越短,病情严重。这可能与病死猪内脏、血液等含有大量的致病菌,通过人破损的伤口直接侵入,并且菌量较大有关。国外已有猪链球菌感染动物引起链球菌中毒性休克综合征(STSS)的报道,并验证了剂量-反应关系。本次猪链球菌疫情未进行剂量-反应关系的动物实验,仅仅通过临床症状、体征和流行病学调查结果间接推断剂量 - 反应关系。

4. **关联的合理性**   猪链球菌病是一种人畜共患病,人感染来源于病畜。猪链球菌病流行无明显季节性,但有夏、秋季多发,潮湿闷热的天气多发的特点。在闷热潮湿季节,猪免疫力低下,猪链球菌作为机会致病菌易导致猪发病。拥挤、通风差、气候骤变、混养、转群、接种疫苗以及其他疾病(如猪瘟、猪伪狂犬病、猪肺疫、蓝耳病)的流行都将促进猪感染猪链球菌 2 型(Sanford,1989)。在大型养猪场尤其是高密度的猪群中,猪易感染猪链球菌(Clifton-Hadley,1984)。本起人猪链球菌病疫情与当地猪疫情,其时间和地区分布在医学上都能合理解释。本次人疫情发生地与猪疫情发生地范围一致。人发病时间集中在 7 月下旬到 8 月上旬,而猪疫情早于人疫情的发生,晚于人疫情终止。

采用 1∶1 配对的条件 logistic 多因素回归分析,对流行区和非流行区的 100 户村民进行基线调查。按流行区与非流行区基本情况、群众生活习惯、经济收入、生猪饲养情况、猪病流行情况等进行 1∶1 配对。调查结果表明,流行区和非流行区村民在年人均收入、养猪数量即猪密度两方面差异有显著性,流行区年人均收入比非流行区低,而养猪密度却显著高。调查中还发现流行区养猪方式都为室内圈养,即所谓"猪圈靠灶边",通风差、卫生条件差。而非流行区猪圈与人居住独立分开,通风好。这在医学上能够进行合理解释。

5. **因子的去除带来疾病率的下降**   现场调查中采取措施并观察其效果,是认识疾病传染源、传播机制的重要内容。本起疫情通过初步调查后,很快发现病因线索,经专家组反复论证,提出其病因假设,即"来源于病死猪的能产生较强毒素的细菌感染",其感染途径为直接接触。当地政府

Notes

迅速落实了以禁宰病、死猪为主的综合性防制措施。严格执行措施 2 天后再未出现新发病例,而当地的生猪疫情比人间疫情滞后了 10 天才缓和。通过切断传播途径,病因去除,疾病得以有效控制。

6. **因子与疾病的分布相一致** 猪疫情发生于相邻的 4 个县(市),23 个乡(镇),25 个村庄。人病例地区分布与猪疫情的地区分布完全一致,呈连村式或跳跃式分布,病例的地区分布特点相对集中,高度散发。猪疫情最严重的地方其人间发病人数最多,猪疫情较轻的县(市)人间发病人数也较少。

7. **关联的特异性** 采集病人的血液、脑脊液以及病、死猪的内脏,无菌操作接种于血培养基,在有氧和厌氧条件下分离培养细菌。病、死猪中分离的病原与人体无菌部位如血液或脑脊液中分离的病原一致,均为猪链球菌 2 型。

8. **关联的可重复性** 通过检索相关文献,发现本起疫情的败血症病人与国外 20 世纪 90 年代报道的链球菌中毒性休克综合征(STSS)病人的临床表现非常相似,同样都有病、死猪的密切接触史。每个病例均具有相同的传染、传播途径和非常相似的疾病结局。本起疫情脑膜炎病例的感染来源,临床特征和转归与国外文献报道也基本一致。

(詹思延)

附表 12-1 **病例对照每组样本数**(不匹配的,两组人数相等) $\alpha=0.05$(双侧) $\beta=0.10$

RR	p_0						
	0.01	0.1	0.2	0.4	0.6	0.8	0.9
0.1	1420	137	66	31	20	18	23
0.5	6323	658	347	203	176	229	378
2.0	3206	378	229	176	203	347	658
3.0	1074	133	85	71	89	163	319
4.0	599	77	51	46	61	117	232
5.0	406	54	37	35	48	96	194
10.0	150	23	18	20	31	66	137
20.0	66	12	11	14	24	54	115

(Schlesselman,1982 附表摘编)

附表 12-2 **病例对照研究的样本含量** $\alpha=0.05$ $1-\beta=0.90$(单侧检验)

RR	对照组暴露者比例											
	0.01	0.05	0.10	0.15	0.20	0.25	0.30	0.40	0.50	0.60	0.70	0.80
1.5	9090	1927	1039	749	610	531	485	442	442	479	570	778
	6758	1434	774	559	455	397	362	331	332	360	429	586
	5583	1186	641	463	377	329	301	275	276	300	358	489
2.0	2815	605	332	243	201	178	165	155	160	178	218	305
	2079	448	246	181	150	133	123	116	120	134	164	230
	1740	368	202	149	124	110	102	96	100	112	137	192
2.5	1493	325	181	134	113	101	95	91	96	210	137	195
	1097	239	134	100	84	75	71	68	72	82	103	147
	893	195	109	82	69	62	58	57	60	69	86	123

续表

RR	对照组暴露者比例											
	0.01	0.05	0.10	0.15	0.20	0.25	0.30	0.40	0.50	0.60	0.70	0.80
3.0	977	215	121	91	77	70	66	65	70	81	103	149
	715	158	89	67	57	52	50	49	53	61	78	112
	578	128	73	55	47	43	41	40	44	51	64	94
4.0	566	125	72	55	48	44	43	43	48	57	74	109
	405	91	53	41	35	33	32	32	36	43	55	82
	325	73	43	33	29	27	26	27	30	35	46	69
5.0	382	97	51	40	35	33	32	34	38	46	61	91
	277	64	38	30	26	25	24	25	29	35	46	69
	221	51	30	24	21	20	20	21	23	29	38	57
7.5	211	50	31	25	23	22	22	24	28	35	47	72
	152	36	23	18	17	16	16	18	21	26	35	54
	120	29	18	15	14	13	13	15	17	21	29	45
10.0	145	36	23	19	18	19	18	20	24	30	42	64
	105	26	17	14	13	13	13	15	18	23	31	48
	82	21	23	11	11	10	11	12	15	19	25	40
15.0	90	24	16	14	14	14	14	17	20	26	37	58
	65	17	12	10	10	10	11	12	15	20	28	43
	50							10	12	16	22	35
20.0	66	18	13	12	12	12	13	15	19	25	35	54
	47	13						11	14	18	26	41
	36	10							11	15	21	33

（摘自 P.Smith, 1980）

附表 12-3　病例对照研究的样本含量　$\alpha=0.01$　$1-\beta=0.90$（单侧检验）

RR	对照组暴露者比例											
	0.01	0.05	0.10	0.15	0.20	0.25	0.30	0.40	0.50	0.60	0.70	0.80
1.5	13608	2886	1556	1122	913	796	726	662	662	718	854	1165
	10010	2127	1149	831	678	592	541	495	497	541	645	834
	8198	1745	945	684	559	489	448	411	414	452	541	742
2.0	4177	898	493	361	299	265	245	230	237	265	323	453
	3031	654	360	265	220	196	182	172	179	200	246	346
	2448	530	293	217	181	161	150	143	149	168	207	292
2.5	2202	479	267	198	166	149	140	135	142	162	202	228
	1585	346	194	145	122	110	104	101	107	123	154	221
	1263	278	156	118	100	90	85	84	89	103	129	167

续表

RR	0.01	0.05	0.10	0.15	0.20	0.25	0.30	0.40	0.50	0.60	0.70	0.80
					对照组暴露者比例							
3.0	1433	315	178	134	114	103	98	96	103	119	151	219
	1032	226	129	98	83	76	73	72	78	91	116	163
	809	180	103	79	68	62	59	59	65	76	97	142
4.0	811	182	105	81	70	65	62	63	70	83	108	159
	572	130	76	59	51	48	46	48	53	63	83	123
	446	102	60	47	41	39	38	39	44	53	70	104
5.0	555	127	75	58	52	48	47	45	56	67	88	132
	389	90	54	42	38	36	35	37	42	51	68	103
	300	70	42	34	30	29	29	30	35	43	57	87
7.5	305	73	45	36	33	32	32	35	41	51	68	104
	212	51	32	26	24	24	24	26	31	39	53	81
	161	39	25	21	19	19	19	21	26	32	44	68
10.0	210	52	33	28	26	25	26	29	35	44	60	93
	145	36	24	20	19	19	19	22	26	34	46	72
	109	28	18	16	15	15	15	18	22	28	39	61
15.0	129	34	23	20	20	20	21	24	29	38	53	83
	89	24	17	15	14	15	15	18	22	29	41	65
	66	18	13	11	11	12	12	15	18	24	34	54
20.0	94	26	19	17	17	17	18	22	27	35	50	78
	65	19	13	12	12	13	14	16	21	27	33	61
	48	14	10	10	10	10	11	13	17	22	32	51

思考题

1. 什么是现代流行病学的病因概念？
2. 简述慢病防治中"健康社会决定因素"概念框架的重要意义。
3. 简述病因研究的基本过程和方法。
4. 病例对照研究中如何选择病例和对照？
5. 因果推断的主要标准是什么？

Notes

第十三章 临床经济学评价

导读

　　临床经济学评价是应用经济学的原理和方法评价临床诊断、预防和治疗技术与措施的经济学效果,找出影响合理利用有限资源的因素,指导临床医生在临床实践中做出决策。临床经济学分析的主要评价方法有成本最小化分析(cost-minimization analysis,CMA)、成本-效果分析(cost-effectiveness analysis)、成本-效益分析(cost-benefit analysis)和成本-效用分析(cost-utility analysis)。

Chapter 13　Clinical Economics Evaluation

Summary

　　Clinical economics evaluation applies the theories and methods of economics to evaluate the economic effectiveness of diagnosis and preventive and therapeutic methods with an aim to identify the factors that can guide rational use of sparse resources and to help clinicians make better practice decisions. Methods commonly used in clinical economic evaluation include cost-minimization analysis, cost-effectiveness analysis, cost-benefit analysis and cost-utility analysis as well.

第一节　概　　述

一、定　　义

　　卫生经济学(health economics)是多种经济学科在卫生领域中的应用,与医学、卫生学、人口学、社会学也有着密切的联系。卫生经济学在发展过程中又产生若干分支,包括临床经济学、保健经济学、卫生计划经济学、卫生技术经济学、医院经济管理学、医学经济学等。临床经济学(clinical economics)评价是应用经济学的原理和方法评价临床诊断、预防和治疗技术与措施的经济学效果,找出影响合理利用有限资源的因素,指导临床医生在临床实践中作出决策。临床医生在选择一项医疗措施的时候,不仅要注意其临床结果,如有效率、治愈率、灵敏性、特异性,更需要注意提高患者的生活质量以及所花费的医疗成本。

　　无论发达国家还是发展中国家的历史经验都表明,可以用于卫生行业的资源是有限的,而且世界人口数量在不断增加,人口结构越来越趋于老龄化。因此,越来越多的国家卫生行业目前共同面临的一个非常重要的问题,就是如何合理分配有限的卫生资源,使之能够得到最大程度的利用,从而更好地满足人们对卫生服务的需求,更好地提高人群的健康水平和生存质量,提高人口的平均预期寿命。采用卫生经济学方法,对各项卫生规划或卫生活动进行比较和评价,为决策者提供依据,选择能够充分利用资源的最佳方案,从而避免不必要的浪费与损失。

二、意义和目的

(一)意义

卫生费用上涨是全球都面临的棘手问题。对卫生的适度投入,是提高国民健康水平的重要一环,进而促进社会经济的发展,但是卫生费用不合理的快速增长不仅成为国家政府的负担,也是社会和个人的沉重压力。我国是一个发展中国家,卫生投入不足,卫生总费用只占国内生产总值(GDP)的4%左右,低于世界卫生组织(WHO)建议发展中国家达到5%的指标。而社会各界又明显感受到卫生费用的迅速上涨,1980—1995年,卫生总费用的年均递增速度为20.2%,高出GDP的增幅近2个百分点。卫生费用上涨的原因很多,既有人口老龄化、疾病谱改变、服务可及性增加、技术进步等客观原因,也有医疗补偿机制、供方诱导服务、需方浪费等因素。从供方看,我国卫生服务体系中存在着一些资源浪费的现象。目前,按服务收费的医院补偿模式和不合理的价格体系,刺激高新技术、高价药物的利用,重治轻防,"诱需争盈"的现象明显。卫生费用的压力或许是经济学发展的外在动力。

(二)目的

1. 论证可行性 通过卫生经济学评价论证某卫生规划或卫生活动实施方案是否具有经济可行性,即通常所说的该方案是否合算。例如,某医院打算购买一台磁共振仪,希望五年后收回这台机器的成本,则可以通过卫生经济学评价方法进行分析,从而确定该医院是否应该购买这台机器。

2. 比较改善同一健康问题的各个方案 改善同一健康问题可能会有多种方案,通过卫生经济学评价对这些方案予以比较,从中选择出解决该健康问题的最佳方案。例如,治疗急性单纯性阑尾炎既可以使用手术疗法,也可以使用药物保守疗法,究竟使用哪一种方法从经济学的角度更为合算,可以通过经济学评价进行分析,从而选择急性单纯性阑尾炎的最佳治疗方案。

3. 比较改善不同健康问题的各个方案 各个卫生规划或卫生活动方案所解决的问题不尽相同,通过卫生经济学评价比较各个方案,可以从经济学的角度确定哪个方案最有意义,最有价值优先实施。例如,某一卫生项目准备对项目地区人群进行疾病干预,由于可以干预的疾病很多,而项目资金又有限,为了使项目资金能够发挥尽可能大的作用,需要筛选重点干预疾病,此时可以考虑使用经济学评价的方法,确定优先实施的疾病干预方案,从而确保项目干预活动取得最大的成果。

总而言之,卫生经济学评价的核心原则就是比较每个方案的投入与产出,并且在不同方案之间进行比较,从而得出结论。

三、方   法

(一)成本

一般而言,在卫生经济学评价中,将成本(cost)分成直接医疗成本(direct medical costs)、直接非医疗成本(direct non-medical costs)、间接成本(indirect costs)和无形成本(intangible costs)四类。相应地,效益(benefits)是用货币表示卫生服务的有用效果,也可按此分类。

(二)主要评价方法

1. 成本最小化分析(cost minimization analysis,CMA) 是在效果、效用和效益没有差别的条件下,选择成本低的方案,即成本最小化分析,这是一种特例。

2. 成本-效果分析(cost-effectiveness analysis,CEA) 是将某卫生规划或卫生活动每个方案的成本与效果相联系进行分析与评价。

3. 成本-效益分析(cost-benefit analysis,CBA) 是将某卫生规划或卫生活动每个方案的成本与效益相联系进行分析与评价。

4. 成本 - 效用分析（cost-utility analysis，CUA）　是将各个卫生规划或卫生活动方案的成本与效用联系起来考虑，从而比较评价选择各种不同的方案。在某种意义上，成本 - 效用分析是成本 - 效果分析的一种发展。成本 - 效用分析在进行产出测量时，把各个不同方案的不同结果都转化为效用指标，比如质量调整寿命年、失能调整生命年、质量调整预期寿命等，使得各个方案的结果都使用一致的指标来表示。

四、应用的领域

1. 应用于预防保健领域　对于某种疾病可以有不同的预防措施或者不同的干预人群，通过经济学评价可以选择最为经济的预防保健措施，或者选择最需要实施预防保健措施的人群，从而使相同的资源使用获得最大的收益。例如，比利时的一项研究表明，用疫苗接种预防肺炎感染，在成年人中可延长存活大约 2 年，但每年的成本是 11250 欧元；而老人则可延长存活 9 年以上，每年的成本也小得多，为 125 欧元。由此得出结论支持接种老人的方案收益更好。

2. 应用于技术评估领域　当今世界高科技日新月异，现代化的诊疗技术层出不穷，令人难以抉择。通过经济学评价可以使人们了解各项新技术的花费以及对个体健康状况的改善，从而选择适宜的新技术。例如，自 1985 年到 1991 年，荷兰全国卫生保险基金会对心脏移植、肝移植和肺移植三种技术进行评估，在达到相同健康指标，即获得 1 个伤残调整寿命年（disability adjusted life year，DALY）的情况下，三种技术的花费分别为 44 000 美元，30 000 美元和 63 000 美元。由此可以看出从经济学评价的角度肝移植技术是最佳的。

3. 评价并比较疾病的各种治疗方案以选择最佳方案　对于同一种疾病可以有不同的治疗方案。例如，慢性肾衰竭的患者既可以采用血液透析疗法，也可以采用肾移植的疗法。利用卫生经济学评价方法，测量患者在整个治疗过程中与治疗疾病相关的所有花费、治疗后带来的寿命延长以及生存质量的改善，并且进行成本 - 效用分析，可以得出结论，从经济学的角度选择较为合算的一种方案。

4. 应用于药品研究领域　药品经济学从经济学的角度，将治疗疾病药品的花费与治疗疗效相联系，比较可以治疗相同疾病的不同药品，或者比较治疗不同疾病的不同药品，由此得出相关结论，为决策部门分配资源，患者选择治疗方案提供依据。

例如，一位 30 岁的妇女泌尿道感染反复发作已有数年，平均每年发作 3 次，可以使用抗菌药物预防疗法，也可以发作时再治疗。两种方法的效果都是使泌尿道感染不再发作。可以通过成本效果分析，效果相同时花费比较低的方案为最佳治疗方案。通过调查分析，如果发作时治疗，一次的费用至少需要 126 元，则每年的总治疗费用为 126×3=378 元；如果采用长期口服复方磺胺甲唑预防，可将每年平均发作的次数降至 0.15 次，则每年的总治疗费用为 126×0.15=18.9 元，加上预防药物的费用为 85 元，总计每年需要花费 85+18.9=103.9 元；可以看出两种方案虽然取得效果相同，但是采用抗菌药物预防疗法花费要少得多，从经济学的角度可以将其作为最佳治疗方案。

5. 评价并比较各项投资方案以决策　面对各种健康问题，人们有各种各样的解决方案有待投资并予以实施，比如改善同一健康问题，可以加强预防保健领域的投资，也可以增加医疗领域的投资；在医疗领域，可以加强专科医院的建设，也可以加强社区卫生服务中心的建设。但是卫生资源是有限的，卫生事业管理者和决策者可以通过卫生经济学评价的方法决定投资领域和投资方案，从而使有限的资金取得最大的收益。

五、评价的步骤

不同的卫生经济学评价方法固然有不同的适用条件和计算指标，但无论成本 - 效果分析、成

Notes

本-效益分析还是成本-效用分析,临床经济学评价一般实施如下步骤:

1. 明确研究问题　要明确研究目的、研究对象和目标人群,还应明确评价的用途和干预措施的适用人群,纳入标准和排除标准。

2. 选择合适的研究角度　研究角度包括社会、卫生保健系统、第三方付费者(医疗保险)、卫生服务提供者和患者等多个方面。不同的研究角度纳入的成本不同,研究者应根据研究目标确定其研究角度,推荐采用社会角度,评价报告中必须清楚阐明研究角度。

3. 确定对照　理想情况下新药应该与目前最适用于成本-效果分析的方法进行比较,一般是与常规治疗或最低成本治疗方法比较。

4. 选择研究设计与分析方法　根据研究目的和对象特点确定现在最适用的研究和分析方法,从而获得科学的结论。

5. 确定评价的成本范围　应根据不同的研究角度确定成本的范围。成本可分为直接成本和间接成本,两者又分别包括卫生服务内和卫生服务外的成本。卫生服务系统内的直接成本指直接与治疗干预有关的固定及可变成本,如预防、诊断和治疗成本等;卫生服务系统外的直接成本指与治疗干预有关的非医疗成本,如患者的交通费、营养费等。卫生服务系统内的间接成本指由于治疗干预而节约或增加的其他医疗成本,包括健康生命年延长时期内与干预有明确直接关系的医疗成本;卫生服务系统外的间接成本主要是生产力损失的成本,也包括其他成本(如教育)。从社会角度出发,至少应包括直接成本和卫生系统外的间接成本。有条件时可进行有无此种成本的敏感度分析。

6. 结果测量　效果测量首选临床终点效果指标(如发病率、死亡率)以及健康相关生命质量(如疾病通用量表、疾病专用量表)来进行估计。效益测量方法有人力资本法、陈述偏好法(包括意愿支付法和意愿接受法)和显示偏好法来估计疾病治疗的各种效益。效用测量多采用质量调整寿命年、伤残调整寿命年等指标进行测量。

7. 进行贴现　如果研究的时间超过一年,就应该对成本进行贴现(discount),推荐采用3%的贴现率,并进行贴现率为0%~10%变化时的敏感度分析。

8. 计算平均和增量成本效果比　计算平均和增量成本效果比,可以用相对数对不同单位的方案进行直接比较。

9. 敏感度分析　计算成本和效果的各种参数、贴现率都可进行敏感度分析。在参数较少时采用单纯法和极端值分析法,在参数较多和模型设计时采用 Monte Carlo 模拟进行概率敏感度分析。

10. 撰写研究报告　根据投入和产出分析的结果及其判别原则,确定待评价方案的可行性,或者从多个备选方案中选择一个最佳方案,报告分析评价结论

六、卫生经济学评价要点

(一)卫生经济学评价的定量和定性分析的关系

1. 卫生经济学评价与每个国家的整体规划有关　比如某国家目前最需要解决的问题是教育问题,那么在国家宏观规划中,卫生行业的规划及活动无论从经济学评价的角度看上去多么合理、多么值得实施,也需要与教育问题相协调甚至做出让步。

2. 卫生经济学评价与卫生行业的整体规划有关　比如卫生行业制订的目标是全球消灭天花,由于天花的例数已经非常少,大规模监测需要花费很高的费用,这些费用如果投入到其他领域可能获得的产出会更明显,因此从经济学的角度考察似乎不太合理。但是即便这样,仍然要花费大量的费用用于监测天花。

3. 经济学评价与人群以及国家的价值取向有关　前面所述的国家和卫生行业规划重点本身就是与人群以及国家的价值观相联系的,有的价值观目前已经被所有人群或国家达成共识,

Notes

比如充分利用资源,避免浪费,使有限的资源发挥最大的作用;有的价值观在不同的人群或地区还存在分歧,比如如何对待脆弱人群;如何对待精英人群,精英人群是否应该给予优先的照顾或保护;不同人群(如穷人和富人之间或不同社会阶层之间)的健康寿命年是否相同,如果不同,差异程度有多大;同一人群不同年龄(即成年人、儿童和老年人)的健康寿命年是否相同,如果不同,差异程度有多大;现在的一个健康年是否等于将来的一个健康年,如果不同,孰高孰低;所有这些问题都有待讨论以使卫生经济学评价可以在一定的价值标准下进行。

上述问题的确定有学者称之为卫生经济学定性评价,可以通过定性的方法(比如专题小组访谈、个人深入访谈、特尔菲法等)予以确定。

(二)卫生经济学评价的分析角度

卫生经济学评价可以从多种角度进行,比如从医院的角度,从政府的角度,从社会的角度或从个人的角度。从什么角度分析对理解一项研究的结果非常重要,因此在进行分析评价之前,应该首先确定评价分析的角度。

(三)卫生经济学评价受时间的影响

通常卫生经济学评价中涉及的方案可能会持续几年甚至几十年,在不同的时间都会发生投入和产出,而不同时间发生的投入和产出所具有的经济意义其实是不一样的。因此在进行投入和产出的比较时,应该将不同时间发生的投入和产出折算为同一时间的投入和产出,也就是消除时间对投入和产出的影响,从而便于进行比较。

1. 资金的时间价值　即考虑时间对资金的影响,时间对资金的影响主要表现为资金的时间价值。资金的时间价值是不同时间发生的等额资金在价值上的差别。也就是说,一笔数额确定的资金所具有的经济价值随着时间的不同而不同。例如,5年后的1万元钱与现在的1万元钱,虽然数值上相等,但是它们所具有的经济价值是不相等的。为了便于比较,在进行经济学评价时应该考虑资金的时间价值,进行资金的等值计算。资金的等值计算包括六种:整付终值计算、整付现值计算、等额分付终值计算、等额分付偿债基金计算、等额分付现值计算和等额分付资本回收计算。其中整付现值计算使用最为广泛,它表示资金发生在一个时点,把将来某一时点的资金金额换算为现在的等值金额,又称为"折现"或"贴现",换算出的现在时点的等值金额称为"现值"。

整付现值的计算公式为　　　　　$P=\dfrac{F}{(1+i)^n}$　　　　　（式 13-1）

公式中的$\dfrac{1}{(1+i)^n}$为整付现值系数

其中:F 为 n 年后的资金额(本利和),P 为现在的资金额(本金),i 为年利率,n 为时间间隔。

2. 生命的时间价值　即考虑时间对生命的影响。卫生规划或卫生活动的最终目标是提高健康水平,改善生活质量,因此在许多分析中使用生命年,质量调整寿命年或伤残调整寿命年等来表示卫生规划或卫生活动的产出。但是未来一年的生命与现在一年的生命所拥有的价值也是不一样的。为了便于比较,在进行经济学评价时应该将不同时间发生的以各种生命年表示的产出都放在同一时间点上进行比较,也就是说需要考虑生命的时间价值。目前人们对现在的健康还是将来的健康哪个重要并没有统一的价值判断。总体而言,由于生命与健康的特殊性,关于时间贴现的要求不如货币的时间贴现更严格。

(四)敏感性分析是卫生经济学评价中一个不可缺少的部分

由于测量和计算过程中存在着一定程度的不确定性,通过敏感性分析可以评价改变假设条件或改变在一定范围内的估计值是否会影响结果或结论的稳定性,使研究者重视重要参数对评价结果的影响,尤其确定哪些因素可以影响分析的结论,从而便于对分析结果进行修正,并且在今后的研究中重点考虑这些因素。

第二节　成本测量

一、成本的概念

成本（cost）是商品经济的价值范畴，是商品价值的组成部分。人们要进行生产经营活动或达到一定的目的，就必须耗费一定的资源，包括人力、物力和财力，其所耗费资源的货币表现及其对象化称之为成本。并且随着商品经济的不断发展，成本概念的内涵和外延都处于不断的变化发展之中。

中国成本协会 2005 年出版的《成本管理体系术语》标准中的第 212 条中对成本术语的定义是：为过程增值和结果有效已付出或应付出的资源代价。应付出的资源代价指的是应该付出，但目前还未付出，而且迟早要付出的资源代价。资源代价是总和的概念。资源指的是凡是能被人所利用的物质，在一个组织中资源一般包括人力资源、物力资源、财力资源和信息资源等。该定义是广义的成本概念，不是狭义的概念。

二、成本的含义

成本有三方面的含义：第一，成本属于商品经济的价值范畴，即成本是构成商品价值的重要组成部分，是商品生产中生产要素耗费的货币表现；第二，成本具有补偿的性质，它是为了保证企业再生产而应从销售收入中得到补偿的价值；第三，成本本质上是一种价值牺牲，它作为实现一定的目的而付出资源的价值牺牲，可以是多种资源的价值牺牲，也可以是某些方面的资源价值牺牲，甚至从更广的含义看，成本是为达到一种目的而放弃另一种目的所牺牲的经济价值，在经营决策中所用的机会成本就有这种含义。成本的构成内容要服从管理的需要，并且随着管理的发展而发展。国家规定成本的构成内容主要包括：①原料、材料、燃料等费用，体现商品生产中已耗费的劳动对象的价值；②折旧费用，体现商品生产中已耗费的劳动资料（手段）的价值；③工资，体现生产者的必要劳动所创造的价值。

三、成本的分类

成本按照多种概念有多种相应的分类方法，临床经济学评价常用的成本分类方法如下：
（一）直接成本和间接成本
根据生产费用计入产品成本的方式所划分的直接成本（direct cost）和间接成本（indirect cost）。

1. 直接成本　指在成本核算中可以直接计入某一成本核算对象的费用，表示卫生服务成本，指的是卫生项目实施和卫生活动直接消耗的资源或所花的代价，即将资源用于直接提供疾病预防、诊断、治疗、服务等花费的成本；临床经济学评价中常用直接医疗成本和直接非医疗成本，前者包括疾病诊治所需的药品花费、检查花费等的成本，后者包括为就医所需的交通费、餐费、住宿费等的成本。

2. 间接成本　指在成本核算中不能直接计入成本核算对象，而必须按一定的标准分摊于不同成本核算对象的费用，表示为社会成本，是由于疾病而丧失的资源。间接成本是卫生活动在实施与开展过程中，所引起的间接的代价，如医院的行政管理成本、辅助科室成本、固定资产折旧等。例如，某一项卫生计划方案拟修建一个拥有 300 张床位的医院，每张床位的投资费用为 4 万元，则修建该医院所必需的直接成本为 1200 万元。若修建该医院需要拆除单位原有的价值 200 万元的设施，花费 150 万元征用土地，支付 80 万元拆迁安置费，则修建该医院的间接成本为 430 万元。在某种情况下，间接成本甚至可以超过直接成本。

（二）固定成本和可变成本

按成本与医疗服务量的关系分为固定成本（fixed cost）和可变成本（variable cost）。固定成本指成本总额在一定时期和一定业务范围内，不受业务量增减变化的影响而固定不变的那部分成本。可变成本指成本总额随业务量增减而变化的那部分成本。

（三）有形成本和无形成本

有形成本（tangible cost）是在实施或接受医疗服务中所消耗的产品或服务的成本，其特点是伴随着资源的耗费而发生的。无形成本（intangible cost）是因疾病引起的或因实施医疗服务引起的患者及其家属在躯体或精神上的不便、痛苦、忧虑或紧张等负性情绪波动，以及引起的意愿、声誉受损或社会不安定等。无形成本也叫隐性成本，其特点是发生并不伴随资源的耗费。

（四）疾病成本和治疗成本

疾病成本（cost of illness）是疾病的经济负担，因疾病造成的资源耗费和代价，包括因病导致的生产能力丧失或失能以及死亡的损失、患者及其家属的误工损失，以及疼痛或痛苦等无形成本等。治疗成本（cost of therapy）是为诊断、治愈、缓解、控制疾病所消耗的资源或代价。

（五）机会成本和沉没成本

机会成本（opportunity cost）是将某种具有多种用途的有限资源用于某种特定用途时所放弃的，但置于其他用途时可能带来的最大收益。当面临多个选择机会时，因选择了某个机会而不得不放弃其他机会，因而放弃了利用其他机会所可能获得的收益，在所放弃的所有机会中可能获得的最大收益就是所作选择的机会成本。沉没成本（sunk cost）是以往发生的、与当前决策无关的成本。

四、成 本 分 析

在进行卫生经济学评价的过程中，一旦评价的目的和待评价的方案确定后，最主要的部分是测量投入和产出，以及将投入和产出相联系进行分析评价，成本测量就是投入测量。投入是指为实施某项方案所使用的全部资源，包括人力资源、物质资源等，通常用货币的形式来表示。

成本分析（cost analysis）指利用成本核算资料及其他有关资料，全面分析成本水平及其构成的变动情况，研究影响成本升降的各个因素及其变动的原因，寻找降低成本的规律和潜力。通过成本分析可以正确认识和掌握成本变动的规律性，不断挖掘内部潜力，降低产品成本，提高经济效益；通过成本分析可以对成本计划的执行情况进行有效的控制，对执行结果进行评价，肯定成绩，指出存在的问题，以便采取措施，为编制下期成本计划和做出新的决策提供依据，给未来的成本管理指出努力的方向。医疗服务成本的分析是对服务项目的实际成本进行分析，其目的在于了解医疗卫生机构的成本现状和趋势，认识成本变动的规律，寻求挖掘潜力的措施、途径和方法，努力降低医疗成本，又称为成本最小化分析（cost minimization analysis，CMA）。

第三节　成本 - 效果分析

一、效 果 测 量

效果测量就是产出测量。广义地讲，效果指的是相关卫生规划或卫生活动的方案实施后所取得的结果，可能是好的结果，也可能是不好的结果。比如，实施预防接种可以提高人群对传染性疾病的免疫率，从而降低传染病的发病率，这是该卫生规划的方案实施后取得的好结果。相反，如果在预防接种的过程中，由于某些原因造成冷链中断或疫苗污染，由此引发不必要的传染病流行，该卫生规划就取得了不好的结果。

狭义地讲，效果是指好的有用的结果，也就是能够满足人群需要，给人们带来好处或满足感的结果。除了我们上面所举的提高免疫率的例子,通过卫生规划或卫生活动的方案实施,各种健康指标、卫生问题改善指标和服务利用指标等的改善等都属于这个范围。效果指标既可以是绝对指标,比如就诊人次数的增加,早期诊断例数的增加,治愈患者数的增加等;也可以是相对指标,比如床位利用率的提高,发病率的下降,孕产妇死亡率的下降,婴儿死亡率的下降等。我们以后提到的效果如果没有特殊说明,都是指狭义的效果。

二、成本 - 效果分析的定义

成本 - 效果分析(cost-effectiveness analysis,CEA)是将某卫生规划或卫生活动每个方案的成本与效果相联系进行分析与评价。可以根据下面的原则对每个方案进行评价,从而确定每个方案是否可行,并且比较各个方案,确定其中的最佳方案。投入与产出相联系进行评价即为成本 - 效果分析。

三、成本 - 效果分析的基本原则

1. 低成本高效果　相关卫生规划或卫生活动方案的成本尽量低,同时取得的效果尽量好。

2. 成本上限　明确卫生规划或卫生活动方案的实施是否存在成本上限,也就是预算约束。可以想象,实际工作中许多活动都会有预算约束。因为经济学评价的目的之一就是最大限度地利用有限资源,如果不存在预算约束,任何方案都可以随意实施,则没有必要进行经济学评价了。

3. 效果下限　明确卫生规划或卫生活动方案的实施是否存在期望效果下限。制定卫生规划或进行卫生活动通常期望达到某个效果,否则实施该规划则没有意义,也没有实施的必要性了。

4. 效果的可比性　成本 - 效果分析中成本采用的是货币形式,而效果却采用的是健康指标、卫生问题改善指标或卫生服务利用指标等。因此,在成本效果分析过程中,不同方案之间的效果应该具有可比性,比如两个方案所取得的效果都是治愈精神分裂症患者。如果一个方案的效果为治愈 30 例精神分裂症患者,另一个方案的效果为治愈 30 例骨折患者,则使用成本 - 效果分析方法无法比较这两个方案的优劣并进行取舍。

四、成本 - 效果分析的方法和举例

成本 - 效果分析的结果评价方法主要有三种:

1. 平均成本效果比法　即每产生 1 个效果所需的成本(如每延续生命一年所花费的货币数)。

2. 额外成本与额外效果比值法　即产生的一个额外效果所需的额外成本。

3. 增量成本与增量效果比值法(incremental cost effective ratio)　即当一种治疗手段与其他可替代的治疗手段相比较时,采用不同治疗手段时治疗成本的变化与效果变化的比值。

例 13-1　假设治疗某种疾病可以使用 4 种方案,各种方案所花费的成本及治愈的患者数不尽相同(表 13-1)。试对 4 种方案进行成本效果分析,选择一个最佳治疗方案。

表 13-1　不同治疗方案的成本与效果

方案	成本(元)	效果
方案 1	100 000	治愈 30 例病人
方案 2	150 000	治愈 40 例病人
方案 3	100 000	治愈 40 例病人
方案 4	120 000	治愈 45 例病人

Notes

解:此题的目的是进行成本-效果分析,从该疾病的4个治疗方案中选择一个最佳方案。从表13-1中可以看出,4个治疗方案都可以治愈一定例数的患者,都可以产生效果。将4个方案按照成本的高低进行排序,从高到低依次为方案2,方案4,方案1和方案3,其中方案1和方案3的成本相同,都是10万元。首先在方案1和方案3中进行选择,花费的成本相同,方案1可以治愈30例患者,而方案3可以治愈40例患者,因此首先排除方案1。

在剩下的三个方案中,虽然各个方案成本不同,但是可以看出方案2和方案3的效果相同,都是治愈40例患者。根据成本效果分析的步骤,在效果相同的情况下,排除成本比较高的方案。方案2的成本高于方案3,因此排除方案2。

目前只剩下方案3和方案4,两个方案的成本和效果都不相同,计算取得单位效果的平均成本:

方案3治愈1例患者平均所需要的成本 =100 000/40=2500.0 元

方案4治愈1例患者平均所需要的成本 =120 000/45=2666.7 元

根据成本效果分析步骤,排除平均成本比较高的方案,方案4取得单位效果的平均成本高于方案3,因此排除方案4。

通过成本-效果分析,该疾病的最佳治疗方案为方案3。

例13-2　高血压治疗药物的成本-效果分析

对两种高血压治疗药物进行了费用效果研究,该研究中的成本指患者为治疗高血压的药物花费。

表 13-2　两种药物治疗费用的比较

组别	剂量	时间	价格	成本(元)
尼群地平治疗组	20~30mg/日	365 日	0.07 元/10mg	51.10~76.65
巯甲丙脯酸治疗组	50~150mg/日	365 日	0.21 元/25mg	149.65~448.95

资料来源:王小万等,两种降压药物治疗的费用-效果研究,1995。

从表13-2中可以看出,尼群地平治疗组所需年费用明显低于卡托普利(巯甲丙脯酸)治疗组所需年费用,大约占其1/3。

表 13-3　两种药物治疗效果的比较

治疗效果	尼群地平治疗组	巯甲丙脯酸治疗组	两组比较差异显著性 P 值
安全性	安全	安全	
血压下降平均值	4.33/2.0kPa	2.26/1.43kPa	<0.01
治疗有效率	89.0%	68.6%	<0.005
治疗疗效	相对较好	相对较差	<0.005
治疗前后生活质量比较	差异有显著性	差异有显著性	—
治疗前后抑郁情况评分比较	差异有显著性	差异无显著性	—
治疗前后工作表现评分比较	差异有显著性	差异有显著性	—
治疗前后躯体症状评分比较	下降	下降	—

资料来源:王小万等,两种降压药物治疗的费用-效果研究,1995。

从表13-3中可以看出,尼群地平治疗组血压下降平均值和治疗的有效率均高于卡托普利治疗组;治疗疗效好于卡托普利治疗组;比较治疗前后抑郁情况评分,尼群地平治疗组差异有统计学意义,而卡托普利治疗组差异无统计学意义。总的来说,尼群地平治疗高血压的效果明显好于卡托普利。

研究结论:通过成本-效果分析可以得知,尼群地平治疗高血压的效果好于卡托普利治疗高血压的效果,而所需年治疗费用仅为卡托普利治疗组的1/3。从临床治疗效果和安全性以及患者的费用负担上来看,应首选尼群地平治疗高血压。

第四节 成本-效益分析

一、效益测量

效益测量即产出测量,效益是将相关卫生规划或卫生活动方案实施所获得的有用结果以货币的形式表达。现有一个卫生规划拟治疗抑郁症患者,经过该规划方案的实施,治愈的抑郁症患者会减少患者的就医费用,包括诊疗费、住院费、检查费、药品费等各种费用;还可以减少由于就医所造成的额外费用,包括市内或远程交通费、额外营养费、外地住宿费等;由于许多患者原来患病时需要专人看护,治愈后患者本人和负责看护的家庭成员都可以重返工作岗位获得收入。所有这些减少的费用和增加的收入都是该抑郁症患者治疗规划实施所获得的效益。

二、成本-效益分析的定义

成本-效益分析(cost-benefit analysis,CBA)是将某卫生规划或卫生活动每个方案的成本与效益相联系进行分析与评价。可以根据下面的原则对每个方案进行评价,从而确定每个方案是否可行,并且比较各个方案,确定最佳方案。将投入产出相联系进行评价即为成本-效益分析。

三、成本-效益分析的基本原则

1. **低成本高效益** 相关卫生规划或卫生活动实施方案的成本尽量低,同时取得的效益尽量好。

2. **效益的货币表达形式** 成本-效益分析中卫生规划或卫生活动实施方案的产出是用效益描述,以货币形式表达,因此可以直接比较各个方案本身的成本与效益。

3. **同期比较** 对于某一具体的方案,应该考虑在方案周期内所有的资金发生情况,包括所有的成本投入和效益产出。只有当所获得的总效益不低于同期所投入的总成本时该方案才是可行的。

4. **比值** 在进行不同方案之间的比较时,我们可以首先计算各个方案的效益与成本的比较值,然后再将各个方案的"比较值"进行比较,"比较值"越大,该方案从成本-效益分析的角度就越有意义,越有价值,可以确定为优选方案。

5. **时间价值** 由于各个方案的成本和效益可以发生在不同的年份,因此需要考虑资金的时间价值。通过年利率将各年的成本和效益都折算为同一基准年的现值,从而便于进行不同方案之间的比较。

6. **可比性** 只要卫生规划或卫生活动的效果可以转化为货币的形式,就可以利用成本-效益分析方法比较不同卫生规划或卫生活动的方案,并选择最佳方案,并不要求方案所取得的效果具有可比性。前面的举例提到如果一个方案的效果为治愈30例精神分裂症患者,另一个方案的效果为治愈30例骨折患者,无法使用成本效果分析方法进行比较评价。假定可以得知两种方案所获得的效益,分别为 20 000 元和 30 000 元,则可以进行成本-效益分析比较两个方案,并选择最佳方案。

Notes

四、成本 - 效益分析的方法和举例

成本 - 效益分析的指标是计算"比较值"的方法,包括净现值法、净年值法、效益 - 成本比法和内部收益法等,本章主要介绍净现值法和效益 - 成本比法。

(一)净现值法

1. 定义 净现值法(net present value)是按照一定的年利率,计算卫生规划或卫生活动各个方案在实施周期内各年所发生所有成本的现值之和与所有效益的现值之和,再计算效益现值和与成本现值和的差,该差值即为净现值,记为 NPV。值得注意的是,净现值的计算实际上就是整付现值计算的应用。

2. 计算公式

$$NPV = B - C = \sum_{t=0}^{n} \frac{B_t}{(1+i)^t} - \sum_{t=0}^{n} \frac{C_t}{(1+i)^t} = \sum_{t=0}^{n} \frac{B_t - C_t}{(1+i)^t} \qquad (式 13\text{-}2)$$

公式中:B 表示所有效益现值和,B_t 表示在第 t 年发生的效益,C 表示所有成本现值和,C_t 表示在第 t 年发生的成本,i 表示年利率,n 表示规划或活动实施周期。

通过公式可以看出净现值实际上也是各年净效益(效益与成本之差)的现值和。

3. 评价原则

(1)方案的可行性:如果 NPV>0,表示在考虑资金时间价值的情况下,该卫生规划或卫生活动实施方案所获得的总效益大于投入的总成本,可以接受该方案;如果 NPV<0,表示在考虑资金的时间价值的情况下,该卫生规划或卫生活动实施方案所获得的总效益小于投入的总成本,不可以接受该方案。

(2)最优方案:比较多个卫生规划或卫生活动的实施方案:NPV 最大的方案为最优方案。

4. 举例

例 13-3 某医院拟购买一台磁共振仪,表 13-4 为预计今后 4 年内各年的成本投入和效益产出。试用净现值法评价该医院是否应该购买一台磁共振仪(按照年利率为 10% 计算)。

表 13-4 某医院购买核磁共振方案的净现值计算 单位:万元

年份	成本额	效益额	成本现值	效益现值	净效益现值
0	2000	0	2000.0	0.0	−2000.0
1	500	1500	454.5	1363.6	909.1
2	500	1500	413.2	1239.7	826.5
3	500	1500	375.7	1127.0	751.3
4	500	1500	341.5	1024.5	683.0
合计	4000	6000	3584.9	4754.8	1169.9

解:根据表 13-4 所给出的资料,首先计算各年成本现值和效益现值:

第 0 年(现在)的成本现值为当年发生的实际数额 2000 万元

第 1 年成本现值 =F×(1+i)−1=500×(1+0.1)−1=454.5 万元

第 2 年成本现值 =F×(1+i)−2=500×(1+0.1)−2=413.2 万元

依此类推,第 3 年和第 4 年的成本现值分别为 375.7 万元和 341.5 万元

各年发生的成本现值和 =2000+454.5+413.2+375.7+341.5=3584.9 万元

同理,各年的效益现值如表 13-4 第 5 列所示,各年发生的效益现值和为 4754.8 万元。

净现值 NPV= 效益现值和 – 成本效益和 =4754.8−3584.9=1169.9 万元

由上面的计算得出该方案的净现值为 1169.9 万元,大于 0,因此购买磁共振仪的方案可以

接受。

例 13-4　某医院购买仪器,有三种方案可以选择,表 13-5 为各方案的成本效益现值,试判断应该选择哪一种方案。

表 13-5　某医院购买仪器的三个方案　　　　　　　单位:万元

方案	成本现值	效益现值	净现值
1	12	20	8
2	18	21	3
3	8	7	−1

解:根据净现值法判别原则,方案 3 的净现值小于 0,该方案不可以接受;方案 1 的净现值大于方案 2 的净现值,可以得出结论:从净现值的角度方案 1 是最优方案,应该选择方案 1。

(二)效益 - 成本比法

1. **定义**　效益 - 成本比法(benefit-cost ratio)是按照一定的年利率,计算卫生规划或卫生活动实施方案周期内各年所发生所有成本的现值之和与所有效益的现值之和,再计算效益现值和与成本现值和的比,所获得的比值即为效益 - 成本比,记为 BCR。

2. **计算公式**

$$BCR = \frac{B}{C} = \frac{\sum_{t=0}^{n} \frac{B_t}{(1+i)^t}}{\sum_{t=0}^{n} \frac{C_t}{(1+i)^t}}$$
（式 13-3）

公式中:BCR 表示效益 - 成本比,B 表示所有效益现值和,B_t 表示各年发生的效益实际数额,C 表示所有成本现值和,C_t 表示各年发生的成本实际数额,i 表示年利率,n 表示时间间隔。

3. **评价原则**

(1)方案的可行性:如果 BCR>1,表示在考虑资金时间价值的情况下,该卫生规划或卫生活动的实施方案所获得的总效益现值大于投入的总成本现值,可以接受该方案;如果 BCR<1,表示在考虑资金时间价值的情况下,该卫生规划或卫生活动的实施方案所获得的总效益现值小于投入的总成本现值,不可以接受该方案。

(2)最优方案:比较多个卫生规划或卫生活动的实施方案:BCR 最大的方案为最优方案。

4. **举例**　例 13-5　对例 13-3 的资料,试用效益 - 成本比法评价该医院是否应该购买一台磁共振仪。(按照年利率为 10% 计算)

解:根据公式 13-3 计算效益成本比

$$BCR = \frac{B}{C} = \frac{\sum_{t=0}^{n} \frac{B_t}{(1+i)^t}}{\sum_{t=0}^{n} \frac{C_t}{(1+i)^t}} = \frac{0+1363.6+1239.7+1127.0+1024.5}{2000+454.5+413.2+375.7+341.5} = \frac{4754.8}{3584.9} = 1.33$$

根据效益拟成本比法的判别原则,BCR=1.33>1,该方案可以接受,因此该医院可以购买一台磁共振仪。可以看出,通过效益 - 成本比率法所得出的结论与使用净现值法和净年值法分析所得出的结论是一致的。

另外,通过公式也可以看出,当 BCR>1 时,效益现值和大于成本现值和,可以得出净现值大于 0,因此在进行评价时,如果论证某一方案的可行性,效益 - 成本比法与净现值法的结论是一致的。如果根据效益 - 成本比法确定某方案是可以接受的,使用净现值法得出的结论也是可以接受该方案。

例13-6　澳大利亚新南威尔士(NSW)乡村地区引入流动式乳房X射线筛查成本-效益分析。

根据有关资料,每15名澳大利亚妇女中有1人患乳腺癌。1988年的资料表明有2361人死于乳腺癌。为降低死亡率,一项全国乳腺癌筛查规划于1991年启动,妇女可免费从官方认可的筛查中心获得X射线照片。但是NSW许多地区的人口密度不足以建立一个固定筛查点。在这些地区,有两种选择:一种选择是向顾客提供服务,即利用流动式筛查设备向那些不能够建立固定筛查点的小乡镇提供服务;另外一种选择是让顾客到服务机构来,即在中心地区建立固定筛查点,周围村镇居民驱车前来接受筛查服务。如果选择流动式筛查,会节省妇女旅行接受筛查的时间和距离,减少旅行成本和时间成本,从而促使更多妇女接受乳房X线筛查。该研究对NSW10个乡村地区引入流动式乳房X射线筛查进行成本-效益分析,目的在于帮助这些地区选择更为适宜的服务方式。根据村镇与固定筛查点的距离将村镇排序,分别测量各村所使用的成本和所获得的效益,并进行分析。表13-6显示了研究结果。

表13-6　流动筛查的成本-效益

村镇序号	与固定筛查点的距离(km)	总效益($)	总成本($)	效益-成本比
1	15	2521	12 776	0.2
2	20	8743	18 484	0.5
3	20	8346	14 513	0.6
4	50	35 803	19 879	1.8
5	50	16 516	9874	1.7
6	65	37 546	15 579	2.4
7	95	34 503	14 340	2.4
8	130	77 144	23 210	3.3
9	135	80 024	26 845	2.9
10	160	120 436	36 056	3.3

资料来源:宛悦,成本-效益分析与乳房X线筛查,2000。

可以看出,从第4号乡镇开始,效益-成本比大于1,筛查所获得的效益超过了成本,使用流动式筛查这种方法比较经济合算。

第五节　成本-效用分析

一、效用测量

效用测量就是产出测量,效用指人们所获得的满足感。不言而喻,各种卫生规划和卫生活动,甚至整个卫生行业的最终目标都是改善人群的健康水平,提高人群的生活质量,使人们获得更大满足感。只有达到这个目标,卫生规划和卫生活动才是最终有意义的。目前常采用质量调整寿命年和伤残调整寿命年的指标来反映生命的挽救、延长和生命质量的改善带给人们的效用。这些效用指标选择的假设前提是生命的挽救、延长和生命质量的改善可以带给人们满足感。

二、成本-效用分析的定义

成本-效用分析(cost-utility analysis,CUA)是将各个卫生规划或卫生活动实施方案的成本与效用联系起来考虑,从而比较评价选择各种不同的方案。在某种意义上,成本-效用分析是成本-效果分析的一种发展。成本-效用分析在进行产出测量时，把各个不同方案的不同结果都转化为效用指标，比如质量调整寿命年，失能调整生命年、伤残调整寿命年等。由于各个方案的结果都使用一致的指标来表示，与成本相联系对方案进行评价，比较解决不同健康问题的方案更为方便，不像成本-效果分析严格要求方案效果的可比性。将投入产出相联系进行评价即为成本-效用分析。

三、成本-效用分析的基本原则

（一）质量调整寿命年为效用指标

1. **概念**　生命年作为效用指标没有考虑由于生存质量差异所造成人们满足感的差异，可以采用质量调整寿命年（quality adjusted life year，QALY）来弥补这个缺点。计算不同生命质量（健康状况）的存活年数相当于多少生命质量（健康状况）为完全健康的存活年数，再与生命数相乘，计算所得的生命年数为质量调整寿命年，用于表示各个卫生规划或卫生活动的方案实施后所获得的效用。

可以赋予不同的生活质量（健康状况）以不同的质量权重，完全健康的质量权重为1，死亡的质量权重为0，其他生活质量的权重介于0与1之间。通过使用不同健康状况的质量权重，可以将不同健康状况的生命年数转化为统一的质量调整寿命年。可以看出，质量权重的确定是一个非常重要的环节。在实际工作中，可以对某个卫生规划的目标人群进行调查，了解他们对各种健康状况的评价，从而获得质量权重；也可以使用专家判断法来确定质量权重。

来自世界银行经济学院的资料，Ross按疾病伤残等级及痛苦等级，将人们生活的生理质量和心理质量结合起来，提出了不同健康状况的质量权重，见表13-7。

表 13-7　Ross 疾残和痛苦等级分类后对质量调整寿命年的评价表

伤残等级	痛苦等级			
	A（无）	B（轻度）	C（中度）	D（重度）
Ⅰ	1.000	0.995	0.990	0.967
Ⅱ	0.990	0.986	0.973	0.932
Ⅲ	0.980	0.972	0.956	0.912
Ⅳ	0.964	0.956	0.942	0.870
Ⅴ	0.946	0.935	0.900	0.700
Ⅵ	0.875	0.845	0.680	0.000
Ⅶ	0.677	0.564	0.000	−1.486
Ⅷ	−1.028			

备注：世界银行经济发展学院
Ⅰ：无伤残；
Ⅱ：轻度社会交往能力丧失；
Ⅲ：重度社会交往能力丧失或轻度劳动能力丧失，除重活外，能做所有的家务；
Ⅳ：工作或劳动严重受限制，但能外出购物和做较轻的家务；
Ⅴ：不能受雇做任何工作，不能继续接受教育，不能外出及上街购物，但可在别人陪护下外出或散步。
（资料来源：程晓明，卫生经济学与卫生经济管理，1998）

由表13-7可见，没有伤残也没有痛苦的状态，为完全健康状态，其质量权重为1，这种状态的一个生命年经过质量调整后依然是一个QALY；如果属于Ⅳ级伤残而且是中度痛苦，其质量权重为0.942，那么这种状态的一个生命年经过质量调整后为0.942个QALY，也就是说在这种生活质量（健康状况）下生活一年带给人们的满足感相当于完全健康地生活0.942年所带给人们

Notes

的满足感。

获得各个卫生规划或卫生活动的方案实施所能够获得的 QALY 之后,便可以进行相关的成本 - 效用分析。

2. 评价原则

(1) 对于某个具体的卫生规划或卫生活动的实施方案,如果该方案的实施可以获得的质量调整寿命年大于 0,那么这个方案是有意义的,可以采纳。

(2) 比较不同卫生规划或卫生活动的实施方案,计算各个方案获得单位质量调整寿命年所需要花费的平均成本,平均成本最低的方案是最优的方案,可以优先选择。

(二) 伤残调整寿命年为效用指标

1. 概念　伤残调整寿命年(disability adjusted life year,DALY)指从发病到死亡所损失的全部健康年,包括因早死所致的寿命损失年和疾病所致伤残引起的健康寿命损失年两部分,是综合评价各种非致死性健康结果(包括各种伤残状态)与早死的效用指标,可以用来衡量人们生命与健康状况的改善情况。

DALY 的目标与 QALY 是一致的,都是为了不仅仅考虑各种卫生规划或卫生活动对减少早死所作的贡献,而且考虑这些规划与活动对于改善非致死性健康状况所作的贡献。与 QALY 不同的是,DALY 的重点是确定与选择各种状态的伤残权重,而 QALY 的重点是确定与选择各种状态的质量权重。DALY 计算的是健康的损失,而 QALY 计算的是健康的获得。

在确定伤残权重时,主要考虑不同伤残状态对人们生活的影响。不同的疾病,不同的伤残状态可能影响人们不同的具体功能,比如偏瘫的患者终日卧床,日常活动比如吃饭、个人卫生及大、小便均需要别人的帮助;类风湿性关节炎的患者由于关节活动受限,日常生活也需要别人的帮助,虽然患者的具体状态不一样,但是疾病和伤残状态对他们的生活所造成的影响却基本相同,因此,在确定伤残权重时,可以考虑赋予两个状态以相同的权重。表 13-8 中定义了不同伤残等级的权重,0 为完全健康的权重,1 为死亡的权重,其他各种伤残状态的权重介于完全健康与死亡之间,随着伤残程度的加重,伤残对人们生活影响的增加,赋予的权重也就越大,从表 13-8 中可以看出,对于日常活动如吃饭、个人卫生及大、小便均需要别人的帮助这种状态,伤残权重非常高,与死亡的权重比较接近。

表 13-8　失能权重的定义

伤残等级	描　述	权重
一级	在下列领域内至少有一项活动受限:娱乐、教育、生育、就业	0.096
二级	在下列领域内至少有一项大部分活动受限:娱乐、教育、生育、就业	0.220
三级	在下列领域内有两项或两项以上活动受限:娱乐、教育、生育、就业	0.400
四级	在下列所有领域大部分活动受限:娱乐、教育、生育、就业	0.600
五级	日常活动如做饭、购物、做家务均需借助工具的帮助	0.810
六级	日常活动如吃饭、个人卫生及大小便需别人帮助	0.920

资料来源:程晓明,卫生经济学与卫生经济管理,1998。

世界银行在 1993 年出版的《世界发展报告·投资于健康》中正式使用 DALY 来测量全球和各地区的疾病负担。世界各国的许多学者都致力于研究各种疾病所造成的 DALY 的损失。获得各个卫生规划或卫生活动的方案实施所减少的 DALY 损失后,便可以进行相关的成本 - 效用分析。

2. 评价原则

(1) 对于某个具体的卫生规划或卫生活动的实施方案,如果该方案的实施可以挽救的 DALY 大于 0,那么这个方案是有意义的,可以接受。

（2）比较不同卫生规划或卫生活动的实施方案,计算挽救每一 DALY 损失所需要花费的平均成本,平均成本最低的方案为最优方案。从经济学的角度应该优先选择。

（3）根据中国药物经济学评价指南,应该计算不同方案相对于基础方案的增量成本效用并将其与项目预算进行比较进行判断。

四、成本 - 效用分析的方法和举例

（一）质量调整寿命年为效用指标

例 13-7 某地有两个卫生规划方案,方案 1 是抢救脑卒中患者,平均每年花费 100 万元可以抢救 60 个患者,患者抢救成功后平均可以存活 10 年,假定生活状态为 V 级伤残且中度痛苦;方案 2 是抢救妊娠期高血压患者,平均每年花费 80 万元可以抢救 100 个患者,患者抢救成功后平均可以存活 40 年,假定抢救成功后的生活状态为无伤残且轻度痛苦。试用成本 - 效用分析评价两个方案并加以选择。（按照年利率为 6% 计算）

解:采用 QALY 作为效用指标进行成本 - 效用分析

方案 1:

查表 13-7 得 V 级伤残且中度痛苦的质量权重为 0.900,按照式 13-1 计算整付现值系数为 7.36。

该方案保护的 QALY=60 × 7.36 × 0.900=397.4 生命年

平均保护每一 QALY 的成本 =100/397.4=0.25 万元

方案 2:

查表 13-7 得无伤残且轻度痛苦的质量权重为 0.990,按照式 13-1 计算整付现值系数为 15.04。

该方案保护的 QALY=100 × 15.04 × 0.990=1489.0 生命年

平均保护每一 QALY 的成本 =80/1489.0=0.05 万元

结论:方案 2 保护每个 QALY 的平均成本低于方案 1,应该优先选择方案 2。

例 13-8 Simpson 等人对抗反转录病毒（HIV）进行了临床抗反转录（ARV）药物实验,比较 Lopinavir/Ritonavir（LPV/R）及 Nelfinavir（NFV）两种治疗方案的差别,应用流行病学和经济学的资料对长期的治疗成本和终身成本效果的差异进行比较。成本及生存质量的数据采用低收入人群医疗保险（Medicaid）的资料,每个模型阶段有 12 种健康状况,不同健康状况有不同效用值（QALY）,权重见表 13-9。

表 13-9 艾滋病患者不同健康状况的效用值

健康状况	描述	效用值（EuroQoL）
SH1	CD4>500,不能测到病毒	0.954
SH2	CD4>500,能测到病毒	0.938
SH3	CD4 为 351~500,不能测到病毒	0.934
SH4	CD4 为 351~500,能测到病毒	（资料缺失）
SH5	CD4 为 210~350,不能测到病毒	0.929
SH6	CD4 为 210~350,能测到病毒 <20 000/ml	0.931
SH7	CD4 为 210~350,能测到病毒 ≥20 000/ml	0.933
SH8	CD4 为 50~200,不能测到病毒	0.863
SH9	CD4 为 50~200,能测到病毒 <20 000/ml	0.865
SH10	CD4 为 50~200,能测到病毒 20 000~10 000/ml	0.826
SH11	CD4 为 50~200,能测到病毒 >10 000/ml	0.876
SH12	CD4<50,有不同的病毒量	0.781

资料来源:胡善联,药物经济学,2009。

Notes

从 2002 年开始进行高活性抗反转录酶疗法后,成本效应分析结果表明,LPV/R 疗法 5 年费用为 104 364 美元,NFV 疗法的 5 年费用为 108 376 美元,用 Markov 模型预测可以改善生存率。5 年分析的结果提示,每位患者在 5 年内用 NFV 疗法可以比 NFV 疗法节省 4012 美元。成本效用为每延长 1 个 QALY 的费用为 3423 美元,说明 NFV 疗法是一个成本效用更好的治疗艾滋病的药物治疗方案。

(二)伤残调整寿命年为效用指标

例 13-9　某地区有两个疾病干预方案中可供选择,假定方案 1 干预疾病 A,每年花费 40 万元,可以保护 15 个 DALY;方案 2 干预疾病 B,每年花费 30 万元,可以保护 6 个 DALY。试比较两种方案并选择最优方案。

解:采用 DALY 作为效用指标进行成本 - 效用分析

方案 1 保护 1 个 DALY 的平均成本 =400 000/15=26 666.7

方案 2 保护 1 个 DALY 的平均成本 =300 000/6=50 000

保护 1 个伤残调整寿命年的平均成本方案 2 大于方案 1,从成本 - 效用分析的角度,方案 1 优于方案 2,应该优先选择方案 1。

（黄悦勤）

思考题

1. 简述成本的定义和测量。
2. 简述直接成本和间接成本的定义。
3. 简述成本效果分析的方法和用途。
4. 简述成本效益分析的方法和用途。
5. 简述成本效用分析的基本原理。

第十四章　临床决策分析

导读

　　临床决策分析(clinical decision analysis)是为了提高临床决策的科学性,以各种概率数量为依据,以策略论和概率论的理论为指导,经过一定的分析、计算,使复杂的临床问题数量化,从而选出最佳行动方案。临床决策分析常用的方法包括决策树分析法、阈值分析法和综合分析法。在评价临床决策研究成果的使用价值时,需要分析所有的收益、风险、代价,然后进行综合评价。临床决策分析通常用于改进疾病的诊断、帮助临床医生选择合理的治疗方案、对疾病的预后进行评估、对个人患病风险进行评估等。

Chapter 14　Clinical Decision Analysis

Summary

　　Clinical decision analysis is a scientific method of making explicit and quantitative clinical decisions. Guided by Decision Theory and Probability Theory, clinical decision analysis is to help identify the most appropriate choice of clinical action by quantitatively comparing effectiveness, benefit or utility of alternative options through a series of estimation and analysis based on probabilistic and quantitative information on all possible consequences and outcomes of alternative options of action.

第一节　临床决策分析的基本内容

一、定　　义

　　在临床实践中临床医生经常必须为患者的诊断、治疗做出决定,这些临床决定亦即临床决策(clinical decision)。所谓决策(decision making)就是为达到同一目标在众多可以采取的方案中选择最佳方案。在临床处理患者的病情时,由于疾病临床表现复杂多变,诊治方法多种,有些药物还可能产生一些不良反应,引起患者的心理变化等,促使医生必须在综合考虑上述情况后作出全面和合理的选择。

　　为了提高临床决策的科学性,应该以各种临床情况下不同治疗获得不同结局的概率数量为依据,以策略论和概率论的理论为指导,经过一定的分析、计算,使复杂的临床问题数量化,才有可能选出最佳行动方案,这就是临床决策分析。临床决策分析通常用于改进疾病的诊断、帮助临床医生选择合理的治疗方案、对疾病的预后进行评估、对个人患病风险进行评估等。

二、内　　容

　　临床医生的主要工作是诊断和治疗疾病。在诊断、治疗疾病的过程中,临床医生经常要作出简单而重要的决定,但作出临床决策实际上要经过一个复杂的过程。首先,临床医生需要收集有关的临床资料,包括病史、体检和实验室检查结果、治疗经过及治疗效果等。然后,进行诊断和鉴别诊断,或提出各种治疗方案进行比较。这一过程需要在拥有上述资料的基础上,综合已有的基础和临床知识、医生的经验、文献报道资料等,在权衡利弊的基础上做出诊断或治疗决策。由于每个患者的病情不同、每个临床医生的医疗水平和临床工作经验不同、文献报道资料存在差异等,在实际工作中不同的临床医生对同一患者有可能做出完全不同的医疗决策。如果能根据医生的临床工作模式,建立一套具有可重复性和可操作性的临床决策支持系统,则可以使医生的临床决策更加科学化,使更多的临床医生可以充分利用著名专家的经验、最新的科研成果,更好地指导临床实践。

三、研究设计和临床资料收集

除了临床研究设计应达到的基本要求外,临床决策研究设计还应满足某些特殊的要求。

1. **临床决策研究的对象**   临床决策的研究对象要与应用的目标人群一致,即研究人群应有良好的代表性。例如,研究者希望将一种新的检查方法用于胃癌早期筛查,研究对象设计为某一期间某医院所有经胃镜和病理检查诊断患有胃癌的患者和该医院同期作胃镜和病理检查诊断非胃癌的患者。用医院就诊的胃癌高危人群作临床决策研究的设计思路,研究结果只能用于怀疑患胃癌到同类医院就诊、需要作胃镜和病理检查患者的胃癌筛查,不能用于一般人群的胃癌筛查。

2. **数据完整性**   临床决策研究中需要建立判别模型,许多复杂的多因素判别模型要求每位研究对象的预测变量和结果变量都是完整的,尽可能减少数据缺失。如果发生数据缺失,数据缺失的病例将不能纳入判别模型,由此会造成样本量减小和选择偏倚,降低临床决策研究的质量。

3. **模型验证**   建立判别模型的研究对象在统计学上称为训练样本。用训练样本建立的判别模型在临床决策应用中能否达到预期目的需要验证,有两种验证方法。一种方法是将建立判别模型时使用的训练样本回代入判别模型中,评价每个病例的预测结果与真实结局是否一致,用灵敏度、特异度、准确度等指标评价判别模型的优劣。用训练样本回代方法获得的验证概率在统计学中称为先验概率,即验证概率源于已经有学习经验的训练样本。另一种方法是收集一个与训练样本类似的人群,称为验证样本,将验证样本的数据代入判别模型,同样用灵敏度、特异度、准确度等指标评价判别模型的优劣。此时验证模型判别效果的验证样本事先并没有被学习过,因而称为后验概率。后验概率与临床决策研究结果应用的实际情况非常相似,因而可以作为评价临床决策模型优劣最主要的依据。

4. **同等对待研究对象**   为了得到可以重复的个体化的预测结果,临床判别研究特别要注意临床研究数据的质量,必须同等对待每一位研究对象。这意味着研究中每位研究对象应该得到相同的检查和临床处理,并采用相同的观察方法收集和记录资料。在实际研究中,同等对待每一位研究对象是非常困难的。例如,临床研究中通常给予部分研究对象更多的关注,包括临床检查项目的数量,观察的次数、认真程度和详细程度等,而造成偏倚。在研究的设计和实施过程中,可以采取统一设计方案、按同一程序实施方案、应用盲法等,实现同等对待每一位研究对象的要求。

四、评价决策分析研究结果

一个临床决策研究能否在临床应用需要从各方面对研究结果进行评价,一般进行以下步骤:

1. **灵敏度和特异度**   判别模型的先验概率和后验概率能否满足临床工作的需要人们通常希望判别模型的灵敏度、特异度和可靠性在80%以上,如果能达到90%,甚至95%以上,则判别模型指导临床工作的意义就比较明确,出现犯错误的概率就很小。

Notes

2. 临床决策研究的应用范围　临床决策研究直接为临床工作服务,评价研究结果时要注意研究的目标人群、合格人群和研究对象是否与临床工作的实际需要一致。如果目标人群、合格人群和研究对象之间存在较大的差异,临床决策研究的应用效果通常不佳。从研究对象的入选标准和排除标准来分析,疾病的诊断越明确,就越可以降低疾病错分的概率;对研究合格人群和研究对象的定义越明确,就越可以减少选择性偏倚;研究对象入选的限制条件越少,包括的人群范围就越广,临床决策研究的应用价值就越大。

3. 收益与风险 / 成本的评价　收益(benefit)包括正确诊断、改进疗效、减少副作用等。用数学的语言可以解释为提高正确诊断的概率、提高使用最佳的治疗方案的概率、降低副作用发生的概率等。风险(risk)常见的有诊断错误、使用不合理的治疗造成疗效不佳或发生副作用的概率等。成本(cost)主要是指费用的投入、仪器设备的损耗等。在评价临床决策研究成果的使用价值时,可以列出所有的收益、风险、成本,然后进行综合评价。

4. 可行性评价　临床决策方案是否可行最终将影响决策研究成果能否在实际工作中得到应用,是否为患者和医生所接受。某些检查方法、治疗方法有一定的危险、需要采用介入手段时,这些方法的应用通常受到一定的限制,即可行性不够好。

第二节　临床决策分析的方法

一、决策树分析法

(一)适用范围

科学的决策是临床医生的一项重要职责。在临床管理实践中,常常是已制订出若干个可行性诊治方案,分析一下患者的状况,大部分条件也都是已知的,但还存在一定的不确定因素。每个方案的执行都可能出现几种结果,各种结果的出现有一定的概率,医生决策存在着一定的胜算,也存在着一定的风险。这时,决策的标准只能是期望值。即各种状态下的加权平均值。针对上述问题,用决策树(decision tree)法来解决是一种好的选择。决策树一般都是自上而下生成的。每个决策或事件(即自然状态)都可能引出两个或多个事件,导致不同的结果,把这种决策分支画成图形很像一棵树的枝干,故称决策树。临床医生在诊疗过程中通常采用分层的方法,犹如一棵不断分叉的树,将临床医生考虑的临床问题以决策树形式来表达进行分析的方法称为决策树分析。

(二)决策树的组成

决策树(decision tree)由结节和分支组成。结节(node)包括决策结节(○)和状态结节(□),分支(branch)包括决策分支和状态分支。决策树的构成有四个要素:①决策结节;②方案分支;③状态结节;④概率分支。

效用值(utility)是一种表述结局相对优劣的数量化指标,通常可用患者的生活质量的数量化指标乘以生活数量,构成健康结局的数量化指标。例如,以效用值评估生活质量,健康生活的效用值为 1,患病的效用值为 0.5,残疾的效用值为 0.3,死亡的效用值为 0。

(三)决策树分析的基本步骤

决策树分析的基本步骤如下:

1. 绘图根据可供选择的行动方案,绘出决策树图解。

2. 标注根据文献资料结合临床实践经验,标出决策树各分支的发生概率。

3. 确定效用值根据对患者的利弊,确定各种结局的效用值。

4. 计算总效用值依照概率论的原理,以概率的加法定律和乘法定律,采用回乘法(folding backward),计算各种决策的总效用值。

5. 选择最佳方案依照决策论的原理,以效用值最大的行动方案或决策为首选。

6. 敏感性试验基于估计参数(概率、效用值)的不稳定性,变动有关参数,观察其对决策结果的影响,即进行敏感性试验(sensitive test)。

(四)诊断决策分析

以"疑似冠心病患者是否接受运动心电图(exercise electrocardiogram,简称 E.ECG)检查"为例,介绍临床诊断的决策分析。

男性患者,35 岁,"烧心"感数年,无冠心病危险因素暴露史,安静状态下胸痛已 6 周,波及上腹,放射至背。饱餐后躺下时易发作。体检阴性,首诊食管痉挛,估计冠状动脉痉挛的概率为 5%。

运动试验的灵敏度和特异度分别为 60% 和 91%(见表 14-1),患者是否应接受运动心电图检查,进行决策分析。

表 14-1   验前概率为 5% 的冠心病患者的 *E.ECG* 结果

E.ECG	冠脉狭窄 >70%		合计
	是	否	
阳性	30	86	116
阴性	20	864	884
合计	50	950	1000

E.ECG 的灵敏度:60%   特异度:91%

诊断决策分析的步骤如下:

(1)画出决策树(图 14-1),标出不同行动方案及其结局。首先,该患者不作 E.ECG 检查将造成 5% 漏诊;如果检查,可以获得阳性结果和阴性结果,每个结果都有预测正确和预测错误的可能。

(2)计算:在状态结节后的分支上标明有关概率,以表 14-1 数据计算:

在状态结点 B 之后,冠脉狭窄的概率为 5%,不狭窄的概率为:100%–5%=95%;

状态结点 A_1 后阳性概率为:116/1000=12%,阴性概率为:884/1000=88%;

状态结点 A_2 后 E.ECG 阳性者患冠脉狭窄的概率为:30/116=26%,不患冠脉狭窄的概率为:86/116=74%;

状态结点 A_3 后 E.ECG 阴性者患冠脉狭窄的概率为:20/884=2%,不患冠脉狭窄的概率为:864/884=98%。

(3)在决策树每个结局上标出效用值:决策分析中应尽可能按统一尺度,定出不同结局的效用值,本例可排列出四种结局,见表 14-2。确定效用值需要参考生活质量和存活期,有一定的难度。为了操作方便,可以人为规定效用值:排除狭窄 =1.00、误诊狭窄 =0.75、诊断狭窄 =0.50、漏诊狭窄 =0.25,列入图 14-1 中。

表 14-2   冠心病患者是否接受运动心电图的效用值

项目	效用值	说明
排除狭窄	1.00	患者无明显狭窄,检查阴性。
误诊狭窄	0.75	患者无明显狭窄,但检查阳性,因而受苦,并经受治疗风险。
诊断狭窄	0.50	患者有明显狭窄并得知,经治疗而受益。
漏诊狭窄	0.25	失去有效治疗的机会。

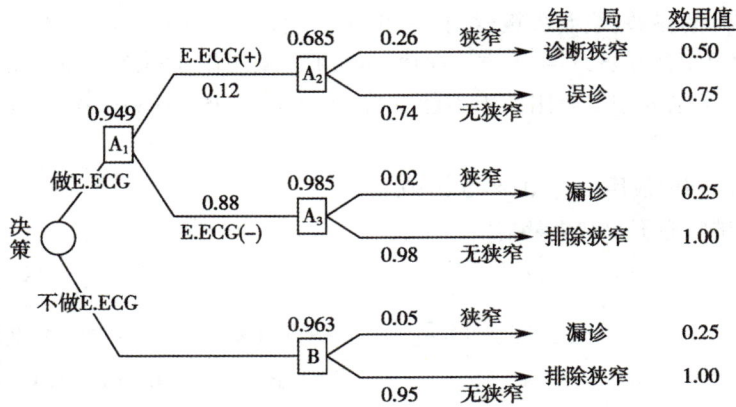

图 14-1　冠心病患者是否接受运动心电图的决策树

（4）综合每个结节的效用值与概率：从右到左按"回乘法"相乘、相加，在图 14-1 中：

A_2 结节狭窄诊断的效用值乘以概率：$0.26 \times 0.50 = 0.13$；狭窄误诊的效用值乘以概率：$0.74 \times 0.75 = 0.555$；A_2 结节 E.ECG 检查阳性的期望效用值为 $0.13 + 0.555 = 0.685$；A_2 结节 E.ECG 期望效用值乘以概率为：$0.685 \times 0.12 = 0.082$。

A_3 结节狭窄漏诊的效用值乘以概率：$0.02 \times 0.25 = 0.005$；排除狭窄的效用值乘以概率：$0.98 \times 1.00 = 0.98$；A_3 结节 E.ECG 检查阴性的期望效用值为：$0.005 + 0.98 = 0.985$；A_3 结节期望效用值乘以 E.ECG 阴性概率为：$0.985 \times 0.88 = 0.867$。

A_1 结节患者进行 E.ECG 诊断的期望效用值：$0.082 + 0.867 = 0.949$。

B 结节狭窄漏诊的效用值乘以概率为：$0.05 \times 0.25 = 0.0125$；排除狭窄的效用值乘以概率为：$0.95 \times 1.00 = 0.95$；B 结节不作 E.ECG 检查的期望效用值为：$0.0125 + 0.95 = 0.9625$。

（5）决策：取期望效用值最大者为决策的最佳选择，即 B 结节的 0.9625，决策是不作 E.ECG 检查。

（6）进行敏感性试验：在此例中，当患冠脉痉挛概率估计为 10% 时，A_1 结节的期望效用值为 0.918，B 结节的期望效用值为 0.925，因此决策方案不变。如果将误诊冠脉痉挛的效用值规定为 0.90 时，则 A_1、B 结节的期望效用值均为 0.962，作与不作 E.ECG 检查均可。

（五）治疗决策分析

以"髋关节股骨疾病的治疗"为例，介绍临床治疗的决策分析。

女性患者，63 岁，有子女 6 人，心绞痛病史已 10 年，8 年前因骨关节炎曾做髋关节全复位手术，效果良好。近一年来髋关节痛随负重而加剧。8 个月前曾发生心肌梗死（心前壁），无并发症。但因持续性心绞痛活动能力明显受限，生活难以自理，坐轮椅就诊。

经医生检查并复习既往病史，认为可能系无菌性髋关节股骨疏松，但对治疗方案见解不一。不手术难以解除患者的痛苦，但手术的风险较大，经临床流行病学专家建议，作决策分析。

首先分析了再次手术各种结局的概率（见表 14-3）。

表 14-3　髋关节股骨疾病再次手术各种结局的概率

治疗方法	概率	各种结局的概率		
		结果良好	结果不好	手术死亡
髋臼置换	25%	80%	15%	5%
股骨头置换	65%	60%	30%	10%
全置换	10%	45%	40%	15%
不手术	维持现状 20%		恶化 80%	

根据估计的参数,绘制决策树图,标出相应的概率。规定相应的效用值为:手术效果良好1.00,手术效果不佳0.25,不手术维持现状0.40,不手术恶化0.20,手术死亡0。

经计算,手术的期望效用值为:$(0.80+0.0375+0) \times 0.25+(0.60+0.075+0) \times 0.65+(0.45+0.10+0) \times 0.10=0.703$

不手术的期望效用值为:$0.08+0.16=0.24$

敏感性试验亦不影响决策结果。

最后决定采用手术治疗,术后半年患者活动自如,手术效果良好(图14-2)。

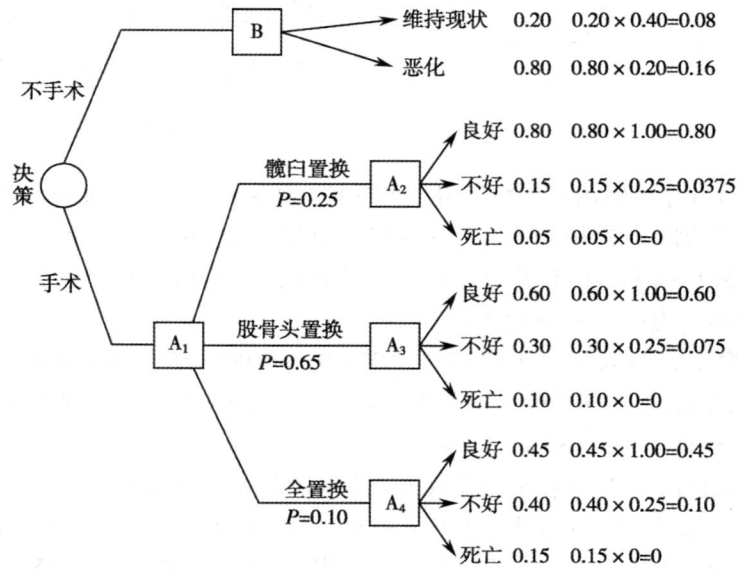

图 14-2　髋关节股骨疾病治疗的决策树

二、阈值分析法

(一)概念

临床上,有些时候虽然患者经过各种检查,仍然难以确定诊断,不能肯定是否患有某种疾病,因此不易决定是给予患者治疗好,还是不给予治疗好。此时可以采用阈值分析法进行临床决策,即当患者患某病的概率大于治疗阈值(therapeutic threshold)时,则应该给予患者治疗;当患者患某病的概率小于治疗阈值时,则不给予患者治疗。采用阈值分析法分析的前提为:

(1)诊断不明:患者经过各种检查,常仍难以确定诊断,也没有可以进一步诊断的方法,医生必须在诊断不确定的情况下决定给予治疗。

(2)单一疾病:只考虑一种疾病,患者患有该病,或不患有该病。

(3)有治疗手段:有一种疗效肯定的治疗方法可供采用。

(4)益处丧失:确定患该病的人如果不治疗,将失去治疗带来的益处。

(5)治疗得失:不患该病的人如给予治疗将蒙受某类损害;对患该病者给予治疗虽也有同样的危险,但可从治疗中得到肯定的益处。

(二)阈值公式的建立

根据给予治疗与否的四种结局,患者患病的概率为 P,不患该病的概率为 $1-P$,绘制出决策树如图14-3。

最理想的决策是只治疗患者,而不治疗非患者。但是有时由于难以确定是否真患病,结果会发生未给患者治疗,却给非患者治疗的情况。在临床实践中,治疗的收益(B)是给予患者治疗得到的疗效,因此可以用治疗与不治疗的结局效用值之差来表示纯收益。治疗的代价(C)是给

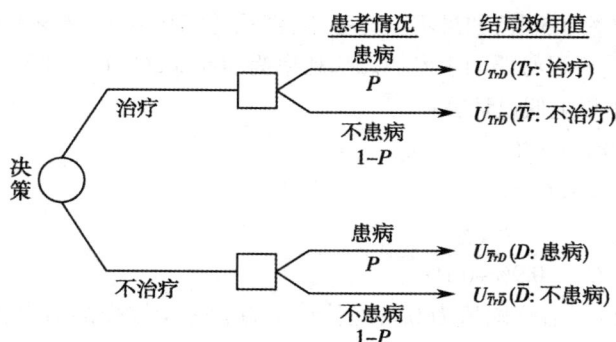

图 14-3　诊断不确定时给予治疗与否的结局决策树

予非患者治疗遭受的损失，因此可以用未治疗非患者与治疗非患者的结局效用值之差来表示纯代价。根据上述规定，推导出下列公式：

$$纯收益\ B=U_{TrD}-U_{\bar{T}rD}\qquad(式14\text{-}1)$$

$$纯代价\ C=U_{\bar{T}r\bar{D}}-U_{Tr\bar{D}}\qquad(式14\text{-}2)$$

治疗的期望值（EV_{Tr}）为治疗患者的结局期望值（U_{TrD}）与患病率之积加治疗非患者的结局期望值（$U_{Tr\bar{D}}$）与不患病的概率之积：

$$EV_{Tr}=PU_{TrD}+(1-P)U_{Tr\bar{D}}\qquad(式14\text{-}3)$$

不治疗的期望值（$EV_{\bar{T}r}$）为不治疗患者的结局期望值（$U_{\bar{T}rD}$）与患病率之积加不治疗非患者的结局期望值（$U_{\bar{T}r\bar{D}}$）与不患病的概率之积：

$$EV_{\bar{T}r}=PU_{\bar{T}rD}+(1-P)U_{\bar{T}r\bar{D}}\qquad(式14\text{-}4)$$

当 $EV_{Tr}=EV_{\bar{T}r}$ 时，医生对治疗与否的决策保持中立，此时治疗与否的结局相同或相似，将此中立点的患病率（P）值定为治疗阈值，代入（式14-3）和（式14-4）：

$$PU_{TrD}+(1-P)U_{Tr\bar{D}}=PU_{\bar{T}rD}+(1-P)U_{\bar{T}r\bar{D}}$$

$$P=\frac{U_{\bar{T}r\bar{D}}-U_{Tr\bar{D}}}{U_{TrD}-U_{\bar{T}rD}+U_{\bar{T}r\bar{D}}-U_{Tr\bar{D}}}\qquad(式14\text{-}5)$$

将 B、C 代入，用 T 代替 P，则治疗阈值的简化公式为：

$$T=\frac{C}{B+C}=\frac{1}{\dfrac{B}{C}+1}\qquad(式14\text{-}6)$$

当某一位患者患某病的概率大于 T 时，则应该进行治疗；反之，当某患者患某病的概率小于 T 时，则不应该进行治疗。由于对于患者患病率、治疗收益和治疗代价的估计不可能十分精确，因此一般情况下得到的治疗阈值是一个估计范围。

（三）例题

疑似阑尾炎是否应该手术的阈值分析。

男性患者，15岁，右下腹痛持续2天，并不断加重。厌食、但无恶心、呕吐，曾腹泻每天2次，肛表体温38℃。腹部检查见广泛腹壁紧张，尤以右下部为甚，未触及包块。尿检查正常，白细胞计数 $15\times10^9/L$，分类稍左移。

临床医生根据病史和症状体征，分析认为该患者患阑尾炎的概率为0.3，患急性胃肠炎概率为0.7。进一步分析对该患者立即手术还是继续观察的收益和代价，以死亡的危险性为依据，同时参考手术造成的痛苦、手术费用等其他因素，以存活率为效用值进行决策分析。首先根据文献和经验估计，作出假设：

①剖腹术的死亡率为0.1%，则手术的活存率为99.9%；

②阑尾穿孔后经适当治疗，病死率约4%；

③阑尾穿孔的概率为 50%，如果不立即手术，穿孔的病死率为 4%×50%=2%。假设延迟手术的概率为 50%，因此延迟必要的手术的总病死率为 50%×2%=1%，则不立即手术的存活率为 100%-1%=99%。根据以上假设计算：

收益 B=99.9%-99%=0.9%

代价 C=100%-99.9%=0.1%

$$治疗阈值：T= \frac{C}{B+C} = \frac{0.1\%}{0.9\%+0.1\%} =0.1$$

根据计算结果，得到治疗阈值为 0.1；经估计该患者患阑尾炎的概率为 0.3，高于治疗阈值 0.1，因此应该立即手术。分析此临床决策的收益，阑尾炎手术不仅可以防止死亡，还可以避免粘连、脓肿形成和败血症。如果不进行阑尾炎手术不仅增加死亡的可能性，还会增加患者痛苦及手术并发症。

如果收益代价中还考虑其他因素，若进行敏感性试验，假设 B/C 的下限为 4，则重新计算得到治疗阈值为 0.2，依然应该立即手术治疗。说明立即手术的决策是正确的。

三、综合分析法

(一)概念

对于更为复杂的临床情况，将决策树分析法与阈值分析法结合起来分析进行临床决策，即为综合分析法。

当临床医生面对难以确诊是否患有某病的患者时，一般有三种选择：①对患者暂时不作进一步检查和治疗，而是继续观察后再决定；②对患者作有一定风险的进一步检查，并根据检查结果决定治疗方案；③对患者不作进一步检查，而是直接给予某种治疗。有临床经验的医生一般都能够根据以往的经验和认识作出某种决策，并观察其实施后的效果，根据产生的结局对决策加以修正。综合分析法就是将阈值的概念扩大，综合治疗的收益和风险，以诊断检查的灵敏度、特异度和危险性为基础，建立临床决策的两个阈值，即：

1. 检查阈值（test threshold） 即不给予治疗或进行检查而后决定是否治疗这两种选择的结局无差别时的疾病概率。一般来说，临床上通过检查确定诊断或排除诊断对患者治疗方法的选择和转归的优劣有直接影响。但多数检查都可能有误诊或漏诊，而且还有费用、时间和健康上的一定损失。当一种检查方法所造成的得失基本相当时，就每名患者而言其得失将取决于该患者患某病的概率。在收益与代价相当时，检查与否其结局的效用值相等，此时的疾病概率即为检查阈值。

2. 诊疗阈值（test-treatment threshold） 即对患者进行检查而后决定是否治疗或直接给予治疗这两种选择的结局无差别时的疾病概率。如果预计患者患某病的概率小于检查阈值时，最佳选择是既不给予检查也不给予治疗；当患者患某病的概率大于诊疗阈值时，最佳选择是直接给予治疗而无需进行检查；只有当患者患某病的概率介于两阈值之间，才应对患者作进一步检查，并要根据检查结果决定治疗方法。

在未考虑经济代价的情况下，采用综合分析法进行临床决策的前提基本与治疗阈值相同，注意一项诊断试验可以对是否患病提供补充信息，但也有可能发生假阳性或假阴性结果，因此患者接受诊断性检查也要冒一定的风险。

(二)阈值公式的建立

根据上述概念，设真实患病者为 D，真实未患病者为 $\overline{D}$，检查阳性者为 P^+，检查阴性者为 P^-，然后绘制决策树如图 14-4。

由于检查阈值是先进行检查而后决定是否给予治疗和不予治疗这两种选择的结局无差别时的疾病概率，诊疗阈值是直接给予治疗和进行检查而后决定是否给予治疗这两种选择的结局

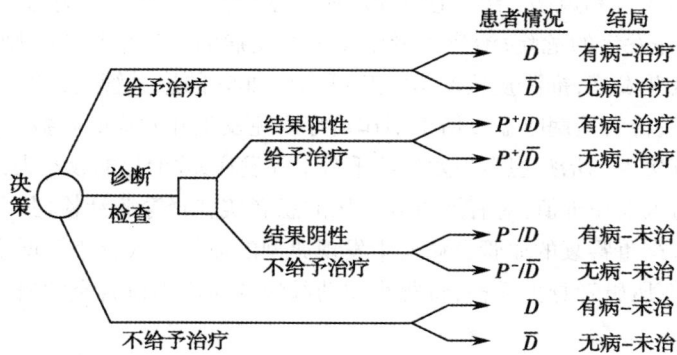

图 14-4 检查与治疗决策树

无差别时的疾病概率,因此,临床医生可以根据计算出的检查阈值和诊疗阈值,以及疾病概率的估计值来决定是否需要进行检查而后决定治疗,或者不进行检查就直接决定是否给予治疗。当两种阈值相同时决策者就应该对决策保持中立态度。这个原则与治疗阈值分析中的概念相同,并且适用于较复杂的情况。

对于图 14-4 所示决策树,每个分支的结局效用值与相应的概率之积为分支的期望值。通过计算治疗、不治疗和检查分支的期望效用值,令其相等时的疾病概率为阈值,再估计疾病概率后进行比较,从而进行决策。在计算中将治疗的收益和风险及检查的风险简化为不同结局的效用值之差。因此,治疗的净收益(B_{rx})是患有某病的人经过治疗与未治疗的结局效用值之差,治疗的净风险(R_{rx})是未患某病的人未接受治疗与接受治疗的结局效用值之差。检查的净风险(R_t)为病人暴露与不暴露于检查风险的结局值之差。检查的真实性用灵敏度(真阳性率,P^+/D)、误诊率(假阳性率,$P^+/\overline{D}$)、特异度(真阴性率,$P^-/\overline{D}$)、漏诊率(假阴性率,P^-/D)来表示,设检查阈值为 T_t,诊疗阈值为 T_{trx},则根据上述规定推导出两个阈值公式如下:

检查阈值:
$$T_t = \frac{(P^+/\overline{D}) \times R_{rx} + R_t}{(P^+/\overline{D}) \times R_{rx} + (P^+/D) \times B_{rx}}$$
(式 14-7)

诊疗阈值:
$$T_{trx} = \frac{(P^-/\overline{D}) \times R_{rx} - R_t}{(P^-/\overline{D}) \times R_{rx} + (P^-/D) \times B_{rx}}$$
(式 14-8)

检查阈值和诊疗阈值公式中检查的灵敏度和特异度可以从文献中查阅到,也可以自己进行诊断试验获得;收益和风险可以利用阈值分析法得到各种可能结局的效用值,并使用同一单位,如存活率、生存年等客观指标,以及症状缓解百分比、生活满意度等人为规定的主观指标进行衡量比较;疾病的概率可以从文献中查阅到,亦可以由临床经验丰富的医生进行估计。

(三)例题

疑似患有血管炎并累及肾脏的病例如何检查和治疗的综合分析。

男性患者,55 岁,关节痛,重度高血压,肾衰,既往无肾病史,但近五年因高血压而用甲基多巴和利尿剂治疗。半年前肾功检查正常。眼底检查见 3 度高血压变化,皮肤有散在瘀斑,体检其他正常。白细胞、血红蛋白检查正常。尿检红细胞为 20~25 个 / 高倍镜,红细胞管型数个 / 高倍镜。尿蛋白 +++,胸部线检查除轻度心脏肥大外其余正常,心电图见左心室肥大,大便隐血 X 试验 ++。因疑有肾血管炎于 24 小时前开始用皮质激素治疗,并用非口服抗高血压药物治疗,血压降至正常。此病例是否作肾活检后再决定治疗方案,还是用皮质激素继续治疗 1~2 个月,或中断皮质激素治疗。

根据该病例的症状和体征,以及治疗情况进行分析如下:

①考虑疾病的概率:该病例诊断考虑有肾血管炎和恶性高血压,根据该患者的临床表现估计患肾血管炎的概率为 0.6~0.7。

②考虑治疗的收益和风险：治疗是短程皮质激素治疗，它对恶性高血压和严重的肾衰并无收益，反有增加并发症的危险；治疗患者中严重并发症的发生率约5%，则有95%的治疗患者不发生严重激素并发症；推测皮质激素治疗可以使20%的患血管炎并发严重肾衰患者的肾功能好转，肾功能改善的预期收益2倍于不作治疗以免发生并发症的收益。因此治疗收益为：20%×2=40%，但有95%的治疗患者不发生严重激素并发症，故治疗的收益为：40%×95%=38%。

③考虑检查的风险和价值：对有严重高血压的患者实施肾穿刺活检，其严重并发症的风险约为2%，在合并有严重肾衰的血管炎病变中发现典型的血管炎或肾小球增生性病变的概率约为0.9。在恶性高血压患者身上活检，将肾小球动脉病变误诊为血管炎的概率估计为0.05。根据上述概率计算：

治疗净收益：B_{rx}=38%；治疗风险：R_{rx}=5%；检查风险 R_t=2%

检查的真实性：   灵敏度 P^+/D=90%；漏诊率 P^-/D=10%

特异度 $P^-/\overline{D}$=95%；误诊率 $P^+/\overline{D}$=5%

检查阈值：$T_t = \dfrac{(P^+/\overline{D}) \times R_{rx} + R_t}{(P^+/\overline{D}) \times R_{rx} + (P^+/D) \times B_{rx}} = \dfrac{0.05 \times 5 + 2}{0.05 \times 2 + 0.9 \times 38} = 0.065$

诊疗阈值：$T_{trx} = \dfrac{(P^-/\overline{D}) \times R_{rx} - R_t}{(P^-/\overline{D}) \times R_{rx} + (P^-/D) \times B_{rx}} = \dfrac{0.95 \times 5 - 2}{0.95 \times 2 + 0.1 \times 38} = 0.322$

结论：如果患者患血管炎的概率小于0.065，最佳决策是不用作肾活检，亦应该终止激素治疗。如果患血管炎的概率大于0.322，则最佳决策是继续给予患者皮质激素治疗，而无需作肾活检。而只有当血管炎的概率介于0.065与0.322之间，才应该作肾活检而后决定是否给予患者皮质激素治疗。该患者患血管炎的概率为0.6~0.7，因此最佳决策是继续皮质激素治疗，而不必作肾活检。

若进行敏感性试验，设肾功改善的预期收益5倍于不作治疗以免发生并症的收益，则 T_t 为0.03，T_{trx} 为0.19；设肾功改善的预期收益1倍于不作治疗以免发生并症的收益，则 T_t 为0.13，T_{trx} 为0.41。因此，人为决定肾功改善的预期收益是不作治疗以免发生并症的收益的倍数范围在1~5之间时，该病人患血管炎的概率（0.6~0.7）均大于 T_{trx}，说明上述决策十分正确。

（黄悦勤）

思考题

1. 简述效用值的定义和用途。
2. 简述决策树分析的原理和步骤。
3. 简述阈值公式的定义和应用。

下　篇

第十五章　临床研究资料的收集与管理

导读

临床研究资料的收集和整理是研究实施阶段的主要工作内容,涉及技术和管理两个方面,具有多、杂、繁琐的特点,但有规律可循。本章将向读者系统介绍临床研究实施方案设计中与资料收集有关的内容,部分内容附有案例,便于读者理解和实践。病例报告表和数据库是临床研究实施方案设计和资料收集整理过程中的关键环节,读者可以在阅读全章的基础上,以这两个关键环节为切入点,梳理繁杂琐碎的细节,理清思路,从总体上把握这部分工作方向和重点。本章附件中有病例报告表模板,供读者参考。

Chapter 15　Data Collection and Management for Clinical Research

Summary

Collection and management of clinical research data are main steps in conducting research, requiring techniques and management skills, featured by excessiveness, variety and complexity. However, there is always a rule. In this chapter, we will introduce data collection and related contents in research design and conduction part and provide some cases for better understanding and practice. Case report form (CRF) and database are key points in protocol design, data collection and management of clinical research. Therefore, readers can follow these two points when reading this chapter, focus on the main aspects from details, and comprehend the purpose and importance of this part. A template of CRF is provided in annex for reference.

临床研究资料的收集和管理工作是临床研究设计和实施阶段的主要工作内容,涉及技术和管理两方面的工作,需要研究者投入大量时间精力。这部分工作具有多、杂、繁琐的特点,但有规律可循,只要掌握了原则和操作技巧,认真做好每件事情,临床研究资料的收集和管理就可以做得很好,为完成高质量临床研究奠定基础。

第一节　概　　述

临床资料的收集和整理是一个过程,只有了解这一过程中各环节的内容以及各环节之间的关系,才能做好临床研究的设计和实施工作。

一、资料收集和整理过程

临床研究的组织实施是一个收集和整理临床资料的过程,具有线性、多阶段、多环节的特点,图 15-1 展示了这一过程。

临床研究是临床资料的收集、整理、储存、分析和评价的过程(图 15-1),是一个线性、递进的过程,只有做好了第一项工作,才能做第二项工作,不能跳跃,不能降低要求。

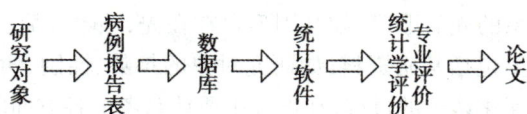

研究对象 ⇒ 病例报告表 ⇒ 数据库 ⇒ 统计软件 ⇒ 统计学评价 专业学评价 ⇒ 论文

图 15-1 临床研究资料收集和处理过程

临床研究的起点是研究对象,研究者要利用各种技术手段,从研究对象处获取临床资料,然后将临床资料转移到病例报告表(case report form,CRF),再将临床资料由 CRF 转移到数据库中,为后期统计分析和评价工作做好准备。

可以将设计临床研究实施方案简化为设计一条收集整理临床资料的"流水线"(图 15-1)。实施方案中的许多措施的目的是保证"流水线"上流动的临床资料可以顺畅地流动并稳定不变,使论文中出现的数据与临床实际情况一致。

二、关 键 环 节

CRF 设计与研究目的和实际操作密切相关,需要从多方面综合考虑,以满足临床研究的需要。CRF 应包括临床研究所需的各种临床信息,形成指标体系,是保证临床研究实现预期目标的基础。CRF 的形式与功能应形成一个整体,设计时要考虑临床操作的需要。

完成 CRF 设计标志着临床研究实施方案的设计取得了重要进展。完成合格的 CRF 标志着临床研究实施取得重要进展,即病例入选和临床信息收集系统已经正常运行。完成 CRF 的数量和质量可以作为评价临床研究组织实施进展的考核指标。

数据库建立是临床资料整理和储存的关键环节,有成熟的方法和技术,但非常繁琐,工作量大,要事先作好方案设计,按要求循序渐进,保证录入数据的数量和质量,为后期的数据分析进行整理。

三、将收集资料方案嵌入临床常规

收集临床资料通常在临床科室进行,与临床工作相似,但又与临床工作之间存在一定的差异。临床研究对资料真实性、同质性和完整性的要求高于临床工作。在设计实施方案时要充分利用临床工作的已有条件,将符合条件的资料全部纳入;对于达不到研究质量要求的指标,要采取适当措施补救,以满足研究需要;对于临床工作中没有的指标,必须投入力量加以收集。充分利用现有临床工作条件,一方面可以降低研究工作的难度和成本,提高可行性;另一方面可以保证医疗工作的质量和安全,是必须遵循的原则。医生熟悉临床研究和临床工作两方面情况,可以在两者之间寻找共同点,寻找化解矛盾的途径和方法,寻找合适的平衡点,使实施方案既满足临床研究的需要,又能在临床实施。

第二节 指 标 体 系

收集临床资料的目的是为研究提供必要的数据支撑。研究工作要收集哪些临床资料,在什么时间收集,是研究者需要回答的问题,其本质是构建一个观察和测量的指标体系。

一、因果关系与指标体系

临床研究通常是在研究目的和工作假说基础上构建一个因果关系模型,指标体系的设计可以从因果关系模型切入。例如,观察 ACEI 酶基因多态性与服用 ACEI 降压发生咳嗽的关系,"因"是基因多态性,"果"是咳嗽。指标体系中与"果"有关的指标是咳嗽,病例组选择服用 ACEI 发生咳嗽的患者,对照组是服用 ACEI 没有发生咳嗽的患者。指标体系中与"因"有关的指标体系应该包括:① ACEI 酶基因型;②其他可能影响咳嗽的观察指标。构建指标体系时要考虑因果关系的先后顺序,如基因型存在在先,咳嗽在后。除了与"因"和"果"有关的指标外,临床研究还要包括基础资料,如研究对象的年龄、性别、病史、家族史等。指标体系构建是对临床研究不断深化认识的过程,在设计中要认真考虑各方面的需求和各种可能性,将指标体系设计完整。

二、变量清单

指标体系与 CRF 设计、数据库设计、临床资料收集、数据库建立、统计分析等许多环节有关。为了保证各环节工作的一致性,有必要将指标体系用表格的形式固定下来,在所有相关工作中依照表格执行,这个表格就是变量清单。变量清单中通常列出每个变量的变量名(数据库中使用的变量名称,通常用 26 个英文字母和 10 个阿拉伯数字组合而成)、变量的中文名称、变量类型、赋值规则、变量的数据格式等内容。表 15-1 展示了变量清单的形式和内容,供读者参考借鉴。

表 15-1   变量清单示意表

变量名	中文名称	变量类型	编码规则	格式
Sex	性别	二分变量	男 =1,女 =2	#
Birthyr	出生年	连续变量	实际出生年	####
Birthmon	出生月	连续变量	实际出生月	##
Birthday	出生日	连续变量	实际出生日	##
Weeks	孕周	连续变量	单位:周	##
Weight	体重	连续变量	单位:克	####
Asphyxia	窒息	等级变量	无 =0,轻度 =1,重度 =2	#
Deform	先天缺陷	二分变量	有 =1,无 =2	#

变量清单中变量的数量、内容和顺序应该与 CRF 一致。变量清单在 CRF 设计过程中需要不断调整,可考虑用软件(如 Word 或 Excel)建立变量清单,便于工作和管理。

三、指标体系优化

临床研究指标体系不是越复杂越好。指标体系复杂意味着临床资料多,为后期数据分析提供了更多的机会;临床资料多意味着收集资料的工作量大,实际操作难度大。因此,指标体系设计要经过"由简单到复杂,再由复杂到简单"的过程。开始时通常采用堆积指标的方法,将所有能想到的指标都罗列出来,以免遗漏。筛选指标时要根据研究目的和可行性,考虑每个指标在临床研究中的定位,评估每个指标在临床研究中是否有价值,是否有必要保留。在指标体系优化后,要评价该指标体系能否满足临床研究需要,能否回答研究者提出的科学问题。筛选评价指标需要反复多次,直到完善。

第三节   病例报告表(CRF)

CRF 是临床研究中收集资料的工具,也是临床研究实施方案设计的关键环节之一。

一、定位与功能

CRF 是收集临床资料的工具。第一个功能是将研究对象的临床资料记录在 CRF 中,暂存临床资料;第二个功能是对临床资料进行赋值处理,便于数据录入和统计分析;第三个功能是将临床资料录入数据库(图 15-2)。

目前临床研究中 CRF 多以纸张为介质，原因是这种介质与临床工作记录临床信息的介质相同，医生可以不改变工作习惯直接填写 CRF。随着医院信息化平台的建设和推广使用，电子病历将成为临床常规，电子病历报告表（eCRF）将可能代替纸质 CRF，成为收集临床资料的主要工具。

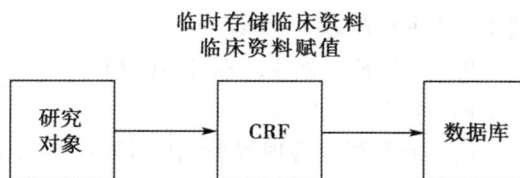

图 15-2　病例报告表（CRF）在临床资料收集过程中的定位和功能

二、内 容 设 计

CRF 设计的核心内容是指标。一类指标由研究者通过观察、询问或测量获得，另一类指标由临床医技科室用特殊的实验室测量手段获得（如影像学指标、生化指标等）。下面以观察指标为例，说明 CRF 在设计时应注意哪些问题，处理和解决这些问题的方法和技巧。

1. 观察指标是 CRF 设计的核心　观察指标设计要保证资料的同质性，同时要注意可操作性，以保证获得真实的信息。

（1）提问的设计：CRF 中观察指标经常以提问的形式出现，常见两种类型：封闭式提问和开放式提问。封闭式提问是 CRF 中最常用的提问形式。

封闭式提问是在一个明确的范围内询问观察对象某个问题，回答有固定的选择，CRF 中的选择项涵盖了各种可能。例如：

性别　　男 =1，女 =2

封闭式提问的优点是简单明了，研究对象只要按照实际情况选择即可。这类资料用统计方法很容易处理，可以获得大量统计分析结果，便于研究者分析评价和撰写论文，是目前临床研究资料类型的主流。

开放式提问的特点是在一个范围内提出问题，研究对象可以在该范围内按照实际情况和自己的理解回答提问。回答开放式提问采用书面自由表达的方式，文字长度没有限制。开放式提问的反馈信息是自由的，在提问范围内出现的各种问题用这种提问方式可以完全覆盖，避免因提问设计考虑不周导致的遗漏。例如："在临床试验期间如果发生不良反应或不良事件，请详细记录如下"。在这个提问后面可以留出一块空间，供填写使用。

提问方式是研究者设计提问时需要注意的重要问题。如询问受试者是否有头痛，可以采用以下三种提问方式：

你头痛吧？　　是 =1，否 =2

你不头痛吧？　　是 =1，否 =2

你有无头痛？　　有 =1，无 =2

这三种提问方式问的虽然是同一个问题，但提问的方式不同。前两种提问具有诱导性，隐含提问者希望知道受试者有头痛或没有头痛。当医生给患者治疗后用这样的方式询问，患者往往是顺着医生的提问回答，很容易出现偏差。在统计上，这种由于提问方式诱导造成的临床资料偏差被称为系统误差，可以导致研究得出错误的结论。系统误差无法用统计分析方法纠正，是影响临床研究真实性的重要环节。提问设计正确的做法是用中性的方式提问，即第三种方式，有头痛或没有头痛都可以，只要告诉医生属于哪一种情况即可，这样可以得到真实的资料。

提问的设计应简单明了，一次只提一个问题。例如：

你是否有心肌梗死或脑血管梗死的病史？　　有 =1，无 =2

你是否吸烟饮酒？　　是 =1，否 =2

以上两个案例的缺陷是同时询问了两方面的问题，如果其中一个是阳性，一个是阴性，受试者无法回答，研究者也无法得到真实的资料。正确的做法是将这样的提问简化，每个提问只问其中一方面的问题。

提问应明确并便于回答,最好能落实到一个具体的维度。例如:

你平常有多大的运动量?

这个问题很容易理解,但很难回答,难点是运动量很难用常规的语言定量。如果将这个提问具体到运动的某一个维度,如运动的时间就容易回答了。如

你通常每周运动几个小时? ＿＿＿＿小时

(2)变量赋值:为了便于后期统计分析,CRF 在收集临床资料后需要对临床资料进行"翻译",即将具体的临床信息转换成数字,这个过程称为变量赋值。在以上的案例中,男 =1、女 =2、有 =1,无 =2、是 =1,否 =2 等都是变量赋值的具体做法。在这些案例中,赋值有意回避了"0",原因是在某些数据库中,表示没有或阴性结果的"0"与没有信息的空格(数据缺失)无法区分,造成赋值后的信息有多种解释的可能。为了避免这种情况,通常用"2"表示没有、否定等,尽量避免使用"0"。

(3)单项选择与多项选择:临床资料赋值后将输入数据库,输入数据库的变量必须用单选择方式赋值。如果用多选择方式赋值,会造成数据无法录入数据库。例如:

急性心肌梗死部位:

前侧壁 =1   前间壁 =2   前壁 =3   高侧壁 =4

下壁 =5   右室壁 =6   正后壁 =7   心尖部 =8

该变量设计在填写 CRF 时没有困难,任何情况都可以选择填写,但将变量赋值转入数据库时会出现问题。当只有一个壁发生心肌梗死时,赋值可以直接输入数据库中对应于"急性心肌梗死部位"的变量中,但如果有 2 个或 2 个以上部位发生心肌梗死,则赋值无法输入数据库,原因是上述变量赋值采用了多项选择方式,不符合数据库对变量赋值的要求。对于这种情况,通常采用将多项选择赋值的变量拆分为多个单选择赋值的变量。仍以上述案例为例:

急性心肌梗死部位:

前侧壁   是 =1,否 =2

前间壁   是 =1,否 =2

前壁   是 =1,否 =2

高侧壁   是 =1,否 =2

下壁   是 =1,否 =2

右室壁   是 =1,否 =2

正后壁   是 =1,否 =2

心尖部   是 =1,否 =2

(4)视觉模拟评分法:视觉模拟评分法(visual analogue scale/score,VAS)在临床研究中经常使用。VAS 主要用于研究对象主观感受、认知等方面信息的收集,如疼痛、情绪、满意程度等。VAS 测量的具体做法是,在 CRF 上画一条 10cm 的横线,左侧起点为 0,右侧终点为 10,研究对象根据提问和自己的感受或认知,在横线上画一个记号,表示自己在 0 和 10 之间程度的选择。判读结果是测量起点到记号的距离,用 cm 记录,精确到 0.1cm。

(5)量表:许多临床研究使用量表进行测量,选用量表时要注意以下问题。首先要选用学术界公认的量表,最好是本领域已经广泛应用的量表;其次是要选用经过规范研制或规范引进的中文版量表,量表的研制或引进有文献基础;第三是选用的中文版量表应该经过测试,信度和效度较高,符合临床研究需要。

2. 标题   CRF 标题设计原则上应该与研究目标和收集临床资料的范围一致。例如:"阿卡波糖片治疗 2 型糖尿病的随机对照研究——病例报告表",可以明确该研究的对象是 2 型糖尿病患者,研究的疾病是 2 型糖尿病,研究的干预措施是拜糖平,研究的方法是随机对照研究,表

格的类型是病例报告表。这是从学术研究的角度严谨地设计和规范 CRF 的标题。

在实际工作中,某些临床研究的 CRF 标题不宜写得过于明确,主要是考虑研究工作有一定的敏感性,为避免引起研究对象反感,采用模糊化的处理方式。例如,在计划生育门诊调查未婚怀孕女性的性生活危险因素,CRF 标题可以设计为"女青年生殖健康状况调查问卷"。

3. 导语 有些 CRF 需要研究对象自行填写,在 CRF 正式填写内容前需要写一段话,说明临床研究的来源、意义,告知研究对象需要配合做哪些工作、如何做,并承诺个人隐私保密等。以上述"女青年生殖健康状况调查问卷"为例,其导语是:

女士:您好!

为了改善我们医疗服务机构的服务质量,我们需要了解年轻女性的生殖健康状况,以保护您和其他女性朋友的健康和未来,避免由于不安全性行为带来的不良健康影响,希望您能配合我们的工作,逐项填写问卷内容,您的答案将给我们以极大的帮助。您的名字将不会记录在此问卷中,对您的回答也将会保密,谢谢您的合作。

×× 大学妇儿保健中心

在这个案例中,由于调查的问题非常敏感,故采用匿名的方式填表,不需要知道研究对象的名字,在导语中说明这一点,打消研究对象的顾虑,这样就比较容易获得研究对象的配合。

撰写导语要从研究对象角度考虑,给予亲切、可接受的感觉,并充分考虑研究对象的利益,包括知情权、选择权、隐私权等。

4. 填表说明 规范的 CRF 在正式填写内容前通常有一个填表说明,告知填写者如何填写 CRF,在填写过程中要注意哪些事情,如改正填写错误的规范处理方法等。

5. 编号 CRF 的编号简称"ID",是临床研究中识别研究对象的唯一标识。鉴于保护研究对象个人隐私的需要,以及姓名等个人识别标识可能存在重复等原因,临床研究需要依据具体情况设计识别个体的编号系统,以便在研究过程中管理临床资料,避免出现临床资料"张冠李戴"的情况发生。CRF 中 ID 的位置通常出现在首页和正式页的左上角或右上角,用数字为宜,要明确几位数字。

6. 签字及签字时间 在 CRF 的多处设计了签字及签字时间,针对不同的工作要求完成人签字。签字及签字时间通常放在 CRF 的最后一页,目的是明确每一部分工作的责、权、利,便于以后还原临床研究的操作过程,出现问题时便于查找原因。

7. 版本号 CRF 在设计过程中会产生不同的版本,需要用版本号进行管理。在研究实施方案设计、申请伦理委员会审查和项目实施过程中,CRF 版本号是非常重要的管理内容,可以避免研究中错误使用旧版本,保证临床研究正常进行。版本号通常在 CRF 的页眉或页脚注明,有时还注明版本的定稿时间。

8. 负责人 审核声明 CRF 最后一页通常是负责人审核声明,需要项目负责人(或分中心负责人)签字,目的是要求项目负责人(或分中心负责人)承担审核数据的责任,在 CRF 完成后认真审核,并签字确认。一旦 CRF 出现问题,签字人要承担责任。

三、格　式

CRF 的格式设计是否合理与 CRF 能否顺利完成收集临床资料的任务密切相关。

(一)版面

CRF 版面设计首先是选用多大的纸张,多数 CRF 选用 A4 纸。确定纸张后还要明确页边距大小,要考虑 CRF 的使用和装订,把版面固定下来。

(二)正文格式

设计 CRF 时最好先把格式确定下来,包括正文选用几号字,中英文的文体,行间距,字间距等,避免后期因正文格式变动导致的重复性工作。

Notes

(三)首页

为了满足伦理管理中保护研究对象个人隐私的要求,CRF设计中可以考虑专门设计首页,包含研究对象的各种个人信息,如姓名、性别、出生日期、身份证号、电话等。首页通常在填写CRF完成后马上撕下来,另行保管,以达到保护隐私的目的。

(四)页眉和页脚

CRF的名称,版本号,定稿时间,设计单位,页码,甚至ID都可以放在页眉或页脚部分。这部分特点是,CRF每一页都有页眉和页脚,除了页码每一页显示相同内容,便于使用和管理。

四、设 计 流 程

CRF设计要经过"简单——复杂——简单"的过程。在这一过程中研究者不断加深对临床研究项目重点、难点、关键环节的认识,全面考虑研究的任务和需要,避免遗漏重要的观察指标和观察时点,完善优化指标体系。在这一过程中还要考虑操作的可行性,使CRF能够在临床研究平台上发挥作用。

(一)设计草稿

编写CRF草稿可以从以下几方面着手。

1. **选择合适的工作软件**　CRF设计通常选用Word作为编写软件。Word有很强的功能,许多选项可以给CRF版面设计提供便利。

2. **设定CRF版面和格式**　依据格式设计的要求,在Word软件上确定CRF的版面和格式,形成固定的模板。

3. **填入观察指标**　依据事先拟定的变量清单,按照CRF的格式填入观察指标。要注意格式统一,变量编码规则统一。观察指标的先后顺序应按某一特定的原则设计,如临床工作习惯,收集临床资料的流程等,使收集临床资料的过程有效便捷。

(二)阅读草稿,收集修改意见

CRF草稿完成后,可以从专业和形式上对草稿进行核对修改。

1. **专业审查**　可以从临床研究目标任务入手,评价CRF的指标体系是否完善,是否遗漏了观察指标或观察时点,能否支撑研究项目实现预期目标。可以从可行性角度入手,评价每个指标的信息收集和填写是否可行,能否真实、准确地反映研究对象的真实情况。

2. **形式审查**　研究者在编写完成CRF后,可以从不同角度对CRF的形式进行审查。如从格式统一的角度看一遍全文,可以发现前、后格式不一致的地方;从错别字和标点符号的角度核对全文,寻找并纠正错误。

3. **角色转换**　研究者自己编写CRF,自己对CRF进行审查,往往查不出问题,原因是研究者有思维定式。解决这一问题的方法是研究者作角色转换,即研究者假定自己是病人,回答问题时会怎样想,怎样说,有哪些可能的选择,有哪些情况超出了选项范围而无法回答或填写。

4. **找各种人评审**　CRF是解决研究者思维定式的另一种方法,是在CRF草稿的修改过程中找不同的人参与评审,发现问题,提供改进建议。参与评审的人可以是同行、大同行、小外行、非医学专业人员、患者等。

(三)形成初稿

研究者在综合整理修改意见后,着手对CRF进行修改,最终形成CRF初稿。CRF初稿形成后,要给版本号,锁定CRF(该版本不能再作任何改动),作为设计CRF的一个阶段性工作成果。

(四)预试验

CRF草稿是"纸上谈兵"的产物,能否按研究者设计要求填写,能否达到预期效果,需要实践验证。对于经验不多的研究者,对于在新领域开展的临床研究,往往要通过预试验评估CRF设计是否合理,还需要作哪些改进,使最终定稿的CRF既符合研究工作的科学性要求,又有较好的可行性。

　　预试验的做法很简单,找几位患者,按实施方案设计的要求收集临床资料,将资料填写到 CRF 中。在这一过程中,许多事先没有考虑到的问题会凸显出来,研究者要详细记录这些问题。可以从个案分析入手,探讨出现问题的原因,分析在个案背后是否有共性问题,举一反三,审视 CRF 草稿需要作哪些修改。结构性修改与技术细节修改都很重要,开始时可以更多地考虑结构性修改问题,在整体上把握并完善 CRF 的修改,然后深入到每个技术细节进行修改,使 CRF 趋于完善。

　　预试验可以做一轮,也可以做多轮,目标是形成一个研究者比较满意,能够在现有临床条件下实施,满足临床研究需要的 CRF。

(五) 定稿

　　预试验完成后修改完善 CRF,形成最终稿。可以通过适当的形式(如组织课题组研讨会),确认 CRF 最终稿合理、可行,给予版本号,锁定 CRF 最终稿。

第四节　数　据　库

　　临床研究的特点是样本量大,临床资料多。大量临床资料需要事先按一定的规则存储起来,才有可能在后期统计分析时被有效地利用,由此产生了建立数据库的工作任务。

一、定位与功能

　　从本章第一节图 15-1 中可见,数据库位于 CRF 和统计软件之间,是一个存储数据的仓库。数据库与外界交流界面的设计要满足两方面要求,一方面要保证 CRF 中的数据可以顺利地进入数据库,另一方面要保证数据顺利地转移到各种类型的统计分析软件中,供统计分析使用。在数据库内部,还要设计质量控制、数据管理等工作流程,以保证数据库的质量。

二、软　　件

　　软件是建立数据库的基础,选择合适的软件可以为数据库的设计使用提供各种便利。选择软件时,通常要考虑以下问题:①可以提供设计数据库录入界面功能;②在数据录入过程中完成部分质量控制任务,如数据的逻辑核查和纠错;③提供二次录入数据的核对功能,便于对录入的数据进行核查;④合并数据的功能;⑤转换数据库格式(如 SAS、SPSS、STATA 等),以便研究者使用各种统计分析软件分析数据。

　　目前临床研究多使用 EpiData 软件建立数据库。该软件是一个免费自由软件,是为流行病学研究设计的一个专用数据库软件,可以提供以上对数据库提出的所有功能要求,能够满足绝大多数临床研究的需要。对于某些有特殊要求的临床研究,数据库软件还可以考虑使用 Access 等,甚至商业专业软件。

三、录入界面设计

　　以 EpiData 软件为例,数据库录入界面可以由研究者自行设计,包括指标的变量名、中文名称、度量衡单位、编码规则等信息的显示,并依据 CRF 和变量清单设置录入变量的数据形式和录入界面。数据库录入界面的设计最好与 CRF 一致,以提高录入工作效率,降低错误发生概率。

四、数据录入和质量控制

　　数据录入工作由录入员承担,将 CRF 中的数据通过计算机键盘录入数据库。数据录入应使用事先设计好的固定的录入界面,不能改动,否则会造成数据库结构变化,给后期工作带来一系列麻烦。

数据录入由人工完成,录入过程不可避免有差错,发现并纠正差错,将差错的概率控制在低水平,不影响研究结论,是数据录入过程中质量控制的要求。已有多种方法可以发现并减少差错。可以用逻辑限制、逻辑核查的方法发现不符合逻辑的数据,如性别的编码通常是男 =1,女 =2,如果数据库中出现了 3,显然是差错,可以采取合适的技术措施发现并纠正这类差错。数据二次录入核对是最常用的方法,其原理是每个人在录入数据的过程中都会发生差错,但不同的人差错是不同的,同样一个数据在两个人分别录入时发生相同差错的概率极低。人们利用这一规律设计了数据二次录入核查的质量控制方法,即安排 2 名录入员分别录入相同的 CRF,然后用软件核对两个数据库中的数据是否一致,将不一致的数据全部挑选出来。这些不一致的数据中肯定有差错,通过核对可以发现问题所在,并及时纠正。

五、数据库管理

数据量大是数据库的基本特征,在质量控制过程中如果数据库在不断变化,必然要不断核查数据库中的数据,即使过去核查过,也不能保证现在这些数据是正确的。因此,在建立数据库的过程中往往采用分块处理的方法,将数据库切成一定的大小,分别录入核查,完成一个锁定一个,最后再将这些小数据库合并成一个总的数据库。将数据库切开,组织录入核查,再将数据库合并,是数据库管理的重要工作,需要事先作好方案设计,专人负责。

数据库管理的另一项任务是数据库导出,将最终锁定的数据库转换成某个统计软件格式的数据库,以便在统计软件中对数据库中的数据进行分析。数据管理员应熟悉数据库选用的软件,正确进行数据库的导出操作,保证导出的数据与原数据库中的数据一致。

EpiData 软件及其使用说明书可以在网上找到,下载安装后可直接使用。

六、进   展

随着计算机网络的普及应用和网络数据库技术的进步,以及临床信息化改造进程逐步深入,临床研究数据库的构建形式和相应的软件正在发生变化,大致有两条技术路线。第一条技术路线是与临床信息化改造结合,将临床信息库转变为临床研究数据库。其优点是直接利用临床信息库中的资料进行研究,只要解决从临床信息库中提取相关资料,形成临床研究数据库即可。第二条技术路线是使用临床研究网络数据库。通过各个参研中心上传病例资料形成临床研究网络数据库。临床研究网络数据库软件不仅包括了临床资料的上传、存储、整理等功能,还增加了许多研究实施过程中所需的管理功能,如及时通知研究者随访患者等。国内外已有一批临床研究网络数据库,如 Oracle-clinical InForm、REDCap、MediData Rave、Open-clinical 等,但这些软件多需要软件工程师提供技术支持,需要定制软件,周期长、花费大,目前仅在大型临床研究中使用。

第五节   质 量 控 制

质量是临床研究的生命,只有高质量的临床研究才能给临床工作和临床研究提供正确的信息,指导、改进工作。质量控制是临床研究中重要的工作内容之一,在实施方案设计阶段和项目实施阶段需要做大量工作。

一、基 本 要 求

临床研究是有计划的科研活动,实施前应设计完整的实施方案,包括质量控制。质量控制的基本要求是研究人员按实施方案执行,在这一要求背后有几方面的考虑。首先,实施方案设计时已充分考虑到各种可能影响质量的因素和环节,制定了相应的措施,执行实施方案可以保证这些措施落实,达到质量控制的目的。其次,参加临床研究的人员素质参差不齐,要求所有参研人员对实施方案的每一个细节设计的原理、方法、技巧等都能掌握是不现实的,做不到,也没有必要。要求研究人员按实施方案执行是成本最低,速度最快,直接产生质量控制效果的方法。第三,按实施方案执行的要求非常简单,很容易理解,可操作性强,有利于方案执行。

二、人员培训

临床资料的同质性是保证临床研究质量的基础。临床资料收集过程有研究人员参与,操作是否规范直接影响临床资料的同质性。在项目实施前,通常需要对研究人员进行培训,做到不同研究人员之间的操作相似,有同质性,获得的临床资料有内在可比性。人员培训一方面在技术层面解决操作的同质性问题,解决操作技巧的掌握问题;另一方面在思想层面解决认识问题,强调按实施方案执行,灌输"按实施方案执行是最高水平临床研究"的思想。

人员培训效果可以用一致性进行评价,通常可以两名研究人员之间的一致性评价,用 Kappa 值评价一致性水平,要求在 0.7 以上。多名研究人员之间的一致性评价可以用组内相关系数(intra-class correlation coefficient,ICC)值,要求在 0.7 以上。

三、文件化管理

用文件规范和记录临床研究实施过程是质量控制的有效措施,称为文件化管理。质量控制过程中文件化管理的实施是设计和使用两类文件,即 SOP 和过程记录文件,实现质量控制的目标。

1. SOP 的任务是规范研究者行为,临床研究实施过程使用的各种 SOP 都是保证质量的措施,是质量控制的重要内容。除此之外,临床研究中某些关键环节还需要设计专门解决质量控制问题的 SOP,如数据核查流程。质量控制专用 SOP 在临床研究中应该是体系性的,即从临床资料收集到统计分析完成全过程中所有的 SOP,应形成质量控制的 SOP 链,实现全程质量控制。

2. 过程记录文件的功能是记录研究者的工作过程。各种过程记录文件在临床研究中为数据回溯提供了载体,是保证研究数据真实、可靠的基础。在质量控制工作中,需要设计使用与质量控制专用 SOP 对应的过程记录文件,形成质量控制过程记录文件链,支持全程质量控制。

文件化管理是实施质量控制的技术手段。

四、内部质量控制

质量控制工作可以在研究项目组内组织实施,针对每个环节可能出现的质量问题,设计研究者自查,研究者之间互查,专职或兼职研究者核查等制度,配合相应的文件,实现项目组内部质量控制。项目组成员一直在从事具体的临床研究工作,核查制度多设计成固定的常规核查,以保证每个环节、每个数据都是准确、可靠的。

五、外部质量控制

对于多中心临床研究、由药厂或医疗器械公司发起的临床研究,通常需要在内部质量控制的基础上另外设计一个外部质量控制体系,由外部独立的机构和个人对临床研究项目的质量进行核查,从事外部质量控制的专业人员称为监查员。外部质量控制体系和文件的设计通常由项目组与外部质量控制监查机构协商,由其中一方为主设计,共同确认,按方案执行。外部质量控制体系运行的成本较高,可以依据临床研究的需要和可能性,选择部分核查病例或全部病例进行全部核查、部分资料核查或全部资料核查。临床研究结束时,外部质量控制监查机构要出具临床研究监查报告,说明核查工作情况和结果。

第六节 组 织 实 施

　　规范的前瞻性临床研究需要许多研究人员共同参与,研究工作的组织实施比较复杂,主研者要花费许多时间精力做组织工作。按规律组织实施临床研究可以达到事半功倍的效果。

一、充分利用临床工作平台上的各种资源

　　临床研究的病例和临床资料收集工作在临床常规工作平台上进行,保证研究工作顺利进行最好的做法是使研究工作与临床工作尽可能一致,这样可以减少研究工作对临床常规工作的干扰,保证医疗质量和医疗安全,同时研究项目运行的成本可以降至最低,参加临床研究的工作人员也会感到比较习惯,比较容易操作。因此,临床研究实施方案设计得好不好,项目组织实施得好不好,关键是看是否将临床研究工作顺利地嵌入临床常规工作平台,是否充分利用了临床常规平台提供的各种软、硬件资源,是否考虑到工作人员操作的可行性和患者参加临床研究的方便性。

二、可行性与科学性

　　临床研究设计的要求是科学、可行,项目实施的要求是可行、科学,两者的要求相似,顺序颠倒,原因是项目实施更关心能否落实实施方案,能否按计划完成收集病例和收集临床资料的任务,解决可行性问题是重中之重。在实施方案设计时已经反复考虑了项目实施的可行性问题,但毕竟是纸上谈兵,离现实有一段距离。在项目实施过程中,经常出现研究者事先没有想到的问题需要解决,可行性就成为项目执行过程中需要重点解决的问题。要解决问题必然要突破原来的研究实施方案,如果原方案中没有的,可以用"打补丁"的办法解决;如果原方案不合理,则需要调整,调整的目的在于改进可行性,调整应尽量减少对科学性的影响。处理这类问题通常要考虑多种解决方案,同时比较可行性和科学性,找出一个既可行,又能基本满足临床研究的科学性要求的方案。研究者要在可行性和科学性之间寻找平衡点。

三、代表性、完整性和同质性

　　项目组织实施中与科学性相关的主要问题是研究对象和临床资料的代表性、完整性和同质性。

　　研究对象的代表性是临床研究科学性的基础,入选标准和排除标准设计是否合理,执行是否到位,决定了研究对象的代表性是否好。不同类型临床研究对研究对象完整性的要求不同,队列研究、横断面研究对研究对象的完整性要求很高,要求尽可能纳入所有符合条件的研究对象,失访率要低于 20%,争取控制在 5% 以内。提高研究对象依从性,降低失访率是这些研究项目实施中的重点和难点。病例 - 对照研究,随机对照研究在这方面的要求相对低一些,只要找到合适的研究对象即可。所有临床研究对研究对象的同质性要求都是很高的,主要依靠入选标准和排除标准限制研究对象入选的范围,以提高同质性。同时必须按要求入选研究对象,避免在项目执行过程中的失误导致研究对象同质性下降。

　　保证临床资料代表性和同质性方法主要是明确指标的名称、定义 / 标准、测量仪器 / 试剂 / 方法、质量控制措施等,在项目实施过程中按要求执行。临床资料不完整(数据缺失)是收集资料过程中的常见现象,影响临床资料的完整性,对临床研究的质量影响很大,要尽量减少,争取做到数据完整。

四、分 工 协 作

　　临床研究是一项由许多人员共同参与的科学研究活动,参加人员包括项目负责人(PI)或分

Notes

中心项目负责人(coPI)、医生、研究生、护士、技术员、监查员等,人员之间的分工协作非常重要。分工协作的基础是明确每项工作的范围和内容,使每位参加研究工作的人员知道自己要做什么,做到什么程度,与哪些人交接等。

PI 或 coPI 的主要任务是组织项目实施,具体的工作应该尽量减少,以便有精力把握全局,关注研究项目的进展情况和工作质量,处理临时性问题等。具体工作交给相应工作人员承担,通过分工协作形成一个保证质量和效率的临床研究项目实施体系。

五、依　从　性

临床研究实施的质量与研究对象的依从性和研究者的依从性密切相关。研究对象能否按要求按时服药、按时复诊,研究者能否按实施计划做好每一项工作,决定了研究项目能否按计划获得真实、可靠、完整的资料,能否实现预期目标。改善研究对象依从性的主要方法是提供服务和便利,优化研究的流程。研究者有能力为研究对象提供各种医疗服务,尤其是咨询服务,是改善研究对象依从性最有效的手段。这一部分是研究对象迫切需要,同时又不容易获得的服务,可以引导研究对象按计划参与临床研究,按要求服药复诊。为研究对象提供服务需要研究者投入时间和精力,需要有牺牲精神,是对研究者的考验。研究者做好各项工作是依从实施方案的表现,但在研究过程中真正做好很不容易,一般都需要加强培训和管理实现。

六、阶段性考核指标

临床研究的组织实施要设定预期目标,可以将 CRF 和数据库作为预期目标,考察临床研究组织实施的质量和进度。

CRF 完成的质量和数量可以反映临床研究平台建立和运行的情况,可以反映研究者和研究团队的工作情况,可以反映研究对象的依从性和研究者的依从性。CRF 完成的质量和数量可以横向比较,研究者之间、研究中心之间都可以比较,以此激励每一位研究者的工作积极性,激励每个中心的研究者团结协作,可以促进临床研究工作。

数据库质量和数量反映研究收集资料阶段的工作到了什么阶段,还有多少工作要做。主研者和管理者可以用数据库的质量和数量评价临床研究的实施情况,掌握研究的进度。

(赵一鸣)

思考题

1. 临床研究资料如何转换为数字？转换过程中要注意哪些问题？在什么地方转换？
2. 文件化管理包括哪些内容,有几类文件？
3. CRF 设计的原则、方法、工具和流程。
4. SOP 设计的原则。
5. 什么是临床研究质量？

Notes

第十六章　临床流行病学数据的分析与结果解释

导读

　　本章以前瞻性研究数据的分析为主线,介绍临床流行病学资料分析的基本目的、原理、原则、方法及结果解释。临床流行病学数据包括来自特定临床流行病学研究的数据和临床常规收集的数据。数据分析需以研究目的为中心,根据研究的设计特征,确定变量的用途,分析的主要目的是估计结果指标(如效应)的大小及其可信区间,其他目的包括控制混杂以及识别和测量交互作用和剂量-反应关系,主要分析方法有分层分析和多元回归分析。临床流行病学研究数据分析的原理和方法同样可用于临床常规收集的数据的分析。由于常规临床数据的收集往往不是针对某一具体科学研究进行的,因此无预先设定的研究目的、设计框架和偏倚控制措施。利用常规数据进行研究时,首先需要分析数据的特征,据此构建有意义的研究问题,进而估计结果指标的大小,其难点在于对偏倚和结果真实性的判断。除非发现极其明显可靠的结果,否则常规数据多只用于产生研究假说以及了解和改进临床服务。对研究结果的解释主要涉及结果的大小和意义、研究的方法学质量(即内部真实性),以及结果的外推性(即外部真实性)。

Chapter 16　Analysis and Interpretation of Clinical Epidemiological Data

Summary

　　This chapter uses the analysis of data from cohort studies as an illustration to introduce the objectives, theories, principles and basic methods in analysis of clinical epidemiological data, and issues related to interpretation of results. Clinical epidemiological data here is referred to both data from a particular epidemiologic study such as a randomized controlled trial and those routinely collected in clinical settings for non-research purposes. The primary objective of data analysis is often to estimate the effect of a risk factor or treatment and its confidence interval; secondary objectives may include controlling confounding, assessing dose-response relationship, and identifying interaction. The analysis is primarily determined by the research objective, features of the study design, and the nature of the dependent variable. Commonly used analytical methods include stratified analysis and multiple regression analysis. The theories and methods for analysis of routinely collected data are similar to those for analysis of data from a particular epidemiological study. As data routinely collected in clinical settings are normally for non-research purposes, there are generally no predefined research objectives, no clear design framework, and no specific bias control methods. Using routinely collected data for research must start from analyzing the characteristics of the data so as to identify a meaningful research question that can be addressed with the data. It is probably the most difficult part in using routinely collected data to assess potential biases and the validity of the results found. Thus, routinely collected data for research are generally used to generate hypotheses for future research unless a very strong association is found, in addition to understand and improve clinical services. Interpretation of results of a study is to assess the significance and size of the results, methodological quality (namely internal validity) and generalizability (namely external validity).

第一节　概　述

一、临床流行病学数据及其分析总则

不同于基础医学研究和临床基础研究,临床流行病学研究是在人群进行的、以人为基本研究单位的、定量地探索疾病、健康和临床实践一般规律的、其结果可以直接用于临床实践的应用型研究。临床流行病学研究需根据具体的研究问题,选择设计,控制偏倚,收集资料,进而对资料进行分析,定量地对研究问题做出回答。因此,数据分析是临床流行病学研究重要的、不可缺少的部分。

狭义的临床流行病学数据(clinical epidemiological data)指任何来自有组织的特定的临床流行病学研究收集的资料,广义的临床流行病学数据还应包括为了其他目的和用途而收集的、以人类为研究对象的、以人为最小观察单位的、可以用来定量地探索疾病、健康和临床服务一般性问题的资料。这些资料就是关于一个人群里每个成员特征的、用数字和符号表达的信息的集合。前者如一项临床试验的数据,就是关于试验组和对照组的每个病人的年龄、性别、病情、并发症、既往治疗史等基线信息,以及终点结局的信息的集合。后者如医院某科室常规记录的有关每个病人的所有的信息的集合。本章节有时会把两类数据均简称为流行病学数据或数据。

临床流行病学数据分析是针对明确研究问题的、具有明确目的的、采取特定方法的、对临床流行病学数据的定量的整理、分析和总结,以下简称数据分析。临床问题大致包括病因、诊断、治疗效果、不良反应、预后等。数据分析的目的就是利用研究和数据的特征,科学地、定量地回答这些实践问题。

数据分析不是简单的统计学游戏,不在于统计学方法的复杂性和新颖性,其目的在于正确地回答有意义的临床问题。普林斯顿大学统计学系创始人、首任系主任 John W. Tukey 教授的统计学分析原则也应是流行病学数据分析应遵循的最高原则:"数据分析最重要的原则,也是很多分析者想逃避的原则,就是:一个对正确问题的近似的答案远远好于一个对错误问题的精确的答案。"

因此,数据分析必须有明确的要回答的问题,必须有明确的分析目的。临床流行病学分析的常见目的见框 16-1。提出的问题越重要,分析的结果就越重要,若是无关紧要的问题,再好的分析也没有多大价值;提出的问题越明确,分析的思路和方法就越明确,如果问题不明确,再好的分析都是无的放矢,不可能很好地做出回答。

框 16-1　临床流行病学数据分析的前提和目的

前提　必须具有明确的研究问题

目的 1　估计有关的统计指标,如相对危险度和灵敏度

目的 2　估计该统计指标的可信区间

目的 3　控制可能的混杂因素

> 目的 4　分析剂量反应关系
> 目的 5　分析可能的效应修饰因子
> 目的 6　分析可能存在的偏倚

　　明确研究的问题是数据分析的前提。问题明确后,要提出具体的、明确的分析目的。临床流行病学数据分析最重要的目的是:根据问题和数据特征,选择最合适的统计指标,对有关指标进行估计。这里,统计学应用的重点不是显著性检验,而是对有关统计学指标及其可信区间的估计。比如,在临床试验里,分析的目的可能是估计治疗可以降低死亡的百分数及其可信区间。这个治疗引起的在有益结局上的变化,就是上面所说的统计学指标,此处又称为效应指标。

　　另外,对该指标的估计必须同时控制可能存在的混杂因素。只有在随机对照试验里,研究者可以通过随机分组完美地彻底地控制混杂偏倚,在观察性研究(如队列研究和病例对照研究)里,最有效、可行地控制混杂因素的方法是多因素回归分析,控制混杂的前提是预先知道可能的混杂因素,而且研究开始时收集了有关混杂因素的基线数据。其他的分析目的可能包括识别和测量效应修饰作用,确定和描述剂量 - 反应关系,分析和控制其他可能存在的偏倚。

　　本章的目的在于介绍临床流行病学数据分析和结果解释的基本内容。为了便于理解,有关讨论和分析将从典型的流行病学研究的数据开始,然后延伸到常规数据的分析。

二、临床流行病学数据中的变量和分类

　　进行临床流行病学数据分析,必须了解数据中变量的分类、用途和特征。典型的流行病学研究数据中的变量主要可分为以下五种:暴露、结局、混杂因素、效应修饰因素和其他变量。识别这些变量在流行病学研究中的分类和用途,是分析数据的基础。很多错误的和漫无目的的分析多是对有关变量定位的混淆和错误。比如,在研究吸烟和肺癌关系的队列研究中,吸烟是暴露因素,肺癌是结局指标,年龄、性别和肺癌的其他危险因素是潜在的混杂因素,同时也是潜在的效应修饰因素。其他变量可能包括病人的联系信息、数据收集的可重复性信息、抽样率信息等,它们在一般数据分析中的用途不大。

　　很多临床流行病学研究的目的是探索因果关系(cause and effect association)。病因与其引起的疾病属于因果关系,治疗与其产生的结局属于因果关系,药物与其引起的不良反应也属于因果关系。在因果关系里,因是一个因素,果也是一个因素,两个因素是一对相互依赖而存在的变量。例如,暴露是因,疾病是果;治疗是因,效果是果。上述五种变量里,暴露是关于"因"的变量,结局是关于"果"的变量。在临床流行病学数据中,前者又常叫做自变量(independent variable),后者叫做因变量(dependent variable)。

　　在任何围绕一个具体研究目的的分析中,自变量可以是多个,但因变量总是只有一个,分析总是围绕因变量展开的,因此因变量的特征决定了分析的策略和方法。因变量又常称作结局。由于医学实践问题的特殊性,以及统计分析方法的限制,结局变量多以分类变量表达,尤以二分变量(binary variable)为多,如死亡或生存、发病或未发病、病情好转或恶化等。如果原始数据是连续变量(continuous variable),经常需转换成等级变量(ordinal variable)或二分变量后再进行分析,如血压是一个连续变量,但作为研究结局指标时经常会用二分变量的高血压来表达。这样做的原因有三个。一是因为临床的思维和实践习惯造成的,如诊断时把人分为有病和无病,治疗时分为好转和恶化,预后分为死亡和生存,因此二分变量便于医生和病人理解和应用。二是为了分析的需要或方便,如分层分析时,必须使用分类变量或等级变量。三是由于可用的统计分析模型的限制,比如使用最多的 logistic 回归主要是用于二分变量的分析模型。而且,很多流

Notes

行病学的概念和理论都是建立在二分变量的分析之上的。因此,本章将注重讨论结局为二分变量的分析策略和方法。

无论是在同一个研究或是不同研究里,一个因变量和一个自变量的关系应该是固定的、不能调换方向的,即自变量不能作为因变量来分析,反之亦然。但是,由于因果链上中间因素的存在,一个变量在一个研究里可能是果,在另一个研究里则可能是因。比如,在一项研究里高血压可能是食盐过多的结果,而在另一个研究里高血压可能是心脑血管事件的原因,分析时应对血压采取不同的分类和分析。

另外,在多元回归分析里,因变量须放在回归方程等号的左侧,自变量放在回归方程等号的右侧。混杂因素和效应修饰因素从本质上必须也是病因,因此也属于自变量,应放在方程的右侧。

三、特定临床流行病学研究数据分析的内容

临床流行病学研究数据特指为探索一个临床问题而特别进行的研究所产生的数据。如美国弗明汉心脏研究就是一个专门为研究心血管病病因而进行的前瞻性研究。常见的临床流行病学研究包括现况研究、病例对照研究、前瞻性研究、非随机对照试验,随机对照试验。

总体来讲,前瞻性研究数据分析涉及的内容最多,方法也最复杂,最具有流行病学研究数据分析的代表性,其内容一般包括:①描述研究对象的数量变动;②变量分类和数据整理;③描述和比较组间基线特征;④估计结局事件的发生频率;⑤估计效应的大小;⑥估计效应的可信区间;⑦识别和控制混杂;⑧识别和测量效应修饰作用;⑨识别和测量剂量-反应关系;⑩其他分析。

虽然不同研究的设计原理不同,研究的临床问题不同,分析的目的、内容和方法也有不同,但是其他研究的数据分析基本上可以看成是前瞻性研究数据分析的一个或几个组成部分。

例如,病例对照研究主要用于探索疾病的危险因素和研究治疗的不良反应。其分析内容基本与前瞻性研究相同。主要区别有两点:一是不能估计结局事件发生的频率;二是不能估计由发生率衍生出来的测量效应大小的指标,如相对危险度和率差,只能估计优势比。

在随机对照试验里,由于随机分组,比较组间可获得在所有可能的混杂因素上的基线可比性,因此绝大多数随机对照试验无需在数据分析阶段对混杂因素进行调整。

相比,非随机分组对照试验与前瞻性研究在设计原理上无本质区别,主要是研究的暴露因素不同,前者主要用于评估干预的效果,后者主要用于研究疾病的危险因素。因此,前者属于干预性研究,后者属于观察性研究。非随机形成的比较组在潜在混杂因素方面的可比性没有保障,因此非随机对照试验对混杂控制的需要同前瞻性研究。

现况研究主要是对研究对象某个时间点或某个很短的时间段内的一些特征和事件的了解,其分析与前瞻性研究差别较大。比如,2002年中国居民营养与健康状况调查就是典型的现况调查。现况调查的常见目的有二:一是对疾病、健康和服务的现状进行估计,说明某种疾病在人群中的重要性以及对医疗服务的需求;二是利用现况资料初步探索疾病的危险因素、治疗的效果和治疗的不良作用。

现况研究围绕第一个目的的分析主要是估计调查人群中某些事件(如疾病)的比例或某些特征(如血压)的平均状况,一般包括前瞻性研究第1~3项的分析内容。围绕第二个目的的分析需要进行组间比较,其目的在于发现可能影响事件发生的因素,因此需要控制混杂,也可能涉及剂量-反应和交互作用的分析。因此,其分析接近前瞻性研究。但由于现况研究不能提供从可疑因素到结局事件在时间上的先后关系,第二类分析只能是初步的探索性的,为未来研究提供必要的假说。

另外,有关诊断准确性的研究,设计上多属于现况或病例对照研究,但分析目的和方法与上

述各类研究不同,具体细节请参考本书第八章"诊断试验的评价"和第九章"筛检的评价"。有关临床经济学评价的研究可能采用上述任何一种研究设计,其主要特点是暴露、结局和其他因素包括一些经济学指标(或变量)。同理,有关分子流行病学的研究,其特点主要是暴露、结局和其他因素包括一些分子生物学指标的测量。除此以外,这两类研究的分析原则和内容与上述研究没有明显区别,本章不作详细的介绍。

四、常规临床流行病学数据分析的内容

上述流行病学研究数据的分析原理、原则和方法,也适用于其他临床流行病学数据的分析。其他临床流行病学数据分析的特殊性不在于其目的、原理、内容和方法,而在于其他方面。例如,研究问题的不明确,缺乏明确的研究设计框架,总体人群不明确,失访不明确,每个研究对象观察时间不一致,变量的测量不准确或不一致,缺乏混杂因素的数据等。

面对具体数据时,如何识别这些问题,并对它们可能引起的偏倚进行分析和估计,将是本章第三节"常规临床流行病学数据的分析"讨论的主要内容。

第二节　临床流行病学研究数据的分析

一、描述研究对象随研究进程的数量变动

任何流行病学研究必须确定其目标人群,也就是希望未来研究结果可推广的人群。然后根据目标人群选择适合进行研究的抽样人群,并从抽样人群中抽取全部或一定数量的人数,继而从中筛选符合纳入条件的研究对象。由于种种原因,纳入研究的研究对象可能会在研究开始后退出或失访,从纳入研究的人数中扣除退出和失访人数,就是最后完成随访的总人数。一般来讲,随着研究进展的深入,实际参与研究的人数会不断减少。但是,每一步的选择或丢失都可能影响最终研究结果的代表性和真实性,与其相关的偏倚叫选择偏倚。

因此,研究分析的第一步就是对病人的数量变动进行描述。对每一步选样、抽样和筛选,都应交代其原则和方法;对每一种丢失,都应记录其数量和原因。研究对象随时间的数量变动及其原因是判断选择偏倚是否存在及其大小的主要依据。图 16-1 展示了前瞻性研究的研究对象变动流程图和对资料总结的要求。

二、对变量进行分类和整理

在进行数据分析以前,研究者必须根据研究的目的和设计,按照变量在分析中的用途,将研究收集的所有变量进行归类,即分成暴露因素、结局指标、混杂因素、效应修饰因素和其他变量。需要注意的是,这个分类不是绝对的,而是由分析关注的具体因果关系所决定的,因为有关分析都是围绕这个关系来进行。一个前瞻性研究可能包含了很多可疑的病因,也包含了很多结局指标,一个变量的归类也会随着分析关注的因果关系的变化而变化。

为了分析、报告和应用资料的方便,分析前还需将很多变量转换成分析和报告需要的变量类型。例如,在内容有限的基线资料表里,常需要将连续变量转换成等级变量;分层分析时需将自变量转换成 2~5 组的等级或分类变量;logistic 分析时一般需将因变量转换成二分变量;控制混杂时一般会把一个连续变量的混杂因素转换成 3~5 级的等级变量;多元回归分析时,因变量可采用等级变量以避免连续变量偏态分布所造成的误差。

整理变量是一个需要谨慎对待的任务,因为把连续变量分级的方法很多,分析者完全可以通过改变分级方法来获得预期的人为的结果,而不是真实的结果。为避免人为的误差,分级可采用以下几个常用的方法:一是按照多数既往同类研究的分级方法;二是按照一般的通用的分

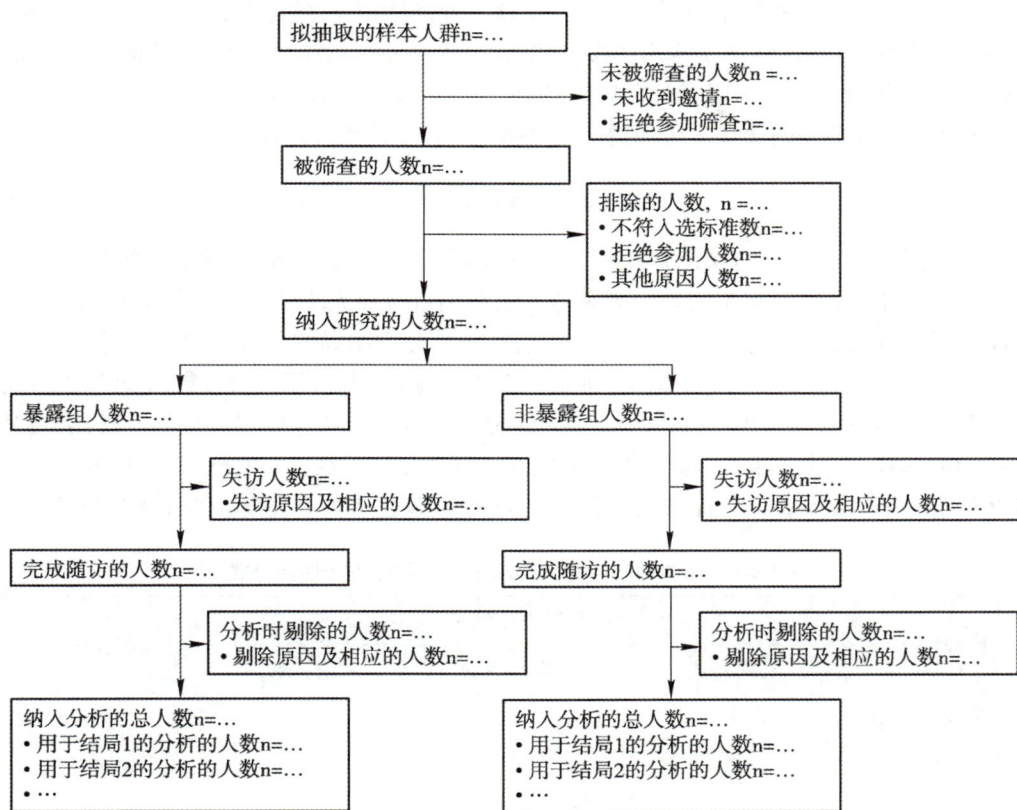

图 16-1　前瞻性研究的研究对象变动流程图

级方法（如年龄可按国际通用的婴儿、幼儿、青少年、青年、中年、老年的年龄切点来分级）；三是把研究人群分成每组人数均等的 3~5 组。

三、描述基线资料

描述基线资料就是对研究对象有关代表性和混杂因素的信息进行的陈述和比较。基线描述的基本目的有二：一是交代研究对象的特征，提供其代表的人群的资料，使读者可以据此判断结果的外推人群和外推性；二是评估暴露和非暴露组之间混杂因素的可比性，检查存在混杂的可能性。

基线报告的变量不仅仅包括潜在的混杂因素，还应包括暴露变量以及描述研究对象的特征和代表性的变量。在总体描述的基础上，一般还会对暴露和非暴露组分别描述并进行组间比较。描述和比较时，应同时报告点估计及其可信区间，应尽可能避免单独使用显著性检验的 P 值。

四、估计结局事件发生的频率

为了叙述方便，我们权且将所有不同结局事件（如死亡）的发生率都叫做发病率。的确，多数流行病学研究中结局事件就是发病。发病率由三个因素决定：观察时间、可能发病的总人数和实际发病人数。一般情况下，发病率的分子是在一定时间内发病的总人数，但不同研究应该使用的分母可能不同。分析者应根据研究对象观察时间的一致性和结局发生的频度，决定发病率分母的计算方法。

一般来讲，当结局事件发生率比较低，且每个人观察时间的长短基本一致，可用研究开始时该组的人数为分母计算发病率，这样估计的发病率叫做累积发病率（cumulative incidence）。如关于心血管病的队列研究和临床试验，多采用累积发病率。

当截尾（censored）人数较多时，如结局事件发生率比较高时（如晚期癌症治疗试验中的死亡事件）和（或）每个研究对象的观察时间相差较大时,可用人时数(如人年数,person years)做分母计算发病率,这样估计的发病率叫做发病密度(incidence density)。用生存分析(如 Kaplan Meier 等方法)估计的发病率叫瞬时发病率(hazard 或 instantaneous incidence),理念上接近发病密度。有关估计发病率的详细描述,请参见本书第五章"发病患病指标"。

五、估计效应的大小

效应就是暴露或治疗对结局作用的大小,多用暴露组和非暴露组(或治疗组与无治疗的对照组)之间结局事件发生率的差别来表达。用于测量效应大小的指标叫效应指标(measure of effect)。效应指标的种类有很多,最常用的是基于二分类结局的各种相对和绝对指标,见表 16-1。在计算效应大小时,一般将暴露组或治疗组的发病率用作分子或被减数,非暴露组或无治疗的对照组作为分母或减数。另外,效应指标的临床意义还取决于结局事件的性质,因为对同一个指标的解释,有益事件与不良事件的临床意义刚好相反。在没有明确指出时,本章的讨论假设结局指标是不良事件。下面将根据表 16-1 的数据,阐述各种效应指标的计算和解释。

表 16-1 前瞻性研究的数据总结表和效应指标估计公式

比较组	结局发生情况			累积发病率
	发病人数	未发病人数	总人数	
暴露组或治疗组	a	c	n_1	$I_1=a/n_1$
非暴露组或对照组	b	d	n_0	$I_0=b/n_0$

效应测量指标

相对指标

1. 相对危险度 $RR=I_1/I_0$
2. 归因危险度百分比 $ARP=(I_1-I_0)/I_1$
3. 相对危险减少度 $RRR=(I_1-I_0)/I_0$
4. 比值比 $OR=ad/bc$

绝对指标

5. 率差 $RD=I_1-I_0$
6. 需治疗人数 $NNT=1/RD$
7. 人群归因危险度 $PAR=I_p-I_0$

8. 人群归因危险度百分比 $PARP=P_e(RR-1)/[P_e(RR-1)+1]$

(1) 相对危险度(relative risk,RR):又叫危险度比(risk ratio)或率比(rate ratio),均以 RR 表示。设 I_1 为暴露组或治疗组的发病率,I_0 为非暴露组或对照组的发病率,$RR=I_1/I_0$,测量的是暴露与疾病关联的相对强度,或病因对疾病危险作用的相对大小,或治疗对结局事件作用的相对大小。

假设结局为不良事件。在病因研究里,RR>1 时,表示暴露增加疾病的危险,是疾病的危险因素;RR<1 时,表示暴露可降低疾病的危险,是疾病的预防因素;如 RR=1,表示暴露与疾病无关联。同理,在治疗试验里,RR>1 时,表示治疗可增加不良结局事件的概率,治疗有害;RR<1 时,表示治疗可降低不良结局事件的概率,治疗有益;如 RR=1,表示治疗与无治疗的对照对结局的作用相等,治疗在该结局上无作用。当结局为有益事件时,RR 的意义则刚好相反。

(2) 归因危险度百分比(attributable risk percent,ARP):$ARP=(I_1-I_0)/I_1$,当结局为发病或不良结局时,ARP 是暴露组可归因于暴露因素的发病人数占暴露组全部发病人数的百分比。

(3) 相对危险降低度(relative risk reduction,RRR),$RRR=(I_0-I_1)/I_0$,是在临床试验里类似 ARP 的指标,说明试验治疗与对照治疗相比可以降低不良事件发生的百分数。RRR 与 RR 的关系如下式:RRR=1-RR。

(4) 优势比(odds ratio,OR):前瞻性研究和临床试验的数据多可以估计相对危险度,但一般病例对照研究的数据只能估计优势比。当结局事件发生率比较低时(如低于10%),优势比的大小和临床意义基本与 RR 相同,可将优势比当作近似的 RR 来解释和应用。在临床试验里,

RRR=1–RR ≈ 1–OR。必要时,也可以直接使用累积发病率计算优势比。如表 16-1 所示,I_1 为暴露组发病率,I_0 为非暴露组发病率,则暴露组发病的比值为 $I_1/(1-I_1)$,非暴露组发病的比值为 $I_0/(1-I_0)$,那么两组的 OR 为:

$$OR= \frac{I_1/(1-I_1)}{I_0/(1-I_0)} = \frac{I_1(1-I_0)}{I_0(1-I_1)} = \frac{ad}{bc}$$ （式 16-1）

（5）率差（risk difference,RD）,又叫归因危险度（attributable risk,AR）和特异危险度。临床试验里,常把 RD 叫做绝对危险降低率（absolute risk reduction,ARR）。$RD=I_1-I_0$。

若结局为不良事件,率差是暴露组与非暴露组发病率差别的绝对值,即暴露者单纯由于暴露而改变的该事件发生频率的绝对值。RD=0 时,说明两组之间无差异,暴露对事件发生无影响;RD<0 时,说明暴露能降低该事件发生的危险,是保护因素;RD>0 时,说明暴露可增加该事件发生的危险性,是危险因素。若事件为有益事件时,RD 的临床意义则刚好相反。

（6）需治疗人数（number needed to treat,NNT）:NNT 是 ARR 的倒数,即 NNT=1/ARR,多用于描述关于治疗效果的大小,意思是为了避免或预防 1 例不良事件或获得 1 例有益事件需要治疗的病人总数。NNT 值的大小与疗效大小成反比,NNT 越小则疗效越大,NNT 越大则疗效越小。当用于描述不良事件大小时,类似 NNT 的指标被称作不良事件发生所需要的人数（number needed to harm,NNH）,即出现 1 例不良反应需治疗的总人数。

另外,公共卫生领域常用的指标还包括人群归因危险度和人群归因危险度百分比,它们是一对在概念上类似归因危险度和归因危险度百分比（即 AR 和 ARP）的指标,但是人群归因危险度和人群归因危险度百分比里的人群是一般人群,包含暴露者和非暴露者,而归因危险度和归因危险度百分比里的人群都是暴露者,因此后者又可称为暴露者归因危险度和暴露者归因危险度百分比,以示区别。

（7）人群归因危险度（population attributable risk,PAR）:指人群里由于部分成员暴露于某一危险因素而增加的发病危险的绝对值。设 I_p 为该人群有关疾病的总发病率,I_0 为研究中显示的非暴露组的发病率,则 $PAR=I_p-I_0$

（8）人群归因危险度百分比（population attributable risk percentage,PARP）:$PARP=[(I_p-I_0)/I_p] \times 100\%$。当人群发病率未知时,可利用研究显示的 RR 和全人群中危险因素的暴露比例（P_e）来推算人群归因危险度百分比:$PARP=P_e(RR-1)/[P_e(RR-1)+1]$

PAR 和 PARP 均可用来估计某危险因素在整个人群引起的疾病负担,说明该危险因素在整个人群卫生问题中的重要性,常用于卫生政策及公共卫生方面的决策。它们的大小取决于人群中暴露因素的流行率和暴露因素效应的大小两个方面,若目标人群中暴露的比例很低,尽管暴露因素在暴露者中造成的危险很高,人群的实际发病者也不会很多。

病例对照研究只能用优势比估计病因作用的大小。尽管前瞻性研究和临床试验的数据可以估计各种效应指标,但是临床试验多使用 RR 和 RRR,而前瞻性研究多使用 OR 和 RR。各种研究很少使用绝对效应指标,其原因是相对指标（尤其是 OR）具有更好的统计学属性,如标准误的估计更准确;不同研究的结果更趋于一致,因此容易总结和传播;有很成熟的多元回归分析模型,更容易有效地控制混杂因素和分析交互作用。

举例说明:假如某关注吸烟和肺癌关系的前瞻性研究,纳入无肺癌的吸烟者 10 000 人,无肺癌的非吸烟者 20 000 人,平均随访观察 10 年,不同研究对象观察时间的差别不超过 3 个月,10 年内吸烟者中新发现肺癌 50 例,非吸烟组 20 例。吸烟对肺癌发病的作用的大小可计算如下:

吸烟组 10 年累积发病率为 I_1=50/10 000=0.005

非吸烟组 10 年累积发病率为 I_0=20/20 000=0.001

$RR=I_1/I_0$=0.005/0.001=5.00

$RD=I_1-I_0$=0.005-0.001=0.004

$ARP=(I_1-I_0)/I_1=(0.005-0.001)/0.005=0.004/0.005=80\%$

$OR=I_1(1-I_0)/I_0(1-I_1)$

$=0.005(1-0.001)/0.001(1-0.005)$

$=5.02$

$NNH=1/0.004=250$

设一般人群吸烟者的比例为 50%，该人群的总发病率为 0.003，那么

该人群的归因危险度 $PAR=I_p-I_0=0.003-0.001=0.002$

该人群的归因危险度百分比 $PARP=P_e(RR-1)/[P_e(RR-1)+1]$

$=[0.50(5.00-1)]/[0.50(5.00-1)+1]$

$=2/3=66.7\%$

六、估计可信区间

由于随机误差的存在，以上效应的点估计不能代表效应的真实值，可信区间（confidence interval，CI）可用来表达由随机误差引起的效应估计的不确定性，一般用 95% 可信区间表达。从实践意义上讲，可信区间是真实效应可能存在的区间。95% 可信区间的含义是真实效应有 95% 的可能在这个区间之内。设效应的点估计为 X，SE 为 X 的标准误，所有效应指标的 95% 可信区间都可以通过以下通式进行估计：

$95\%CI=X \pm 1.96SE$

$X-1.96SE$ 为其下限，$X+1.96SE$ 为其上限。

关于可信区间的意义和解释详见本章第四节。传统的显著性检验和相应 *P* 值的临床意义不易解释，因此应尽可能避免单独使用它们来评估研究结果的不确定性。

七、识别和控制混杂

（一）控制混杂的必要性和原理

混杂（confounding）是一种由于暴露因素对某疾病的作用与其他病因对同一疾病的作用在同一个研究里交织在一起所引起的在暴露效应估计上的误差。混杂是一种偏倚，一种在暴露与结局关系上的偏倚，混杂因素需同时具备以下三个条件（图 16-2）：①是疾病确定的病因或危险因素，即图 16-2 里性别必须是肺癌的真正病因或危险因素；②不是暴露和疾病关系之间的中间因素，如性别不可能是吸烟和肺癌之间的中间因素；③在目前的研究中与暴露因素有关，如男性吸烟比例高于女性。结果是，在研究吸烟与肺癌关系的研究中，如果性别是混杂因素，性别将会扭曲吸烟与肺癌的关系，低估或高估吸烟对肺癌危险的作用。

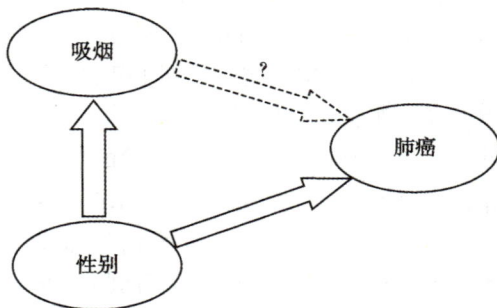

图 16-2   流行病学研究中暴露因素、结局事件和混杂因素的关系

在观察性研究里，混杂是普遍的。因此，观察性研究对混杂的控制是必要的，需控制的因素必须首先符合前两个条件，控制的原理是切断第三个条件。对于前两个条件的判断，必须基于现有最好的、来自其他研究和来源的知识和证据，而不是根据目前研究中的结果。如果控制了不符合前两个条件的因素，可能会引起不必要的偏倚。切断第三个条件，指在目前研究中切断第三个条件，从研究设计上有三种方法：限制、匹配和随机分组；在数据分析阶段也有三个方法：直接标化法、分层分析和多元回归。

随机分组（random allocation）使临床试验中比较组之间所有可能的已知和未知的混杂因素

得到平衡和可比,从而同时切断了所有可能的混杂因素的第三个条件,是所有控制混杂的方法中最简单、最有效的方法,因此随机对照试验无需在数据分析阶段采取混杂控制措施。但是,随机分组只能用于干预性研究,不能用于病因研究。其他控制混杂的方法主要适用于非随机分组的临床试验和观察性研究。

在男性中研究吸烟和肺癌的关系,不会受到性别的混杂影响,因为吸烟组和非吸烟组都是男性,在性别上完全可比,这是限制(restriction)控制混杂的原理。再以性别为例,匹配就是在暴露组和非暴露组纳入同样比例的男性和女性,使两组在性别上可比,从而消除了性别可能引起的混杂,这是匹配(matching)控制混杂的原理。

尽管观察性研究可以使用限制和匹配控制混杂,但是它们在病例对照研究里只能提高统计分析的效率,不能起到控制混杂的作用,反而有可能引入偏倚。在前瞻性研究里,两者都可以有效地控制混杂,但是由于操作上的复杂性,以及由此增加的费用和信息的损失,限制和匹配都不是队列研究(尤其是大型的、需要控制很多混杂因素的研究)用来控制混杂的可行方法。另外,匹配和限制后将不能再分析匹配和限制的因素与结局的关系,尤其在早期探索研究中,两者均会降低研究的效率,也是少用的原因。

因此,绝大多数队列研究和病例对照研究只能在数据分析阶段依靠统计学方法控制混杂。

(二)识别和控制混杂的统计分析方法

如前所述,只有真正的病因和危险因素才能成为混杂因素,才需要在具体的研究中进行控制。控制混杂主要依赖分析阶段的措施,而控制混杂之前需识别混杂的存在。识别混杂的关键在于对混杂的第三个条件的认识,即对"混杂因素在目前的研究中与暴露因素有关"的理解。它的确切意思是,在目前的研究中,而不是在任何其他研究中,混杂因素在暴露组和非暴露组存在差异,不存在可比性。

因此,一个常用的识别混杂方法是,检查真正病因和危险因素在具体研究中暴露组和非暴露组之间的差别。只有组间存在差别的因素,才会引起混杂,才需要进行控制。非真正的病因和危险因素,以及暴露和结局之间的中间因素,即使组间存在差别也不需要控制。这就是各种研究基线比较的重要目的之一。

但是,在识别混杂是否存在及其大小时,不能根据组间差别的显著性进行判断,组间没有显著性差异不是没有混杂或混杂很小的保证,没有显著性的差异同样可能引起明显的混杂,因为组间差异的显著性还取决于样本量的大小,因为混杂的大小还取决于混杂因素和疾病之间关系的强弱。正确的判断方法是,组间有差异,就有混杂。可见,这种方法仅仅用于识别混杂,而且是间接的、定性的方法,无法确定混杂作用的大小,也无法用来法控制混杂。直接标化法、分层分析和回归分析是可以同时用于识别和控制混杂的定量的方法(框 16-2)。

框 16-2　观察性研究分析阶段控制混杂

- 直接标化法(direct standardization)
- 分层分析(stratified analysis)
- 多元回归分析(multivariate regression analysis)

标化法和分层分析简单、直观、明了,容易理解和解释,是初步认识和控制混杂的最常用的方法。但是它们仅仅适用于一两个因素的控制,同时控制多个混杂因素,只有多元回归分析是可行、有效的方法。因此多元回归分析是观察性研究识别和控制混杂最重要的方法。

(三)直接标化法

混杂的发生是由于混杂因素在比较组间不可比造成的。直接标化法(direct standardization)的原理是在分析阶段研究者"迫使"暴露组和非暴露组拥有同样的混杂因素水平,形成人为的组间可比性,然后在混杂因素分布相同的情况下比较两组的发病情况。现以 1962 年瑞典和巴拿马死亡率比较为例,说明标化法的原理和方法。

众所周知,北欧的瑞典是一个发达、富裕的国家,居民享有很高的平均寿命,而中美洲的巴拿马是一个欠发达国家,生活水平、医疗标准和平均寿命均低于瑞典。然而,表 16-2 资料却显示,1962 年瑞典人口的年总死亡率为 0.98%,高于巴拿马的 0.72%,两国的粗死亡率之比(即相对危险度)为 1.36,说明生活在(或暴露于)瑞典是一个死亡的危险因素。这显然是一个错误的结论。

仔细检查两国人口年龄组死亡率发现,瑞典 0~29 岁和 30~59 岁年龄组的死亡率均低于巴拿马,只有 60 岁以上年龄组的死亡率高于巴拿马,但是瑞典 60 岁以上的人群在总人口中的比例是巴拿马的 3.4 倍,而且瑞典 60 岁以上年龄组的死亡率高于巴拿马。这说明瑞典总死亡率高于巴拿马的现象很可能是因为年龄在两国分布不同(即瑞典平均年龄高于巴拿马)而造成的混杂偏倚。

一种公平的比较方法是假设两国人口的年龄分布(即每个年龄组人数的百分比)是一致的,并"迫使"这个"新的人口"分别"经历"两国的实际年龄组死亡率,然后估计和比较两个国家的标化后的总死亡率,这样就可以消除年龄造成的混杂。这就是直接标化法的原理。

在上述的直接标化法里,标化的标准是年龄分布。在本例中,有两个方便的标准可以使用:瑞典人口的年龄构成(表 16-2 中的标准 1)和巴拿马人口的年龄构成(表 16-2 中的标准 2)。标化只需要一个标准。假如我们采用瑞典人口的年龄分布作为标准计算标化死亡率,瑞典的总死亡率则不变(0.98%),而巴拿马按照瑞典人口构成估算的标化总死亡率为 1.14%,标化率的相对危险度 RR=98/114=0.86。若用巴拿马人口的年龄构成作为标准,巴拿马的总死亡率则不变(0.72%),而瑞典的标化总死亡率为 0.41%,相对危险度为 0.57。两种标化死亡率比都显示瑞典的总死亡率低于巴拿马,这是消除了年龄构成不同后的比较,是符合常识也是符合事实的结论。

表 16-2　1962 年瑞典和巴拿马粗死亡率和标化死亡率的比较

	年龄(岁)			合计
	0~29	30~59	60~	
死亡率(1/万)				
瑞典	11	36	475	98
巴拿马	53	52	416	72
可用的年龄标准(%)				
标准 1:瑞典人口年龄分布	0.42	0.41	0.17	1.00
标准 2:巴拿马人口年龄分布	0.69	0.26	0.05	1.00
标化死亡率(1/万)				
采用标准 1:巴拿马的死亡率	[22+21+71]*			114
采用标准 2:瑞典的死亡率	[8+9+24]*			41

● 方括弧中的数字是该组实际死亡率与标准年龄构成之积,如 22 ≈ 53 × 0.42,相当于该国家死亡人数在不同年龄组的相对比例,不是年龄组的死亡率

资料来源:Rothman KJ. Modern Epidemiology. Boston:Little, Brown & Co., 1986.

本例分析中粗率的相对危险度(RR=1.36)为含有年龄混杂的效应估计,标化率的相对危险度(RR=0.86)是消除了混杂作用后的准确的效应估计,若两者相同,则说明年龄没有在比较两国总死亡率中引起混杂;若两者不同,则说明年龄引入了混杂,两者差别的大小反映了混杂作用的大小。在混杂存在与否的问题上,标化法是可靠的,但是在估计混杂大小的问题上,使用不同的标准经常会得出不同的结论,反映了标化法的问题。

另外,标化法还有间接标化法(indirect standardization)。在比较两个组时,间接标化法和直接标化法在本质上(即按照混杂因素的分布标化)没有任何区别,但是在比较三组或更多组别时,间接标化法相当于使用"游动"标准的直接标化法,因此是不合理的,一般情况下应避免使用。

(四) 分层分析

分层分析就是根据混杂因素的特征,将研究对象划分成几个小的"独立的研究",一个独立的研究就是一个层,然后分别估计每个独立研究中暴露对结局事件的作用。例如,在研究吸烟和肺癌的前瞻性研究中,吸烟组与非吸烟组的性别比例不同,且已知性别是肺癌的危险因素,可能引起混杂,因此可以按照性别将研究对象划分成两个独立的层,男性一个层,女性另一个层。

在每一个层内,吸烟和肺癌的关系不再受性别的影响,因此在层内控制了性别可能引起的混杂,每个层内的效应估计是准确的、无(性别)混杂的。如果每层效应的大小是一致的,可以进而用加权平均的方法计算出各层加权平均的总效应,这个总效应消除了性别的混杂,因此是无(性别)混杂的准确的估计。最后,将准确的总效应与无分层时估计的粗的总效应进行比较,如两者无区别,说明粗效应没有性别的混杂,是准确的;如两者有区别(即任何实际的差别,包括无统计学显著意义的差别),说明粗效应有性别的混杂,应弃之,最后使用加权平均的总效应作为无偏倚的效应估计。

由此可见,分层分析中的中心问题是各层别之间效应值的一致性。首先是对一致性的判断,其次是不一致时对各层异质结果的处理。由于随机误差的存在,层别效应估计值完全相等的机会几乎是零,不一致才是常态。其次,组间效应的大小可能存在真实的差别,比如吸烟在男性中引起的肺癌的危险的确高于女性。那么,层间的不一致性是由机会和真实的层间差异两种因素综合作用的结果。

因此,分层分析的一个重要任务不是判断层间效应估计之间是否存在差异,而是这个差异的原因是什么。由于随机误差永远存在,而真实的层间差异可能存在,也可能不存在,不一致性的解释只有两种可能:一是仅仅由于随机误差造成,二是由随机误差和真实差异造成。处理层间差异首先是区别以上这两种情况。通常使用的方法就是一致性检验(homogeneity test),又叫异质性检验(heterogeneity test)。如果异质性检验显示差异有统计学显著性($P \leqslant 0.05$),说明是第二种情况,提示可能存在交互作用(见下述)。反之,说明是第一种情况,说明层间差异可能完全是由于随机误差联合造成的,各层的真实效应是一样的,完全可以用一个总效应概括各层的效应,这个总效应就是前面提到的加权平均总效应,或叫调整总效应。

加权就是根据不同层别效应估计值的精确度给以不同的权重,一般来讲权重与样本量成正比,因此加权可以看成是给予样本量大的层或亚组更多的信任。最简单的最原始的方法就是依据样本量的大小进行加权。常用的加权平均法包括 DerSimonian-Laird 法,Mantel-Haenszel 法,以及 Peto 法。DerSimonian-Laird 法是最一般性的方法,适合于所有效应测量指标,其权重就是效应估计的标准误平方的倒数。Mantel-Haenszel 法只可用于二分变量的数据,Peto 法只可用于优势比。鉴于计算机软件的普及性,这些估计很容易通过计算机获得,这里不作赘述。框 16-3 总结了分层分析的步骤。

框 16-3　分层分析的步骤

1　确定暴露、结局和混杂(或效应修饰)变量
2　计算暴露对结局作用的粗效应值(如粗 RR)
3　按照混杂因素把研究对象分成两层或多层(即多组)
4　计算各层暴露对结局作用的层效应值(如层 RR)
5　用异质性检验判断组间效应值的一致性

6　如果异质性检验无显著性,计算加权平均的调整效应值

7　比较粗效应值和调整效应值,若两者有别,说明存在混杂

8　调整效应值是无(该因素)混杂偏倚的总效应值

9　如果异质性检验有显著性,提示可能存在交互作用

10　总结和报告层效应与效应修饰因素的关系

现用表 16-3 中一个前瞻性研究的数据,说明如何使用分层分析来识别和控制混杂作用。该研究的暴露是口服避孕药,结局指标是冠心病,混杂因素是年龄。该分析按照年龄将研究对象分为两组,两组口服避孕药和冠心病关联的相对危险度都是 2.8,粗相对危险度为 2.2。由于组间 RR 没有区别,调整相对危险度还是 2.8。粗 RR 和调整 RR 存在差别,说明存在年龄的混杂。无混杂的效应估计是 2.8。

表 16-3　分层分析:口服避孕药、年龄和冠心病关系的病例对照研究

	年龄 <40 岁 避孕药使用史		年龄 40~44 岁 避孕药使用史		合计 避孕药使用史	
	有	无	有	无	有	无
病例组	21	26	18	88	39	114
对照组	17	59	7	95	24	154
OR	2.8		2.8		2.2	

资料来源:Rothman KJ. Modern Epidemiology. Boston:Little,Brown & Co.,1986.

(五) 多元回归分析

多元回归分析(multivariate analysis)是利用多元回归模型进行流行病学数据分析。多元回归分析的优点是很容易估计主效应、分析交互作用和剂量 - 反应关系,还可同时控制多个混杂因素,统计效率高。流行病学数据分析使用最多的回归模型之一是 logistic 回归模型。利用计算机软件(如 SPSS)分析时,应将结局事件放入因变量栏,将各种危险因素(包括暴露因素、混杂因素和可能的效应修饰因素)放入自变量栏。每个自变量的回归系数就是该变量对结局作用大小的指标,具体说就是该因素和结局关系优势比的对数值,其反对数就是该因素的优势比。同时,这个优势比也是控制了方程内所有其他危险因素的无偏倚的估计。回归分析同时还提供了每个因素优势比的标准误、P 值及其 95% 可信区间。

如何在回归分析里识别混杂的存在? 在此问题上,一个常见的错误是利用潜在混杂因素效应的显著性检验来判断混杂存在与否,如果检验是显著的,则该因素是混杂因素。其实,该检验的本质是对该因素与结局关系优势比的显著性检验,即在目前研究中检验混杂的第一个条件"该因素是疾病确定的病因或危险因素",因为是基于目前的研究,有关结论是不可靠的。即使该检验是可靠的,它也不能验证混杂的第三个条件"该因素在目前的研究中与暴露因素有关",因此不能作为判断混杂存在的标准。逐步回归自动筛选纳入变量的方法是基于类似的原理,因此也不是筛选混杂因子可靠的方法。

混杂是一种偏倚,造成主效应(principal effect)(即暴露因素对结局事件的作用)估计的误差。回归方程同时可以控制方程内所有因素的混杂作用,因此给出的主效应是一个无(这些因素)混杂的效应估计。由此,判断某因素是否可能引起混杂的一种方法是,将该因素从包含所有潜在混杂因素的回归方程中剔除,然后重新估计主效应的大小,如果主效应的大小发生了改变,说明该因素是混杂因子,应在最后分析时纳入回归方程,控制其混杂作用;否则,该因素不是混

杂因素,无需进行控制。但这样做比较麻烦,同时也不能排除使用不同的变量剔除顺序时结论可能不同的可能性。因此,一般的做法是将所有的潜在混杂因素同时纳入回归方程,并依据此方程估计主效应的大小,并不对每个可疑混杂因素对主效应的作用进行评估。这样做的好处是,简单易操作,且调整的总效应是准确的,但引入的非混杂因素会降低回归分析的统计学效率,有时甚至引入不必要的偏倚。由此可见,利用逐步回归自动剔除或纳入混杂因素的做法是不合理的,建议只在早期探索性研究里使用。

　　现以一个虚拟的前瞻性研究的多元分析说明。该研究的目的是评估吸烟对高血压危险的作用,样本量为 1967,吸烟者 559 人,年龄 15 岁以上,平均年龄为 44.3 岁(SD=15.6),男性 941人,高血压事件 452 人。吸烟和高血压间粗优势比为 1.07,95%CI:0.85~1.34。Logistic 回归分析中高血压为因变量,吸烟、性别和年龄为自变量,年龄分为每组人数相同的四组,吸烟、性别和年龄的参照组分别为非吸烟者、女性和最低年龄组。吸烟对高血压的作用为主效应。SPSS 软件 logistic 分析结果(表 16-4)显示,控制了年龄和性别后,吸烟对高血压作用的调整优势比为0.650,95%CI:0.480~0.897。调整优势比与粗优势比有差异,且方向相反,说明粗效应估计存在由年龄和性别造成的混杂。

表 16-4　吸烟和高血压关系的 logistic 多元回归分析 SPSS 结果(虚拟资料)

		B	SE	Wald	df	Sig.	Exp(B)	95% CI for EXP(B) Lower	EXP(B) Upper
Step 1	smoking(1)	−0.432	0.154	7.814	1	0.005	0.650	0.480	0.879
	agegp			227.871	3	0.000			
	agegp(1)	1.281	0.268	22.853	1	0.000	3.599	2.129	6.084
	agegp(2)	2.301	0.253	82.652	1	0.000	9.982	6.079	16.392
	agegp(3)	3.055	0.246	153.832	1	0.000	21.215	13.092	34.379
	sex(1)	0.572	0.141	16.341	1	0.000	1.772	1.343	2.338
	Constant	−3.375	0.240	198.345	1	0.000	0.034		

注:因变量为高血压,最左侧第 1 列的信息为纳入回归方程的变量,吸烟为暴露变量,年龄和性别为混杂因素。B=对应变量的回归系数,即比值比的对数值;S.E.=B 的标准误;Wald=B 的显著性检验 Wald 检验的卡方值;df=B 的自由度;Sig.=B 显著性检验的 P 值,Exp(B)=B 的反对数值,即优势比;Lower= 优势比 95% 可信区间的下限;Upper= 优势比 95%可信区间的上限。

八、交　互　作　用

(一)识别和测量交互作用

　　当两个或多个因素同时作用于一个结局时,可能产生交互作用(interaction),又叫效应修饰作用(effect modification),修饰作用指第三种因素对暴露与结局关系强弱或暴露在结局上作用大小的影响或修饰。这里,暴露和结局外的第三种因素叫效应修饰因素(effect modifier)。识别和测量效应修饰作用的分析方法主要包括分层分析和回归分析。

　　举例说明:假设某研究的主题是吸烟和冠心病的关系,年龄是可能的效应修饰因素。如果年龄和吸烟的确存在交互作用,或年龄修饰(即改变)吸烟对冠心病的作用,那么吸烟对冠心病作用的大小或吸烟和冠心病关系的强弱(如 RR)在不同年龄组应存在真实的差异(如表 16-4 的结果),首先应表现为有统计学显著性意义的异质性,而不是仅仅由于机遇产生的。

　　可见,识别交互作用,一致性检验又是关键。如果异质性检验显示差异有统计学意义($P \leq 0.05$),说明可能存在交互作用,即效应修饰因素各层的真实效应可能不同。这时,没有一个

Notes

单一的效应值可以代表各层的效应,因此估计无混杂的总效应将不再具有意义,重要的是描述交互作用,即分别报告各层的效应。如果修饰因素和效应大小有一定的趋势或形态,如表16-5中吸烟和冠心病关系的RR随年龄增加而降低,可进一步模拟和描述有关趋势或形态,如表16-5中的交互作用可使用相关分析和回归分析来描述两者间的线性关系。

表 16-5 不同年龄分组吸烟和冠心病关系的相对危险度

年龄组(岁)	20~	30~	40~	50~	60~	70~	总计
RR	5.3	4.5	3.6	2.2	1.8	1.4	4.0

区别交互作用和混杂的关键也在于一致性检验。如果异质性检验显示差异无显著性($P>0.05$),说明可能不存在交互作用,即可疑的效应修饰因素在各层的真实效应可能是相同的,可以用一个加权平均效应值来表达,如果这个平均效应值与粗效应值相等,说明无混杂,反之,则说明粗效应存在混杂。

交互作用不同于混杂。混杂是粗效应值估计里存在的一种偏倚,是需要控制和消除的。而交互作用指效应的大小随第三因素暴露强度或剂量的变化而变化的现象。当交互作用存在时,粗效应是否存在混杂已不重要,也无法判断,因为各层效应不同,不存在一个真实无偏的总效应可以与粗效应进行比较来判断混杂的存在。因此,当发现交互作用时,结果报告的重点是交互作用,而不是对混杂的控制。

交互作用具有重要的实践意义。比如,临床试验亚组分析(即分层分析)发现某药物在男性病人中十分有效,而在女性中没有明显的作用,显示药物和性别有交互作用,该证据对未来用药十分重要:女性应避免使用此药。又如,某暴露在儿童中可引起严重疾病,而在成年人中没有明显的害处,说明该暴露和年龄间存在交互作用,儿童应是主要保护对象,应该尽可能避免暴露于该因素。

另外,在多元回归分析里,检验交互作用的存在需要在回归方程里加入至少三个变量:暴露、效应修饰因素,以及由两个交互因素的乘积形成的新因素,回归方程里提供的对该变量的显著性检验就等于分层分析里的异质性检验,如果有显著性,说明交互作用可能存在。多元回归的优点是,分析交互作用时可以同时控制其他因素对交互作用分析的影响。

(二)交互作用的相对性

交互作用是一个十分重要的现象。但是,有趣的是,交互作用是相对的,在同一个研究里,既可以存在,又可以不存在,存在与否取决于使用什么效应指标进行分析。

举例说明:在一个虚拟的前瞻性研究里,暴露是吸烟和石棉接触史,结局是肺癌,三个变量均为二分变量。按照吸烟和石棉接触史,可将研究对象分成四组,各组肺癌的发病率如表16-6所示。设吸烟和肺癌的关系为主效应,以RR估计效应的大小,则有石棉接触史和无石棉接触史的人群中吸烟与肺癌关系的RR均为10,说明吸烟和石棉暴露间无交互作用。但是,相应的RD则为45和9,说明两者之间存在明显的交互作用。

表 16-6 肺癌发病率:交互作用与效应指标的关系(虚拟资料)

吸烟史	石棉接触史	
	有	无
吸烟者	50	10
非吸烟者	5	1
率比	10[=50/5]	10[=10/1]
率差	45[=50-5]	9[=10-1]

关于交互作用,表 16-6 显示的现象不是一个特例,而是一个普遍现象。如图 16-3 所示,暴露组和非暴露组的发病率(注意不是效应)都随效应修饰因素的暴露剂量的增加而增加,但是暴露组和非暴露组的发病率之差(即 RD)却是一条与横轴平行的直线,说明 RD 随效应修饰因素的变化维持不变,不存在交互作用。但是,暴露组和非暴露组的发病率之比(即 RR)却随效应修饰因素的增加而降低,说明存在交互作用。图 16-4 展示了一个相反的例子,即 RD 存在交互作用,RR 不存在交互作用。

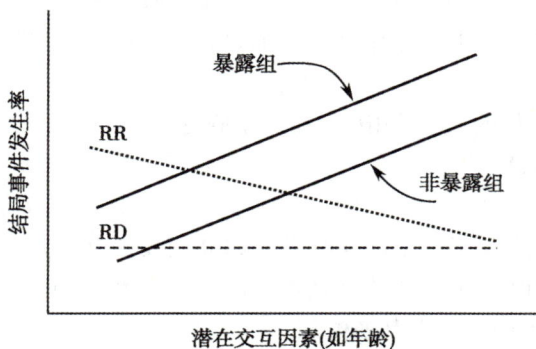

图 16-3　有相对交互作用,无绝对交互作用　　　　图 16-4　有绝对交互作用,无相对交互作用

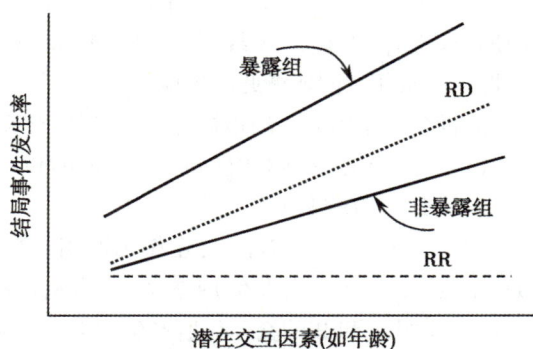

基于 RR(或其他相对效应指标)测量的交互作用一般叫乘积性交互作用(multiplicative interaction),而基于 RD(或其他绝对效应指标)测量的交互作用叫累加性交互作用(additive interaction)。除非暴露对结局没有任何作用,即主效应 RR=1 或 RD=0,否则,基于相对指标和绝对指标发现的交互作用总是不同的,不是量的不同,就是质的不同。另外,多数用于分析流行病学资料的回归模型(如 logistic 回归和 Cox 回归等)检验的都是乘积性交互,而不是累加性交互。

(三)决策应基于绝对效应

如果交互作用是一个相对的指标,那么如何利用可能矛盾的信息进行实践呢。研究表明,决策应基于累加性交互作用,而不是乘积性交互作用。

举例说明:美国的实际资料显示(表 16-7),吸烟对冠心病的作用与年龄存在交互作用,且在相对效应和绝对效应上存在矛盾,累加交互作用和乘积交互作用方向相反:吸烟的相对作用随年龄增加而降低,而绝对作用随年龄增加而增加。对决策者来说,乘积交互作用提示,控烟预防冠心病的作用在年轻人大于老年人,预防的重点应放在青年人。然而,从可预防的绝对死亡数来看,在 35~44 岁年龄组每 10 000 人可预防 5 例,而在 65~74 岁年龄组可预防 39 例,后者约是前者的 8 倍,说明依据相对效应指标进行决策可能导致错误。相比,依据绝对效应指标进行决策则可得出正确的结论:累加交互作用的提示刚好相反,预防的重点应放在中老年人。

表 16-7　吸烟对冠心病的作用在不同年龄组的差异(美国)

年龄组(岁)	吸烟与非吸烟者冠心病年死亡率之差(RD)	吸烟与非吸烟者冠心病年死亡率之比(RR)
35~	5.0	5.74
45~	12.8	2.14
55~	23.0	1.47
65~	38.6	1.36
75~84	-20.2	0.90

年死亡率的单位是 1/万。资料来源:Haenzel W. Natl Cancer Inst Mono. 1966;19:205-268.

Notes

（四）累加性交互作用的条件

设既无暴露于因素 A 也无暴露于因素 B 的人群为对照组,暴露于 A 因素的人群的率差为 RD_A,率比为 RR_A;暴露于 B 因素的人群率差为 RD_B,率比为 RR_B;同时暴露于因素 A 和 B 的人群的率差为 RD_{AB},率比为 RR_{AB}。那么,无累加交互作用的条件为:

（1）$RD_{AB}=RD_A+RD_B$,或者

（2）$(RR_{AB}-1)=(RR_A-1)+(RR_B-1)$

当以上等式两边的结果不等时,说明存在累加性交互作用。当 $RD_{AB}>(RD_A+RD_B)$ 时,可能存在正交互作用,即两因素相互加强彼此的效应;当 $RD_{AB}<(RD_A+RD_B)$ 时,可能存在负交互作用,即两因素相互削弱彼此的效应。

测量交互作用大小的指标有很多,累加交互作用的大小常用以下指标来测量:

（1）交互作用的绝对值（absolute interaction,AI）

$$AI=RD_{AB}-RD_A-RD_B$$

AI 估计的是 A 和 B 间交互作用所引起的额外发病率,AI=0 说明 A 和 B 间无交互作用,AI>0 说明 A 和 B 的交互作用增加发病率,AI<0 说明 A 和 B 的交互作用降低发病率。例如,AI=0.20 说明 A 和 B 的交互作所产生的额外发病率的绝对值为 20%。

（2）交互作用的相对值（relative interaction,RI）

$$RI=(RR_{AB}-RR_A-RR_B+1)/RR_{AB}$$

RI 估计的是 A 和 B 间交互作用所引起的额外发病率占同时暴露于因素 A 和 B 的人群的总发病率的百分比。RI 波动在 +1 和 −1 之间,RI=0 说明 A 和 B 间无交互作用,RI>0 说明 A 和 B 的交互作用增加发病率,RI<0 说明 A 和 B 的交互作用降低发病率。例如,RI=0.20 说明 A 和 B 间交互作用所引起的额外发病率占同时暴露与因素 A 和 B 的人群的总发病率的 20%。

九、识别和测量剂量 - 反应关系

随暴露强度增加而暴露效应增加的现象叫做剂量 - 反应关系（dose-response relation）。剂量 - 反应关系的存在是对暴露和结局因果关系真实性更强的支持。同时,剂量 - 反应关系也是医学实践需要的重要信息,如用于疾病（如高血脂和高血压）诊断切点的确定（详见本章第四节）。识别和测量的分析主要方法包括分层分析和回归分析。

如表 16-8 的虚拟资料所示,肺癌的发病危险随着每天吸烟支数的增加而增加,说明吸烟量与肺癌危险存在剂量 - 反应关系。与交互作用不同,在剂量 - 反应关系里不存在第三个因素,分层是以暴露的剂量进行的。对剂量 - 反应关系的进一步分析包括对此关系的显著性检验、形态描述和模拟。若存在明显的直线关系时,可采用相关分析或线性回归模型,此时有关的显著性检验比一般的异质性检验更敏感,也更贴切。

表 16-8　吸烟的数量与肺癌的剂量 - 反应关系（虚拟资料）

每日吸烟量（支）	0	1~	10~	20~	30~	40~	合计
RR	1.0	5.0	8.5	10.2	13.5	15.7	9.8

十、logistic 回归分析实例

以上介绍的有关优势比的分析内容都可以通过 logistic 多元回归分析完成。本书课件里提供了一组数据,通过分析案例,详细讲述了如何使用 SPSS 里的 logistic 回归模型进行各种分析的具体步骤和方法,其中包括粗 OR 的估计、识别和控制混杂因素、调整 OR 的估计、剂量 - 反应关系的识别和测量、交互作用的识别和估计,以及各种指标的可信区间。

第三节 常规临床流行病学数据的分析

常规临床流行病学数据主要指那些出于非特殊研究目的的、常规地在人群中收集的有关健康、疾病和临床服务的资料,如医院常规收集的病人资料。另外,有些是一次性的非常规收集的数据,还有一些是来自特定的流行病学研究(如前瞻性研究)的数据,当分析的目的不是回答原始研究的问题,而是利用这些数据探索新的非原始研究的问题时,此类数据在设计特征和局限性方面更接近常规收集的数据,因此本章把它们统称为常规数据。

与特定流行病学研究数据分析比较,常规数据分析的特殊性在于:

(1)结果分析部分与一般流行病学研究的数据并无不同,区别的重点在于对研究问题的设定和对分析结果真实性的评估。

(2)由于分析是围绕收集数据原始目的之外的研究问题进行的,可研究的问题取决于资料的内容和性质,应选择那些现有资料可以比较准确地回答的问题。

(3)数据的时间与对照框架可能不理想,存在多种偏倚,结果真实性较差或不确定。

下面将以医院常规收集的病人资料为例,说明常规数据分析的目的、方法、步骤和注意事项。医院常规收集资料的优点是种类多,数量大。尤其是对于短期可治愈的严重疾病,短期可解决的问题,追踪完整的特殊的罕见疾病,比如产科疾病、重型急性肺炎、骨折、断肢再植等,有关这些疾病病因、发展、诊断、治疗和转归的信息将十分珍贵。医院入院病人的资料缺点是总体不明,选择性高,代表性差,资料不完整,测量不一致,混杂因素信息可能缺乏。

一、常规数据的特征

常规数据分析是利用为其他目的收集的数据来回答一些新的问题,由于常规数据不是为了某特定的研究问题收集的,又不可能用来回答所有可能的问题,因此利用常规数据之前,应首先了解数据的特征,确定利用现有资料可能回答的问题。数据的时间特征和含有的变量特征是确定可能研究的问题的基础。

(一)数据的时间框架和分类

时间框架指数据的时间特征,主要可分为有随访的数据和无随访的数据。随访就是在一个时间段内对同一批人的所有成员进行随访和检查,收集此期间新的结局事件的发生情况。有随访的数据可形成队列数据,即类似队列研究的数据。无随访的数据属于现况数据,即所有的数据都是在一个时间点上(或一个很短的时间段内)收集的,这个时间点不一定是日历意义上的时点,经常是以某个事件为标志的时间点,如入院日期、诊断日期、治疗开始日期、研究开始日期等。队列数据应包括现况数据和随访数据两个部分,在建立队列开始时收集的基线数据属于现况数据,在随访期间收集的数据属于随访数据。

队列数据可用于大多数临床问题的探索。现况数据主要可用于以下三类问题的探索:病人的现况、服务状况和诊断准确性,偶尔可用于初步探索病因、疗效和不良反应。有关病人和服务现状的问题,如,在某高血压门诊就诊病人的资料里,有多少高血压病人目前正在接受抗高血压药物治疗,有多少应该采取药物降压的病人没有采取治疗,使用的主要药物品种是什么,费用如何。

值得注意的是,不是所有在时间上长期或连续收集的数据都是队列数据。比如,某医院收集了过去5年所有病人入院时的信息,但并没有记录入院后的事情,这样的数据只是多个时间点现况数据的集合,没有随访数据,因此不属于队列数据。队列数据和现况数据的主要区别是:不同时间点或时间段检查的是否同一批人,队列数据要求必须是同一批人。

(二)变量的特征和分类

按照临床问题中变量的类型可以将常规数据中的变量分为:治疗措施、诊断结果、病因和危险因素、预后因素、结局,以及与服务相关的因素(如药价、医疗保险等)。只有在数据中具有相关变量信息的情况下,才有可能研究有关的问题。比如,如果数据中没有治疗有关的信息,则无法研究治疗效果和副作用;如果没有诊断检查结果,则无从研究诊断准确性。结局是关于因变量的信息,若没有结局信息,则不能研究治疗效果、预后因素、危险因素和治疗不良作用。一般来讲,现况数据里往往没有可用作结局的数据。

二、形成研究问题

根据数据的时间和变量特征,可以初步缩小可研究的范围。如前所述,可能的研究范围不外乎病因、预后、诊断、疗效、不良作用、服务现状等。下一步需要做的是,分析具体的变量和它们之间的关系,进一步确定对哪些变量进行单独的总结以及对哪些变量间的关系进行探索具有重要的理论和实践意义。在一组数据里,可能总结的变量和探索的关系有很多,对研究者最大的挑战不是如何进行分析,而是形成各种可能的研究问题以及对其重要性的评估。评估一个问题的重要性需要的不是流行病学知识,而是在某一个领域的专业知识,再高明的流行病学专家也不可能知道所有临床领域的研究热点。

如何才能形成研究问题?对现况的总结可能是最简单的研究问题。比如,在上述某高血压门诊的就诊资料里,对病人使用的主要药品的单因素的现况总结,可能就是一个重要的信息。研究显示,传统的利尿剂类的降压药和新的昂贵的降压药在预防心血管事件上没有明显的区别。那么,如果绝大多数病人使用的都是昂贵的新药,则可能是不合理的。

欲进行诊断准确性研究,数据库里必须至少有一部分人同时具有某检查的结果和有关疾病的诊断信息。这样,就可以按照检查和诊断将病人分为四组,计算检查诊断的灵敏度和特异度指标。研究副作用,基线资料中必须有治疗的信息,随访资料中必须有副作用的信息。评估疗效,基线资料中必须有治疗的信息,随访资料中必须有结局的信息。研究危险因素,基线资料中必须有可疑病因的信息,随访资料中必须有有关疾病的信息。

三、数据"研究设计"的缺陷

针对拟定的研究问题,可以确定其最佳的研究设计。最佳研究设计就是适合研究此类问题的最严谨的流行病学研究设计。常用的设计包括现况研究、病例对照研究、前瞻性研究、非随机分组的对照试验,以及随机对照试验。常见临床问题的最佳研究设计见框 16-4。

框 16-4   常见临床问题的最佳研究

治疗的效果   随机对照试验

诊断的准确性   现况研究

预后和预后因素   前瞻性研究

病因和危险因素   前瞻性研究

罕见的病因   病例对照研究

罕见的药物副作用   病例对照研究

病人和服务现状   现况研究

总结现有的研究证据   系统综述

确定最佳研究设计的目的在于评估现有数据的适用性和局限性,以及帮助确定下一步需要进行的数据分析。通过比较常规数据收集的"设计框架"和最佳的研究设计,可以发现常规数据的设计缺陷,从而判断其可能引起的偏倚。研究设计最重要的三个因素是时间、人群和变量,不同的研究其实就是在不同时间点收集了关于不同人群的不同的变量信息,或者是三个因素相

互联系构成的特殊的研究框架。时间因素包括时间点还是时间段,以什么事件定义的起始时间,研究的时间走向,以及变量间的时间关系;人群因素包括人群的特征,选择的过程,以及比较组的形成;变量因素包括测量的是什么,何时进行的测量,以及测量的准确性。

在时间、人群和变量特征上与最佳设计的差异,就是常规数据的缺陷所在,也是偏倚可能出现的地方。比如,在评估治疗效果的随机对照试验中,需要选择代表某类病人的一组病人,随机分配到两个比较组,一组给以试验治疗,一组给以对照治疗,然后随访观察一段足够的时间,并在此期间收集每个病人有关结局的信息。对治疗的分组最好采取盲法,收集的信息一定要尽可能准确,尽可能保证高的依从性和随访率。一个常规收集的数据库,能否满意地回答有关治疗的问题,主要取决于现有数据在多大程度上符合一个随机对照试验设计的要求。

比如,欲利用某临床科室收集的所有住院的某种病人入院时和入院期间的有关信息,评估一项治疗的效果。首先,住院病人中必须有一部分人接受了该治疗,一部分没有接受该治疗,必须具有每个病人的住院和出院时间(依此可计算观察时间)和出院前对有关结局的测量结果。这些信息缺一不可。即使符合了所有这些要求,这样的研究最多也只是一个非随机分组的对照研究。

利用常规数据进行的观察性疗效研究存在两个明显的问题。1)病人的分组不是随机形成的,混杂是普遍的。因此,最好在入院时同时收集了其他影响疾病转归的因素,分析时可以采取措施控制它们的混杂作用。2)失访,任何缺失结局信息的病人都属于失访,这在常规临床资料中十分常见。与非随机分组相比,普遍存在的与结局相关的失访可能是同等甚至更严重的问题。因此,这类研究更多地用于产生研究假设和初步探索。

四、估计相应的指标

根据研究的目的以及最佳的研究设计,就能够确定需要估计的指标。现况研究里,只需要估计有关变量的平均数和百分数。若是评估治疗效果,主要是估计治疗对结局作用的大小;若是评估诊断的准确性,主要是估计灵敏度和特异度。若是研究副作用,主要是估计治疗对不良结局作用大小的效应值。必要时,可以根据基线资料里其他因素的信息,进而确定是否可以进行其他必要的分析,如控制混杂和分析交互作用。以前瞻性研究为例,常规数据的分析目的、策略和方法,与特定研究的数据分析相同,具体细节请参见本章第二节和本书其他有关章节。

然而,与特定研究的数据分析不同的是,常规数据分析首先需要确定研究问题,最后需要对研究框架和偏倚进行分析(详见框16-5)。常规数据在人群的选择、变量的测量和混杂控制方面都可能存在问题,需要全面的评估,以确定结果的真实性。

框 16-5 常规流行病学数据分析的步骤

1. 分析数据的时间框架和变量的特征
2. 提出可探索的问题,确定最终研究的问题
3. 与最佳研究设计比较,检查数据的"研究设计"缺陷
4. 估计必要的指标及其可信区间
5. 分析数据中可能存在的其他偏倚
(1)选择偏倚
(2)信息偏倚
(3)混杂偏倚
6. 综合设计缺陷、偏倚和结果,对研究问题作出结论

五、评估数据中的偏倚

临床流行病学研究中的偏倚分为三类:选择偏倚、信息偏倚和混杂偏倚。偏倚将造成研究结果上的误差。选择偏倚是由于征募、入选和随访病人的程序和方法不当引起的偏倚;信息偏倚是由于收集变量信息的方法不准确引起的偏倚;混杂偏倚是由于比较组间在其他影响结果的因素上的不可比而造成的偏倚。框 16-6 列举了利用常规数据进行研究时应检查的关于偏倚的常见问题。

框 16-6　利用常规数据进行研究时应用的有关偏倚

1. 设计框架
(1) 是否具有病因(或治疗)、结局和混杂因素的信息
(2) 结局的测量是否在病因或治疗发生后的一段时间内发生的
2. 选择偏倚
(1) 数据代表的总体人群是否清楚
(2) 数据中的人群是否可以代表总体人群
(3) 入选的个体是否都具备主要变量的数据
(4) 多少病人失访,失访者的特征如何、原因是什么
(5) 在入选的适合研究的成员中,有多少最终可以纳入分析
3. 信息偏倚
(1) 对主要变量的测量是否准确、可靠、完整
(2) 主要变量信息的质量和数量在不同人群是否一致
4. 混杂偏倚
是否具有良好的完整的有关混杂因素的基线信息

(一)评估数据中的选择偏倚

在利用常规数据进行研究时,选择偏倚是普遍现象。首先,很多数据的代表性很偏或总体根本不明。比如,北京某三甲医院的病人来自全国各地,且源于不同地区的病人的比例也不同,因此很难确定其代表的地区人群是什么。另外,病人的选择程序很难确定,因此难以判断该医院病人代表了同类病人中的哪些病人。由此意义上讲,地区医院、社区医院和社区门诊病人的研究总体的明确程度和代表性一般会好于全国性的三甲医院。

由于检验和检查的选择性,具有研究相关信息的病人又经过了检验和检查的选择。比如,同为北京某三甲医院的同一种病人,不同病人接受的检验和检查可能不同,接受检查检验和未接受检查检验的病人存在差异,具有研究相关信息的病人不能代表该医院所有患有某病的病人。

医疗机构病人最严重的选择偏倚莫过于选择性随访和失访。如果病人不自动回访,医院没有义务,也没有可靠的机制和充足的资源对所有病人进行随访,因此有随访资料的病人是一个经过再次高度选择的群体。另外,在访的病人可能随时中断随访,造成失访。而且,如果需要的随访时间很长,最后具有结局信息的病人往往是极少数,而且在访病人与无访和失访病人的区别也无法判断。因此,大多数有关病人缺乏结局资料可能是我国医院常规数据中最大的问题之一。

此外,由于各种原因,有些病人的资料可能丢失了,有些可能没有输入计算机,有些可能质量太差不能利用。最后某医院某种病人中具有有关基线信息又有结局信息的病人是经过多次高度选择的人群,而且每一步选择的程序经常是不明的,很难判断可能的偏倚的大小和方向。因此,医院常规数据的代表人群很不明确,而且可能存在严重的不可预测的选择偏倚。

另外,为了其他研究目的选择的病人,可能不适用于目前的研究目的。如,临床试验选用的

往往是最适合某治疗的病人,经过了高度选择,而关于预后的研究需要所有使用过该药物的病人,尤其是那些可能出问题的病人,因此有些高度选择的临床试验的病人可能不适合研究预后。

（二）评估数据中的信息偏倚

变量信息的不准确性、不可靠性,以及暴露组和非暴露组测量的不一致性,将引起信息偏倚。临床常规数据的准确性和可靠性有高有低,取决于收集数据的医疗机构水平的高低,我国三甲医院具有很好的检验检查设备,有一流的技术人员,因此收集的资料的准确性和可靠性可能符合甚至高于研究的要求。但是,边远地区的医院、社区医院、社区门诊等收集的信息的质量可能低于研究需要的标准。

临床常规数据中另一个常见问题是数据质量的不一致性。不一致的原因有多种,例如,同一个医院不同时期使用的检查仪器、试剂、方法和标准可能不同,检查不同病人的检验员的水平可能不同,等等。当数据涉及多个医院时,质量不一致的可能性会更大。虽然质量的不一致性会引起偏倚,但是不同比较组测量的不一致性会引起更大的偏倚。比如,医疗机构对不同病人的检查和收集的信息经常是不同的,检查的准确度也不同,这样,在进行病例对照研究时,可能会因对照病例中缺失重要暴露信息,或是在队列数据中对非暴露组的检验检查不够造成结局信息的缺陷,从而引起偏倚。

另外,随访时间不足也可能造成测量误差。主要原因是观察时间不足,应该出现的结局还没有出现,这样就会得出没有效应的错误结论。比如,在一个抗高血压药物的随机对照试验里,如果是研究药物对血压的作用,随访半年时间已经足够,若是研究预防心肌梗死的作用,则至少需要观察若干年或更长的时间。

（三）评估数据中的混杂偏倚

在常规数据里,即使是评估疗效,由于治疗的病人和对照的病人不是随机分配形成的,因此本质属于观察性,需要控制混杂。因此,混杂在利用常规资料的研究中是普遍的。由于利用常规资料的研究多属于探索性研究,哪些因素是可能的混杂因素可能不清楚,因此无法控制;即使混杂因素是已知的,更常见的问题是常规数据中缺乏重要的混杂因素的信息,导致最终无法控制重要的混杂因子;即使收集了重要的混杂因子的数据,可能信息的质量不好,致使混杂的控制不彻底。

六、常规资料的利用

虽然常规数据有诸多的问题和缺陷,它们还是经常可以用来进行以下问题和领域的研究：①诊断方法准确性的评估;②急性病住院病人的转归和预后;③围产期和新生儿很多问题的研究;④急诊室很多问题的研究;⑤罕见疾病的病因和转归研究;⑥疾病危险因素的初探;⑦药物毒副作用的研究;⑧某类病人特征的观察;⑨有关服务和用药方面的一些研究。

由于常规数据的局限性,常规数据分析的目的主要是为了发现新问题,提出新的研究假设,很少可以用来验证和确定研究假设。"用于提出研究假设"就是说不适用于研究已经得到广泛研究的、存在高质量证据的、基本定论的问题。比如,用常规数据再次证明吸烟和肺癌有关,证明高血压与脑卒中有关,没有贡献任何新知识,即使数据很多、很方便,也没必要重复这样的研究。但是,在探索新的病因、副作用和疗效等因果关系方面,由于是新的问题,往往是从快速的、粗略的探索开始的,这时常规数据的分析就具有一定的价值。尤其是碰到以下情况时,常规数据分析的结果应引起充分的注意：

1. 当发现两个因素关联极强时,如 RR≥10,两者间很可能存在一定的关系,因为偏倚和混杂很少会引起这么强的关联。

2. 发现很强的关联关系,如 RR 在 5~10 之间,且认为各种偏倚可能比较小。

3. 发现较强的关联关系,如 RR 在 2~5 之间,且数据的时间框架和分类与研究问题需要的最佳研究设计一致或基本接近,控制了主要混杂因素,其他偏倚可能比较小。

如果希望常规数据可以发挥更大的研究作用,可采取以下措施:

1. 如果利用部分常规数据,再依据研究问题收集少量新的数据,就可以大大扩展常规临床数据的研究用途,尤其是在诊断准确性研究、病因和副作用的病例对照研究和罕见病的转归和预后的研究方面。

2. 扩大数据来源的地区范围。比如,一个科室或一个医院的病人可能代表性差,而且失访很多,但如果汇总一个大城市内所有医院的数据,将会大大增加代表性,减少失访的病例。电子病历将会使跨医院和地区临床数据的合并成为可能。

3. 同时利用多个不同性质的常规数据。例如,利用死亡作为观察的结局时,可以同时利用一个地区或全国的死亡登记资料。

4. 针对研究的问题,尽可能对病人重要的、容易准确测量的结局(如死亡、脑卒中)进行随访。由于移动电话、电邮、互联网、电子病历的出现,对重要结局的随访已经变得更加容易和可行了。

5. 可以适当地针对几个重要的疾病扩大资料收集的内容,尤其是那些常见的混杂因素,如年龄、性别、工作性质、家庭收入、教育程度、吸烟史、疾病分级或严重程度等;加强测量和数据收集的质量控制,提高测量在不同病人、不同科室、不同时间上的一致性。当同一变量的检查方法不统一时,可以用一个小的样本量对不同的方法进行比较,合并不同检查方法的结果时,可利用这个比较的结果对数据进行统一的调整。

如果把流行病学研究分为创新性研究和验证性研究,前者在于提出崭新的研究问题或假设,后者在于验证初步探索过的假设或理论的正确性。前者是科学发展的基础,是科学的灵魂,因为没有前者就不需要后者,但是如果没有后者,科学就只有一堆不知错对的想象和假设而已,科学将不会扎实地进步。前者更多需要的是灵感和想象力,后者更多依赖于研究资源和执行能力。医学常规数据正是前者可以大有作为的地方,是一个临床研究者可以赖以创新的地方,医学大数据(big data)为此提供了更加广阔的天地。

七、医学大数据

计算机和互联网的出现,使得数据的储存和利用变得前所未有的方便和快捷,海量的信息正在被记载、传播和利用,人类已经进入大数据时代。医学也不例外,每个医疗机构每天收集和记载的各种病人(包括健康体检)的海量的常规信息,以及其他可能与医学、健康、疾病、医疗服务相关的信息,构成了一个医学信息的海洋,已经成为最大的常规数据的来源,为流行病学和医学人群研究提供了新的巨大的契机。大数据的出现使常规数据的分析和利用变得十分重要和紧迫。

可以设想,随着医学电子信息系统的进一步发展,在不久的将来,人们可以通过一个地区甚至一个国家所有医学电子信息网络,很容易地展开超大型人群的征募和随访工作,进行流行病学队列研究。人们还可以利用这些信息,轻而易举地进行慢性疾病转归的长期随访工作和药物慢性严重罕见副作用的研究。人们还可以将医学信息与社会、文化、经济、环境等信息相结合,进行健康宏观决定因素的生态学研究(ecological studies),寻找宏观的疾病预防和控制手段。的确,一些国家和地区已经开始了这样的尝试,表16-9列举了几个成功的实例。

表 16-9   利用医学电子信息系统进行大型人群研究的实例

研究问题、数据来源及研究设计类型	参考文献
1. 利用 2003—2008 年 Google 的 5000 万条与流感相关的检索记录及同时期实际的流感爆发数据,进行生态学研究,探讨通过网络搜索引擎来监测流感流行情况的方法	Ginsberg J, Mohebbi MH, Patel RS, et al. Detecting influenza epidemics using search engine query data. Nature. 2009;457(7232):1012-1014

Notes

续表

研究问题、数据来源及研究设计类型	参考文献
2. 利用 1994—2010 年 567 个英国全科医学诊所的常规数据,纳入 360 万名研究对象,进行前瞻性队列研究,建立预测心血管病终生风险的模型	Hippisley-Cox J,Coupland C,Robson J,et al. Derivation,validation,and evaluation of a new QRISK model to estimate lifetime risk of cardiovascular disease:cohort study using QResearch database. BMJ. 2010;341:c6624.
3. 利用 1987—2002 年英国 General Practice Research Database 的常规数据,纳入 70 万名研究对象,进行前瞻性队列研究,探讨银屑病是否为心肌梗死的独立危险因素	Gelfand JM,Neimann AL,Shin DB,et al. Risk of myocardial infarction in patients with psoriasis. JAMA. 2006;296(14):1735-1741.
4. 利用 1986—2008 年英国 General Practice Research Database 的常规数据,纳入 5 万名研究对象,进行回顾性队列研究,探讨糖尿病患者的 HbA1c 水平与全死因死亡率及心血管事件的关系	Currie CJ,Peters JR,Tynan A,et al. Survival as a function of HbA(1c) in people with type 2 diabetes:a retrospective cohort study. Lancet. 2010;375(9713):481-489.
5. 利用 1993—2010 年加拿大安大略省的药物处方、出院信息、急诊报告、医疗保险等多个互联互通的电子数据库,纳入 3 万名研究对象,进行回顾性队列研究,比较氯噻酮与氢氯噻嗪在老年高血压患者中的长期疗效与安全性	Dhalla IA,Gomes T,Yao Z,et al. Chlorthalidone versus hydrochlorothiazide for the treatment of hypertension in older adults:a population-based cohort study. Ann Intern Med. 2013;158(6):447-55.
6. 利用 1998—2007 年以色列 Clalit Health Services 电子数据库登记的常规数据,纳入 8 万名研究对象,进行回顾性队列研究,探讨母亲怀孕前三个月服用胃复安(止吐药)与新生儿先天性畸形、围产期死亡等严重不良结局的关系	Matok I,Gorodischer R,Koren G,et al. The safety of metoclopramide use in the first trimester of pregnancy. N Engl J Med. 2009;360(24):2528-2535.
7. 利用 1994—2001 年美国宾州老年人药物援助项目的报销记录以及 Medicare 医疗保险数据库,纳入 13 万名研究对象、200 万份处方,进行卫生经济学评价,估计偏离循证实践指南的高血压治疗所增加的医疗费用	Fischer MA,Avorn J. Economic implications of evidence-based prescribing for hypertension:can better care cost less? JAMA.2004;291(15):1850-1856.

医学大数据最显著的特征是包含的人口数目庞大和收集的变量数目庞大,而且随时间推移不断更新和扩大。人口数目的庞大,可以大大降低甚至彻底消除抽样误差,使得我们可以发现十分微弱的关联关系;变量数目的庞大,使得我们可以研究和发现更多的可能的病因和健康决定因素,以及病因间的交互作用。然而大数据的优势似乎更在于后者。比如,一个需要 100 万人才能发现的微弱的病因,作用必然极小,很容易受偏倚的影响,而且即使完全消除该病因,对预防和控制疾病的意义也很小;相反,新的变量信息使得更容易发现新的病因,带来新的预防契机,而且同时利用多种病因,也可以使疾病预测和控制更加准确和有效。然而,目前常规收集的电子医学信息也同时存在明显的问题,一是测量的准确性不一致,二是收集的变量范围的不一致。前者会对流行病学研究引入信息偏倚,后者则会造成选择性偏倚,是电子医学信息需要改善的方面,也是现阶段利用大数据进行研究应该特别引起注意的地方。

第四节　临床流行病学分析结果的解释和推论

数据分析的主要目的是针对研究问题估计有关的结果。然后,研究者还需对结果进行解释,并对其外推性作出评估,以帮助读者了解和利用研究的结果。流行病学属于应用性研究,其研

Notes

究结果重在其应用价值。解释结果就是对结果的实践意义进行解读,评估外推性就是对结果是否可以外推以及外推的对象和条件进行的推测。解释结果和评估外推性可从两个不同的角度出发,一个是研究者,一个是阅读和利用研究结果进行医学实践的医生和决策者。后者是循证医学关心的内容,本章主要从研究者的角度出发,讨论如何对研究结果进行解读和外推,目的是帮助研究者了解有关内容,以便在研究设计、实施、分析和报告时,做好有关工作。由于临床试验结果对临床实践的意义很大,其解释比较复杂,近期讨论比较多,因此本节将主要以临床试验的结果为例,注重讨论以下几个问题:结局的意义、结果的大小、结果的真实性和外推性。

一、评估结局的意义

结果的实践意义首先取决于结局指标本身的意义,研究者应对结局指标进行具体的筛选和描述,对其实践意义作适当的评估,以帮助研究报告的读者理解和使用研究的结果。具体评述的内容包括结局指标是什么、相对重要性,以及时间因素。

以临床疗效为例,测量疗效使用的结局指标是衡量治疗的价值和疗效意义的基础。与一个疾病有关的临床指标可能有很多,但一项治疗可能只在改变某些结局上有效。如抗 HIV 感染的治疗可能只影响 CD4 计数,却不会影响病人艾滋病发病和生存的机会。一项治疗所能改变的结局决定了它对病人的重要性,是决策者和病人判断治疗的意义和重要性的基础,是决策必须考虑的重要因素。

例如,对高血压的治疗,可改变的临床结局包括死亡、脑卒中、冠心病、头痛头晕、血压等(图 16-5)。可以降低死亡的药物的价值将远远高于仅仅可以缓解头痛、头晕的药物。重要的结局是那些病人可以感受到的或可以理解其重要性的指标,如死亡、残疾、卒中、癌症、心肌梗死、失聪、失明、疼痛、乏力等。同理,如果一个前瞻性研究发现某个可避免的危险因素会引起癌症,这个结果对预防癌症可能有重要意义。但是,如果发现一个因素与某实验室测量指标有关(如 CD4 计数、血糖、转氨酶等),其临床实践意义可能小得多;如果仅仅是发现两个实验室测量指标相关联,其临床实践意义可能很小或根本不明确。

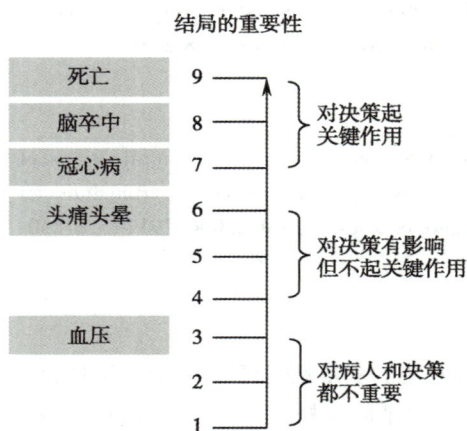

图 16-5   治疗高血压可改变的结局的重要性的比较

另外,所有的结局指标都包含时间的概念,比如治疗 5 年内发生的心血管病事件。时间也是决策应考虑的因素。比如,抗高血压药物可以在 5 年内在每 100 个 70 岁受治的病人中预防 5 例心血管事件,如果这个时间是 50 年,其意义将大大不同。

二、解释研究的结果

研究者对结果的解释应包括以下四个方面:结果的大小、95% 可信区间、对照组的性质和特殊结果。要准确无误地解释效应估计的意义,必须首先弄清效应指标计算的背景信息和假设,应考虑的有关问题见框 16-7,对结果的解释必须基于这些信息。

框 16-7   解释效应大小时应考虑

- 研究的因素是治疗措施还是危险因素;
- 对照组的暴露或治疗是什么;

- 计算公式里减数或分母是哪个组；
- 结局事件是有益的还是有害的事件；
- 效应估计是正值还是负值。

（一）结果的大小

再以临床试验的结果为例说明。把治疗措施笼统地分为有效和无效对决策帮助很小。效果到底有多大，是否可取；有效措施中哪些更有效、更可取。回答这些问题需要对疗效进行定量的描述。与定性信息相比，定量信息可以帮助医生和病人作出更准确的决定，而且比较不同的治疗效果的大小也需要准确的定量信息。忽视定量信息，就是拒绝更好的决策。比如，笼统地说"抗高血压治疗有效"，或者准确地说"抗高血压治疗 5 年可以在 100 个受治病人中预防 4 例脑卒中或心肌梗死事件"，对很多人来说治疗与否的决定可能完全不一样。前者是过去很多研究报告最常使用的一种方法。

定性和定量的表达方式不同。典型的定性信息就是显著性检验的 P 值，以及与此相关的有效和无效的结论。如前所述，表达治疗效果大小的指标大致有两类：相对指标和绝对指标。在临床试验里，前者包括相对危险度、优势比和相对危险降低度，后者包括绝对危险减少百分数和需治人数。一般原则是，在研究报告时使用相对指标，在临床决策时应根据具体病人的信息转换成绝对指标，应依据绝对指标进行决策。

另外，关联的强度和效应的大小与结果真实性也存在关系。相对指标常用来测量关联强度和效应的大小。效应大的作用（如 RR>5）更可能是真实的，这是因为每个研究或多或少都存在偏倚，在偏倚近似的情况下，完全由于偏倚出现很大效应的可能性很小。同理，如果效应很大，即使研究存在明显的偏倚，如病例对照研究中 RR>10，极可能存在真实的效应。

（二）结果的 95% 可信区间

对结果大小的评估必须同时考虑结果的可信区间。可信区间是真实效果可能存在的区间，反映效果估计的精确度。点估计显示平均可能的效果，可信区间的上限是最大可能的效应，可信区间的下限是最小可能的效应（图 16-6），它们在决策中都具有特殊的用途。可信区间越窄，说明真实值的估计越精确，更有利于进行决策，如图 16-6 中的治疗 A 和治疗 F。举例说明，如果说 RRR 是 0% 到 100%（即可能的最宽的可信区间），等于对效果没有任何的界定，因此对决策也没有任何用处。但如果 RRR 的 95% 可信区间在 54%~56% 之间，无论真实值是此区间内的任何一个数，都不会对决策产生任何本质的区别。

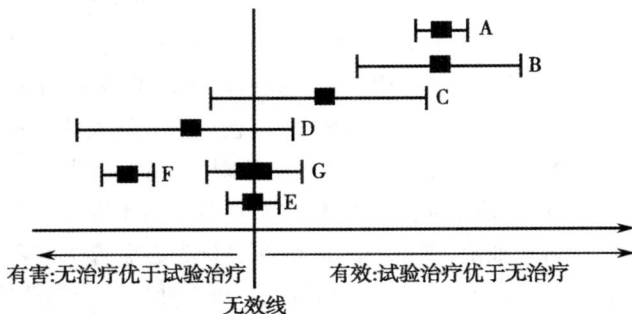

图 16-6　治疗效果的 95% 可信区间的临床意义

研究者应特别注意可信区间包含无效值时结果的解释。当可信区间的上、下限都在无效值的一侧时，说明很可能有效（如治疗 A 和 B），或很可能有害（如治疗 F）。当可信区间包含无效值时（如治疗 C、D 和 E），认为治疗 C、D 和 E 都是同等无效的，是一个错误或不准确的结论，正确的结论是三种可能俱在:有益、有害、无任何效应。这三种可能性中哪种最可能是正确的,取决于可信区间相对无效值的位置。如果主要在有效一侧(如治疗 C),则更可能有效;如果主要在有害一侧(如治疗 D),则更可能有害;如围绕无效线对称分布(如治疗 G),则两种可能均等;如围绕无效线对称分布(如治疗 E),且很窄,则无任何效应的可能性最大。

因此,当治疗效果没有统计学显著性时($P>0.05$)或可信区间横跨无效值时,不应简单地认为治疗无效。这时其可信区间将会跨越"治疗有益,治疗有害,或治疗没有任何作用"三个区域。正确的解释是,由于研究的样本量不够大,因此没有足够的把握确定是哪种情况。

(三)对照组的暴露或治疗

在解释结果时,还应说明对照组是什么以及比较的意义是什么。对于危险因素的作用,我们会说有关或无关;对治疗效果,我们会说有效或无效。这些说法有一个前提,即假设研究中的对照组是无暴露的人群或接受无治疗或安慰治疗的病人。当对照组的治疗不是无治疗或安慰治疗而是另一种治疗时,比较的是试验组治疗(A)与对照组治疗(B)的差别,同样是 RRR 或 ARR,其临床意义完全不同,反映的是两种治疗效果的相对差别,而不是某个治疗与无治疗比较时的绝对效果。

与安慰治疗比较的目的在于验证治疗有效与否,但是临床实践多不是在治与不治之间的选择,而是在不同治疗之间的选择。比较不同治疗的研究在于揭示治疗之间效果大小的相对差别,在于比较不同治疗的优劣,更有助于病人进行选择,其结果也更符合临床的实际需要。因此,了解对照组的治疗是什么,是诠释效果的必备条件。

(四)特殊结果的解释

特殊结果主要指剂量 - 反应关系和交互作用。如果发现剂量 - 反应关系,可用于解释危险因素的作用特点,并作为进一步支持因果关系存在的证据,同时也应剖析其可能的实践意义。研究报告应尽可能使用图、表和剂量 - 反应方程对剂量 - 反应关系进行描述。现举例说明剂量 - 反应关系的实践意义。图 16-7 展示的是虚拟的暴露剂量(如血压高低)与效应(如心血管事件危险)的关系。在 A 点以下,随着血压的增加,心血管事件危险没有变化,但是 A 点以上,心血管事件危险随血压升高不断增加。那么,对于血压低于 A 点的人,降低血压不能改变其心血管事件危险,干预是没有意义的。但是,在血压高于 A 点的人,降低血压有可能降低他们的心血管事件危险。A 点应是确定高血压最合适的切点。

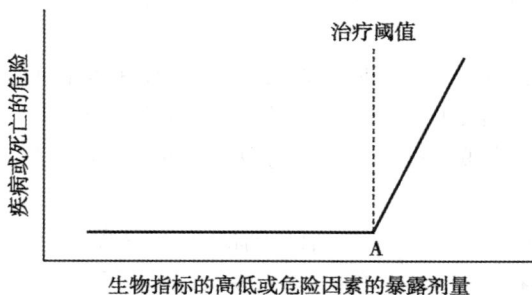

图 16-7　剂量 - 反应关系与疾病的定义

但是,实际研究发现,心血管事件危险随血压上升呈近似直线上升的趋势(图 16-8)。这样的剂量 - 反应关系说明,没有任何一个可用于定义高血压的切点是天然的、客观的,所有的切点都是人为的、主观的选择。提高诊断高血压的阈值,高血压病人的人数会减少,需要治疗的人数会减少,治疗的平均效益会增加。反之,降低高血压的阈值,高血压病人的人数会增加,需要治疗的人数会增加,治疗的平均效益会降低。因此,高血压的阈值不但是一个生物医学问题,也是一个经济和价值的问题。由此推论,富裕的国家和(或)认为心血管病重要的人群,如果具有更多的资源或愿意付出更多的资源用于预防心血管疾病,可以使用一个较低的高血压阈值,反之,可以使用一个较高的阈值。

交互作用对实践也十分重要,但对研究发现的交互作用的解释和结论一定要慎重。主要取决于交互作用的分析是研究计划内的分析,还是事后决定的分析,因为多重比较可能出现假的交互作用。因此,计划内的结果比预先无计划的(或事后)分析(post-hoc analysis)的结果更可能是真实的。另外,如果其他研究已经报告了类似的交互作用,而且两个因素发生交互作用存在

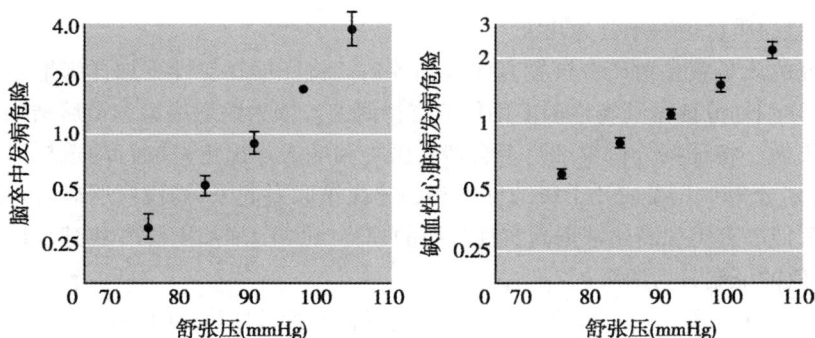

图 16-8　血压与脑卒中发病危险和缺血性心脏病发病危险的关系

可解释的生物学机制,则自己研究发现的交互作用更可能是真实的。

三、评估结果的真实性

(一)真实性和研究的质量

最后,研究者应对结果的真实性(validity)进行评估。狭义的真实性又叫内部真实性(internal validity)或可信性(trustworthiness),是对一项研究的结果或结论反映真实情况的程度的衡量。真实性是研究追求的目的,也是结果外推和应用的基础。研究的目的在于求得真实,真实和观察到的结果之间的差别叫做偏倚或系统误差。一项研究的偏倚与其结果的内部真实性成反比。决定研究结果内部真实性的因素是研究的质量,即一项研究的方法学质量(methodological quality)。研究质量是对研究偏倚控制程度的总体衡量。因此,研究的质量决定研究结果的可信度,质量越高,偏倚就越小,结果的可信度就越高,结论正确的可能性就越大。

(二)决定研究质量的因素

研究的质量由研究中的偏倚控制措施决定。研究设计是一项研究控制偏倚最基本的方法,一项研究的质量首先取决于研究设计的种类。研究设计主要指研究的时间框架和比较的特征和形成方式。比如,评价疗效时,从设计上讲,随机对照试验的质量一般应高于非随机的对照试验,后者又高于病例对照研究。其次,研究的质量进而由该类研究特有的偏倚控制措施决定,比如临床试验可使用合理的对照、随机分组、分组隐匿、盲法、维持原随机分组分析等偏倚控制措施。但一项研究不一定采取所有这些措施,同类研究使用这些措施越多,偏倚控制就越好,质量就越高。第三,研究的质量还取决于流行病学研究的一般偏倚控制措施,如收集的资料准确、样本具有代表性、随访率高、观察时间足够长等。另外,样本量决定结果估计的精确性,决定可信区间的宽窄,虽然影响的也是结果的不确定性,但一般认为不属于研究质量的范畴。

(三)评价研究质量的方法

一项研究的质量由设计类型和偏倚控制措施联合决定,评价一项研究的质量就是对该研究设计和偏倚控制措施进行分析和评价。一个简单、快速、粗略的评价方法是根据研究设计的类型将证据的可信性进行分级。图 16-9 是对疗效证据可信性的分级,不同研究提供的证据的可信性自上而下逐渐递减,是研究者对一项研究结果的真实性判断的重要的参考工具。值得注意的是,不同研究问题的证据分级应使用不同的分级方法,每类问题的最佳研究见框 16-4。

在研究设计的基础上,更详细的评价方法允许对同一类研究,根据其偏倚控制措施的多少和严谨程度,进行进一步的质量划分。比如,关于临床试验的质量分级,可根据研究是否使用了随机分组、分组隐匿、盲法、维持原随机分组等措施,以及这些措施实施的适当程

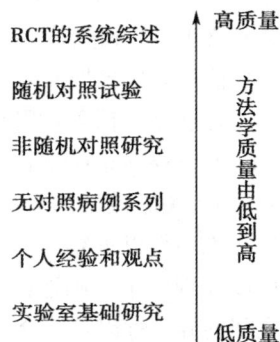

图 16-9　关于干预效果研究的质量分级

度,将临床试验的质量进一步分为几级。

评估研究的质量就是对研究证据真实性的评估。将证据真实性更加详细地分级在理论上是可行的,但详细划分证据真实性的使用价值有待研究。因为医学决策的最后结果只有两种可能:做,还是不做。将证据分得很细是否会帮助医生和病人作出更好的行动选择仍是一个未知数,如何将可划分为十几级或几十级的证据和临床决策联系起来,尚没有明确可行的方法。因此,近些年来,似乎有更加简化证据真实性分级的趋势,比如,GRADE 工作组建议综合所有的信息,将有关疗效的证据分为四级:

(1)高质量:未来的研究不大可能会改变目前我们对疗效估计的信心;

(2)中等质量:未来研究有可能会改变目前我们对疗效估计的信心,并可能改变疗效的估计;

(3)低质量:未来研究很有可能会改变目前我们对疗效估计的信心,并很可能改变疗效的估计;

(4)很低质量:目前疗效的估计很不可靠。

（四）评价真实性的困难

对方法学质量的判断的本质是对结果真实性的判断。上述讨论的内容只限于对目前单一研究质量的评价,然而所有研究都不是孤立的,可信的知识也不是建立在一项研究基础之上的。因此,对科学证据真实性的判断还必须同时考虑其他类似和相关研究的结果,考虑目前所有现有的知识和证据,对有关科学研究的结果和结论的总体真实性作出全面的评价。

20 世纪 60 年代,希尔(Austin Bradford Hill)爵士提出了疾病与病因因果关系推论的九个准则(Hill causal criteria),是循证医学以前流行病学领域用来进行医学因果关系推论的主要依据。系统综述和 meta 分析提供了新的思路,尤其是对原始研究结果真实性、精确性和一致性方面的评估提出了一套统一的定量的操作方法。原始研究和系统综述的设计和分析要素里包含了希尔的主要准则,如时间顺序、关联强度、剂量 - 反应关系、实验证据、一致性等。然而,在什么情况下,即当证据质量达到什么水平,当证据累积到什么时候,我们就可以肯定地说结果是真实的?系统综述也没有明确的答案,也许我们永远也不会得到确切的答案。

正如希尔自己说的那样,"我提出的九个准则没有一项可以对因果关系的存在与否提出确定无疑的证据。"因果关系最多不过是一个尝试性的主观上的推论。任何科学工作都不是完美无缺的,所有科学证据都可能被颠覆或修正,科学推论永远都带着不确定性,我们永远无法确切地知道一项研究的结果的真实性,但是,证据的不确定性并不赋予我们可以无视现有证据的权利,不能作为延迟必要行动的理由和借口。

四、评价结果的外推性

所有研究的结果都是在特定条件下的结果,换一个条件或用于不同人群,该因素是否还会致病,该治疗是否还会有效,疗效的大小是否一样,这是有关研究结果外推性的问题。从医学实践意义上讲,外推性(generalizability)指研究结果是否可以在不同人群和环境中得到重复和再现的可能性。外推性又叫外部真实性(external validity),与适用性(applicability)的含义十分接近。

外推性有两个层面的含义,一是定性外推(qualitative generalization),一是定量外推(quantitative generalization)。以治疗为例,定性外推只关心在实际病人或医疗环境下治疗是否有效,并不关心效果的大小;定量外推关心的是研究显示的效果的大小是否可以在实际病人和医疗环境中得以重复。定量外推包含了定性外推,但定性外推并不能保证研究显示的结果的大小可以在现实中准确地得以实现。简单地讲,定量外推性与研究的内部真实性成正比,与不同研究间的异质性以及综合结果的可信区间成反比。

外推性首先由结果的内部真实性决定,不真实的信息一定不能外推到其他情况,但真实的结果未必一定可以外推到其他情况。决定真实结果外推性的因素有两个,就治疗而言,一是研

Notes

究中的条件是否可以在实际医疗环境里得到复制,二是治疗的效果是否存在效应修正因素或交互作用,即效果在不同人群存在真实的差异。因此,研究者必须对被研究病人的特征和医疗条件作比较详细的描述,以使读者可以据此分析结果对其所面对的病人的外推性。

(唐金陵)

思考题

1. 简述流行病学研究数据分析的原则、目的、步骤和方法。为什么数据分析必须围绕研究问题(即研究目的)而进行? 常见的流行病学研究问题有哪些?

2. 试述标化法、分层分析和多元回归分析的步骤以及它们识别和控制混杂的原理,并比较它们的优缺点?

3. 试述多元回归分析中异质性检验的作用以及识别交互作用的方法,并比较交互作用和剂量效应关系显著性检验的差异。

4. 列举4种相对效果和2种绝对效果的测量指标,并讨论和比较它们在临床或公共卫生实践中的意义。在评估一项研究的结果对医学实践的意义时,应考虑哪3个方面的问题? 为什么?

5. 使用常规数据进行流行病学研究时应注意哪些常见问题,并讨论可以从哪些方面评估可能存在的偏倚? 医学大数据最显著的优势是什么? 为什么?

第十七章　医学文献的阅读与评价

导读

学会阅读和评价医学文献是对医学生职业素养的基本要求。本章系统介绍了常用医学文献的种类、分级和金字塔状的来源分布等,其中灰色文献数量庞大且逐年增加,已成为常规医学文献的重要补充。阅读医学文献时应首先明确阅读目的、掌握文献阅读的基本步骤。进而有选择性地阅读,先从阅读题目、摘要入手,确定精读文献。精读时,要先明确研究目的、主要研究方法与对象、主要研究结果与重要发现以及主要结论等核心内容。评价医学研究文献时,则应明确评价目的和研究类型、选取合适评价方法及相应工具,对其真实性、重要性、适用性等展开评价。掌握正确的医学文献阅读与评价方法,对更好地开展临床实践、临床教学以及临床研究等将大有帮助。

Chapter 17　How to Read and Evaluate the Medical Research Literature

Summary

Learning how to read and evaluate the medical literature is the basic requirement for medical students. This chapter introduces the classification and categories of common medical literature and the pyramid source distribution, etc. Grey literature has become an important supplement to conventional medical literature, with its largely increasing amount year by year. First we should make sure the purpose and command the basic steps of literature reading. To begin a selectively reading, we should start with the title and abstract reading to identify the literature for intensive reading. Next we specify the research purposes, main methods and subjects, the main results and significant findings, and the conclusions, etc. When evaluating the medical literature, we should specifically evaluate the purpose and the type of the study, select appropriate evaluation methods and relevant tools, and evaluate its validity, importance and applicability. Acquiring the appropriate methods of reading and evaluating the medical literature will be helpful in better clinical practice, teaching and research.

随着当今医学新技术、新方法、新药物的不断涌现,与之相关的医学文献数量也十分庞大且仍处于快速增长之中,从而形成了海量的医学文献信息资源。繁忙的临床医生既要抽出时间阅读专业文献、以掌握本学科的新进展和未来发展方向,同时又要开展相关临床研究,这就要求临床医生具备一定的检索、阅读和评价医学研究文献的能力。因此,掌握正确的医学文献阅读与评价方法、学会从中汲取有用的知识信息,将有助于临床实践、教学和科研工作,同时也是临床医生实现自我终身学习、提高与保持临床技能与水平的必由之路。

第一节　概　　述

文献是指以文字、图像、视频与音频、公式、代码、数字等形式,将信息、知识记录或描述并加以存储、传播的一切载体统称。医学文献就是记录有医学相关知识或信息等的载体总称。按照载体的属性,文献可分为书写型、印刷型、电子数字型、微缩型和视听型等。其中书写型文献专指手工书写或抄写的文献,如病历、实验原始记录等;印刷型文献特指纸质出版物,为图书馆收藏的主要类型,种类繁多,包括医药图书(专著、教科书、工具书)、生物医学期刊杂志、学位论文、会议文献、研究报告或官方出版物(如卫生年鉴)、专利文献、技术标准以及医疗技术产品资料等;微缩型文献是以感光材料为载体,通过照相记录而形成的一种文献形式,包括微缩胶卷、平片、卡片等。因阅读时需要借助专用仪器设备,目前已比较少见;视听型文献是借助磁性、感光材料、电子数字信号等介质,记录声音、图像等信息的一种文献形式,比较直观、简便易行;电子型文献是以光盘、网络、软盘等为介质存储相关医学知识或数字信息,目前已成为主流文献形式,且有逐步取代印刷型文献之势。

一、医学文献资源

尽管医学文献具有来源杂、种类多、分布广等特点,但也是有规律可循的。例如,按照文献级别及密度分布顺序排列,一般呈现金字塔状(图 17-1)。其中与专业知识高度相关、分布密度最大的,当属电子文献检索数据库,收录了绝大部分原始研究文献,以及包括指南、系统综述等在内的二次研究文献等。目前常用的中英文生物医学文献检索数据库包括 MEDLINE(美国"医学索引在线",PubMed)、EMBASE、中国生物医学文献数据库(CBM,2009 年始可通过中国生物医学文献服务系统 SinoMed 实现网络检索)、CNKI、VIP、Wanfang 等,详见《医学文献检索》一书。但电子文献检索数据库本身也存有不足之处:如同一篇原始研究文献有可能同时被多个电子文献检索数据库重复收录;同时大多文献检索数据库只能收录摘要,未能收录文献全文;再者有可能出现发表偏倚。因此,为弥补电子文献检索数据库的上述不足,还需要借助手工检索以查找一些未被收录的文献信息,如专家述评、学术会议资料、互联网信息等。然而由于这些文献信息大多未经过严格评价,可信度值得商榷,所以常被称为灰色文献(grey literature)。灰色文献形式多种多样,既可以是政府部门、学术机构、非政府组织(NGOs)、商业与其他机构所发布的各类报告(如进展报告、技术报告、统计报告、市场研究报告等),也可以是在互联网上以网页及链接数据库形式发布的论文、技术说明与标准,非赢利性的译文、著作、技术与商业文件、非赢利性的官方文件等。这些灰色文献数量庞大,但大多与专业相关度低,常借助于 google、yahoo、百度等公共搜索引擎进行补充检索(图 17-1,右图)。尽管分布密度较低,这些灰色文献仍是对常规医学文献的重要补充。若只检索电子文献数据库,可能会漏掉部分有用的文献信息。

同样医学文献级别也呈金字塔状分布,高级别文献质量高、数量少,分布在塔尖;低质量研究文献数量庞大,分布在塔底(图 17-1,左图)。一般来讲,高级别文献信息是由低级别信息综合提炼加工而成。例如,临床实践指南是较高级别的疾病诊治证据,综合萃取了系统综述及原始研究等证据信息,在数量上要少于 RCT 等原始研究类文献。因此,在检索文献时,应讲究一定策略,最好先检索文献数据库,直接从中获取高级别文献信息。在此基础上,再考虑查全和查新问题。特别是在临床实践过程中,针对临床问题进行决策时,应尽量寻找现有的最佳、最新证据。为此,Haynes RB 等相继提出了 4S、5S、6S 证据检索模式,如新近提出的 6S 模式也类似金字塔状,从塔尖开始依次向下检索:第一个 S 是 systems(系统类,如计算机决策支持系统),第二个 S 是 summaries(摘要类,如循证实践指南、循证教科书等),第三个 S 是 synopses of syntheses(提要集成类,如 DARE、提要类循证医学杂志等),第四个 S 是 syntheses(系统综述,如 Cochrane 系统

Notes

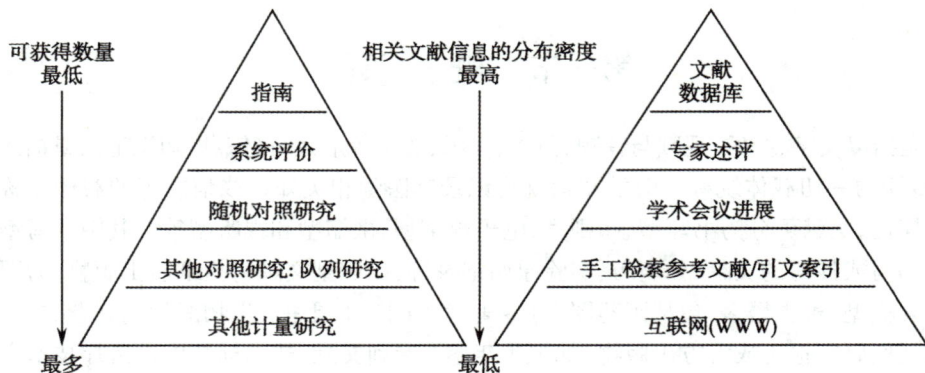

图 17-1　医学文献级别与资源分布的金字塔

综述),第五个 S 是 synopses of studies(原始研究提要),第六个 S 是 studies(原始研究类,如 ACP JC+)等。这 6 个 S 均是由专人经过严格评价后筛选出来的高质量证据。

二、医学文献的检索

按收录内容形式及其详尽程度,文献检索分题录检索、文摘检索和全文检索;按检索标识又有分类检索、主题检索、著者检索、题名检索等;同样按检索手段可分为手工检索和计算机检索,鉴于医学文献具有数量大、增长快、类别多、语种杂、分布广等特点,计算机检索因其方便灵活、效率高、更新快而倍受推荐,已成为医学文献的首选检索方式。无论是手检还是机检,应遵循以下四大步骤:即①分析检索题目,明确检索要求:常规检索与查新检索两者有着不同的检索要求;②选择检索工具,确定检索方法:一般将那些文献类型全、数量大、时差短、途径多、著录标准的检索工具作为首选;③选择检索途径,确定检索标识;④检索并获取原始文献。若初次使用电子文献检索数据库,最好寻求图书管理员的帮助,以尽快熟悉检索方法,提高检索效率。特别是在检索内容与顺序安排上,一般是先寻找可靠的高级别文献,如指南、系统综述或系统评价等,这些文献综合了大量相关的原始研究,且经过了加工和提炼,阅读这类文献可以在短时间内全面获取学科新发现、新知识和新进展。若无这样的文献,再寻找可靠的原始研究文献。具体检索方法与过程可参考相关教材,这里不再详述。

三、医学文献的管理

通过检索,若检出文献数量有限,人工管理即可;倘若数量庞大,最好借助专用文献管理软件,利用计算机实现文献的日常维护和管理。自 20 世纪 80 年代初首个文献管理软件问世以来,各式各样的文献管理软件不断涌现,其中比较常用的有 EndNote,Biblioscape,ProCite,Reference Manager,Mendeley,Papyrus,Bookends,Papers 等,中文软件主要有 NoteExpress,医学文献王等。借助这些软件,既能有效管理数目繁多的文献资料,又能在撰写论文时自动编排参考文献格式,同时还能促进沟通与合作,实现文献资源的共享。鉴于文献管理在科研活动中的作用越来越重要,临床医生应充分利用这些现代化的技术手段和工具,提高自身的文献管理能力。

第二节　医学文献的阅读

一、文献阅读的目的

阅读文献前,一定要明确目的,带着目的去阅读。临床医生或准医生阅读文献,无外乎有以下几种情况:一是日常临床工作的需要。在临床医疗实践中常会遇到诸如疾病病因、诊断、治疗、预后等这样或那样的临床问题,解决这些临床问题大多通过系统阅读专业文献,获取最新、最佳的证据;二是医学教育的需要。鉴于医学知识老化严重、知识更新速度加快,医学教育与传授知识应具有前瞻性,师生应通过阅读文献,了解或掌握最新知识以及未来发展图景;三是临床研究的需要。全面系统的文献复习是进行临床研究的第一步,阅读文献可以全面了解某一研究领域的历史、现状、发展趋势和存在问题,进而为选题、立题提供依据并提出今后的研究方向。

二、文献阅读的基本步骤

医学文献一般都有固定的格式和内容结构。如一篇规范的原始研究文献包括题目、摘要、前言、材料与方法、结果、讨论和结论等方面内容,鉴于各部分功能有所不同,阅读时应各有侧重、各取所需,这样可大大提高阅读效率。文献阅读的基本步骤如下(图 17-2):

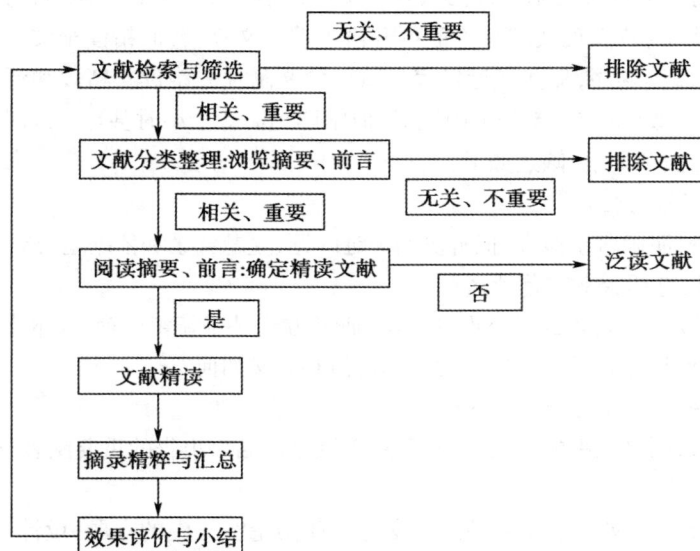

图 17-2　文献阅读的基本流程图

(一)阅读文献题目和摘要,分析文献的相关性

开始阅读之前,一定要弄清楚 "为什么要阅读这些文献"、"需要从阅读的每部分中获得哪些信息"。目的不同,文献的阅读顺序和重点也有所不同。一般先从阅读文献题目和摘要入手。通过标题阅读,可对文献进行大范围初筛,剔除那些无关或关联不大、不感兴趣的文献。若想进一步了解那些感兴趣文献的基本方法和主要结果,或因标题提供信息有限、需进一步明确者,则应继续阅读摘要。摘要一般为结构式摘要,包括研究目的、研究方法、研究结果、研究结论等,是全文内容的高度概括和总结。按照文献的相关性、重要性和时效性,依次安排文献阅读的先后顺序,对关联程度高的重要文献,还要进一步阅读全文。

(二)带着问题有针对性地阅读重要文献

在阅读文献全文时,不能无的放失,应带着问题有针对性地阅读重要文献。若为了解学科新进展,应重点阅读文献的主要结果和结论;若为拓展研究思路,则应侧重于阅读文献的研究方法,找出创新点,这样可取长补短、拓展思路;若为临床研究的选题及立题提出依据,应先阅读前言和背景部分,掌握该研究领域的历史与现状,同时在讨论部分查找该研究存在哪些不足之处、方法学上有哪些缺陷等,这些就是将来的研究方向与立足点。

(三)摘录文献精粹,加以系统总结

阅读全文时,对重要内容、有疑问的地方加下划线或标注说明,如文中一些新观点、一些注

Notes

释及一些好的例证等,便于以后引用。阅读文献时,最好能作好笔记、摘录文献精粹,记录每一部分重点语句和关键信息,同时给出每一部分的评价意见。当然,即使一篇与自己阅读目的高度相关的文献,也不可能全盘照搬。摘录的精粹,可以是文献中的某段话、某种方法,也可以是一幅图表等,宜精不宜多,过多内容会显得杂乱无章,对初学者反而无益。

为方便文献管理,最好逐一将文献的精粹、读后感(包括阅读后有哪些收获、新启发、新思路等),一并纳入文档文件,作长久保存。

三、文献的精读和泛读

因个人精力和时间有限,宜有选择性地阅读医学文献。如对那些与个人关注问题密切相关的、重要文献可采用精读的方法,而对那些关联不密切的一般文献可以采用泛读方式。

所谓的“重要文献”是指那些对学科发展具有里程碑意义的原始研究文献以及学术权威撰写的综述或述评等。对此类文献应设法获取全文并仔细阅读。其他文献以泛读为主,先阅读题目、摘要,在此过程中,若发现文献有价值可升格为重要文献,转而精读全文。若同类文献较多时,要考虑文献的阅读顺序,那些新近发表且重要的文献优先精读。精读和泛读所需时间差异明显,如文献泛读一般可在 5~15 分钟内完成,但精读则需 2 个小时甚至 1 周时间不等。这里就文献精读的基本方法和要求,阐述如下:

(一) 研究目的是什么?
阅读前言部分,明确科学假设、拟解决的关键问题、立题背景和依据是否充分等。

(二) 研究方法与研究对象是什么?
在这部分,需要了解具体的研究设计方案、研究方法是否新颖合理、样本来源与样本大小如何、设置了哪些测量指标以及这些指标的实际价值和意义如何?

(三) 主要结果和重要发现有哪些?
熟悉主要结果,明确文中的新发现、新贡献以及用于结果报告的重要图表有哪些?

(四) 讨论与结论
文献结论是什么? 文中主要结果是否支持这些结论? 文中的立题、设计、方法和讨论间有无内在的逻辑关系? 研究目的是否实现? 主要不足有哪些? 还遗留有哪些问题尚未解决?

(五) 小结
精读后,最好能加以小结。如与同类文献相比,该文献有哪些相同和不同之处? 作者的整体思路有无创新? 必要时可进行类似 SWOT 分析(又称态势分析),找出优势和不足。

第三节　医学文献的评价

评价文献时同样需要带着问题,有针对性地进行。评价目的不同,决定了评价范畴和重点有所变化。文献质量评价涉及两个方面的内容,即报告质量和方法学质量。其中报告质量是指文献报告内容的全面性和完整性以及和相应报告规范的符合程度。方法学质量是指文献制作过程中遵循科学标准、有效控制混杂与偏倚、使研究结果达到真实可靠的程度,为文献质量评价的核心内容。

一、医学文献评价的主要内容

评价内容主要包括真实性评价、重要性评价及适用性评价,用以依次回答下列问题:该文献研究结果本身是否真实可靠? 有多大临床意义和实用价值? 用于临床实践的可行性及适用程度如何? 其中研究结果的真实性和重要性是评价的重点,只有真实、可靠、重要的研究结果才有利用价值。

Notes

（一）真实性评价

评价真实性的关键,在于考核研究过程中是否有效控制了混杂与偏倚对结果的影响。这些因素对结果的影响程度也决定了真实性的程度。因此,真实性评价应综合考虑研究结果是来自何种设计方案、有无对照组以及设置是否恰当、研究对象的诊断标准是否可靠、纳入/排除标准如何、样本量是否足够、组间重要的基线状况是否可比、有无相关偏倚因素存在以及是否采取了相应的防止或处理的措施、依从性如何、对相应的试验观测指标及资料所采用的整理和统计分析方法是否恰当等。

（二）重要性评价

评价临床研究结果的重要性常借助于一些定性或定量指标。如在临床试验中,定性指标有事件发生率(如病死率、生存率、治愈率……)、绝对危险降低率(absolute risk reduction,ARR)、绝对收益增加(absolute benefit increase,ABI)、相对危险降低度(relative risk reduction,RRR)、相对收益增加(relative benefit increase,RBI),需治疗多少例患者才能获得一例最佳效果(number needed to treat,NNT)以及需治疗多少例患者才能发现一例不良反应事件(number needed to harm,NNH)等。对于定量指标,则较为单一,主要是计算组间均数差值。重要性评价包括临床重要性与统计学意义两个方面,两者应相互结合,缺一不可。统计学意义的判定可通过假设检验和区间估计实现。若假设检验的 P 值小于预先设置的检验水准(常设为 0.05),则可认为组间差异有统计学意义。这里要强调的是组间差值的大小与 P 值无必然联系,假如组间差值无临床意义,P 值再小,也无临床应用价值。当某种研究结果既有临床意义,又有统计学意义时,即能作出肯定性的结论;如仅有临床意义而无统计学意义时,不能盲目否定其临床价值,应计算其 II 型错误或检验效能;若文献结果既无临床意义,又无统计学意义,则此类文献的重要性可忽略。在临床重要性判断的基础上,还应作卫生经济学的评价,如计算其成本-效果(cost-effectiveness),成本-效益(cost-benefit)以及成本-效用(cost-utility)等,使那些成本低、效果佳的研究成果,得以推广应用。

（三）适用性评价

若将上述真实性好且有重要临床价值的文献结果推广应用于临床实践中,还应结合自己诊治患者的实际病况和接受意愿、现有医疗条件和知识技能水平,以及社会经济状况及其承受能力等,对其临床适用性展开评价。鉴于当前高质量的临床研究文献多来源于发达国家,其人种、社会环境、经济水平、医疗条件乃至生物学因素等与发展中国家差异较大。因此,评价适用性,更要结合不同的国情、种族以及患者特点,切不可生搬硬套。要对具体的问题作具体的分析,方可作出是否适用的决策。

同样在临床研究、教学过程中,为掌握学科最新进展或发展方向,拓展新思路、新视野,也要进行适用性评价。重点考核文献结果是否具有外部真实性,即能否将结果推广应用到研究对象以外的群体或环境中,也应综合考虑研究人群与其他人群的特征差异、研究对象类型以及社会环境和经济等因素是否会影响适用性。

二、医学文献评价的基本步骤

阅读医学文献的目的,主要是回答"what"类问题,以全面了解该文献中的研究目的、对象、研究方法、主要结果和重要结论等内容;而医学文献的评价,则主要是回答"how"和"why"类问题,一般选在二轮精读时进行,要求评价者具备批判性思维能力并掌握一定的评价方法。文献评价的基本步骤如下:

（一）明确评价目的、选取合适的评价方法

评价文献时同样需要带着问题,有针对性地进行。评价目的不同,决定了评价内容和重点各有侧重。由于评价往往具有很强的主观性,受评价者自身能力与水平的限制,同一篇文献,其评价结果有可能存在较大出入。鉴于临床流行病学倡导应用科学的方法学强化科研设计、排除

Notes

各种偏倚、混杂因素的影响,确保研究结果的真实性和研究结论的可靠性,使得科学研究获得的成果能够用于指导临床实践、教学与科研。为此,临床流行病学的相关质量标准已成为批判性评价的参考依据,在国际上已获得公认。因此,为确保评价质量,评价者应学习和掌握临床流行病学中有关研究设计、测量与评价的基本原则和方法,并通过不断的实践和尝试,逐步培养其批判性思维和文献评价能力。

（二）明确文献的研究类型

文献的研究类型大致可分为原始研究（primary studies）和二次研究（secondary studies）。前者按照设计类型,又可分为实/试验性研究和观察性研究。而二次研究是在原始研究的基础上经综合分析、加工提炼而成,包括临床实践指南、综述、临床决策分析、卫生技术评估、卫生经济学评价等。研究类型不同,所选择的质量评价方法及工具也是有区别的。

（三）确定评价内容与顺序

鉴于临床研究旨在解决临床上常见的诊断、病因、防治、预后等四大问题,因此,应结合医学文献的具体研究类型,按照真实性、重要性、适用性的顺序对文献依次展开评价。需要注意的是,无论医学研究文献中的结果有无统计学意义,首先要评价其真实性和可信程度。如果研究的结果真实性好的话,再考虑其临床意义和实际价值。按照临床流行病学的评价原则,是否重要一定要有量化的指标加以论证。即使文献成果真实且重要,还要分析它们有无适用价值以及有多大的适用价值,利弊比有多大,在什么样的医疗环境和条件下可以采用或推广等。对研究结果的适用性应作出恰当的评价,不宜脱离现有的环境技术条件以及患者的实际,盲目地接受或推行所谓的“最佳证据”。

（四）选择评价工具

为方便评价,现在已有一些现成的文献质量评价工具或标准,可供选择和借鉴。这些评价工具大多由一些知名学术机构或组织研发。例如 JAMA 杂志发布的用户指导手册系列、CASP 严格评价技巧项目网等提供的系列质量评价标准,可以用于评估系统综述、随机对照试验、队列研究、病例对照研究、描述性研究、诊断试验和经济学评价研究等不同类型文献。现简述如下:

1. 二次研究的常用评价工具　二次研究的文献质量同样涉及方法学质量和报告质量。如系统综述,其方法学质量的评价工具有 OQAQ、AMSTAR 等,其报告质量的评价工具则又有 QUOROM 及其升级版 PRISMA 等。例如 2009 年在 QUOROM 基础上发展而来的 PRISMA（Preferred Reporting Items for Systematic reviews and meta-analyses,PRISMA）,增加了基金资助、利益冲突等内容,条目数也从 QUOROM 的 18 个增加到 27 个。同时 PRISMA 还要求提供从文献检索、筛选、评价到最终纳入的四个阶段流程图,可被用作比对一篇系统综述的报告内容是否完整,内容越完整详尽,提示其报告越规范、质量也就越高。

2. 原始研究的常用评价工具　以随机对照试验的评价工具最为常见。由于随机对照试验采用了随机、盲法以及设置了对照组,最大限度地控制了混杂和偏倚对结果的影响,确保了结果的真实性,被认为是一种论证强度较高的设计方案,因而在临床研究中倍受推崇,相关文献发表也很多,成为临床证据的重要来源,相应的质量评价方法也发展很快。如 Moher 早在 1995 年就列举了 34 种随机对照试验质量评价工具,Juni 等通过手检又额外发现了另外 14 种工具。再如,针对定量研究文献,JAMA 用户指导手册中专门制定了 5 条指导性评价原则:①研究对象是否与研究问题有关? ②研究对象的选择是否有充足的理由? ③数据资料的收集方法是否与研究目的与场所相匹配? ④数据资料的收集是否完整充分、足以描述观察事件? ⑤资料的分析是否合适以及发现的结果是否被充分证实? 。这 5 条原则可适用于一般定量研究文献的真实性评价。但具体选用现成工具用来评价文献质量时,要格外慎重,这是因为有些评价工具的研发过程还不是很严格,即使对同一篇文献,工具不同,其质量评价结果也可能差异明显。有关 RCT、诊断性试验、预后研究及病因学研究的具体评价方法详见本教材的相关章节。

Notes

3. 灰色文献的评价工具　与上述常规文献相比,对灰色文献的严格评价显得尤为重要。尽管目前也有一些专用工具评价,但缺乏信度与效度验证,利用这些评价工具的实际测试结果与预期设想结果是否一致也并不清楚。因此,在这里并没有列举具体的评价工具,最好还是参照使用上述常规文献的评价工具与标准。

第四节　医学文献的应用

学会阅读和评价医学文献是对临床医生和医学生职业素养培养的基本要求。临床医生所从事的医、教、研工作,均离不开对医学文献的阅读与评价。

一、医学文献与临床医疗实践

将医学文献的结果应用于临床医疗实践,是实践循证医学的主要途径。在日常的临床实践中,要求临床医生掌握诊治新技术与新方法,追求前沿化知识,有利于创造一流的医疗水平,更好地为提高国民健康水平服务。随着患者维权意识的提高,患者及家属也可能利用一些现成的检索资源和检索工具,查阅文献,希望掌握疾病诊治相关的知识与信息,并会从中找出一些"证据"主动与医生进行沟通与探讨,这就迫使临床医生也要及时掌握相关文献信息以及储备必要的知识,以利于医患间的交流与沟通,从而创建和谐的医患关系。这些均离不开对医学文献的阅读与评价。

二、医学文献与临床研究

当今社会是"知识爆炸"的时代,由于科技与信息科学的快速发展,信息量本已十分庞大,而新的海量信息又不断涌现,这在医学领域表现得尤为突出。例如医学文献信息呈几何倍数的增长,每年新增的文献数量达数百万篇,且有加速增长之势。此外还有数量更为庞大的未公开发表文献、灰色文献等。在此背景下,临床医生担负着临床医疗与临床研究的双重使命,临床科学研究要有所创新和突破,选题立题是关键,而这离不开医学文献的阅读与评价,只有通过系统全面的文献复习,才能真实掌握学科最新进展与研究动态。

三、医学文献与医学教育

在医学教育的不同阶段,对医学文献有不同的需求。例如,处于培训阶段的准医生,对文献检索、阅读、评价的需求不高,很多问题已由老师或专家帮助解决;但过了该阶段,在独立的临床实践工作中,经常会遇到一系列临床问题,这就要通过阅读和评价医学文献,自己加以解决。

目前,由于大量医疗新技术与新方法的不断涌现,知识更新周期明显缩短,过去认为是最佳的证据,逐渐被新证据所取代。临床医生要保持一定临床水平以及维持相应的临床技能,需要终身不断地学习与更新相关知识,同时还应学会识别哪些是新知识、哪些是过时的、需要更新的知识。阅读专业文献,已成为大多临床医生进行知识更新、了解新进展的首选。例如有研究表明,要维持业务水平不降低,需要定期阅读大量相关文献以及时掌握本专业的新知识、新进展,阅读的期刊越多,则越有可能追踪到全部相关文献,如果阅读20本专业期刊,基本可以覆盖80%的相关文献,若要实现全覆盖,则至少需要订阅60本期刊。然而如此大的阅读量,对临床医生是一个严峻挑战,为此,掌握正确阅读与评价医学文献的方法,对实现自我终身教育,将大有帮助。

四、医学文献与卫生决策

卫生政策的制定与出台同样离不开医学文献的阅读与评价,需要从中发现决策所需的重要证据与依据。鉴于卫生服务资源的有限性与医疗卫生服务需求的无限性的矛盾将长期存在,"看病难、看病贵"问题日益突出,要实现卫生服务资源的最优分配以及医疗卫生服务效率的最大化,在形成卫生决策之前,就要阅读有关卫生服务研究及卫生经济学评价方面的文献。另外,在国家层面上制订重大疾病攻关和支撑计划研究项目指南,也是在大量的文献复习和调研的基础上形成的,只有如此,才能准确把握重点疾病与研究重点,从而有针对性地制订项目的招投标指南。此外,对于突发性公共卫生事件频发的现状,作为卫生政策决策部门,要提前制订处置预案,以防患于未然。而预案的规划与制订,也需要学习和借鉴类似事件的处置经验和教训,同样也离不开大量的文献复习。

(康德英)

思考题

1. 评价一篇文献应重点考虑哪些方面?
2. 医学文献阅读包括哪些基本步骤?

Notes

第十八章　系统综述与 meta 分析

导读

　　系统综述（systematic review）的方法已经广泛应用于临床防治性干预措施、诊断性试验、病因和危险因素的评价。多个随机对照试验的系统综述被认为是循证医学评价干预措施疗效的Ⅰ级证据，为临床诊治决策和医疗卫生政策的制定提供了可靠的证据。本章重点介绍系统综述和 meta 分析的基本概念，以及两者的关系；系统综述的类型、适用范围、实施系统综述的基本步骤；meta 分析的效应指标选择、意义、统计软件；如何阅读 meta 分析森林图；解释 meta 分析中资料合并的条件和注意事项；系统综述如何避免和检测发表偏倚；系统综述如何按照国际规范进行报告和质量评价。

Chapter 18　Systematic Review and meta-Analysis

Summary

　　Systematic review has been widely used in the evaluation of clinical prevention and treatment interventions, diagnostic tests, causes and risk factors. A systematic review of a number of randomized controlled trials is considered as level Ⅰ evidence for evaluating the efficacy of interventions in Evidence-Based Medicine, as it provides reliable evidence for making clinical decision and health policy making. This chapter focuses on the basic concepts of systematic review and meta-analysis, and the relationship between them; the types, application scope and basic steps of the implementation of systematic reviews; selection and meaning of the effect indicators of meta-analysis, the use of statistical software, understanding of the forest plot; interpretation of the conditions and notes of data pooling in the meta-analysis; avoiding and detecting the publication bias in systematic reviews; as well as reporting and evaluating the quality in accordance with international standards in systematic reviews.

第一节　概　　述

一、系统综述与 meta 分析的基本概念和相互关系

　　循证医学（evidence-based medicine）强调利用最佳研究证据指导临床和医疗卫生决策。系统综述（systematic review），又称为系统评价，是鉴定、获取、评价、综合证据的最佳方法。Cochrane 协作网（一个专门从事干预措施系统综述的非营利性的国际学术机构）对随机临床试验进行的系统综述在国际上被公认是评价医疗干预措施有效性的最高质量的证据。

　　根据系统综述资料的性质，可以分为定性和定量两种分析方法。定量的统计学分析又称为 meta 分析（meta analysis）。它是将从单个研究收集的资料采用适当的统计学方法进行分析与

概括。

系统综述是指使用系统、明确的方法针对某一特定的临床问题,对相关的研究进行鉴定、选择和严格评价,从符合纳入的研究中提取并分析资料,得出综合性结论的研究。在系统综述中如采用统计学的方法对资料进行定量的综合即 meta 分析(也称为荟萃分析)。当纳入的研究缺乏同质性时,也就是不具备进行 meta 分析时,可以对资料进行定性的综合。因此,系统综述有定性和定量之分。可见,系统综述与 meta 分析并不完全等同,后者是指使用统计学的技术对强调同一问题的研究结果进行合并获得单一测量值的分析方法,它可以是系统的,也可以不是系统的。因此,近年来总的趋势是使用系统综述或系统评价的术语。

系统综述与传统综述具有较大区别,前者属于二次文献综合研究,而后者属于叙述性概括,两者的主要区别见表 18-1。

表 18-1　系统综述与传统综述的比较

	系统综述	传统综述
问题	常集中于某一临床问题	涉及面常较广
文献来源和收集	收集全面,有规定的步骤和策略	不系统、全面,可能存在偏倚
筛选文献	根据统一标准筛选文献	没有统一标准,常存在偏倚
质量评价	强有力的评价标准	常无或随意性大
资料综合	定量综合,如 meta- 分析	常常为定性描述
推论(结论)	常常是在证据基础上得出	有时是在证据基础上得出

二、系统综述的类型

国际 Cochrane 协作组织从事医疗干预措施的系统综述,该组织成立于 1993 年,总部位于英国牛津。Cochrane 系统综述是系统地对医疗保健干预措施的获益(利)和危险(弊)的可靠证据进行更新的概括。Cochrane 系统综述旨在帮助人们在实际工作中进行决策。其制作是通过 Cochrane 协作网开发研制的 Review Manager(RevMan)专用软件进行的,在该软件的手册中有一套固定的格式可供系统综述者使用。Cochrane 系统综述完成后在 Cochrane 图书馆(The Cochrane Library,一种网络及电子光盘杂志)上发表。

系统综述根据是否采用 meta 分析的方法分为定量和定性两类。定性的系统综述是对研究结果进行描述性的综合,见于某干预措施的变异性极大,或者获取的资料由于显著的异质性(heterogeneity)不能进行合并时。根据资料来源的时限分为回顾性和前瞻性系统综述。目前大多数系统综述都是回顾性的,因为收集的研究资料均已完成或发表。有人认为,与一般回顾性研究一样,系统综述也存在一定程度的偏倚,为此,近年来开始注重前瞻性系统综述,即开始进行系统综述时对各个研究的结果尚不知道,或纳入评价的试验正在进行之中,对其资料需要进行前瞻性地跟踪收集,故研究的周期较长,费用更高,但结果更可靠。

根据收集的资料性质分为单个病例资料(individual patient data,IPD)的系统综述和一般性整合资料(aggregate data)的系统综述。此外,还有累积性 meta 分析(cumulative meta-analysis),即按照随机对照试验发表年代顺序进行累加的分析。其特征为:①每当鉴定一个新的相关研究即进行一次新的分析;②能够评估每一项研究对以往的合并资料结果的影响;③揭示(非恒定的)疗效倾向,如治疗或对照何者为优,或两者之间没有差异;④通过回顾性分析,能够鉴定出具有统计学显著性水平(即 $P<0.05$)的治疗有效的年代;⑤通过前瞻性分析,能够尽早地发现有效治疗的时间。新近还出现了对系统综述的概述(overview of systematic reviews),即对多个系统综

述的结果进行的 meta 分析(meta-meta-analysis),常用于方法学的研究或对一大类干预措施的评价,如分类评价(umbrella review)。

三、系统综述的适用范围

系统综述尤其适用于效果或副作用不确定的干预措施进行评价,或干预措施在实际临床应用中存在很大变异性。但近年来也扩大适用对象包括诊断性试验、病因/危险因素、疾病预后、遗传多样性的评价。系统综述通过收集和综合来自于原始研究的证据,对某一具体临床问题提供可靠的答案。对已知和未知的研究进行鉴定还将有助于提出新的研究项目或研究领域。对于疗效、安全性和成本的评价,可对卫生技术(包括保健、筛检、诊断、预防、治疗、康复措施)是否值得推广运用提供可靠的依据。具体说来,系统综述适用于下列几种情况:①当某种疗法的多个临床试验显示的疗效在程度和方向上不一致或冲突时;②当单个试验的样本量都偏小,不能显示出统计学差异而不足以得出可靠的结论时;③当大规模的临床试验花费太大,消耗时间太长,不可能开展时;④当临床研究者计划新的临床试验时,首先通过系统综述将有助于课题的选定;⑤需要进行亚组分析时。

系统综述的用户包括医疗卫生决策者、政策制定者、临床医生、患者、研究人员、医学生、健康保险公司、药商等。由于系统综述在医疗卫生诸多领域的重要性,目前发达国家已越来越多地使用系统综述结果作为制定临床实践指南和医疗决策的依据。例如,英国政府卫生部门规定,所有新药开发必须先进行相关领域的系统综述;澳大利亚新药审批要求提交相关领域的系统综述资料;世界卫生组织利用 Cochrane 系统综述的证据修改其制定的基本药物目录,并制定生殖健康图书馆(Reproductive Health Library,RHL)。此外,系统综述可提供开发和研究的线索和方向。

第二节 系统综述的步骤与方法

与传统综述不同,系统综述同其他科研工作一样,需要事先提出拟研究的问题,确定系统综述的方法,进行研究并发表结果。系统综述的过程包括七个步骤:①提出并形成问题;②检索并选择研究;③对纳入研究的质量进行严格评价;④提取资料;⑤分析并形成结果;⑥对结果的解释;⑦对系统综述结果的改进与更新。进行 Cochrane 系统综述要求首先进行题目注册,然后撰写并发表研究方案(protocol),之后再进行系统综述并全文发表。

一、提出临床相关的问题

循证医学当前主要关注的是医疗干预措施的有效性评价,近期也开始关注诊断性试验的准确度评价,传统的流行病学研究也关注病因和危险因素的系统综述(meta 分析)。根据所关注的领域不同,所纳入的研究类型是不同的,这与临床研究的方案相一致。比如,评价某治疗药物的疗效,通常采用随机对照试验进行系统综述。因此,第一阶段应当是提出临床相关的问题,也就是说来自于临床诊断、治疗、预防、康复等方面的问题,再根据循证医学的原则将临床问题形成结构化的研究问题,如对医疗干预措施包括预防、治疗和康复的问题应包括对象、干预措施、对比的治疗措施、结局指标。例如,针刺治疗偏头痛与常规西药治疗比较的临床疗效,就包括了上述四个要素。临床问题确定以后,需要考虑系统综述的纳入与排除标准,此时除了需要对上面提到的四个要素分别进一步加以界定以外,如偏头痛的诊断标准、针刺治疗的定义,还要考虑被纳入评价的研究设计类型,如随机对照试验或非随机的临床对照研究。此外,需要注意的是,系统综述的纳入与排除标准与临床试验本身的纳入与排除标准不同,不应照搬临床试验的纳入与排除标准。

二、文献检索及研究选择

只有在明确系统综述所要研究的问题及文献纳入标准之后,才能制定合理的文献检索策略(search strategy)。是否具有研究的定位与选择方法,据此进行全面、无偏倚的检索,是系统综述与传统综述的关键区别。

检索策略包括根据研究问题确定检索词、检索的资料库、语种和发表年代。Cochrane 系统综述在向 Cochrane 协作组织获得正式注册之后,作者应当在制定检索策略时与相关的评价小组联系,由对方帮助制定或完善检索策略。检索策略的制定需要充分考虑研究问题所涉及的四个方面:PICO,即对象、干预措施、对照和结局。检索的手段有电子检索和手工检索,发表及未发表的资料。如是药物评价,尚需与生产厂家联系获取未发表的资料。常用的英文数据库包括MEDLINE、EMBASE、Cochrane 图书馆等,常用的中文数据库包括中国生物医学期刊库(CBM 光盘库)、清华同方数据库(CNKI)、万方数据库等,手工检索是对电子检索的补充,主要针对未发表的资料,如学术会议论文汇编、研究生学位论文等。

研究选择:评估所有可能合格的研究报告是否满足系统综述的纳入标准。研究的纳入一般要求两人独立选择,出现观点不一致的情况时由第三者或双方讨论协商解决。

三、纳入评价研究的质量评估

对纳入研究的质量进行严格评估(critical appraisal)是指对合格的研究进行包括真实性(validity)和可能存在的各种偏倚(如选择偏倚、实施偏倚、退出偏倚和测量偏倚)评估。目前,国际上已经有诸多质量评估的工具或清单用于研究的质量评价,比如,Cochrane 系统综述常用的质量评价标准为偏倚风险评估(risk of bias),将随机对照试验的质量评为高风险、风险不确定和低风险,低风险表明高的质量。

应当强调的是,此处所指的研究质量主要是指研究本身的方法学质量,即被评价的研究所采取的措施减低偏倚的程度,主要强调的是内部真实性(internal validity)。内部真实性是指研究在设计、实施和分析中的可靠程度。而外部真实性(external validity)是指研究中的人群特征、干预措施和结局测量,这些特征对研究所提出的问题和结果的解释将产生影响。设计与实施一项研究反映结果真实性的指标与内部的和外部的真实性以及所使用的统计学模型有关。质量评价的有关信息对于系统综述结果推论的程度和提出建议的分级有决定性意义。质量评价的结果将用在系统综述的不同阶段,从选择研究到资料分析和最终结果的解释。因此,系统综述中研究质量评价有以下作用:①作为纳入评价研究的选择标准(最低的质量要求);②探讨质量差异与研究结果异质性之间的相关性;③在 meta 分析中根据质量高低决定赋予各个研究的权重;④作为结果解释的参考,有助于决定结果推论的程度;⑤为将来的研究提出建议。

由于原始研究质量的差异,研究结果偏离真值的程度(即产生的偏倚)不同。因此,在进行系统综述时制定严格的质量评价程序十分重要。首先需要对常见的偏倚来源有所了解,然后才能制定出可靠的质量评价工具。系统综述中常见的偏倚类型有:①选择性偏倚(selection bias),又称为分组偏倚(allocation bias),导致组间在预后或对治疗反应性发生系统偏差。其防止措施是在对病人的随机化分组中隐藏随机分配的方案。②实施偏倚(performance bias)指除干预措施的差异外,两组间提供的医疗措施存在系统的差异。防止措施为提供标准化的治疗方案和使临床医生和病人均处于盲的状态。③测量偏倚(measurement bias),又称检测偏倚(detection bias)或确认偏倚(ascertainment bias),指测量结局时组间存在的系统差异。对研究对象和结局测量者实施盲法将有助于防止这一偏倚。④退出偏倚(attrition bias)或排除偏倚(exclusion bias),指研究对象从研究群体中因如干预措施的副作用而撤除或排除导致比较组之间存在系统差异。将所有退出或排除的病人纳入分析(即意向性治疗分析,intention to treat analysis)与敏感性分析（sensitivity analysis）相结合可防止此类偏倚。干预研究中有三种方法可控制原始研究偏倚的程度,该三要素应作为系统综述中研究质量评估的工具。

1. 随机分配方案的隐藏（allocation concealment）　临床试验中随机化是指利用机遇（非人为控制）的手段,如抛硬币或计算机产生的随机号码来形成一种分配序列,确保每个受试者都有同等的机会被分配到试验组或对照组。其目的是使各组之间在已知、未知和无法测量的各种混杂变量尽可能达到均衡。随机化有两层含义:一是随机分配顺序的产生,二是对分配方案的隐藏。为了避免选择性偏倚,对随机产生的分配序列进行隐藏是十分重要的。通过中心随机或药房控制的随机,使实施分配的人员（医生或护士）不能预先知道分配的方案。如果预先知道分组方案则有可能使研究者和受试者进行调整而产生偏倚。因此,对分配方案没有进行隐藏的随机化是不完整的随机化,不能保证防止选择性偏倚。方法学研究表明,随机分配隐藏对于控制选择性偏倚比随机分配序列的产生更为重要。

2. 盲法（blinding,masking）　盲法是用来使受试者、研究者和结果测量者不知道研究中受试者接受的是哪一种干预措施。单盲是指受试者不知道被分配至何组,接受何种干预措施;双盲指受试者和研究者均处于盲的状态;结局测量者的盲法往往更为重要,即使受试者和研究者未实施盲法也应使结局测量者盲。盲法的目的是避免实施偏倚和测量偏倚,也有利于实施恰当的随机隐藏。然而,临床试验中往往对盲法实施的质量和效果缺乏评价和报告。

3. 意向性治疗分析（intention to treat analysis,ITT）　是指对研究结果的分析依据最初参与分配的受试者数目进行,而无论受试者在试验或随访期间是否脱离、退出或失访,或接受了交叉治疗或其他治疗。其目的是避免退出偏倚。

研究质量作为选择研究的阈值指标选择什么样的研究进行系统综述取决于提出问题的类型（如治疗性研究、诊断性研究、病因研究或经济学研究）,所允许的研究设计类型不同。对于干预研究最好的设计是随机对照试验,但有时候由于伦理或客观原因不能进行随机试验时,纳入其他类型的研究也是允许的。不同的研究设计应作为分层分析的依据。对于那些较为严格的系统综述,通常会将纳入研究的质量设定为高质量研究,比如只纳入随机、双盲、安慰剂对照试验来进行评价。

四、资料提取

资料提取是系统综述中的重要环节,类似于原始研究与系统综述资料分析之间的一座桥梁。这个环节如果出现错误或误差,将直接影响系统综述的结果,甚至产生误导的结论。资料的收集应当设计一个标准化的资料提取表,设计资料提取表应当至少包括四个部分:文献来源、研究的合格性、研究的设计与方法、研究的特征和供分析用的数据。文献来源需要采用国际温哥华格式标引,包括文章作者、题目、发表的期刊名称或出处、发表的年卷期起止页码。合格性判断是根据系统综述的纳入标准来确定的,包括设计类型（study design）、对象（participants）、干预（intervention）、对照（comparison）、结局（outcome）,即 PICOS。设计和方法部分通常包括设计类型和质量要素,如随机分配方案的产生、随机方案隐藏、盲法、病例退出情况、潜在的混杂因素、样本量估算等。研究特征包括对象、干预措施、对照和结局。研究对象包括参与试验者的种族、性别、年龄、诊断标准、研究场所、病例来源、试验的纳入与排除标准等;干预措施包括试验和对照干预的名称、使用剂量与途径、时间、疗程以及有无随访及随访的时限等;结局测量可有多种结局,如病死率、发病率、生存质量、血糖水平、药物副作用等;同一结局采用不同的测量方法和测量时点。供系统综述资料分析的数据包括:组间基线可比性、随机分组的人数、用于不同结局资料分析的病例数、不同随访阶段结局指标的效应数据、退出、脱落或失访的例数及原因。

资料提取表可以采用纸质也可以采用电子版资料提取表,每一篇纳入的研究都应当有单独的资料提取表。资料提取通常要求 2 人独立提取,遇到不一致之处通过核对原文并讨论解决。

Notes

五、资料的定性与定量综合分析（meta 分析）

通常在进行资料分析时需要考虑定性与定量两方面的分析,主要涉及以下几方面的问题:进行何种比较;每一比较中使用什么研究结局;每一种比较当中的研究结果是否相似;每一种比较的最佳合并效果为何;这些合并结果的可靠性如何;然后对各个研究的效应进行综合,常用的测量干预措施效果的指标有优势比(odds ratio,OR)、相对危险度(relative risk,RR)和均数差(mean difference)。此外,应当探讨研究间是否存在异质性,是否存在可能的发表偏倚。

系统综述结果的解释(讨论):主要涉及证据的强度、结果的可应用性、其他与决策有关的信息和临床实践的现状,以及干预措施的利、弊、费用的权衡。

系统综述发表后的改进与更新:当有新的临床研究证据出现,或当系统综述的使用者提出相关的问题时,系统综述就应当进行更新或完善。

六、对结果的解释

根据对纳入研究结果的定量分析(meta 分析)或描述性的定性综合,系统综述需要对综合的结果进行解释,即通常我们所说的讨论部分。讨论的内容主要包括对所有纳入评价证据中干预措施的效应作出概括,对纳入研究的证据强度进行分析,对综合结果与其他类型研究的结果进行比较,对系统综述结果的临床推广应用性进行讨论,最后形成该结果对临床实践的指导意义,以及综合结果对指导进一步的临床研究的依据和线索。

七、对系统综述结果的修订与更新

循证医学提供当前可获得的最佳研究证据,因此,它具备与时俱进的特征,随着新的临床研究结果的发表,系统综述的结果需要不断地加以更新。此外,当系统综述结果的使用者对系统综述提出异议或发现其中存在不足时,系统综述的作者需要作出解释或纠正。

附件:

Data extraction form

Extractor:

Time:

GENERAL INFORMATION:

① Study ID:

② Published(P)/unpublished(N):

③ Trial title:

④ Author:

⑤ Source:

⑥ Corresponding author:

⑦ Contact address:

⑧ Telephone:

⑨ E-mail:

TRIAL CHARACTERISTICS:

① Design:

② Randomization(and method):

③ Allocation concealment(and method):

④ Blinding(method and subjects):

⑤ Check for the effectiveness of blinding:

⑥ Incomplete outcome data（Yes/No, and comment）:

⑦ Selective reporting（Yes/No, and reasons）:

⑧ Pre-sample size estimation:

⑨ Patient attrition/loss of follow-up（and reasons）:

PARTICIPANTS:

① Ethnicity:

② Study setting（hospital or clinic, inpatients or outpatients）:

③ Location of study（country）:

④ Diagnostic criteria:

⑤ Inclusion criteria and exclusion criteria:

⑥ Mean age or age range（yrs）:

⑦ Gender（M/F）:

⑧ Number of participants:

⑨ Were the participants comparable at baseline between groups:

INTERVENTIONS:

① **Treatment group**:

② **Control group**:

OUTCOMES:

	Treatment group	Control group
Outcome 1		
Outcome 2		
Outcome 3		
Outcome 4		
Outcome 5		
…		

第三节　meta 分析技术

一、meta 分析常用软件

常用的统计学分析软件如 SAS 和 STATA 都能够进行 meta 分析。Cochrane 协作网开发了专门用于系统综述的软件 RevMan，具有进行 meta 分析的常用功能，该软件可免费下载使用（www. cc.ims.net/revman）。此外，有诸多商业软件可以用于 meta 分析，如 meta-Analysis Software（www. metaAnalysis.com）等。

二、效应指标选择及意义

根据临床试验结果的资料类型，在进行资料合并之前需要明确效应指标。如为二分类变量指标，如有效、无效；死亡、存活；阳性、阴性等，可以采用优势比（odds ratio, OR），又称为比值比或机会比；也可以采用危险度比（risk ratio, RR），或称为相对危险度（relative risk, RR）。这两个指标均为相对效应指标，即干预措施与对照比较的相对获益或危害。当事件发生率较低时，采用 OR 或 RR，计算的相对效应值很接近，可以互相比较，但是，当事件发生率较高时，如采用有效率时，采用危险比更为合理，而此时采用优势比计算的数值会很大，在解释效应时容易出现人为的夸大现象。采用这两个二分类变量计算效应值时还应当同时计算它们的 95% 可信区间（confidence interval,CI),该可信区间反映了测量误差,即精确度;可信区间范围越窄,其精确度越高。对于临床测量当中的连续变量指标,如血压、身高、体重等测量指标,效应量的指标通常采用均数差(mean difference,MD),其含义为治疗组的均值与对照组均值相减,也通常赋予 95% CI 进行报告。当临床上某些连续测量变量的单位不统一,或测量的工具不相同时,比如,测量疼痛的视觉模拟量表(visual analog scale,VAS),分别采用 0~10,或 0~100 来表示疼痛的程度,在进行资料合并时可以采用标准化的均数差(standardized mean difference,SMD)及其 95% CI 来表示效应值大小。

当然,除了上述指标以外,还有一些其他效应指标(表 18-2)。读者可以参考系统综述的英文专著进行学习,此处不再复述。

表 18-2 meta 分析中的效应指标及其选择

资料类型	合并统计效应指标	统计学模型(F:固定效应;R:随机效应)
计数资料(dichotomous)	比值比(odds ratio,OR)	Mantel-Haenszel(F),Peto(F),DerSimonian and Laird(R)
	危险比(risk ratio,RR)	Mantel-Haenszel(F),DerSimonian and Laird(R)
	危险差(risk difference,RD)	Mantel-Haenszel(F),DerSimonian and Laird(R)
计量资料(continuous)	均数差(mean difference)	Inverse variance(F),DerSimonian and Laird(R)
	标准化均数差(standardized mean difference)	Inverse variance(F),DerSimonian and Laird(R)
时间序列资料(time to event)	比值比 / 危险比(odds/hazard ratio)	Peto(F)
方差倒数(generic inverse variance)	由作者所定义(要求治疗效果的估计值、该值的标准误和每组的例数)	Inverse variance(F),DerSimonian and Laird(R)

三、资料合并分析的前提

进行资料合并(meta 分析)的前提是被合并的资料具有临床上的同质性,也即采用相同的设计(如均为平行组随机对照试验)、同样的诊断标准所纳入的疾病、具有相同或类似特征的试验对象、相同或相近的干预措施和对照,以及报告了相同的结局。违背了这一基本要求,滥用或误用 meta 分析的方法将导致错误的结果和结论,反而不利于临床决策,使复杂的临床决策更加混乱。因此,在作 meta 分析时,一定要进行同质性检验,以判断纳入的研究是否存在异质性(见下述)。

四、异质性检验

异质性检验(heterogeneity testing)是 meta 分析中一个非常重要的环节。做 meta 分析的常用软件均具有自动进行异质性检验的功能,作者需要知道如何判断有无异质性存在,以及异质性的大小。异质性的检验方法有卡方检验、I^2 检验,以及采用 P 值进行判断。判断异质性设定的 P 值与效应值的统计学检验判断标准不同,通常是以 P 值 <0.1 作为具有异质性的判断标准,而不是我们通常见到的以 P 值 <0.05 为判断标准。如果经过检验发现存在研究间的异质性,也只是表明具有统计学的异质性,而这并不完全等同于临床异质性。换句话说,如果缺乏统计学的异质性,也并不说明就没有临床异质性(clinical heterogeneity)。而判断临床异质性的主要根据是详细核查纳入研究的特征,包括对象的人种、性别、年龄、疾病的严重程度、分期、诊断标准、各个临床试验的纳入与排除标准、干预措施的给药途径、剂量、疗程、结局测量的方法和时点等信息,来作出综合的判断。这些特征的准确报告,将有助于对结果的解释,也将有助于在运用系

Notes

统综述结果时评判其临床上的推广应用价值。

如果存在统计学检验的异质性,可以采用以下几种方法进行处理:①如果异质性太强,且经过分析也存在明显的临床异质性,即纳入研究的特征差异较大,可以放弃资料合并,而改为单个研究的效应分析;②如果临床异质性在可以接受的范围,也就是说进行资料合并具有一定的合理性,可以采用随机效应模型(random effects model,REM)进行资料的合并分析;③进行敏感性分析和亚组分析探讨异质性产生的原因,以及去除异质性以后的效应变化情况。

五、敏感性分析、亚组分析与统计学模型的选择

敏感性分析(sensitivity analysis)是一种对资料的重复分析,通过重新组合研究顺序来探讨某一因素对合并效应的影响。例如,将评价同一干预措施的不同类型的研究进行比较,如将随机对照试验与非随机对照试验进行比较,看合并效应是否存在差异;又如,将采用双盲法的随机对照试验与开放性随机对照试验进行比较等。有时也对样本量特别大的研究与排除该研究之后的其他研究结果进行比较,有时还对极端数据(outlier)的试验排除后进行比较。其目的主要是探讨试验设计及方法学质量相关的因素对合并结果的影响。

亚组分析(subgroup analysis)是指针对不同研究特征进行资料的分析,例如将研究对象根据性别分为男女或年龄分为儿童、成年人或老年人进行分析,将干预措施不同的剂量或疗程进行比较等。

进行 meta 分析有两种统计学模型可供使用,一种是固定效应模型(fixed effect model,FEM),适用于各独立的试验间无差异的情况(具有统计学同质性),也就是说,随机获取的样本具有相同的效应。固定效应模型假定干预措施的真实效应只有一个,其计算方法有 Mantel-Haenszel 法或 Peto 法。第二种是随机效应模型(random effects model,REM),适用于各个独立的试验间存在差异,该模型假设干预措施效应对不同的对象或使用不同的剂量将产生不同的效应,其分析可以用 DerSimonian-Laird(D-L)法进行计算。两种模型具体的计算可采用统计学软件进行。

六、发表偏倚的检测

系统综述由于是对既往已经完成的临床试验进行分析,收集到的研究多半是期刊上发表的文章,因此,值得注意的是在研究过程中尽量减少或避免发表偏倚。所谓发表偏倚(publication bias)是指那些呈阳性结果的研究更容易获得发表,而阴性结果的研究由于研究者缺乏投稿的热情不愿意撰写文章,或杂志编辑或审稿人对其稿件缺乏兴趣,使阴性结果的文章不容易接受发表,由此产生的对干预措施效果评价存在的偏差。如果一篇系统综述的文章只检索了发表的文献,那么就需要高度怀疑是否存在发表偏倚。检测发表偏倚的统计学方法有多种,此处仅介绍比较常用的,统计学软件比较容易使用的方法,即倒漏斗图(funnel plot)的方法。该分析方法的原理就是试验结果的效应值大小与试验纳入的样本量大小具有相关性,理论上说,样本量越大的研究,其效应的精确度就越高,也就是说结果越接近于干预措施效应的真实值;反之,小样本的试验,其发生的假阳性错误和假阴性错误的机会是相等的,因此,对于一个干预措施的评价从倒漏斗图来看应该是对称分布的,当出现了不对称的情况,则可以推断可能存在发表偏倚(图 18-1,图 18-2)。

值得一提的是,导致倒漏斗图形不对称的原因较多,除了发表偏倚外,也可能因为纳入的试验总体质量较差、样本量较小、试验数较少(机遇的作用)、或干预措施的变异性过大。由此,在解释图形不对称的原因时应综合考虑。此外,当纳入系统综述试验数较少时(如低于 10 个),进行倒漏斗图分析对结果的解释需慎重,这时候的对称性判断不准确。可采用相关性分析进行判断。

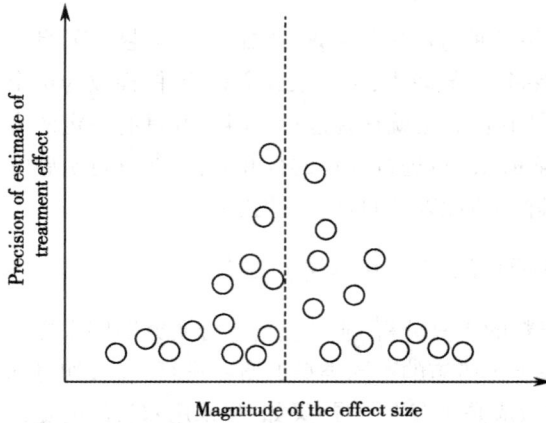

图 18-1　呈对称分布的倒漏斗图

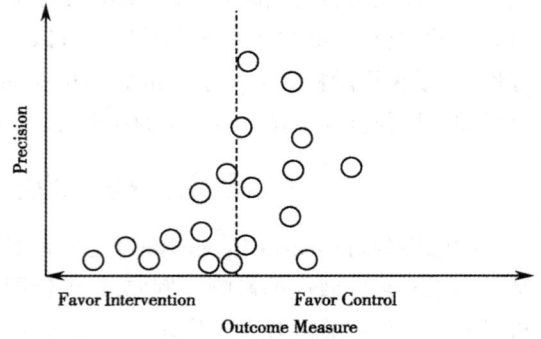

图 18-2　呈不对称分布的倒漏斗图

七、meta 分析森林图的解读

　　系统综述的目的是依据所有得到的相关研究结果的加权平均值,来估计某一项干预措施的效果,以提供可靠的证据。meta 分析通过对多个研究的效应值进行合并分析,并报告其效应值的可信区间,以图表的形式呈现分析的结果。目前 meta 分析尚没有唯一正确的技术。采用何种技术取决于需要分析的资料性质。meta 分析的结构图又称为森林图(forest plots),该图以一条数值为 1(对二分类变量结局)或 0(对连续变量结局)的中心垂直线为无差异线分界,试验结局的效应值横向排列,综合效应值为一小菱形方块表示。每一横线代表效应值的分布(可信区间)情况,通常该横线触及或跨越中线,则表示试验干预与对照比较的结局效应差异不具有统计学的显著性(图 18-3)。横线中央的方框代表组间比较的效应值,在中线的右边表明治疗药物优于对照药物(此例为安慰剂),也就是说通过抗血吸虫药物吡喹酮(praziquantel)和美曲膦酯(metrifonate)治疗分别与安慰剂(placebo)比较能够显著提高治愈率。

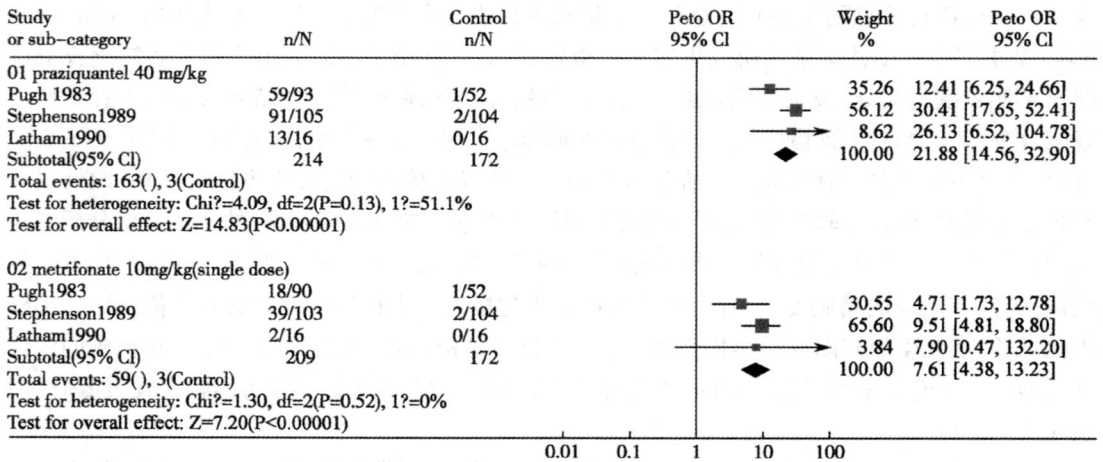

图 18-3　抗血吸虫药物治疗血吸虫病与安慰剂比较的寄生虫学治愈率疗效的森林图分析

　　meta 分析中每一项研究对合并效应值的贡献度是不同的。典型的情况下,赋予每一研究的权重为其变异值的倒数,也就是说样本量越大、具有较多结局事件的研究,其效应的估计值越精确,在合并分析中被赋予的权重也就越大。是否对获得的一组研究结果进行合并,取决于这种合并是否具有意义,包括临床意义和生物学上的合理性;如果这些研究结果之间所观察到的差异没有统计学意义(即同质性较好),或者这种合并具有重要的实际临床意义,那么就可以直接将结果进行合并。当评价者决定进行 meta 分析时,需要明确三要素:即第一步是所进行的比较,如吡喹酮或美曲膦酯与安慰剂比较治疗泌尿生殖系血吸虫病;第二步是明确采用什么样的评价结局,如治疗后的寄生虫检测的治愈率;第三步,决定采用什么样的效应指标,也就是确定效应的测量指标,如 Peto OR。只有明确上述三要素之后才能进行资料的合并分析。

第四节　系统综述的报告及质量评价

一、国际 PRISMA 报告规范

Cochrane 系统综述有其固定的格式,可供实施和报告系统综述时参考。该系统综述格式如下:

(1)封页:系统综述题目、综述撰写者及其通信地址、研究的资助来源、制作时间、标准的引文格式。

(2)概要:以简明易懂的形式面向普通病人和用户概要介绍该系统综述。

(3)摘要:以结构化的方式摘要介绍系统综述的背景、目的、检索策略、资料收集与分析方法、主要结果和结论。

(4)正文:包括绪言(背景与目的)、方法(试验选择的标准、检索策略、资料提取与分析方法)、结果(对鉴定的研究进行综合描述和方法学质量评价及系统综述结果)、讨论和评价结论(对临床实践和进一步研究的意义)。

(5)致谢:利益相关的说明。

(6)图表:列表说明纳入研究的特征、排除研究的理由、正在进行尚未发表的研究特征,图示干预的比较及其结果,其他附表。

(7)参考文献(包括纳入、排除、待评估及正在进行试验的参考文献和其他参考文献)。

1999 年国际上的一个方法学小组发布了一部 meta 分析的报告指南,即《QUOROM(Quality of Report of meta-Analyses)声明》,旨在提高系统综述和 meta 分析报告的质量。尽管有调查表明此后发表的系统综述的报告质量有所提高,但 50% 以上的系统综述仍然没有达到要求。对临床医生、卫生决策者和其他信息使用者来说,不完善的系统综述报告显然将会降低它的使用价值。自《QUOROM 声明》发布以来,有关系统综述和 meta 分析的实施和报告的一些概念、方法学和实践都有了很大进展,然而,已发表的系统综述在报告的清晰度和透明度方面仍然不够理想。为此,发展《QUOROM 声明》的国际小组,包括系统综述作者、方法学家等对原有的 QUOROM 指南作了修订和扩展,制定了《系统综述和荟萃分析优先报告的条目:PRISMA 声明》(PRISMA (Preferred Reporting Items for Systematic reviews and meta-Analyses)Statement),简称《PRISMA 声明》,用于医疗保健干预评价的系统综述和荟萃分析。《PRISMA 声明》由 27 个条目清单以及一个四阶段的流程图组成,清单中包括的条目对简明报告系统综述非常重要。读者可以从相关网站(http://www.prismastatement.org/)中获取有关 PRISMA 声明及其详细解释的文本,此处仅提供报告的条目清单(表 18-3)和流程图(图 18-4)。

表 18-3　系统综述报告条目清单(其中有或无 meta 分析)

部分或标题	编号	条目说明	报告页码
标题			
标题	1	明确本研究报告是针对系统综述、meta 分析,还是两者兼有	

Notes

部分或标题	编号	条目说明	报告页码
摘要			
结构式摘要	2	提供结构式摘要,根据具体情况应包括:背景;目的;资料来源;纳入研究的标准;研究对象和干预措施;质量评价和数据合成的方法;结果;局限性;结论和主要发现;系统综述的注册号	
前言			
理论基础	3	根据研究背景介绍开展系统综述研究的理由和依据	
目的	4	以研究对象、干预措施、对照措施、结局指标和研究类型五个方 面(participants,interventions,comparisons,outcomes,study design,PICOS)为导向,清晰明确的陈述需要解决的研究问题	
方法			
方案和注册	5	如果已有研究方案,则说明方案内容并给出可获得该方案的途径(如网址),并且提供现有的已注册的研究信息,包括注册编号	
纳入标准	6	将指定的研究特征(如 PICOS,随访的期限)和报告的特征(如检索年限,语种,发表情况)作为纳入研究的标准,并给出合理的说明	
信息来源	7	针对每次检索及最终检索的结果描述所有文献信息的来源(如数据库种类及文献收集的日期范围,对从其他途径获得文献,与研究作者联系获取相应文献的方法)	
检索	8	至少说明一个资料库的计算机检索方法,包含所有检索策略的使用,使得检索结果可以重现	
研究选择	9	说明纳入研究被选择的过程(包括初筛,合格性鉴定及纳入系统综述等步骤,也可包括纳入 meta 分析的过程)	
资料提取	10	描述资料提取的方法(例如预提取表格、独立提取、重复提取)以及任何向研究原作者获取或确认资料的过程	
数据项目	11	列出并明确研究变量及获取的研究数据(如 PICOS,资金来源),以及任何推导方式和简化形式	
单个研究存在的偏倚	12	描述用于评价单个研究偏倚风险的方法(包括说明该方法在研究或结局水平是否被采用),以及在资料综合阶段该信息被利用的过程	
概括效应指标	13	说明主要的综合结局指标(如危险比 risk ratio,均数差 mean difference)	
结果综合	14	描述资料处理和结果综合的方法,如果进行了 meta 分析,则说明异质性检验的方法	
研究偏倚	15	详细说明证据体系中可能存在偏倚风险的评估方法(如发表偏倚,研究中的选择性报告偏倚)	
其他分析	16	对于研究中其他的分析方法进行描述(如敏感性分析或亚组分析,meta 回归分析),并说明哪些分析是预先制定的	
结果			
研究选择	17	报告初筛的文献数、评价符合纳入的文献数,以及最终纳入研究的文献数,同时给出每一步排除文献的原因,最好提供流程图	
研究特征	18	说明每一个被提取资料的文献的特征(如样本含量,PICOS,随访时间)并提供引文出处	

Notes

续表

部分或标题	编号	条目说明	报告页码
研究内部偏倚风险	19	提供单个研究中可能存在偏倚危险性的评估资料,如果条件允许,还需要说明结局水平的风险评估(见条目 12)	
单个研究的结果	20	针对所有结局指标(有效或有害性),说明每个研究:(a)各干预组结果的简单合并数据,以及(b)综合效应估计值及其可信区间,最好以森林图形式报告	
结果的综合	21	说明每项 meta 分析的结果,包括可信区间和异质性检验的结果	
研究间偏倚	22	说明对研究间可能存在偏倚的评价结果(见条目 15)	
其他分析	23	如果有,给出其他分析的结果(如敏感性分析或亚组分析,meta 回归分析,见条目 16)	
讨论			
证据总结	24	总结研究的主要发现,包括每一个主要结局的证据强度;分析它们与主要利益集团的关联性(如医疗保健的提供者、系统综述的使用者及政策决策者)	
局限性	25	探讨单个研究和结局层次的局限性(如偏倚的风险),以及系统综述的局限性(如文献检索不全面,报告偏倚等)	
结论	26	根据其他的证据对结果给出概要性的解析,并提出未来研究的建议	
资金支持			
资金	27	描述本系统综述的资金来源和其他支持(如提供资料);以及资助者在系统综述中的作用	

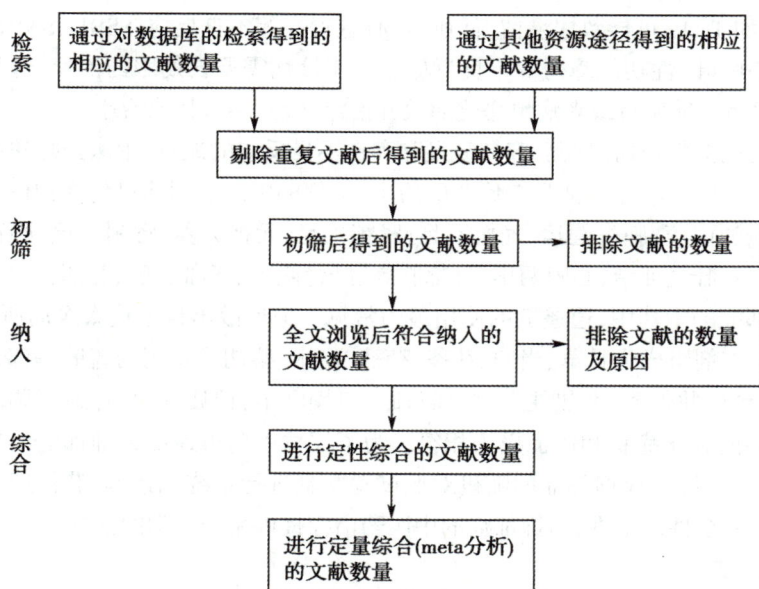

图 18-4　系统综述文献检索及研究选择流程图

二、系统综述的质量评价工具

一篇良好的系统综述可以为医疗卫生决策提供可靠的循证医学证据。然而,同任何其他的临床科研工作一样,系统综述如果未能提出一个明确的临床问题,文献资料检索不全,忽略了证据的质量评价,对资料缺乏综合或采用了不恰当的方法综合资料,当新的证据出现未能对以前的评价结果及时更新等,都会使系统综述的价值大打折扣。因此,系统综述结果的使用者需要了解如何去客观地评价一篇系统综述的质量。读者可以参照上述对系统综述报告的规范来评价一篇系统综述是否符合国际规范,但 PRISMA 本身并不是系统综述质量的评价工具。国际上近 20 年来先后提出了几种评价系统综述质量的工具或清单,比如 1991 年提出的 OQAQ(Overview Quality Assessment Questionnaire)用于评价综述类文章的方法学质量,由于该工具发表至今已近 20 年,近年来国际上发表了另一个对系统综述质量的测评工具 AMSTAR(a measurement tool to assess systematic reviews),该工具对于系统综述实施过程的质量更加关注,对文献检索、研究选择、纳入研究的质量评价、资料分析与综合、报告的结论以及各种可能偏倚的控制等提出更为综合、全面的评估,可用于评价系统综述的方法学质量。

三、系统综述的实例

系统综述的目的在于回答临床相关的问题。以下对国内常用于治疗抑郁症的中药——逍遥散,采用随机对照试验进行系统综述,引以为例。

抑郁症是一种常见的精神性疾病,年患病率在 2.7%~10.3%,终身患病率在 7.8%~17.1%,世界卫生组织估计到 2020 年抑郁症将成为第二大致残性的疾病。该病主要表现为情绪低落,兴趣减低,悲观,思维迟缓,缺乏主动性,自责自罪,饮食、睡眠差,多疑善感,周身不适,严重者可出现自杀念头和行为。抑郁症不仅严重困扰患者的生活和工作,还会给家庭和社会带来沉重的负担。

抑郁症的治疗包括多种抗抑郁药物、物理治疗、心理行为治疗。对大多数患者来说,药物治疗和物理治疗合并使用可能效果最好。目前西药抗抑郁治疗应用比较广泛的药物主要有三环类药物(TCAs)、选择性 5- 羟色胺(5-hydroxytryptamine,5-HT)再摄取抑制剂(SSRIs)、5- 羟色胺和去甲肾上腺素(norepinephrine,NE)再摄取抑制剂(SNRIs)等,但是这些药物普遍存在比较严重的不良反应,如 TCAs 可导致尿潴留、低血压、心脏毒性等不良反应,SSRIs、SNRIs 会导致焦虑失眠、头痛、恶心呕吐、性功能障碍等不良反应。由于该病需要长期服药治疗,这些药物所致的不良反应将使患者不能坚持或者病情恶化而放弃治疗,转而寻求其他治疗。

鉴于常用的抗抑郁药物停药后容易复发和存在不良反应的缺点,中医药疗法在抑郁症的治疗使用越来越多。中医治疗抑郁具有悠久的历史,抑郁的中医病因病机包括:肝失疏泄,气机郁滞;肝郁气滞,痰浊内蕴;脾失健运,气血不足;肾精不足,元神失养;肾阴亏损,心肾不交五种类型。常见的证型有肝气郁结、心脾两虚、肝郁脾虚、肝肾阴虚、气滞血瘀、肝郁化火、阴虚火旺等。在众多治疗抑郁症的中药中,逍遥散的使用最为常见。逍遥散出自宋代太医局所编著的《太平惠民和剂局方》,方剂组成为甘草、当归、茯苓、芍药、白术、柴胡。功用为疏肝解郁,养血健脾,主治肝郁血虚,而致两胁作痛,寒热往来,头痛目眩,口燥咽干,神疲食少,月经不调,乳房作胀,脉弦而虚与抑郁症的临床症状和体征极为相符。为了评估中药逍遥散在抑郁症治疗中的地位和作用,本文选择逍遥散治疗抑郁症的随机对照试验文献进行系统综述,以获得逍遥散治疗抑郁症的临床疗效及安全性的证据,为抑郁症的中医药治疗提供循证医学的证据。

1. 资料与方法

(1)文献纳入标准:使用逍遥散治疗抑郁症的随机对照试验(RCT),对照措施包括安慰剂、抗抑郁药物治疗;逍遥散联用抗抑郁药物与单用抗抑郁药物比较的随机试验也予以纳入。对试验是否采用盲法及发表的语种均不作限制。发生于双相情感障碍中抑郁状态的研究予以排除,逍遥散与其他中药或中药有效成分联用或比较的试验予以排除。评价的结局包括治疗结束后及随访后的临床结局指标,主要结局指标有临床总体改善率、HAMD 或 SDS 分值降低水平以及不良反应。

Notes

（2）检索策略:检索方式采用电子检索。电子检索的资料库包括 MEDLINE、Cochrane 图书馆（2009 年第 3 期）、中国学术期刊全文数据库（CNKI）、中文科技期刊全文数据库（VIP）、中国生物医学文献数据库（CBM）。文献检索未设定语种限制,检索日期截至 2009 年 12 月 15 日。中文检索词包括:抑郁症、逍遥散、逍遥丸、逍遥方等。英文检索词:depression,xiaoyao powder,xiaoyao san,ease powder,xiaoyao pills,Chinese medicine,Chinese materia medication。根据不同资料库的特征分别进行主题词联合自由词、关键词进行综合检索。

（3）纳入研究的方法学质量:偏倚风险评估按照 Cochrane 协作网系统综述手册 5.0.0 版对RCT 的偏倚风险评估方法,包括随机分配序列的产生、分配隐藏实施、盲法应用、数据完整性、有无结果的选择性报告和其他偏倚来源等共 6 条进行风险偏倚评估。对于每一个条目,如果满足（yes）则意味着低度风险;不满足（no）则意味着高度风险;当文献中未报告足够的信息让我们对相应条目作出明确的 yes 或 no 的判断时,则将该条目定为不清楚（unclear）,意味着中度风险。偏倚风险评估由两位研究者独立完成并交叉核对,如有分歧,则通过讨论或由第三位研究者协助解决。

（4）资料提取与分析:两名作者按照事先设计并调试的资料提取表独立地进行资料提取,凡遇到不一致之处由第三方一起讨论解决。采用 Cochrane 协作网提供的 RevMan5.017 进行资料的统计分析。计数资料用危险比（risk ratio,RR）,连续变量采用均数差（mean difference,MD）表示治疗效应,两者均以效应值及其 95% 的可信区间（confidence intervals,CI）表示。当 meta 分析结果存在异质性时（定义为异质性检验 $P<0.1$）用随机效应模型（random effects model）表达效应,反之用固定效应模型（fixed effects model）表达。发表偏倚采用倒漏斗图分析进行肉眼判断其对称性。

2. 结果

（1）试验特征与方法学质量:最初检索鉴定出 263 篇文献,通过阅读标题和摘要,有 231 篇文献因重复、属于非临床试验或研究目的与本系统综述不符被排除。共计 32 篇以中文发表的文章被纳入（图 18-5）。

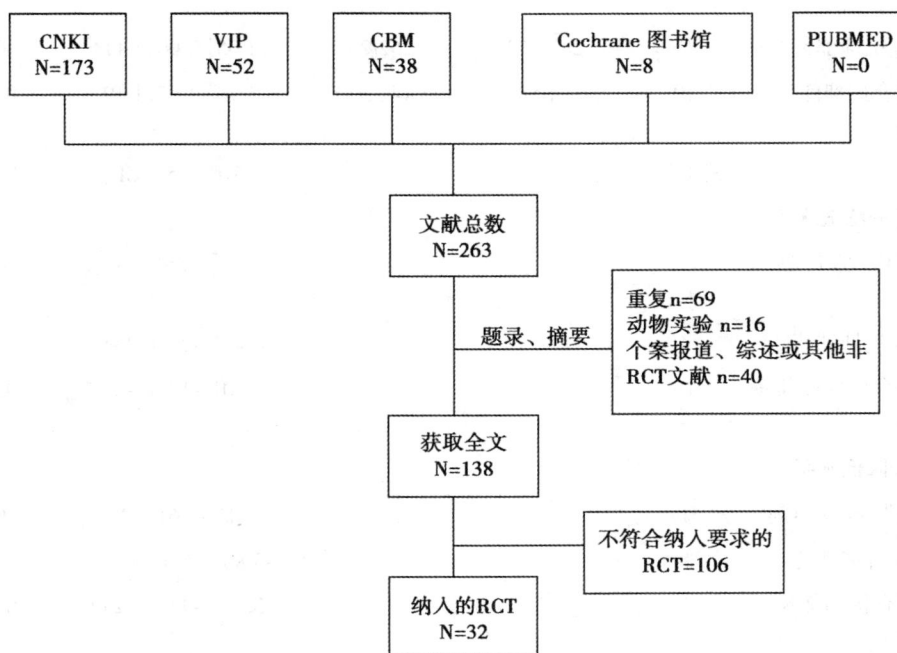

图 18-5　研究的选择流程

纳入的 32 篇研究涉及 2253 名抑郁症患者用于评估,其中两组试验的研究 30 篇,3 组试验的研究 2 篇,4 组试验的研究 1 篇。3 个试验报告了抑郁症患者分配到接受逍遥散治疗或安慰剂治疗比较,9 个试验报告了逍遥散与单用抗抑郁药物治疗比较,24 个试验报告了逍遥散与抗抑郁药物联用治疗与单用抗抑郁药物治疗比较。这 32 篇试验中,5 篇试验于治疗结束后进行了为期 6~12 个月的随访,其余 27 篇试验于治疗结束后进行评估,未提供随访信息。试验用抗抑郁治疗药物主要有阿米替林、氟西汀、马普替林、帕罗西汀、西酞普兰、氯丙咪嗪、文拉法辛等,疗程平均为 7 周(4~12 周)。纳入研究报告的结局主要包括临床总体改善率、HAMD 得分降低水平、SDS 得分降低水平及其治疗措施的不良反应。

研究偏倚风险评估按照 Cochrane 协作网系统综述手册 5.0.0 版对 RCT 的 6 条标准进行偏倚风险评估。纳入的 32 项研究中有 6 项研究采用随机数字表法,其余 26 项研究均仅提及随机字样而未描述具体采用的随机方法,1 项研究提及随机分配方案的隐藏,6 项试验提及盲法的应用情况。5 项研究报告了受试者的脱落或失访情况,其他研究的评价条目均显示不清楚。

(2) meta 分析结果

1)临床总体改善率分析(表 18-4):32 篇研究中有 26 篇试验采用了综合性疗效评价标准,如基本治愈、显效、有效、无效。其中大部分研究是根据治疗后 HAMD 评分的减分率评定疗效,比如:精神症状消失,减分率≥75% 为治愈;精神症状大部分消失,减分率≥50% 为显效;精神症状减轻,减分率≥25% 为有效;症状改善不明显,减分率≤25% 为无效。也有部分文章是以 SDS 评分的降低率或临床症状改善程度为标准来评价疗效。以总有效率即基本治愈、显效和有效率之和表示临床综合疗效。

表 18-4　meta 分析结果

	试验数	试验组(n/N)	对照组(n/N)	RR[95% CI]	P value
临床总体改善率					
逍遥丸 vs 安慰剂	1	53/58	17/52	2.80[1.88,4.16]	<0.00001
逍遥散联合酰胺咪嗪 vs 安慰剂	1	21/28	6/18	2.25[1.13,4.47]	0.02
逍遥散 vs 抗抑郁药	7	287/313	252/290	1.05[1.00,1.11]	0.07
逍遥散联合抗抑郁药 vs 抗抑郁药	19	514/585	444/570	1.13[1.07,1.19]	<0.00001
	试验数			MD[95% CI]	P value
HAMD 得分降低水平					
逍遥散联合酰胺咪嗪 vs 安慰剂	1			−5.50[−9.89,−1.11]	0.01
逍遥散 vs 抗抑郁药	4			0.43[−2.14,2.99]	0.74*
逍遥散联合抗抑郁药 vs 抗抑郁药	16			−0.80[−1.36,−0.25]	0.004*
SDS 得分降低水平					
加味逍遥散 vs 安慰剂	1			1.70[−8.61,12.01]	0.75
逍遥散 vs 抗抑郁药	5			−3.88[−5.42,−2.34]	<0.00001
逍遥散联合抗抑郁药 vs 抗抑郁药	3			−3.66[−4.66,−2.66]	<0.00001

* 为随机效应模型

由分析结果可见,在临床总有效率指标中,逍遥散及逍遥散联合抗抑郁药物与安慰剂比较差异具有显著性。同时通过 meta 分析可知,用逍遥散与单用抗抑郁药物治疗抑郁症相比没有显著性差异,而逍遥散联合抗抑郁药物与单用抗抑郁药物相比差异具有显著性,而且疗效要明显高于单纯使用抗抑郁药物。

2)HAMD 分值降低水平分析:从表 18-5 中 HAMD 分值的降低水平分析可见,逍遥散联合抗抑郁药与安慰剂比较,与单用抗抑郁药物治疗比较均有显著差异,说明逍遥散具有一定的抗抑郁作用,并且联合用药的效果明显优于单用抗抑郁药物。而逍遥散与单用抗抑郁药物治疗抑郁症比较,差异没有统计学意义,提示逍遥散与抗抑郁药物治疗抑郁症的疗效相当。2 个 meta 分析结果显示纳入的研究具有一定的异质性,但固定效应模型和随机效应模型得出的统计结论均无明显差异。

3)SDS 分值降低水平分析:逍遥散与安慰剂比较,SDS 分值降低水平无显著性差异。而逍遥散与单用抗抑郁药比较,以及联合用药与单用抗抑郁药比较差异均有统计学意义,并且逍遥散以及联合抗抑郁药治疗抑郁症疗效均优于单用抗抑郁药治疗。

(3)不良反应:纳入的研究中有 23 篇试验报告了不良反应的结局,其中 13 篇研究采用不良反应量表(TESS)评定抗抑郁药物不良反应。抗抑郁药阿米替林治疗抑郁症的主要不良反应有口干、便秘、头晕、困倦嗜睡、视物模糊、心动过速等症状;丙咪嗪、氯丙咪嗪、多塞平治疗抑郁症的主要不良反应有口干、便秘、消化道症状等;氟西汀、帕罗西汀、西酞普兰治理抑郁症的不良反应主要是焦虑、失眠、头痛、恶心呕吐、性功能障碍、震颤等症状;文拉法辛治疗抑郁症患者出现的不良反应多为失眠、口干、过度镇静、出汗、焦虑、头痛等症状。大多数试验报告的不良反应在治疗过程中可自行缓解或经对症治疗后症状减轻或消失。在 9 篇逍遥散与抗抑郁药对照研究的试验中,报告不良反应的试验 6 篇,其中干预措施为逍遥散没有任何不良反应的试验 3 篇,其余 3 篇主要报道的不良反应为头晕头痛、轻度腹泻、乏力等。在逍遥散联合抗抑郁药与单用抗抑郁药对照的 24 试验中,报告不良反应的试验 18 篇,其中 1 篇没有报告联合用药组的不良反应,其余 17 篇研究结果均表明联合用药组的不良反应明显低于单用抗抑郁药组,这个结果显示逍遥散可能可以降低抗抑郁药物的不良反应。

(4)异质性分析:6 个 meta 分析结果中有 2 个统计结果出现了异质性,但是采用随机效应模型分析与固定效应模型分析得出的结果是一致的,分析其异质性的原因可能与各个试验所纳入研究对象的患病程度不同,各种治疗措施对不同患者的治疗效果差异有关,同时,各个试验的方法学质量也有差异,故在临床和统计学两个方面均可能存在异质性。两种统计学模型的分析结果在效应大小和方向上没有改变。

(5)倒漏斗图分析:以临床总体改善率为结局比较逍遥散与抗抑郁药物联用与单用抗抑郁药物治疗比较的 16 篇试验进行倒漏斗图分析,结果表明呈现图形的不对称(图 18-6)。提示这种图形不对称可能与发表偏倚、小样本试验、低质量试验和机遇的作用有关。

3. 讨论

(1)疗效分析 HAMD 是由 Hamilton 于 1960 年编制。是临床上评定抑郁状态时应用最为普遍的量表。一般通过量表得分的改善来体现治疗的效果。SDS 是由 Zung 于 1965 年编制而成,是一个能全面、准确、迅速地反映被试抑郁状态的有关症状及其严重程度和变化的量表。SDS 得分的降低水平也可用来反映干预措施作用于对象的疗效。本系统综述定量综合分析和按照单个结局分析结果提示逍遥散可能对抑郁症的治疗具有一定效果。在临床总体改善情况、HAMD 分值改善情况以及 SDS 分值改善方面均表明逍遥散联合抗抑郁药治疗抑郁症的疗效优于单用抗抑郁药物,而逍遥散与抗抑郁药比较的 HAMD 分值分析结果表明逍遥散的疗效与抗抑郁治疗效果相当,逍遥散与抗抑郁药物联合使用治疗抑郁症效果似乎更好。在有限数量的与安慰剂对照试验的分析结果中,逍遥散制剂在降低 HAMD 分值中有较好的效果,然而,与在降低 SDS 分值改善中效果不显著,分析原因可能是因为该研究所用的安慰剂是由山楂、神曲和麦芽组成,

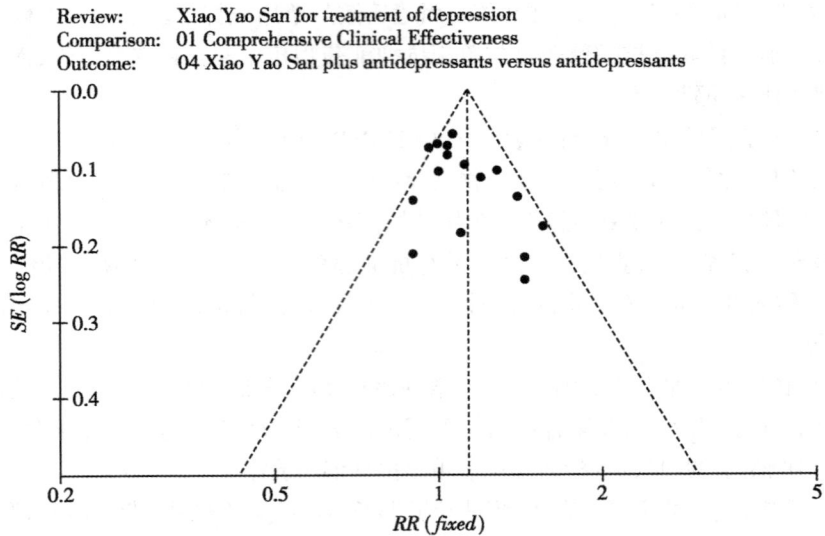

Review: Xiao Yao San for treatment of depression
Comparison: 01 Comprehensive Clinical Effectiveness
Outcome: 04 Xiao Yao San plus antidepressants versus antidepressants

图 18-6   逍遥散联合抗抑郁药与单用抗抑郁药治疗抑郁症临床总有效率倒漏斗图分析

《医学衷中参西录》:"山楂,若以甘药佐之,化瘀血而不伤新血,开郁气而不伤正气,其性尤和平也",鉴于其开郁之效,可能对抑郁症的治疗也有一定的效果,所以该安慰剂并不是真正意义上的安慰剂,因此比较的结果存在一定的偏倚。

(2)本系统综述的局限性:由于以下几个方面的原因,现有的证据尚不能对逍遥散治疗抑郁症的确切疗效得出肯定的结论。在广泛推荐临床上用于抑郁症的治疗之前,尚需要积累更多的证据。

1)试验的方法学质量:从当前所能够获得的逍遥散治疗抑郁症的随机对照试验证据来看,中文发表的临床试验其方法学质量普遍较低,大多数文章所能鉴定为随机对照试验的标志仅仅是文章中提及采用"随机分组",32 篇研究中只有 6 篇文章具体描述随机分组的具体方法,仅 1 篇研究描述了分配时如何进行方案的隐藏。盲法的应用也仅有 6 篇研究提及。有研究显示,研究设计的严谨程度和方法学质量对干预的效果评价会有直接影响。RCT 实施的各个环节中都有可能产生偏倚。

2)随访缺失:由于抑郁症需要长期治疗的特点,干预措施临床试验疗效的判断需要较长期的随访观察,纳入的研究只有 5 篇试验在治疗结束后进行了 6~12 个月的随访,但都没有说明随访结果及有效数据,因此,要得出逍遥散治疗慢性抑郁症的远期疗效,需要更加严格的设计和报告。

3)安全性评价:通常情况下,任何一种治疗药物或治疗措施,都会引起程度不等的不良反应。评价一种药物或治疗措施是否具有推广应用的价值,很大程度上取决于该药物或治疗措施可能引起的不良反应对患者所造成的伤害是否小于药物对疾病的治疗作用。因此,对干预药物不良反应的监测对于评价药物的疗效和指导临床用药具有重要的意义。本文评价的临床试验单用逍遥散没有不良反应报道,但应用逍遥散联合抗抑郁药物多见的不良反应有头晕、困倦嗜睡、视物模糊、心动过速、焦虑、失眠、头痛、恶心呕吐、性功能障碍、震颤等不良反应,建议临床上应当谨慎使用。

(3)对未来研究的启示:国内虽然进行了相当数量的逍遥散治疗抑郁症的临床试验,但试验的方法学质量仍有待提高。建议详细报告随机分配序列的产生和随机方案的隐藏,尽可能地应用盲法与安慰剂对照,与西药的对照应采用国际公认的标准方案,详细报告试验中病例的退出及脱落情况;目前抑郁症的治疗效果尚没有统一的疗效判定标准,建议以后的研究中疗效判断标准应分别报告 HAMD 减分情况,SDS 减分情况以及 TESS 得分情况,注重生活质量评价,尽

Notes

量避免使用主观的复合结局指标;加强随访报告长期观察的重要临床结局;调查药物的不良事件应当采用标准化监测或有效的患者自我报告系统。临床试验的报告应按照 CONSORT 标准进行,每一步都要做到扎实可靠,为中医药的循证医学研究提供更加真实、可靠的证据。

(刘建平)

思考题

1. 何为系统综述? 系统综述在循证医疗决策中的地位和作用有哪些?
2. 如何撰写一篇涉及医疗干预措施疗效评价的系统综述?
3. meta 分析(荟萃分析)中关键的分析方法有哪些?
4. 何为 PRISMA 声明? 如何将其用于评价系统综述报告的质量?

第十九章 临床研究计划书的撰写

导读

临床研究计划书是临床研究的详细书面方案,无论是研究生在课题开始之前撰写的开题报告,还是研究人员向各种科研基金管理部门申请科研经费时撰写的申请书,都属于研究计划书的范畴。撰写计划书是临床研究工作的第一道工序,对研究的成败起着举足轻重的作用,是一项重要的科研能力。本章介绍了临床研究计划书的概念、作用和主要内容,并介绍了撰写计划书之前应进行的准备工作、计划书各部分撰写过程中应注意的要点,希望对大家撰写临床研究计划书有所帮助。

Chapter 19 Development of clinical research protocols

Summary

A clinical research protocol is an in-detailed written plan of a clinical research, no matter whether it is a project proposal written by graduate students before thesis or an application for project written by researchers when they apply for research funding from research and funding management sectors. Writing a protocol is the first procedure for clinical research, it plays a vital role in the success of research and is considered as an important research capability. This chapter describes the concept, function and the main content of clinical research protocol, and also introduces the preparatory work before developing the plan, and the key points in the writing process. We hope it can be helpful for the readers to develop a clinical research protocol.

第一节 概　　述

一、临床研究计划书的概念和作用

临床研究计划书是在课题的研究方向确定后,研究者将研究目标、研究意义、研究方法、工作计划等付诸文字的研究文件,即研究的详细书面方案。无论是研究生在课题开始之前撰写的开题报告,还是研究人员向各种科研基金管理部门申请科研经费时撰写的申请书,都属于研究计划书的范畴。

撰写研究计划书是临床研究工作的第一道工序,对研究的成败起着举足轻重的作用。通过撰写研究计划书,研究者可以在课题开始之前把研究的各个要素组织在一起,逐一加以明确和完善,从而增加研究的科学严谨性,提高研究成功的概率。研究计划书也是各级科研基金管理部门对项目的优劣程度进行评审,从而决定是否予以经费支持的书面依据。如果计划书被批准,课题得以正式确立,研究计划书则可以作为开展研究的指导性方案,对今后的研究工作产生直接的影响。因此,撰写研究计划书不仅是临床研究生必备的基本功,也是所有从事临床科学研究的人员必备的科研能力。

二、制订临床研究计划的一般原则

选定研究问题之后,接下来的工作就是要制订研究计划,为正式撰写研究计划书明确指导思想和纲领,形成清晰的研究思路和框架,确定研究计划书的基本内容。制订研究计划时一般应遵循下列几项原则。

(一)明确研究目的

制订研究计划的第一步就是将已经初步选定了的研究问题进一步具体化,明确地指出研究的目的,确定研究的具体目标。一个研究往往有多个层次的目标,制订研究计划时应明确各项研究目标之间的内在联系,从不同角度回答研究问题,以达到研究的目的。

(二)注重研究的"代表性、真实性、可比性和显著性"

临床研究设计要遵循"随机、对照、盲法、可比"的原则,注重研究的"代表性(representativeness)、真实性(validity)、可比性(comparability)和显著性(significance)"。首先应确定研究的总体(population)和样本(sample),根据不同的研究类型选择适当的抽样方法和质量控制措施保证研究对象的代表性。制订研究计划时还应注重研究资料的真实性,在研究的设计、资料收集和分析阶段采取措施控制偏倚(bias),保证收集的资料正确地反映客观事物。可比性是临床研究的重要原则,贯穿于研究设计的始终,在研究对象的选择和分组、研究数据的收集方法、观察指标的选择、研究数据的分析等过程中均需体现可比性的原则。此外,由于临床研究的对象多为取自总体的样本,因此,必须经过显著性检验(significance test),才能认为研究样本的研究对象和被研究因素之间的联系很可能是客观存在的,排除其为抽样误差(sampling error)所致。在制订研究计划时需要科学地估算样本量,选择正确的统计方法,才能得出合理的研究结果。有关研究设计各项原则的具体内容可参考本书第三章"临床研究设计的原则"。

(三)保证研究的可行性

制订研究计划时必须考虑在要求的研究期限内和研究条件下,研究内容是否可以完成,研究目标是否可以达到。研究的可行性(feasibility)不仅包括技术方案、设施和人员的可行性,也包括操作上的可行性、经济上的可行性和时间上的可行性。研究者需要综合考虑,逐条落实,才能保证研究的成功。通常可以通过预试验(pilot study)和开题论证过程增加研究的可行性。

(四)保证研究计划的稳定性和灵活性

研究计划的主体和核心部分应该是在充分论证和认真分析的基础上制订的,应该具有相对的稳定性。例如,研究目的是研究的核心纲领,一经确定后尽量不变。研究的总体设计类型,例如,是病例对照研究还是前瞻性队列研究,也是研究的基本设想,一经确定后,在研究过程中尽量不变或少变。研究计划毕竟是在研究开始时制订的,在实施过程中难免出现计划外的情况。因此,研究计划也应具有一定的灵活性,特别是一些具体方法,可能在研究过程中根据实际情况进行修订,但最终应保证达到研究的目的。

三、撰写临床研究计划书前的准备工作

"磨刀不误砍柴工",在动手撰写研究计划书之前做好细致、认真的准备工作可以避免在撰写过程中走弯路,从而节省大量的时间和精力。准备工作主要包括以下几项:

(一)阅读文献

研究者在撰写计划书之前必须经过认真的文献复习。通过阅读文献,研究者可以进一步了解国内外该领域的研究现状,凝练研究问题,明确研究目的,了解研究意义,确定研究方法。计划书的立项依据和研究方法部分通常都要求列出具体的参考文献。因此,阅读文献是撰写计划书前最重要的准备工作,具体方法可参见第17章"医学文献的阅读与评价"。

（二）确定研究设计

在撰写计划书之前，研究者应该对研究有清晰的思路或构想，应该遵循临床研究设计"代表性、真实性、可比性和显著性"的原则确定研究的设计。临床流行病学研究常用的类型包括横断面研究（cross-sectional study）、病例对照研究（case-control study）、队列研究（cohort study）、临床试验（clinical trial）等。在动笔之前，研究者可以与同行或相关专业的老师讨论，充分征求他们的意见和建议，进一步完善研究设计。

（三）完善研究基础和条件

在撰写计划书之前对研究所必需的前期基础和人、财、物的条件进行梳理，保证研究的可行性。必要时还需进行预试验。

（四）学习相关的指南或规定

各学校和科研基金管理部门对研究计划书的格式和内容一般都有明确的规定，研究者应认真学习，撰写计划书的整个过程都要以此为依据。一些机构还在官方网站上介绍了如何撰写研究计划书，如美国国立卫生研究院（NIH）网站上对撰写 NIH 项目计划书之前的准备工作和撰写计划书的方法都做出了详细的介绍（http://grants.nih.gov/grants/writing_application.htm），以及基金评价的原则（http://grants.nih.gov/grants/peer_review_process.htm），可作为申请者的重要参考，非常具有学习价值。

（五）制订撰写计划

研究者可按照相关指南和规定的要求，把计划书的规定内容（包括附件中的证明材料等）列成一份提纲，设定各项内容的完成时间。注意应留出充足的时间对计划书进行讨论和修改。

第二节　临床研究计划书的撰写

在完成上述准备工作之后，就可以正式动笔撰写研究计划书了。临床研究计划书主要需阐明四个问题：要做什么研究，为什么要做这项研究，如何做这项研究，以及是否有能力完成此项研究。具体而言，一份完整的临床研究计划书一般应包括题目、内容摘要、研究目的和目标、立项依据、研究内容、研究对象和方法、可行性分析、研究创新性、年度计划、预期结果和考核指标、研究基础和工作条件、经费预算和伦理问题等。本节将对各部分撰写过程中需注意的要点加以说明，以供临床医生、科研人员和在读研究生参考。虽然有些关于科研基金申请的内容在研究生的开题报告中并不会涉及，但研究生提前熟悉这些内容可以加深对科研工作的理解，有助于提高他们的学习质量，也可以为将来撰写科研基金申请书，申请科研经费奠定良好的基础。

一、题　　目

题目是对研究问题的高度概括。研究问题的选择是临床研究中最重要的一个过程。本书已经在第二章专门论述了如何选择研究问题，此处则重点介绍如何将一个研究问题凝练为一个好的研究题目。题目是一份研究计划书的窗口和灵魂，使评审者对计划书有了第一印象。此外，题目还应有助于检索，甚至可以确定计划书的学科分组。撰写研究计划书的题目时需要注意几个问题。

（一）题目要能够反映研究问题，准确表达研究的关注点

题目要包含构成研究问题的基本要素，如研究的目的、对象、类型等。例如"2 型糖尿病患者多重危险因素干预对心血管病的影响"一题，由题目可知本研究的问题是多重危险因素干预是否可降低 2 型糖尿病患者心血管病的危险，并可推测出研究对象是 2 型糖尿病患者；研究目的是评价多重危险因素干预对 2 型糖尿病患者心血管病危险的影响；研究类型是临床试验。

（二）题目要简洁明了

题目字数不宜过多，且应该便于理解。应避免使用缩写。必要时可以辅以副标题。副标题

和正标题是一种功能互补关系，正标题用于表达研究的主题，副标题则补充说明研究的对象、范围，突出研究重点。例如"颈动脉壁形态学与心血管病的关系：心血管病高危男性的超声研究"一题，正标题说明研究的主题，副标题说明研究的对象和方法。又如，"血管钙化与动脉粥样硬化的关系：冠状动脉与颈动脉电子束 CT 检查的比较"一题，正标题说明研究主题，而副标题突出研究的重点。

（三）题目多为名词或名词性短语

研究计划书的题目有别于研究论文的题目。虽然目前国际上发表的论文题目也经常采用肯定句或疑问句的形式，但研究计划书的题目一般仍以名词或名词性短语为主，通常用 2~3 个修饰语来修饰或限定最后的中心词。

二、内 容 摘 要

内容摘要是对研究计划书中除了经费预算以外各项内容的概括介绍。摘要虽然只有几百字，但却是计划书中举足轻重的部分。通常科研基金管理部门会依靠摘要来选择评审专家，而读者在阅读计划书时也会首先通过摘要来了解研究的全貌。撰写摘要时需注意以下几个方面。

（一）摘要必须准确反映研究中最重要的内容

以"高龄老年高血压患者降压治疗试验"（hypertension in the very elderly trial，HYVET）的摘要为例，其主要内容包括：

1. 用 1~2 句话介绍研究的大背景：高血压在 80 岁以上的高龄老年中普遍存在。

2. 指明目前该领域研究的现况和不足：既往研究显示 80 岁以下高血压患者降压治疗可显著降低心血管病危险，然而 80 岁以上高龄老年高血压患者降压的疗效却不肯定，多数临床试验都排除了 80 岁以上的患者或样本例数不足以显示该组患者的获益。

3. 简要介绍既往的研究基础或预试验的结果：在预试验中，对 1283 例 80 岁以上高血压患者的降压治疗证实了在该组患者中进行干预的可行性。

4. 明确提出本研究的目标或研究假设：本研究旨在通过随机、双盲、安慰剂对照试验评价老年降压治疗的获益。

5. 简述研究方法：本研究为随机、双盲、安慰剂对照试验。主要终点是脑卒中事件（致死性和非致死性），次要终点是总死亡、心血管病死亡、心脏病死亡、脑卒中死亡和骨折。在显著性水平（significance level）为 0.01，把握度为 90%，两组之间主要终点差异为 35% 的条件下，将需要对 2100 名 80 岁以上高血压患者随访 5 年。

6. 介绍将要研究的主要内容：对比安慰剂与低剂量利尿剂吲达帕胺（必要时加服 ACE 抑制剂培哚普利）对心血管病的作用。

7. 指明研究的重要意义：研究将为高龄老年高血压患者的降压治疗提供依据。

（二）文字要言简意赅、便于理解

多数计划书的格式对摘要有明确的字数规定，一般为 250~500 字，因此摘要的撰写需字斟句酌、言简意赅。摘要的文字还应便于理解，因为读者不仅包括本专业的同行专家，还包括科研管理人员和一些其他领域的同行专家，因此需避免在摘要中使用过多晦涩的专业词汇。

（三）摘要一般最后撰写

因摘要是对计划书整体内容的概括，所以应该在其他部分完成后，最后再撰写摘要，以使摘要能反映整个计划书的内容。

三、研究目的和目标

研究目的和目标一般为研究计划书正文的第一个部分，为全文设定了基调，是研究计划书的精髓，计划书的其他部分都应该围绕这部分进行组织。此部分撰写时需注意以下几点：

Notes

（一）目的和目标明确

研究目的即为什么进行这项研究，是研究的最终宗旨，通常是方向性的、定性的。研究目标是研究要达到的明确预定的结果，是对本研究要解决什么问题的具体描述，是具体的、可操作、可评估、可量化的。例如"2 型糖尿病患者多重危险因素干预对心血管病的影响"目的是"评价多重危险因素干预对 2 型糖尿病患者心血管病危险的影响，为降低糖尿病患者的心血管病危险提供依据"；研究目标为"评价对 2 型糖尿病患者进行包括生活方式干预和药物治疗的强化多重危险因素干预与传统的多重危险因素干预相比对心血管病的作用"。可见研究目标更为具体、可操作、可评估。

（二）目标之间要有内在联系

一般一项研究只有一个研究目的，但可以下设几个具体的研究目标。如果有多个目标时，几个目标应该从不同角度回答研究问题。

（三）目标不要过大，要保证在研究期限内和研究条件下能够完成。

四、立 项 依 据

立项依据应说明为什么要进行这项研究，研究有哪些意义，即研究的重要性和必要性。这是整个研究的立论基础，也为整个计划书设定了方向，为计划书的其他部分构建了框架，直接导出研究目标。立项依据通常包括论述和参考文献两个部分。

（一）立项依据的论述

立项依据可以从三个方面进行阐述。

1. 研究的需求　临床研究的意义在于解决临床实践中的问题，或增加相关的知识。因此，立项依据部分应首先说明下列问题：该研究问题是否是临床实践过程中需要解决的诊断、治疗、预后或病因学问题，需求的对象是谁，需求的普遍性和迫切性如何，该领域的国内外研究进展如何，既往有关该问题的研究有哪些不足，还有哪些方面尚需进一步研究，或需要加以改进，或提供更多的知识。例如，HYVET 研究在立项依据部分指出：随着人口老龄化的进程加快，80 岁以上的高龄老年的健康问题日益重要。高血压在 80 岁以上的高龄老年中普遍存在，其中 50% 以上的女性偶测收缩压高于 160mmHg。既往针对高血压的临床试验显示 80 岁以下高血压患者降压治疗可显著降低心血管病危险，然而 80 岁以上高龄老年高血压患者降压的疗效却不肯定，多数临床试验都排除了 80 岁以上的患者或样本例数不足以显示该组患者的获益。因此，80 岁以上高龄老年高血压患者降压治疗的获益和可能存在的危险尚需进一步研究。这是临床医生面对的临床问题，是临床防治指南需要回答的问题，也是制定相关社会医疗保健政策时必须考虑的问题。

2. 研究的获益　重点阐明研究问题解决后，将有哪些益处，获益范围有多大，获益者是谁。例如，研究的结果可以带来哪些诊断、治疗、预后或病因研究方面的改变，可以增加哪些知识，是可以提高对疾病的诊断和治疗水平，还是可以改善对疾病发病机制的认识，或是可以为临床指南或卫生政策的制定提供依据。

3. 如果该问题得不到解决将有什么危害与研究结果　可能带来的获益相对应的是，如果研究问题不解决将产生哪些后果。例如，是导致了误诊或漏诊，还是导致患者未能获得有效治疗，增加了患者不良预后的危险，或是从更广泛的角度而言，对患者的家庭和社会有何影响。

（二）参考文献

立项依据部分对国内外既往研究进行总结时必须列出主要参考文献，包括作者、题目、杂志名称、年份、卷（期）、起止页。参考文献的引用需注意以下几点：

1. 参考文献的引用要有逻辑性和针对性。引用的文献必须与本研究问题密切相关，对文献的回顾应该自然地引出本研究要解决的问题，要突出本研究的起点和在当前研究中的位置、优

Notes

势和突破点。应尽量引用本领域最有影响力的研究文献、系统综述或 meta 分析、该领域最早的研究、或本研究团队既往发表过的相关文章。要让评审者感到申请人对目前该领域的研究现状和发展趋势有充分的认识。

2. 参考文献的引用要避免偏倚。不能只引用支持自己观点的文献,或断章取义。对于与本研究论点不一致的文献或有争议的文献也要引用,并对产生不同结论的可能原因加以分析。

3. 参考文献要反映研究领域的最新进展。参考文献中多数应为最近几年的研究,务必包括与本研究问题密切相关的最新文献,这一要求在强调创新性的研究中更为突出。

五、研　究　内　容

研究内容陈述的是课题研究的范畴,是对研究目标的具体阐述。可以根据每一项目标来确定内容。相对于目标而言,研究内容要更加具体、翔实。同一目标可通过几方面的研究内容来体现;有时可将一个课题分为几个子课题,每个子课题针对一个研究目标和相应的研究内容,这也是一种简单明了的陈述方式。研究内容的撰写需注意几项原则。

1. 研究内容应紧扣研究目标,研究内容完成后应当可以实现研究目标。

2. 研究内容的表述应该具体翔实、明确中肯,切忌笼统、模糊;如果有多项研究内容一定要加小标题,然后再把内容细化。

3. 研究内容要在预期结果中予以体现,通过完成研究内容可达到预期结果。

4. 研究内容的设定要适当,确保研究预算可满足需要,研究期限内能完成。

5. 要注意区分研究内容和研究方法,不能把研究方法作为研究内容。

六、研究对象与方法

研究对象与方法部分要说明研究的对象、研究类型、资料收集方法和内容、统计分析方法、质量控制措施和总技术路线等内容,即说明如何进行这项研究。这通常是研究计划书中篇幅最大、读者最关注的部分。研究对象与方法部分的缺陷通常是研究计划书未被批准的重要原因。如果计划书被批准,研究方法部分则可作为制定研究操作指南的依据。撰写研究对象与方法部分的总体原则是合理、可行、有针对性。具体而言,即要求研究方法能够解决研究问题,达到研究目标;在研究期限和现有的经费、人员和设备的条件下,研究方法是可行的。此部分的撰写原则细述如下:

(一) 研究类型

研究方法部分首先应说明该研究的类型,是横断面研究,还是病例对照研究、队列研究、或临床试验等。这种说明不仅有助于读者评估本研究的价值,还有助于对具体资料收集方法和技术路线的理解。其中临床试验类的研究还需将重要信息在公开的临床试验注册机构进行登记,以便向公众、卫生从业人员、研究者和赞助者提供可靠的信息,使临床试验的设计和实施更加透明化。

(二) 研究对象

这一部分包括样本的来源、入选标准、入选方法和样本量的计算等内容。

1. 样本的来源　样本来自什么地区,是社区人群还是病人,是住院患者还是门诊患者、来自哪个或哪些医院。这些问题直接关系着样本的代表性,因此必须说明。

2. 样本的入选标准和排除标准　①入选标准:入选研究对象时,必须明确规定哪些人可以入选。通常要考虑的是年龄、性别、地区、种族等一般特征。研究对象为某种疾病的患者时,必须对疾病的诊断标准作明确说明。诊断标准最好选择金标准、指南规定的标准或临床公认的标准。无法采用上述标准,而必须加以修改或自行制定时,则要说明修改或制定的依据。②排除标准:研究方案中要预先说明哪些人不能进入研究,已进入研究的对象在研究过程中出现哪些情况时应该退出等标准。

3. 样本的入选方法　首先应说明样本的入选是采用随机化方法（methods of randomization）还是非随机化方法，抽样（sampling）框架是什么，随机抽样采取的是哪一种随机方法。随机化分组的研究应说明随机数字是如何产生的，随机化是如何执行的。涉及匹配（matching）的病例对照研究应说明匹配的条件和比例。

4. 样本量　样本量即在保证研究结论具有一定可靠性的前提下，所需研究对象的最小例数。不同类型的研究有不同的公式用来计算样本含量。研究者可直接按照公式计算，也可采用查表法，或借助专门的统计软件来计算。样本量的估计主要取决于 4 个因素：Ⅰ 型错误（type Ⅰ error）的概率 α、Ⅱ 型错误（type Ⅱ error）的概率 β、允许误差 δ 或差值、总体误差或总体率 π。样本量的估算方法在统计方法部分应作详细说明。

（三）资料收集方法和内容

这一部分要说明为实现研究目标需要收集哪些数据、如何收集。资料收集的方法包括研究中使用的调查方法、干预方法、实验室检测和辅助检查方法等。方法的介绍要详尽、具体，层次清楚，应使读者了解研究者的技术水平。注意此部分的叙述要与可行性和创新性分析相一致，既让读者相信这些方法是可以实现的，同时又强调和论证了创新的方法。此部分还应说明每一种资料收集的方法要观察或测定的具体指标。指标的选择要求是可测量的、稳定的、客观的、特异的。指标的测量方法和定义应该是经过验证、有据可依的，可引用相关指南或既往研究发表文献。

（四）统计方法

统计方法部分是在综合考虑研究目的、研究方法和收集数据的性质等因素的基础上，对数据进行分析的计划和对具体分析方法的描述。在统计方法中研究者还应说明样本量估算的方法，以及研究数据出现特殊情况应如何处理，如患者退出或失访，采用了其他治疗措施等。资料分析所使用的软件名称和版本号也应加以说明。

（五）质量控制措施

质量控制（quality control）的过程就是要找出可能影响研究质量的环节，并采取措施加以预防。通用的质控措施包括制订工作手册和标准操作规程、人员培训、质量考核等。此外，资料收集和分析的不同过程也有不同的质控重点。

1. 现场调查或临床研究过程的质控　此部分涉及的质控内容包括：调查员的培训和考核、预调查、调查问卷和量表的信度和效度分析、调查资料的完整性和准确性评价等。临床试验，特别是盲法的临床试验还需对药品的标签、分配、储存、发药和回收等各个环节进行质控。

2. 检查和检测过程的质控　实验室检测和心电图、超声等辅助检查过程涉及的质控内容包括：仪器设备的校准、检测人员盲法测定（检测人员不知道研究对象的分组和其他临床检查的结果）、使用内部和外部质控血清并绘制质控曲线、重复样本的盲样检测、检查者自身和不同检查者之间的质控等。

3. 数据整理过程的质控　整理原始数据的过程需要遵循 4 项原则。真实性原则：即根据经验和常识判断真伪，及时进行核实；标准性原则：审查每项指标是否按规定要求收集；准确性原则：检查资料是否有填写错误或逻辑性错误；完整性原则：各项指标是否收集齐全。将原始数据录入计算机的过程常用的质控措施包括由两名录入人员分别录入，进行两次录入的对比查错，还可设计一定的计算机程序对已录入的数据进行逻辑查错等。

（六）技术路线

技术路线即研究的流程，具体而言，即研究者通过文字、流程图等形式对研究时间和研究步骤之间的内在逻辑关系的描述。流程图比文字说明更为一目了然，有助于读者在短时间内了解研究的总体框架。

七、可行性分析

可行性分析就是要说明本研究设计能够确保内容的完成和目标的实现。可行性分析一般包括四部分：

（一）技术上的可行性

技术上的可行性评价的是解决研究问题的具体技术方案是否可以实现，以及研究设施和人员的可及性。技术可行性分析是对技术手段、设施和人员的总结分析，具体技术细节和人员、设备的详细介绍则一般在"研究基础和工作条件"部分进行描述。此部分应回答的问题包括：

1. 研究技术　现有的技术是否可以解决研究问题；这些技术是否成熟，是否经过验证；如果将采用新技术，其创新点体现在何处；新技术的可行性是否经过预试验的验证。

2. 研究设施　研究所需的场地、设备等条件是否已具备，如果尚不具备，有何解决措施。

3. 研究人员　申请人本人和研究团队是否具有相关的经验，掌握相关的技术；研究团队在经验和专业上的搭配是否合理，是否有技术上的互补；研究人员是否有充足的时间参与本研究。

（二）操作上的可行性

操作上的可行性评价的是在现有组织形式下研究计划是否可行。此部分应回答的问题包括：研究方案是否可以被相关组织和个人接受而推广实施；是否符合医学伦理。例如，如果计划在某大学进行有关 AIDS 的调查，首先应获得研究机构伦理委员会的批准，还要征得学校管理部门的同意，也要获得被调查者的知情同意。

（三）经济上的可行性

经济上的可行性评价的是研究计划的费用效益。此部分应回答申请课题的经费支持是否可满足研究的需要。有些计划书会要求在"经费预算"部分对此做详细分析。此外，对于推广应用性的研究，此部分还应说明研究将有哪些有形的或无形的获益，研究的获益是否超过对研究的投入。

（四）时间上的可行性

时间上的可行性评价的是研究计划是否能在截止日期前完成。此部分应回答的问题包括：研究计划是否可以按期完成；影响研究进程的关键步骤是什么；有何措施保证该步骤可以顺利实施；如果不能顺利实施而影响了研究进程，对完成研究的总体目标有何影响。

八、研究创新性

创新性往往是研究计划书中撰写难度较大的部分。研究者常常感到无从落笔，因此只能空洞地套用"国内首次……""填补……的空白"等词句。其实，科学发展至今，几乎所有的科学研究都不是凭空产生的，都基于已知科学原理、技术和方法。因此，创新性应该是在对既往研究进行充分分析的基础上提出的。任何有别于既往研究的研究问题、研究方法，或在既往研究的基础上提供了新的知识，推动了临床问题的解决，都具有不同程度的创新性。具体而言，创新性可以体现在以下三个方面：

1. 研究问题的创新　一个有创新性的研究问题不一定是既往从未被研究过的问题，但一定是既往研究尚未完全解决的问题。它可以是一个全新的研究问题，也可以是对既往研究问题从深度和广度上的进一步补充，或者是既往有争议的研究问题。例如，已经有大量研究证实降压可以减少脑卒中的发病危险，但这些研究的对象多为 80 岁以下，而 80 岁以上高龄老年高血压患者降压治疗是否可以获益则尚无定论。因此，专门研究 80 岁以上高龄老年高血压患者降压治疗是否可以降低脑卒中的危险就是一个有创新性的研究问题。

2. 研究方法和材料的创新　采用一种全新的方法或材料，或是对现有方法或材料的改进，或是现有的方法或材料在不同领域的应用，都属于创新。例如抗凝药华法林的用药剂量有很大的个体差异,临床通常根据年龄、体表面积、种族、性别等因素来预测用药剂量。有研究在此基础上进一步加入了影响用药剂量的基因多态性的信息,建立了新的模型来预测华法林的剂量,这就是方法上的创新。航空航天材料在医学生物工程领域的应用则属于现有材料在新领域应用的创新。

3. 预期结果的临床价值   临床研究不同于基础研究,临床研究主要是为了解决临床实践中的问题,因此,其创新性还应该体现在研究结果是否将在不同程度上推动临床问题的解决,是否将带来诊断、治疗或预后的改变。

九、年度计划、预期结果和考核指标

(一)年度计划
年度计划部分重点说明研究的进度,即研究方案的具体时间安排。年度计划不仅规划了研究的实施进度,也常被科研管理单位作为评价研究进展情况的指标。因此,年度计划应该具体、可操作,而且合理、可行。

(二)预期结果和考核指标
预期结果即研究的可能产出,考核指标是对研究产出的量化标准。两者都是科研管理机构对课题进行监督、考核和评价的依据。

预期结果通常包括:完成研究内容并达到研究目标、预期成果的应用前景和将产生的社会效益和经济效益、学术交流和人才培养等。

考核指标即针对预期结果制定的具体、量化的指标,具体包括:①完成研究内容:将研究内容转化为具体、可测量的指标,与研究目标相呼应;②研究成果:介绍本课题计划产出多少论文、专利、成果奖等;③国内、外学术交流:包括参加国内、外学术会议、以发言或壁报的形式汇报本课题的研究结果、出国培训学习、邀请国外专家来华讲学等内容;④人才培养:包括可培养多少研究生、主要研究人员的职称和业务水平如何提高等。

十、研究基础和工作条件

说明课题组主要成员既往主要工作基础和实验室支撑条件,并进行客观的自我评价。此部分是对可行性分析中有关技术、设备和人员的分析给出具体的说明资料,一般包括以下几个内容:

(一)工作基础
应说明课题组主要成员既往从事的与本课题相关的研究工作和已取得的研究工作成绩。工作基础的介绍应该注意:

1. 着重介绍与本课题相关的工作,而不是罗列所有既往从事的研究。

2. 应说明既往工作与本课题之间的联系,如为本课题奠定了方法学的基础,还是提供了研究人群,或是收集了前期数据等。

3. 如果进行了前期研究或预试验,即使尚未发表文章,也应该介绍取得的初步结果,并评价这些前期工作对本课题的作用。

(二)工作条件
研究方法中要求的条件都应具体说明,包括已具备的实验条件,尚缺少的实验条件和拟解决的途径。若提出利用国家重点实验室或部门开放实验室,应说明计划与落实情况。

(三)申请人和课题参与者简介
简要介绍申请人和课题主要参与者的学历和工作简历,说明申请人和课题主要参与者在本项目中承担的任务,提供近期(一般为近3年)已发表与本项目有关的主要论著、获得学术奖励情况和承担科研项目的情况,论著目录要求按标准的参考文献格式,科研项目应注明项目的名称和编号、经费来源、起止年月、本人承担角色等。

十一、经 费 预 算

经费预算部分是要说明完成本研究的目标所需要的费用,并给出相关依据。如果是申请科研基金,在撰写计划书之前就要知道该课题资助力度有多大,有时资助力度在课题申报指南中会有明确说明,有时则需参考既往该类课题的资助力度。制订预算需注意以下几点:

（一）经费预算要与研究内容相符

目前科研经费的预算基本采用零基预算,即不考虑过去的预算项目和收支水平,以零为基点编制的预算。因此,制订预算时要根据研究需要和客观实际情况,对各个项目逐条分析,按照成本效益原则,确定预算支出项目和数额。预算相对研究内容过少,可能无法保证课题的完成;如果预算相对研究内容过多,漫天要价,则可能导致研究计划被否决。

（二）经费预算要清楚分类

研究的总预算一般包括设备费、材料费、测试化验加工费、燃料动力费、差旅费、会议费、国际合作与交流费、出版/文献/信息传播/知识产权事务费、劳务费、专家咨询费、管理费。确定各项开支的定额是编制零基预算的基本要求。多数科研管理部门要求不同类别间的费用不能大比例地转移(一般不超过该项预算的10%),因此每一类的预算都要有一定的依据。一些基金申请时还要求提供设备和试剂的报价单、测试化验加工的委托合同等。

十二、其 他 内 容

计划书一般还要求包括伦理委员会批准书、单位意见、合作协议书和推荐信等文件,通常作为附件资料。

1. 伦理委员会批准书和知情同意书 所有以人为对象的研究必须经伦理委员会审议同意并签署批准意见。有些项目在申请时还要求提供知情同意书的全文。

2. 单位意见 研究者所在单位应提供对课题的审查意见,通常内容包括对本人的评价、对本课题的评价、是否可以提供人、财、物等方面的支持等。

3. 合作协议书或意向书 如涉及与其他单位的合作,计划书中还要附有双方的合作协议书或意向书,对合作的形式、双方的责任、权利、义务,以及经费使用和知识版权等内容作出详细约定。

4. 专家推荐信 研究生和初级职称研究人员申报课题时常需要有两位具有高级职称的同行专家推荐,推荐者应实事求是地对申请人的业务能力和研究基础给出评价。

总之,撰写研究计划书是一项具有挑战性的工作。从研究问题的凝练到具体的目标、从整体的构思到具体的方法、从可行性分析到对结果的预期,研究计划书整合了科学研究的方方面面。一份研究计划书是否优秀,不仅取决于研究本身的价值,也取决于研究者的撰写水平。因此,撰写研究计划书是一种至关重要的科研能力。本章介绍了研究计划书的主要内容,并分析了各项内容撰写过程中应注意的问题,希望对大家有所启发。

（刘　静）

第二十章　临床科研论文的撰写

　　临床科研论文的写作是临床医务人员对其学术成果与科技信息运用文字、语言、数据、图表、符号等加以表达，并进行科学的分析与概括，使之上升为理论性的文章。撰写科研论文是临床科研工作必不可少的组成部分，它对贮存科研信息、传播科研成果、交流实践经验、启迪学术思想、提高研究水平以及考核业务水平和评定技术职称等都起着重要作用。临床科研论文按照体裁不同，可分为论著、文献综述、述评、病例报告、病例分析、临床病例讨论、技术方法与技术革新等类型，鉴于篇幅的限制和普适性，本章将重点介绍论著、病例报告和文献综述的写作方法。

第一节　临床科研论文撰写的原则

　　临床科研论文是科技论文的组成部分，因其学科不同，在写作的目的、内容及表达形式上与其他学科有所区别，但其基本要求是一致的，即要客观、真实地反映事物的本质，反映事物的内部规律性。因此，要求作者在撰写时必须遵循以下基本原则。

一、科　学　性

　　科学性是撰写临床科研论文的立足点和首要条件，没有科学性，临床科研论文就失去其一切价值。临床科研论文的科学性就是要求：①论文中的取材要确凿可靠、客观真实；②科研设计严谨、周密、合理；③实验方法要先进和正确；④实验的结果或临床观察结果要忠于事实和原始资料，应经得起他人重复和实践验证；⑤实验数据全面、精确可靠，必须符合统计学要求和进行统计学处理；⑥论点、论据、论证有客观性和充分的说服力，讨论、分析、推理和结论既要有事实根据，又要符合辩证逻辑原理。

二、创　新　性

　　创新性是指所选课题或发表的论文具有先进性和新颖性，或者是前人未研究过、发表过的创造、发明。作为临床研究，要求有新见解、新发现、新发明、新技术、新材料、得出新结论，或将原有的技术应用推广于新领域。即使是模仿和重复别人的工作，也应做到仿中有创、推陈出新，有自己独到见解，即从新的角度阐明老问题的新发现和新见解。然而，必须指出的是绝不能为追求论文的创造性而违背科学性，因为离开真实的实验结果，尽管可以吹得天花乱坠，但它经不起实践的检验。无论是学术理论性、技术改造性、技术创新性、技术应用性的论文，在前人改造的基础上，有自己新的、别人没有的支撑点，才有发表、传播和交流的价值。

三、实　用　性

　　科研论文的实用性也就是实践性，它是指论文的实用价值。评价一篇临床科研论文的实用价值，主要是看其社会效益和经济效益如何，其理论是否可用于指导临床实践和推广应用，其方法技术是否为现实所需以及能否有助于解决疾病诊断防治中某个技术问题或是阐明某个疾病的发病机制。凡是能推动医学发展或能提高技术水平的都是有实用价值的医学论文，这些论文一旦发表,就会具有较高的科学价值和社会价值。

四、可　读　性

撰写临床科研论文的目的是为了交流、传播、存储新的医学信息,以便为读者或后人所利用,使人们用较少的时间和精力顺利阅读,理解论文的内容和信息,这就要求论文具有良好的可读性。论文的可读性,取决于作者的逻辑思维能力和语言文字功底。在论文写作时要做到:①结构严谨,符合逻辑思维习惯;②层次分明,按照医学论文的格式约定,依次表达,不可倒置;③用词准确,语言简明、完整、通顺,尽可能使用短语,不用口语,切忌使用形容词和副词;④准确表达本意,开门见山,直截了当;⑤正确使用标点符号。

用词准确,就是要求用字用词要得当,精心选择最确切、最恰当的词汇,正确地反映客观事物。例如"死亡率"与"病死率"的概念不同、"青霉素"与"盘尼西林"不可替换使用。语言表达简明就是要求语言要"简单"与"明了",以最少的文字表达尽量多的内容。科研论文的写作,其语言不允许拖泥带水,啰嗦拉杂,要做到没有一句多余的话,没有一个无用的字,让人读来省力省时,容易明白主题。

五、规　范　性

规范,就是对科研或做学问要有严格的要求。对于规范,有内在的规范和外显的规范。内在的规范就是个人规范,对于学术研究的态度要"务实、求真",外显的规范则表现为论文的语言规范及格式的规范。科研论文的撰写有其特定的规范,无论是论文的格式、题目的设定、资料的引用、注释的标明、词语的选择、标点的运用、插图、表格、公式、计量单位、数字等都有着明确的要求。

六、其他几项应遵循的原则

(一) 知识产权

世界贸易组织对"知识产权"的范围作了以下定义:①版权与邻接权;②商标权;③地理标志权;④工业品外观设计权;⑤专利权;⑥集成电路布图设计(拓扑图)权;⑦未披露过的信息(商业秘密)专有权。在我国所称自主知识产权是指中国的公民、法人或非法人单位经过其主导的研究开发或设计创作活动而形成的、依法拥有的独立自主实现某种技术知识资产的所有权,其中包括从其他中国公民、法人或非法人单位那里购得的知识产权。

临床科研论文发表有关的知识产权问题主要应体现在以下几个方面:①是否有泄密行为。不能只重视成果发表,轻专利。不能在发表文章的过程中将科技成果的技术内容公开,导致科技成果不能获得专利权,得不到有效的保护。在论文写作与投稿中,对文稿中涉及保密内容的问题应作慎重、稳妥的技术处理,只限于说明成果、发明的意义和作用,不阐述具体的技术过程,不给出关键性数据。②是否有侵权行为,即是否有剽窃、抄袭或引用他人成果未标明出处的。《中华人民共和国著作权法实施条例》第十九条"使用他人作品的,应当指明作者姓名、作品名称;但是,当事人另有约定或者由于作品使用方式的特性无法指明的除外"。③是否有滥用著作权行为,如一稿多投等。因此,杂志社要求在投稿时,提交单位介绍信,声明无一稿两投,不涉及保密,署名无争议等,并且要求提交全部作者签名同意投稿和著作权转让等文件。

(二) 著作权与署名权

著作权是基于文学艺术和科学作品依法产生的权利。它属于民事权利,是知识产权的重要组成部分。它既包含与人身利益相联系的著作人身权,也包括属于财产内容的著作财产权。实行著作权体现了两条原则:一是保护作品的创作者与传播者的正当权益,调动其创作与传播作品的积极性,促进优秀作品的创作与广泛传播;二是协调作者、传播者与公众三者的利益关系,

Notes

鼓励广大公众积极参加社会文化活动,提高全民族的科学文化素质,推动社会主义文化与科学事业的发展繁荣,促进社会主义精神文明与物质文明建设。

署名权作为一种精神性权力,是著作权法中著作人身权的重要内容。法律上规定在作品上署名的人就是作品的创作者,表明作者身份的权利,也称为姓名表示权。法律规定署名权的目的,在于保障不同作品来自不同作者这一事实不被混淆,署名就是标记,旨在区别。因此,行使署名权应当奉行诚信原则,应当符合有效法律行为的要件,不得滥用署名权,否则会导致署名无效的后果。

署名权作为著作人身权的重要内容,与著作财产权具有明显区别,署名权不能与作者人身相分离,并且具有永久性,法律保护不受时间限制,不可转让和继承。

(三) 引文

引文(citation)是指作者为了说明自己的观点而对别人的论著或相关材料中的句子或段落的引用。引文的主要作用是为论著提供理论依据,起支持论题观点的作用,同时为引文统计、评价学术期刊提供科学依据。引文要求引用的文字或话语必须与论题有关,原则上应该是引用最新的文献;所引文字或话语必须经过严格的选择、认真的核对,做到准确无误;引用外文资料一般要译成中文;凡是没有公开发表的文献资料,一般不能引用。引文使用规范与否、引文前后标点使用规范与否,不仅直接关系学术论文的质量高低,而且也能体现作者的文风、学风是否正派以及对他人的研究成果是否尊重。

适宜引用并在正文中标注参考文献的内容包括:观点、数据、定义、论断、方法、相关论述、书名、质疑别人的观点、只言片语。不必在正文中标注参考文献的内容为:普遍真理(道理)、常识(原理)、事实性描述、与论题无关的书名、由小项统计得出的小结论。不宜间接引用的内容是:间接数据、间接论断、非来源概念。

应该避免的三种引文方式:①自引,是指作者在其后期产出文献引用自身前期产出文献的文献引用形式。目前,论文作者的自引呈增长趋势,作者都有不同数量的文献自引现象。然而,期刊评价在计算影响因子时,包括自引,但"自引并不反映他人对该论文的关注程度",这样自引文献越多,越不能反映期刊的真实价值和社会影响,无形中降低了期刊评价的权威性,因此自引文献不宜提倡,除非很有必要。②转引。转引方式有两种,一是作者引用的文献来源于原始文献,但没有看过原文,而是从别人的论文所附的参考文献中套录的;二是作者引用的文献不是来源于原始文献,而是来源于引用者的文献。前一种方式的弊端在于难以确定参考文献(引用内容)正确与否,后一种方式属于间接引用,应当避免。③策引。是指作者出于某种策略(如提高自己论文的地位)上的需要而有意列举"名人"论著的现象。策引有两种方式,一是作者有意识地去选"名人"之作,二是作者有意识地去选"权威"期刊。

学术界许多人把参考文献与引用文献视为同一概念,事实上二者是有区别的。按照《当代汉语词典》的解释,引用是"采用别人说过(写过)或做过的为依据"之意,参考则是"为一定的目的而查阅、利用有关材料"之意。所以,引用文献必定是参考文献,但参考文献不一定是引用文献。

(四) 伦理问题

在临床医学研究中,是以人或动物为研究对象,会涉及伦理学问题,因此伦理学问题越来越受到学者的关注,医学期刊也开始按照伦理学的要求审查和刊用论文。自2005年1期开始,所有的中华医学会系列杂志的稿约中均加入了有关医学科研伦理方面的要求。在论文写作中,当报告以人为研究对象时,作者应该说明其遵循的程序是否符合负责人体试验委员会(单位性的、地区性的或国家性的)所制定的伦理学标准并得到该委员会的批准,是否取得受试对象的知情同意。动物实验也要说明是否获得有关动物实验伦理委员会的批准。其内容可在"对象与方法"一节的"受试对象"一段作详尽交代。此外,论文报道中注意保护患者的隐私,不要使用患者的姓名、缩写名和医院的各种编号(如住院号、影像图片的检查号等),不要写明患者住院、手术、出院的确切时间,尤其在列举病案图例时更不宜采用。如要刊用人像,要使其不能为他人所辨认,不然,一定要征得患者个人的书面同意。

目前,有些杂志社要求在投稿时或者录用论文后,作者要出具伦理委员会批准文件和受试对象签的知情同意书的复印件,否则不予刊用。

第二节　临床科研论著的写作

尽管医学论著所述内容不同,论证方法各异,体裁格局不一,但归纳起来必须向读者提供四个方面的信息,即研究什么与为何研究、怎样研究、发现什么、结果的解释与评价,也就是常说的四段式——前言(introduction)、材料与方法(material and methods)、结果(results)和讨论(discussion),国外简称 IMRAD。依照国际医学期刊的惯例要求,一篇完整的临床论著的书写格式主要由题目、作者、摘要、关键词、前言、对象与方法、结果、讨论、结论、致谢、参考文献等组成。当然,这种格式并非一成不变,作者可根据具体情况做适当归并与调整,如可将材料与方法合并写,也可将讨论与结论合并写。以下论文写作格式逐一介绍各部分的写作方法。

一、题　目

论文的题目(title),又称文题、标题或题名。它是用最精练、最准确的文字对文章的主要内容和中心思想的概括表达。使读者一看文题,就能知道文中要说明的主要内容和了解该文的特点与性质。论文的题目是论文的总纲,是"画龙点睛",是论文中心内容的最确切、最简明的体现。题目拟得好,可吸引更多的读者,会受到编者、审者的青睐,题目不当,可使文章逊色,甚至使稿件落选。

论文题目是一个句子,能表达完整的意思,一般包括三方面的基本内容,即施加因素、受试对象和效果反应。例如:《生物力学因素对椎体生长板的影响及其临床意义》,其中"生物力学因素"是"施加因素","椎体生长板"是"受试对象",而"影响及其临床意义"则是其"效果反应"。

论文题目的写作要达到以下要求:①准确、贴切。就是要求能准确表达文章的主题思想,恰如其分地表达文章的内涵,如实地反映研究的范围。②简洁、明了。即题目应尽量简单、明确,用最少的文字,表达最多、最有价值的信息,能精炼地说明文章的实质。一般中文题目字数以 20 个汉字以内为宜,英文题目不宜超过 10~15 个实词,太长可考虑用副标题解决。③简单、质朴。即文题文字要朴实无华,不能模棱两可,充分体现科技文章的风格和特点。④鲜明、醒目。就是要突出研究的学术性和创造性,能体现研究的深度。使读者一看文题,就哪个领悟文章的要旨,产生阅读的兴趣。⑤新颖、有特色。文题不能一味模仿、依葫芦画瓢,要有创新,给人以新意。

撰写论文题目时应注意以下几点问题:①文题中间不用标点,文题末不用句号。②尽量少用"的研究""的探讨""的观察"等非特词,尽可能避免用虚词,不必要的形容词、套词或同义词。如:"分析与研究""研究与探讨",保留其一并不改变题目的原意。③题目用词应有助于选定关键词和编制题录、索引等。④题目应尽量避免使用非公知公认的缩略语、字符、代号等,也不应将原形词和缩略语同时列出。⑤英文题名应与中文题名含义一致。

论文题目文题中常见的问题有:①文题不符。做文章要求切题,不能偏离文章内容,文与题不符是写文章最大的禁忌之一。②含义笼统。文题确切是首要条件。例如《聚乙烯醇水凝胶人工髓核的生物力学研究》这样的题目就会使读者阅读后不得要领,看不出它是什么性质的研究。③题目过大。有的作者喜欢用大题目,而文章内容却很单薄。如"1500 例腰椎间盘突出症诊治分析",尽管病例很多,但由于涉及的范围过广,从题目使人联想其内容必定是泛泛,缺乏针对性。④不易认读。题目中避免使用非习惯性"简语"、"缩略词"或"字符",以免造成认读困难。

如"WDFC"固定,读者不了解"WDFC"为何物。又如题目"胸腰段移动性损伤的临床研究",何谓"移动性损伤"? 不通用,比较费解。⑤成分缺如。标题成分缺如会造成含义上的不完善,如《甲强龙在腰椎间盘突出症的应用》,如在"突出症"后边加上"术后治疗中"等字样,既符合文章内容,意思也更为完整。⑥过于怪癖。医学论文是科技论文,不同于科普作品,更不同于文学作品。医学论文题目则应避免用高雅、华丽、难懂的辞藻,更应避免用过于通俗或诙谐的语句。诸如笔者见到过的学术报告题《螺丝钉从嘴里吐出来》等均不宜作为医学期刊论文题目。⑦用词不规范。某篇文章题目是《传单误诊为病肝 13 例报告》,让人久思而不解其意,读完全文后才知道"传单"即传染性单核细胞增多症的简称,"病肝"即病毒性肝炎。

二、作者署名

作者是指在科研选题、制定研究方案、论文整体构思、执笔撰写等方面做出主要贡献,并对论文享有著作权的人。按照国际医学杂志编辑委员会,署名作者具备以下三个条件:①参与课题的选题和设计,或资料的分析和解释者;②起草或修改论文中关键性理论或其他主要内容者;③能对编辑部的修改意见进行核修,在学术界进行答辩,并最终同意该文发表者。如果仅参与获得资金或收集资料者不能列为作者,仅对科研小组进行一般管理者也不宜列为作者。

论文署名的意义在于尊重作者对论文拥有的著作权、对研究成果的首发权和知识产权,还体现作者对论文要担负的学术和法律责任,再者也有利于读者就有关学术文题向作者咨询和探讨。作者的权利和责任主要体现在,对论文全部内容或自己承担的内容负有解释的义务和权利,对论文产生的利益和荣誉有分享的权利,对论文产生的不良后果负不可推卸的责任。因此,署名是严肃的事情,应该确实体现作者的实际贡献与责任。

作者署名要用真实姓名,不宜用笔名,并要写明作者的工作单位、通信地址、电话和电子邮箱等联系方式,以便于读者同作者联系、咨询。国内作者外文署名一律用汉语拼音,写全名,不能用缩写,顺序是姓前名后,例如 ZHANG Weimin(张卫民)、WANG Jie(王杰)。

署名排列先后次序的原则是按作者在该项研究中担负具体工作的多少和实际贡献的大小,而不是学术职称、职务的高低,更不能是论资排辈。一篇论文的署名不宜过多,一般不超过 10 人。对哪些在研究及论文撰写过程中给予过一定的指导和帮助的人,不宜列在作者署名中,在应征他们的同意后,可列入文末的致谢中,对他们的贡献和劳动表示感谢和肯定。

当前国际上科技期刊实行通讯作者制,这样即可明确论文的主要责任人,又能严肃投稿行为,使论文发表正规化和责任化,此外还为读者提供了沟通学术交流的渠道。对通讯作者的要求,可以是第一作者,也可是其他作者,但必须是论文的主要负责人,对论文的科学性和结果、结论的可信性负主要责任。

论文署名中常见的问题:①署名作者过多;②争署名、争排名、争第一作者;③搭车、主动奉送署名,助人晋升、晋级之急用;④被动署名,利用名人,抬高自己身价,达到发表的目的。

三、摘要与关键词

(一)摘要

摘要(abstract, summary),是论文正文前附加的短文,是对论文内容的高度概括和浓缩,包含论文的主要信息。读者通过阅读摘要,就能获得必要的信息,以此判定有无必要阅读全文。摘要可离开原文,独立成篇,自成体系,便于文献检索、刊物收录、计算机数据库输入,或作二次文献使用。

摘要的撰写分提示性摘要与结构式摘要两种类型。提示性摘要,也称指示性摘要,常用于文献综述、述评、病例报告等医学论文摘要的写作,主要起提示作用,重点介绍主题范围、目的等,一般不需要写具体数据、方法、结果和结论。提示性摘要字数一般限制在 100~200 字以内。结构式摘要有相对固定的结构形式,通常包含"目的、方法、结果、结论"四个要素。①目的(objective),简要说明研究的目的、定义及其重要性。②方法(methods),简述课题的设计、研究对象(材料)与方法、观测的指标、资料的收集处理以及统计分析方法等;③结果(results),简要列出主要的、有意义的研究结果。④结论(conclusion),表达经过科学分析、论证所获得的观点或见解,研究的理论意义或实用价值,以及可否推广应用。结构式摘要的字数一般控制在200~300字。此外,国际上有些医学期刊对摘要的书写格式和内容有不同要求,常包括目的(objective)、设计(design)、场所(setting)、对象(subject)、干预措施(intervention measure)、测量(measurement)、结果(results)和结论(conclusion)。

撰写摘要时要注意以下事项:①摘要中不用图、表、公式、化学结构式、参考文献及非通用的符号、术语或缩略词等,要用规范专业术语和命名。②在摘要中不作讨论,更不应写主观的推断。③摘要一般采用第三人称,少用或不用第一人称,文字不分段落,连续排写。④摘要字数要适当,过多会导致篇幅增大,与文章内容重复,占用读者更多的时间;文字太少,提供不了足够的信息,使读者不得要领,发挥不了摘要应有的作用。⑤英文摘要格式应与中文一致,为便于国际交流,可稍长于中文摘要。

(二)关键词

关键词(key words)是论文中最能反应主题信息的特征词汇、词组或短语。它主要是从题目、摘要或正文中提取论文的主题内容,是通用性较强的语句,是为标引或检索文献而设的一种人工语言,便于编制索引和咨询检索。

目前医学期刊中标列的关键词有叙词和自由词两种形式。前者是规范化处理的主题词,表达同一主题含义,在任何情况下都具有完全一致的字面形式。后者为非规范化主题词,是主题词的基础,具有更多的灵活性和广泛性,是按照文章的自然字面形式标引,表达同一主题含义通常可呈现多种字面形式。我国医学期刊大多采用美国国立医学图书馆出版发行的《Index Medicus》中所列的主题词(MeSH)。

每篇文献关键词数量,国家标准为3~8个,中华医学会杂志社要求为2~5个。关键词要求尽量选用"MeSH"中的主题词,至少一个。如确实找不到专指主题词时,可靠上位词标引,如"心脏迷宫手术"可上标"心脏外科手术","心肌活检"可上标"活组织检查,针吸"。文章主题概念找不到适当可以"靠"的主题词时,则可选择适当的自由词标引,但必须放在最后。

论文中如有英文摘要,其英文关键词的数量与词汇应与中文关键词保持一致。

关键词选取和标引中常见的问题:①不能反映论文的主题。如《内窥镜下椎间盘切除术治疗腰椎间盘突出症的疗效分析》一文中关键词里没有"椎间盘突出",无论其标注了多少其他的关键词,不可能反映该论文的主题。②不是名词或名词性词组。如有作者将"打压植骨"标作关键词,显然是不合适的。③排序不当。有的作者将表达该文主要工作或内容所属二级科学的词排在后面,而将其他词排在首位。④标注太少或太多,一般以3~5个为宜。⑤中英文不一致。

四、前　　言

前言(introduction),也叫引言、导言或研究背景,是论文开始的一段短文,是开场白。内容涉及本研究的概念、定义、范围、程序和研究假设,介绍研究的背景资料、以及研究现状和存在问题,说明本研究开展的依据、理由、与前人工作的关系,以及拟解决的问题、研究的目的和意义,使读者对该文有大致了解,起到导读的作用。因此,前言在论文中回答"研究什么"与"为何研究"的问题。

前言写作要求:①开门见山,紧扣主题,文章的开头就能让读者了解该文的中心和基本内容。②言简意赅,突出重点。前言中不要详述同行熟知的基本理论和实验方法内容,确有必要提及他人的研究成果和基本原理时,以参考引文的形式标出文献即可。在前言中提示本文的工作和观点时,应意思明确、语言简练。③评价要恰如其分,实事求是。在论述本文的研究意义时,应注意分寸,切忌夸大及不实之词,也要避免客套。④前言的内容一般应与结论相呼应,但要避免将结论纳入前言。⑤不需加小标题,不用插图和列表,不使用非通用的符号、术语或缩略词,英文缩写首次出现时应给出中文全称和英文全拼。⑥前言文字不宜过长,一般以 200~400 字为宜。

前言写作中常见的问题有:①过于简单,三言两语,只说明了研究目的,缺乏背景材料、目前现状或存在问题。②冗长繁杂,如同文献综述,过多地引证文献进展,或过多地回顾历史,或详细地交代某一事物的来龙去脉,或重复一些众所周知的道理。③未紧扣文章主题,与主题无关的内容出现在前言中。④使用让读者产生困惑的缩略语或英文缩写。⑤不切实际的自我评价,在前言中尽可能避免"未见报道"、"首次报道"、"达到国际先进水平"和"填补国内空白"等自我评语。⑥结果、结论或方法出现在引言中。

五、材料与方法

材料与方法(material and method),是论文的重要组成部分之一,是科研论文的基础。材料是体现研究主题的实物依据,方法是指完成研究主题的手段。这部分说明研究所用的材料、方法和研究的基本步骤,回答"怎样研究"的问题。论文的科学性、先进性、创新性和真实性等均由此反应,它让读者了解研究的可信性,也为读者重复此项研究或解决相同的临床问题提供详细的资料。这部分的文字数大约占论文的 30%。

(一)以动物为受试对象的"材料与方法"写作要求

以动物为受试对象的"材料与方法"写作要交待实验条件和实验方法。实验条件包括实验动物的来源、种系、性别、年龄、体重、健康状况、选择标准、分组方法、麻醉与手术方法、标本制备过程以及实验环境和饲养条件等。实验方法包括所用仪器设备及规格、试剂、操作方法。常规试剂只需说明试剂的名称、生产厂家、规格、批号,新试剂还要写出分子式和结构式。此外,考虑到动物保护和伦理学问题,文中要交代该项研究是否接受过所依附单位医学论文委员会的审查,并获得通过的内容。

(二)以患者为受试对象的"材料与方法"写作要求

由于临床研究中是以患者为调查对象或受试对象,因此该部分的标题常用"对象与方法"代替"材料与方法",以下逐项介绍写作方法与技巧。

1. 研究对象   首先,应交代清楚研究对象的来源。即选择和纳入的研究对象是从社区中随机抽取的或随意选择的,是否来自医院的就诊病例。如是,还需说明是随机抽样的还是连续就诊的样本等,是哪一级医院,是在住院部还是在门诊。其次,诊断标准及纳入和排除标准要确切。临床研究的对象,绝大多数是患者,为保证研究对象的准确可靠性,文中必须说明确切的诊断标准,以及纳入标准和排除标准。再者,研究的样本量和分组方法要介绍。对研究对象的数量,文中要给出估算的依据。如为临床试验研究,对研究对象的分组的方法文中应作介绍,说明具体的随机分组方法。如为非随机分组,亦应给出相应的分组以及有关随机隐匿的方法。因为是以人为研究对象,便会涉及伦理学方面的问题,所以文中要介绍该研究是否接受过所依附单位医学论文委员会的审查,是否获得通过,以及研究是否对研究知情,有无签署知情同意书等。

2. 研究设计   论文中应简要介绍研究设计方案,如临床试验研究可用"随机对照试验""非随机对照试验""交叉对照试验"等,如为病因研究可用"病例对照研究""队列研究"等,如为预后研究应使用"前瞻性队列研究""回顾性队列研究"等,如为描述性研究可用"病例分析""普查""抽样调查"等。

3. 试验的干预措施   临床研究中涉及的诊断、治疗或预防性干预措施效果评价试验中,对试验组或对照组给予的干预措施,在论文应详细交待。例如用于患者的治疗试验的药物,应详细说明每日使用的剂量、次数、用药途径、疗程、根据治疗反应作剂量调节或停药的指标等。

4. 测量指标及判断结果的标准　给予受试对象实施干预措施后，会产生不同的效应，例如有效、无效、药物不良反应、恶化等，有关效应的测量指标和判断结果的标准在论文中要有交待。在疾病预后的观察研究中，也应有痊愈、致残及死亡等指标的诊断标准与方法。涉及有关实验室和特殊检查的指标与方法，要注明所应用的试剂、来源、质量标准、批号，实验仪器的名称、来源、型号、标准，实验的操作法、精确度等。属特殊检查的图像性资料，亦应注明检查的方法和结果判断及其一致性检验的方法，以确定资料的可靠程度。

5. 质量控制　凡涉及有关偏倚及防止的对策，应在论文中反映出来。例如，应用随机方法防止选择性偏倚，应用盲法控制信息偏倚，改善患者依从性的措施等。

6. 资料统计分析　应对论文中涉及的资料分析内容、使用的统计方法以及变量的定义与赋值均交代清楚。

六、结　　果

结果（results），是医学论文的核心，是研究成果的总结，回答"发现什么"。它反映了论文水平的高低及其价值，是结论的依据，是形成观点与主题的基础和支柱。该部分约占全文的三分之一篇幅。

结果叙述要注意的问题：①围绕主题，重点突出。一项研究，可能得出多个方面的结果，可以从不同的角度写出几篇论文。但就某一篇论文而言，通常只能有一个主题，除了主题内容外，也可有其他内容，但相对主题而言都是次要的。因此，在一篇文章中报告结果时，要紧扣主题，切忌面面俱到，什么都想说，最后什么都没说清。②资料真实、数据可靠。结果必须以研究事实为根据，无论是阳性结果，还是阴性结果，都应如实写出，绝不能主观臆测、迎合设计需要对观察到的结果随意取舍，当然也不能将原始资料不加筛选的简单罗列、全盘端出。③数据处理。一般应对所得数据进行统计学处理，并给出具体的统计值，例如标准差、标准误、$F=3.868$、$P=0.026$。④层次清楚，逻辑严谨，与资料方法相呼应，为结论和讨论埋下伏笔。⑤使用表和图。撰写结果时，可用文字，也可文字、图、表并用，使数据和资料的表达更清楚，但三者应有机配合，切忌文图表三者内容重复，繁琐累赘。⑥结果就是列数据资料，应避免就其意义、价值等问题发挥和议论，与讨论内容相混淆。⑦结果中不要引用参考文献，因为参考文献中的内容都是别人的研究结果，纵然很有参考价值，终究不是自己研究所得。

七、讨　　论

讨论（discussion）是对论文中的结果做出分析、推论、解释和预测，使之上升为理论，从理论的高度和深度阐明事物的内部联系和发展规律，显示本研究成果的学术水平和价值。它是全篇文章的精华所在，篇幅约占全文的三分之一。

1. 讨论应包括的内容　①进一步陈述研究的主要发现，说明和解释其理论依据以及临床使用前景。②与国内外相关研究的结果进行比较，分析其异同点及可能的原因，并进行客观公正的评价，提出自己的观点、见解和建议，指出结果的可能误差和研究中有无例外或尚难解释的问题。③对本研究的优点和不足之处进行实事求是的评价、分析和解释。④提出有待进一步研究的问题，提出今后的研究方向、展望、建议和设想，给读者以启迪。⑤根据研究结果已证实或不能证实的问题，做出恰如其分的结论。

2. 撰写讨论要注意的问题　①讨论必须详尽确切，有据有证，不是以假设证明假想，泛泛而谈，文不对题。②以结果为依据，与前人的结果和论点作比较，对结果作合理的解释和恰当的评价，必须具有说服力，论证要符合逻辑。③详略得当，突出新发现，阐述自己的见解，切勿冗长，面面俱到，离题。④要实事求是，评价要客观公正，不要乱下结论，或不愿指出研究的局限性，报喜不报忧,隐瞒观点。⑤在引证必要的文献作为结论的论据时,切忌引用过多、罗列文献,写成一篇小综述。⑥避免简单重复前言、结果中的内容。

八、结　论

结论(conclusion)是对整篇文章去粗取精、由表及里的处理和综合分析,提炼出典型的论据,构成若干概念和判断。结论的措辞要严谨、表达要准确,它不是正文中某些结语的简单重复,结论要突出新见解,做出有根据的评价。

九、致　谢

致谢(acknowledgement)是对课题研究或论文撰写过程中给予某些指导、帮助、支持、协作的单位和个人,或提供技术信息、物质或经费支持的单位和个人,而这些人又不符合作者署名的原则和条件,为其贡献给予肯定并表示谢意。致谢原则上应征得被致谢者的同意。

致谢一般单独成段,放在正文之末和参考文献之前。致谢并非每篇文章都必须要有。

十、参考文献

参考文献(reference),是论文中的重要组成部分之一,主要作用是指导论文的立意,旁证论文的观点,提示信息的渊源。通过引用参考文献,作者将自己的研究同他人的研究联系在一起,为作者的论点提供可靠依据,也是尊重他人工作和严谨工作作风的体现。

1. 引用参考文献的要求　①必须是作者亲自阅读过的最新(近五年)公开发表的文献,这些对本文的科研工作有启示和较大帮助、与论文中的方法、结果和讨论关系密切。②引用参考文献应以原著为主,未发表的论文及资料、译文、文摘、转载以及内部资料、未公开发行书刊的文章以及个人通讯等,均不宜作为参考文献被引用。③引用参考文献条数一般为论文 10 条左右,综述为 20 条左右。④引文的论点必需准确无误,不能断章取义。⑤所列参考文献必需采用统一的书写格式和标注方法。⑥引用的参考文献均应在论文正文中,按其出现的先后次序,将序号标注在引用处右上方角,外加方括号。

2. 参考文献书写的格式　各个学术期刊对参考文献的书写格式均有明确的规定,按照国际标准化组织(ISO)和我国的国家标准(GB)规定,目前国内医学期刊通常采用国际上生物医学期刊广泛接受的温哥华格式。

期刊的书写格式:[顺序号]作者.文题.刊名,出版年份,卷次(期号):起始页

作者列出前三位姓名,无论中、外文姓名均为姓在前,名在后,外文姓用全称、首字母大写,名中用大写首字母简称,每名之间用逗号隔开,三人以上用"等"或"et al"表示。文题(如有副题,中、日文文献二题之间符号同原文,或无符号者副题加圆括号,外文则主副题之间用冒号隔开,主题首字母大写,副题首字母小写)。刊名(外文缩写应照《Index Medicus》的编写法,年份,卷(如增刊,则在卷后加圆括号标注"(增刊)"或"(Suppl)"字样,并在括号内标出增刊号码))。例如:

[1] 杨功焕,马杰民,刘娜,等.中国人群 2002 年吸烟和被动吸烟的现状调查.中华流行病学杂志,2005,26(2):77-83.

[2] Dole N,Savitz I,Hertz-picciotto,et al. Maternal stress and preterm birth. Am J Epidemiol,2002,157(1):14-24.

[3] Brown J Jr,Mirowdki M. The automatic implantable cardioverter-defibrillator:an overview. J Am Coll Cardio,1985,6(Suppl 2):461-470.

书籍的书写格式:[顺序号]作者.书名.版次(第 1 版可省略).出版地:出版社,出版年份.起页 - 止页.

[1] 陈维清.筛检.见:李立明主编.流行病学.第 6 版.北京:人民卫生出版社,2007:164-179.

[2] McDowell I, Newell C. Measuring Health. A Guide to Raring Scales and Questionnaires (2nd ed). New York：Oxford University Press，1996：227-229.

以上介绍了临床科研论文写作的总体要求和方法，为了提高临床论文的质量，近年来国际组织针对不同性质的临床科研报告制定系列规范要求。对观察性流行病学研究，建立了加强观察性流行病学研究报告质量的规范 STROBE（strengthening the reporting of observational studies in epidemiology），涉及项目含题目和摘要、前言、方法、结果和讨论 5 个部分，共计 22 个项目，所有条目针对三种主要观察性研究类型（病例对照研究、队列研究和横断面研究）提出了各自的报告要求（表 20-1），详情可浏览网址 http://www.strobe-statement.org/。对随机对照试验提出了制定了统一报告标准 CONSORT（consolidated standards of reporting trials），含 22 个项目（表 20-2）和 1 个流程图（图 20-1），可浏览网址 http://www.consort-statement.org/ 了解详细内容。对诊断试验研究制定了诊断试验准确性研究报告规范 STARD（standards for reporting of diagnostic accuracy），含 25 个项目（表 20-3）和 1 个流程图（图 20-2），详细内容可浏览网址 http://www.stard-statement.org/。

表 20-1　STROBE 必需的项目清单

条目		队列研究	病例对照研究	横断面研究
题目和摘要	1	①在题目或摘要中有"队列研究"	①在题目或摘要中有"病例对照研究"	①在题目或摘要中有"横断面研究"
		②摘要应对是全文的一个内容丰富、结构化的摘要，包括了清单里的重要项目		
前言				
背景/原理	2	对所包裹的研究背景和原理进行解释		
	3	阐明研究目标，包括任何预先确定的假设		
方法				
研究设计	4	陈述研究设计中的重要内容，如果文章是来自正在进行研究的系列文章质疑，应陈述原始研究目的		
研究现场	5	描述研究现场、数据收集的具体场所和时间范围		
研究对象	6	①描述纳入和排除标准，研究对象的来源和选择方法	①分别给出病例和对照的纳入和排除标准，来源和选择方法	描述纳入和排除标准，研究对象的来源和选择方法
		②描述随访的时间范围和方法	②给出精确的病例诊断标准和对照选择的原理	
			③对匹配研究，应描述匹配标准和每个病例匹配的对照数	
研究变量	7	对所有感兴趣的研究变量列出明确定义，并区分结局、暴露、潜在预测因子、潜在的混杂因子或效应修正因子		
测量	8	对每个研究变量，描述详细的测量方法，还应描述各组之间测量方法的可比性		
偏倚	9	对可能的潜在偏倚进行描述		
样本大小	10	描述决定样本大小的原理，包括统计学计算和实际考虑		
统计学方法	11	①描述统计方法，包括控制混杂的方法		

Notes

续表

条目		队列研究	病例对照研究	横断面研究
		②描述对失访和缺失值的处理	②描述匹配和缺失值的处理	②描述设计效应和缺失值的处理
		③如果可能,应描述亚组分析和敏感性分析的方法		
计量变量	12	①解释计量变量如何分析,如怎样选择分组		
		②如果可能,给出连续分析和分组分析的结果		
资助	13	给出当前研究的资助来源和资助者(如果可能,给出原始研究的资助情况)		
结果				
研究对象	14*	①报告研究的各个阶段研究对象的数量,如可能合格的数量、被检验是否合格的数量、证实合格的数量、纳入研究的数-量、完成随访的数量和分析的数量		
		②描述各个阶段未能参与者的原因		
		③推荐使用流程图		
		④报告研究对象征集的时间范围		
		⑤匹配研究应给出每个病例对应对照数量的分布		
描述性资料	15*	①描述研究对象的特征(如人口学、临床和社会特征)以及关于暴露和潜在混杂因子的信息		
		②指出每个研究变量数据的完整程度		
		③总结平均的和总的随访数量以及随访天数		
结局资料	16	报告发生结局事件的数量或综合指标	报告各个暴露类别的数量	报告结局事件的数量或综合指标
主要结果	17	①陈述未调整的和按照混杂因子调整的关联强度、精确度(如95%CI)。阐明按照哪些混杂因素进行调整以及选择这些因素,未选择其他因素的原因		
		②对计量变量分组进行的比较要报告每组观察值的范围或中位数		
		③对有意义的危险因素,可以把相对危险度转化成绝对危险度		
		④报告按照实际目标人群的混杂因子和效应修正因子的分布进行标化的结果		
其他分析	18	报告进行的其他分析,如亚组分析和敏感性分析		
讨论				
重要结果	19	概括与研究假设有关的重要结果		
局限性	20	①结合潜在偏倚和不精确的来源,讨论研究的局限性,以及分析、暴露和结局存在多样性时出现的问题;讨论所有可能偏倚的方向和大小		
		②关于研究局限性的讨论不应取代定量的敏感性分析		
可推广性	21	讨论研究结果的可推广性(外推有效性)		
解释	22	结合当前证据和研究局限,谨慎给出一个总体的结果解释,并注意其他可替代的解释		

(王　波　詹思延,2006)

表 20-2　CONSORT 必需包括的条目清单

内容与主题	条目	描述
标题与摘要	1	研究对象是如何分配到各个干预组的(如"随机分配"或"随机化")

Notes

续表

内容与主题	条目	描述
介绍		
背景	2	科学背景与原理的解释
方法		
研究对象	3	研究对象的入选标准,数据收集的机构和地点
干预	4	各组干预的详细内容以及何时、如何实施的
目标	5	设定的目标和假说
结局	6	明确定义主要和次要结局指标,如果可能,描述改进测量质量的方法(如多次测量,对测量者进行培训)
样本大小	7	样本量大小如何确定,如果可能,对中期分析和终止试验的条件进行解释
随机化		
序列的产生	8	产生随机分配序列的方法,包括任何限定情况(如分组、分层)
分配隐藏	9	按照产生的序号进行随机分配的方法(如,编号的容器或中心电话),清楚阐明在分派干预之前序列是否隐藏
实施	10	谁产生分配序列,谁登记研究对象,谁指派研究对象到相应的组
盲法	11	研究对象、实施干预者、评价结局者是否不知道分组情况? 如果是,盲法是否成功要评价
统计学方法	12	比较各组主要结局的统计学方法;其他分析方法,如亚组分析和调整分析
结果		
研究对象的流动	13	各个阶段研究对象的流动情况(强烈推荐使用流程图);特别是报告各组接受随机分配、接受干预、完成实验和进入分析的研究对象数量;描述实际偏离研究方案的程度及原因
研究对象的征集	14	征集研究对象和随访的日期范围
基线数据	15	各组的基线人口学特征和临床特征
分析的数量	16	纳入每个分析的各组研究对象的数量(分母),以及是否进行了ITT分析。如果可行,用绝对数的形式来表达结果(如10/20,而不是50%)
结局和估计	17	对每个主要和次要结局,报告每个组的综合结果,估计效应大小和精度(如95%可信区间)
辅助分析	18	报告进行的其他所有分析,包括亚组分析和调整分析,阐明哪些分析是预先设定的,哪些是探索性的,从而关注多重分析问题
不良反应事件	19	各个干预组所有重要的不良反应事件或副作用事件
讨论		
解释	20	结合研究假设、潜在偏倚或不精确的来源以及与分析、结局多重性有关的危险,对结果进行解释
可推广性	21	试验结果的可推广性(外部有效性)
证据总体	22	结合现有的证据,对结果进行全面的解释

(王 波 詹思延,2006)

Notes

表 20-3　报告诊断准确性研究的 STARD 清单

部分与主题	项目	要求
题目/摘要/关键词	1	把文章标记为诊断准确性（推荐使用 MeSH 主题词"灵敏度"与"特异度"）
介绍	2	陈述研究问题和目的,如估计诊断准确性或比较不同试验或不同病例群体之间准确性
方法		
研究对象	3	描述研究人群:纳入和排除标准,数据收集的机构和场所
	4	描述研究对象的募集:募集基于表现的症状,还是以前的结果,还是研究对象已经接受过目标试验或参考标准的事实
	5	描述研究对象的抽样。研究人群是一个根据第 3 项或第 4 项定义的选择标准下的连续系列吗？如果不是,说明研究对象是如何选择的
	6	描述数据收集:数据收集的计划是在目标试验和参考标准实施之前（前瞻性研究）,还是之后（回顾性研究）?
试验方法	7	描述参考标准和它的原理
	8	描述所使用的材料和方法的技术说明,包括何时、如何进行测量,列出目标试验和参考标准的引用文献
	9	描述目标试验和参考标准结果单位、截断值和(或)分类的定义和原理
	10	描述目标试验和参考标准以及阅读结果的人员数量,培训情况和经验
	11	描述实施目标试验和参考标准里读取结果的人是否对另一个试验的结果设盲,描述任何读取结果者可以获得的临床信息
统计学方法	12	描述计算或比较诊断准确性测量结果的方法,以及对结果不确定性定量的统计方法
	13	结果可能,则描述计算试验可重复性的方法
结果		
研究对象	14	报告研究的完成时间,包括征集研究对象开始和停止的日期
	15	报告研究人群的临床和人口学特征（如年龄、性别、症状谱、其他伴随疾病、当前治疗、征集中心）
	16	报告满足入选标准进行或未进行目标试验和(或)参考标准的研究对象的数量,描述研究研究对象未能参加试验的原因（强烈推荐使用流程图）
试验结果	17	报告从目标试验到参考试验的时间间隔,以及期间采取的任何治疗措施
	18	具有目标状态的研究对象,报告疾病严重性的分布程度;对没有目标状态的,描述其他的诊断
	19	报告根据参考标准结果的目标试验结果（包括不确定和缺失的结果）的交叉表;对于连续型结果,报告参考标准结果的目标试验结果的分布
	20	根据实施目标试验或参考标准期间的任何不良事件
结果估计	21	报告诊断标准性估计结果和统计学不确定性的测量结果（95%CI）
	22	报告目标试验里不确定结果,缺失结果和异常结果是如何处理的
	23	报告诊断标准性在不同亚组,不同读取结果或不同中心之间差异的估计
	24	如果可能,则报告试验可重复性的估计结果
讨论	25	讨论研究结果的临床适用性

Notes

（王　波　詹思延,2006）

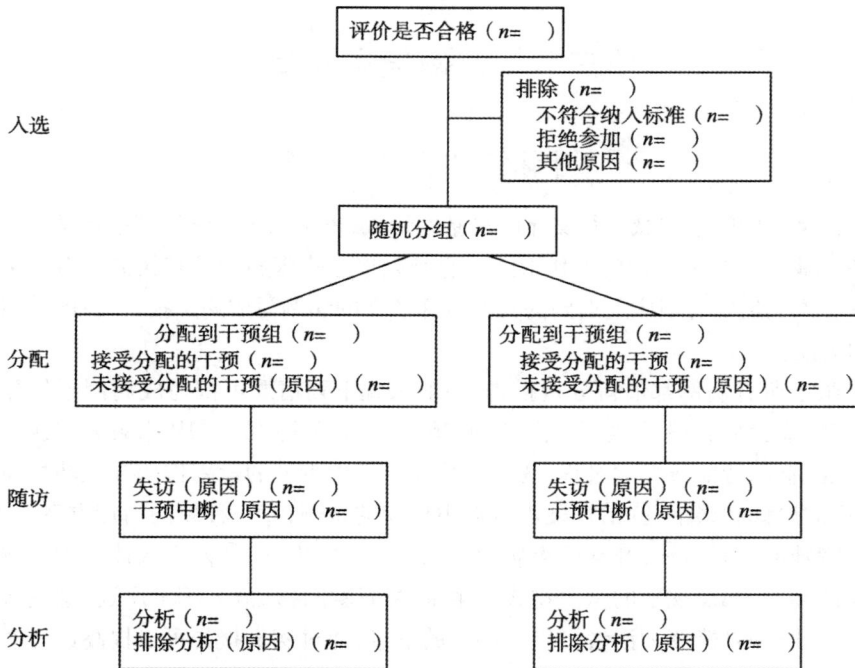

图 20-1　随机对照试验各个阶段（入选、干预分配、随访和分析）流程图

（王　波　詹思延,2006）

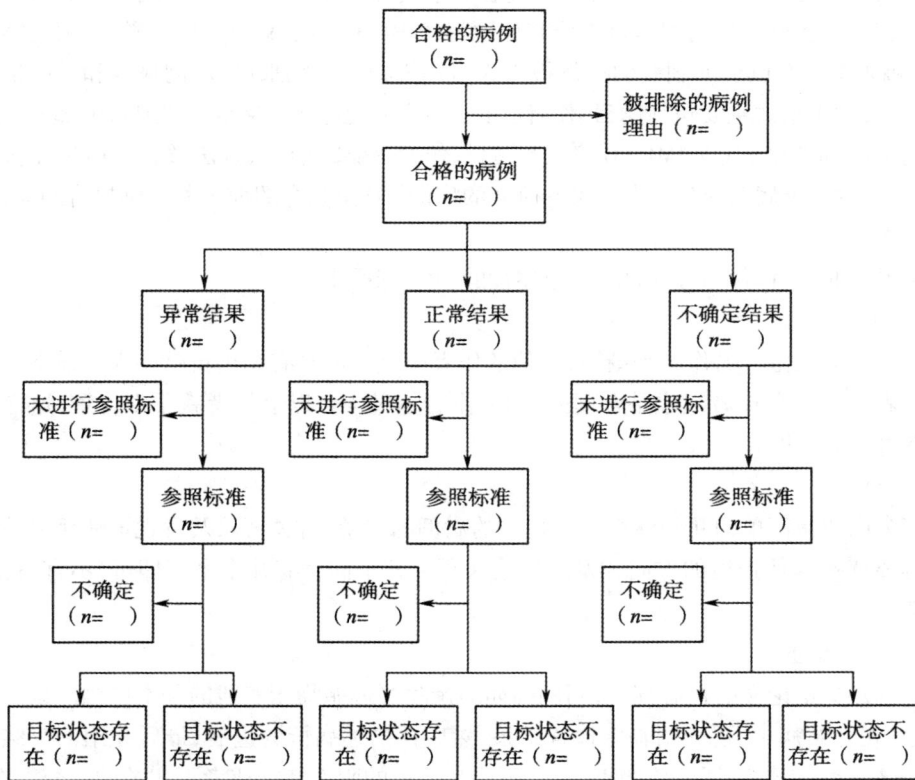

图 20-2　诊断准确性研究流程图

（王　波　詹思延,2006）

Notes

第三节　病例报告的写作

一、病例报告的概念与病例选择

病例报告是临床医学领域进行交流的最基本形式,也是临床医学期刊中最常见的栏目和临床工作者在职业生涯中最常用的写作形式。它是以报道临床病例及其相关资料为主要内容的记实性文章。人们通常将临床上遇到的具有特殊意义的病例写成病例报告,目的是引起人们对此种病例的关注。

并非临床上所有病例都值得分析报告,一般来说下列情况可撰写成病例报告并向期刊发表:①少见疾病或少见病型、罕见病或综合征,既往未被描述过的;②从未被人们认识的某些疾病的临床表现、临床特征或发病过程;③某些药物治疗中少见的毒副作用和某药物新的治疗用途;④罕见病的误诊和误治;⑤治疗疑难重症中出现的奇迹;⑥一种新的治疗方案或手段;⑦一种新的或者特殊的检查方法;⑧某些疾病的少见或罕见并发症;⑨发现人体的少见或罕见器官结构和组织的异常;⑩发现新的微生物或寄生虫导致感染性疾病。综上所述,这些病例必须具有一定的特殊性,并且能够为读者提供一些新的信息,通过病例报告可以提高读者对该病的认知,从而有利于将来对该病的诊断和治疗。

二、病例报告的撰写格式与要求

对于大多数临床工作者而言,第一次发表的论文往往是病例报告,因此学习如何撰写病例报告非常实用。病例报告的撰写也应像其他题材的生物医学论文的写作一样,必须遵循拟投期刊的"投稿须知",并以近期刊登的病例报告为写作模板。一般来讲,病例报告和科研论著的结构相类似,其常用格式主要包括题目、作者、前言、病例描述、讨论及参考文献六个部分。另一种为研究论文的标准格式(即 IMRAD 格式):题目、作者、摘要、前言、方法、结果、讨论和参考文献八个部分,主要用于病例观察伴有实验室研究的病例。这里只介绍前一种病例报告的写作格式。

(一)标题

病例报告的题目写作应该简短,是叙述性的,并且要醒目。

(二)作者

病例报告应该由一名作者来撰写,其他的作者应该是那些有突出贡献的人。通常一篇病例报告的作者由 2~3 名作者组成是合理的,如果作者超过 4 名以上作者就不太合理,这样不利于第一作者将来的发展。

(三)前言

前言多用非常简单的几句话交待所报告的病例的来源、有关背景及发现该病例的情况。其所叙内容要依据病例报道的方向和发现价值来写。整个前言有几十个字即可,不宜写得太长,过于详细。

(四)病例描述

该部分是文章论文的核心部分,病例描述的撰写要遵循临床实践的基本原则。撰写应按照时间顺序,先介绍病史,再介绍临床检查结果,然后再描述病情的进展,最后介绍治疗结果。病情叙述应该完整,阳性特征应该突出描述,不要和大量的阴性特征或者不相关的内容混在一起。写作时要预先考虑到读者会问什么样的问题,这些问题的答案要在文章中明确给出。图表可以使读者更加清楚地理解问题,因此在撰写病例描述时可插入患者或者所用仪器的照片、手术的流程图、生理检查的图片以及一些总结表。

病例描述的写作,文字尽可能精炼。如报告的是新的诊断方法或治疗方法,就要侧重突出病例的诊治经过。如报告的是病理现象,就应该报告取材的部位、条件、组织处理、制作标本的方法等。如报告的是一种疾病,最后的诊断应该明确,疗效应该清楚。

（五）讨论

病例报告的讨论部分一般要求简单精炼,不宜长篇大论,应该紧紧地围绕自己所报道的病例展开,既要借鉴他人的经验教训,也要结合自己的体会。主要包括以下内容:①回答为什么该病例值得报告,并对该病例的罕见性及未预料性的论据进行讨论;②讨论该病例与以往已发表资料的关系,包括相反的观点;③对病例特征的可能解释,对临床研究及治疗的提示作用,包括不良的药物反应及药物的相互作用。④在"讨论"的最后部分对所讨论主题的未来研究及对临床实践的提示作用提出建议。

（六）参考文献

病例报告一般不要求列上参考文献,但有些文章为找出佐证作者的观点,以及需要和自己的资料进行比较而列出参考文献也是可以的,但不宜过多,有 3~4 篇即可。列得太多,占篇幅过多,不可取。

总之,对病例报告的写作要实事求是,病例要有特点,资料要完整简要,重点要突出,文字要精炼,讨论要精辟,令人看后能了解该病例的病情发生、发展、诊断、治疗、预后的简要过程等,读后感到有所收益。

三、病例报告撰写应注意的问题

作者在写病例报告前,应先检索大量相关文献,甚至要做查新工作,必须明确所报告的病例是罕见还是少见,如果属"首例"或"首次"报道,还要表明是世界范围还是国内或区内,因此对"首例""首次"的使用要谨慎。

杂志社往往要求提供患者的年龄、职业和地区来鉴定患者,这些信息对病例报告很重要。但要注意的是,病例报告的是患者,而不仅仅是病例,因此对患者的隐私要做到绝对的保密。尤其是要对患者的照片进行公布时,有必要获取患者的知情同意书,现在一些杂志已严格要求作者提供患者知情同意书。

第四节　文献综述的写作

一、概　　述

（一）文献综述的定义

文献综述(literature review)简称综述(review),指在全面搜集阅读大量的有关研究文献的基础上,经过归纳整理、分析鉴别,对所研究的某一时期内某一学科,某一专业或技术的研究成果、存在问题以及新的发展趋势等进行系统、全面的叙述和评论。

"综"即收集"百家"之言,进行综合分析整理;"述"即结合作者的观点和实践经验对文献的观点、结论进行叙述和评论。一个成功的文献综述,能够以其系统的分析评价和有根据的趋势预测,为新课题的确立提供强有力的支持和论证。

（二）文献综述的种类

根据文献综述方法文献综述可分为叙述性综述(narrative review)、系统综述(systematic review)和 meta 分析(meta analysis)三大类。叙述性综述属于传统的文献综述方法,涉及的范围常比较广,对文献的检索方法常没有规定,对文献的评价方法不统一,对结果的合成常采用定性的方法,结论的推断有时遵循研究依据。系统综述和荟萃分析是近年来新发展的文献综述方法,常集中在某一临床问题的某个方面如冠心病的治疗或康复,有明确文献检索策略和文献选择标准,结果的合成多采用定量的方法,结论的推断多遵循研究依据。本节只重点介绍叙述性综述,系统综述和荟萃分析在本书的其他章节有专门陈述。

所谓叙述性综述(narrative review),是由作者根据特定的目的和需要或兴趣,围绕某一题目收集相关的文献资料,采用定性的方法,对论文的研究目的、方法、结果、结论和观点等进行分析和评价,并结合自己的观点和经验进行阐述和评论,总结成文,供学术交流和发表。根据综述的目的不同,叙述性综述又进一步分为以下几种。

1. **综合性综述**(comprehensive review) 是对问题的各个方面进行面面俱到的论述,使读者对该问题可以有比较全面的了解。例如高血压的病理、病理生理、流行病学、诊断、治疗、以及预防和康复等范围的新成果的评价以及结论和建议。这类综述涉及范围较广,且具有相当深度,因此对作者的要求较高,不是一般作者所能完成的。

2. **进展性综述**(progressive review) 对某一研究领域发展较快的方面进行总结、分析和论述。就其所选择的内容而言,应当论述全面,并且要具有一定的深度,不仅使读者了解到有哪些新发现,而且还认识到这些发现的意义,以及还有哪些问题亟待解决。

3. **描述性综述**(descriptive review) 描述在某一领域内做过哪些研究。写起来相对比较容易,但对读者的意义较小。

4. **评价性综述**(evaluative review) 对那些实验设计严谨、研究方法新颖、或意义重大的研究进行分析和评价,旨在介绍和推广优秀的实验方法和科研思路。

5. **评议性综述**(argumentative review) 对有争议的问题中的不同观点进行分析比较,在此基础上令人信服地指出哪种观点更接近于事实。

(三)文献综述的特点

1. **综合性** 综述要"纵横交错",既要以某一专题的发展为纵线,反映当前课题的进展;又要从国内到国外,对不同的研究、各家观点进行横向比较。只有如此,文章才会在占有大量素材的基础上,经过综合分析、归纳整理、消化鉴别,使材料更精练、更明确、更有层次、更有逻辑,才能反应该专题的发展规律和预测未来的发展趋势。

2. **评述性** 综述不应是材料的罗列,而是对亲自阅读和收集的原始材料,进行全面、深入、系统地分析、归纳、和总结,并做出评论。综述应反映作者的观点和见解,并与综述的内容形成一体。否则就不成为综述,而是手册或讲座。

3. **先进性** 综述不是写学科发展的历史,而是要搜集最新资料,获取最新内容,将最新的信息和科研动向及时传递给读者。

(四)文献综述的作用

一篇好的文献综述可大大节省研究人员阅读文献的时间。人们可以从阅读文献综述入手,查阅、寻找有关资料的线索,以便寻找、确立研究课题,选择研究方向。作者在写作文献综述时,必须阅读大量文献资料,在此过程中可以使自己对某一专题或某一领域的研究进展情况有一定了解,这对自身的学术水平也是一个提高过程。在开展某项研究之前,研究者如能先写一篇有关该选题的文献综述,可使自己系统了解该研究在国内外的发展情况,具体进展程度如何,解决了哪些问题,尚有哪些问题还未解决,以此来验证研究选题的先进性和重要性。

二、文献综述的写作步骤

(一)选题

选题是文献综述写作的关键环节,选题应符合以下两点:即先进性和可能性。①先进性,就是要求所选的题目能够反应国内外医学研究领域的新技术、新进展,要反应学科研究的新水平。只有选题新、资料新才具有参考价值,才能引起读者的阅读兴趣。所以在选题前,一定要查阅相关的综述性文献,肯定在近3~5年没有相同的综述,才能保证所选主题有新意。②可行性,一方面指资料的来源是否充足,是否有保障;另一方面指作者的经验和水平能否胜任。文献综述的题目可大可小,选题应与自己所从事或熟悉的专业密切相关或研究内容。对于初学者而言应选择小的题目为宜,不能贪大。

(二) 收集资料

主题确定后,要有针对性地收集文献资料。收集文献资料要达到"新"与"全"两个标准。"新"指的是收集最新的观点、资料和数据,这样才能反应当前的研究水平。综述性文献一般要求作者引用最近 3~5 年学术性期刊的论文为主,约占全部文献的 70%。"全"要求收集的文献应广泛、全面,具有代表性,应包括该专题不同学术观点、不同实验方法、不同结论的文献。此外,收集文献还要注重权威性。其资料的权威性,可从以下几点方面鉴别:①作者的知名度和学识水平;②作者的职务和职称;③论文所刊登的杂志或书籍的出版单位;④论文的内容和观点;⑤文章被引用情况;⑥文章发表的时间;⑦业内人士的反应。收集文献资料时,可先国内后国外,先近期后远期。文献收集应力求获取原始的论文、实验报告、技术总结、专利等,尽量不使用二次文献,如综述、文摘等。

收集文献的方法主要有两种:一是通过各种检索工具,如文献索引、文摘杂志检索。医学专业最常用的是 PubMed、Medline、美国《医学文摘》(Index Medicus, IM)、《生物学文摘》(Biological Abstract, BA)和《化学文摘》(Chemical Abstract, CA)、以及荷兰的《医学文摘》(Excerpta Medica, EM)等;国内的有《中国学术期刊全文数据库》、《中国生物医学文献数据库》、中国知网全文数据库(CNKI)、中文科技期刊全文数据库(VIP)等。二是从综述性文章、专著、教课书等的参考文献中,录出有关的文献目录。

(三) 阅读文献和整理资料

文献资料收集全后,首先要进行阅读整理,去粗取精,筛选出部分文献进行详细阅读。在阅读时要达到以下几个目的:①充分了解所选课题在近年所取得的成就,②了解与该课题有关的一切消息,在阅读时,要边读边分析。分析作者的结果与结论,对结果的逻辑推理、分析解释是否正确等。尤其对同一实验研究,在不同作者的资料中结果有矛盾时,则应认真思考,从研究设计、方法、条件等各方面查找原因,以便决定取舍。在整理资料时,应根据综述文章的格式分类把原始文献分别做题目索引、提要或摘要。如在广泛阅读大量文献后,发现所选题目别人早已研究过,就应另立题目或从不同角度重新考虑。

(四) 拟写提纲

文献综述涉及的内容多而广,所以在写作前应拟写一个写作提纲,以便将主题与材料加以安排和组织,这是写作前的一项重要工作。这样可以使文章层次分明、逻辑清晰、前后照应。写作提纲完成后,根据对文献资料内容的理解,把收集到的文献资料按提纲分类,再根据此提纲进行写作。资料不足时应继续寻找加以补充。最后通过深入阅读及归纳整理文献资料,用自己的观点将提纲的内容充实起来,加以阐述成文。作者在开始写作时,必须熟悉文献原文,深刻理会其中的含义,用比较简练的语言,确切表达原意。在写作中力求主题集中、条理清晰、层次分明。

三、文献综述的结构与写作

文献综述一般都包括题目、著者、摘要、关键词、正文、参考文献几部分。

(一) 题目

文献综述的题目应简明、醒目、达意。既能概括综述的内容,又能引人注目,使读者看过文题就可知道综述的主旨。题目用字一般不超过 20 个汉字,尽量避免使用化学结构式和标点符号,除广泛通用而全称较长的名词如 DNA 等符号以外,一般不用缩写符号。

(二) 著者

作者署名、工作单位及脚注内容的具体要求,同论著的要求相似。脚注需要写明基金项目、作者简介（姓名、职业、研究方向）。

（三）摘要和关键词

综述的摘要格式不同于论著的结构式摘要，没有硬性规定，但要求摘要应简单扼要，应是综述内容的简短陈述，具有独立性和自含性，即不阅读全文就能获得必要的信息。摘要一般为100~200字，一般不用图表、化学结构式、非公知公用的符号和术语。

关键词是从论文中选取用以表达全文主要内容信息的单词或术语，根据有关规定一般给出3~8个关键词。

（四）前言

简要介绍所综述的课题，研究目的及意义。说明有关概念，规定综述范围，介绍本课题的基本内容，包括研究的历史、现状、前景和争论焦点等，使读者对全文有一个概括性的了解。

（五）正文

正文是综述的核心部分，也是具体内容所在，主要包括论据和论证。通过提出问题和分析问题，比较各种观点的异同点及其理论根据，从而提出作者的见解。

这部分的写作无固定格式，可以从各个不同的侧面和层次来阐明有关问题的来龙去脉，包括历史背景、现状及发展趋势。一般这部分每段开始应是综合提炼出观点，然后用资料中的结果作为论据。为把问题说得明白透彻，正文可列出数个标题或小标题展开分述，通常多按事务发展的时间顺序介绍，也可按问题的现状加以阐述。

内容上可按历史发展、现状分析、趋向预测三部分来写。①历史发展，采用纵向对比的方法，对所研究的问题加以归纳，按时间先后顺序或专题本身发展层次，对其历史演变、目前状况、趋向预测作纵向描述，从而勾画出某一专题的来龙去脉和发展轨迹。对第一个发现者或首创者及其工作做详细的叙述，对后来学者的重复性报道就不必一一赘述。②现状分析，则是横向对比，就是对某一专题在国际和国内的各个方面，如各派观点、各家之言、各种方法、各种研究结果等加以描述和比较。通过横向对比，既可以分辨出各种观点、见解、方法、成果的优劣利弊，又可以看出国际水平、国内水平，从而找到差距。③趋向预测，就是通过前文中的分析，肯定所综述课题的研究水平、存在的问题和不同观点，并提出展望性意见。主要是给读者以启示，使从事这一课题的工作者能看到未来课题研究的发展方向。

（六）结论

结论是综述的结束语。主要是对主体部分所阐述的主要内容进行概括，重点评议，提出结论，还要包括综述所讨论主题的意义，争论焦点，发展趋势等。

（七）参考文献

写综述应有足够的参考文献，这是撰写综述的基础。它除了表示尊重被引证者的劳动及表明文章引用资料的根据外，更重要的是使读者在深入探讨某些问题时，提供查找有关文献的线索。参考文献在一定程度上反映了综述的深度和广度。参考文献的编排格式可参考各期刊稿约中的要求。

四、写文献综述应注意的问题

撰写文献综述时应注意的问题：①大量罗列堆砌文章。误认为文献综述是显示对其他相关研究的了解程度，结果导致不是以所研究的问题为中心来展开，只是材料的罗列，没有自己的观点，变成了读书心得清单。②文题不确切。文题过大或过小，难于说明文章的立意与主题。常见的毛病有：文不对题；文题不鲜明，未准确概括出文章的范围和特点；文题太长，不醒目；文题太高、太大，耸人听闻。③概念不清。论述不明确，概念使用混淆，反映不出事务一般意义、本质的特征。有的文章论点不明确，没有中心，没有明确的结论，对一些相互矛盾材料和观点，只引用而不表态。④推理不严谨。在没有充分的资料前提下，进行推理判断，结果漏洞百出，不能自圆其说。⑤没有新意。所选用的资料比较陈旧、年代久远,缺少近年的文献。⑥专业知识掌握不足,内容空泛。没有相应的业务知识,不能深刻理解所收集文献的内容,不能形成自己的论断。⑦引用问题文献。参考文献不是作者亲自阅读的,而是从他人引用的资料中再次转引过来。

（陈维清）

思考题

1. 临床科研论文的写作要坚持哪些原则?
2. 临床科研论文的前言主要写什么内容?
3. 临床科研论文的方法学部分的写作要求有哪些?
4. 临床科研论文的结果写作有什么要求?
5. 临床科研论文的讨论写作主要有哪些内容?

参考文献

1. 黄悦琴,李立明.临床流行病学.第 3 版.北京:人民卫生出版社,2010.
2. 王家良,王滨有.临床流行病学.第 3 版.北京:人民卫生出版社,2008.
3. 詹思延.流行病学.第 7 版.北京:人民卫生出版社,2012.
4. 谭红专.现代流行病学.第 2 版.北京:人民卫生出版社,2008.
5. 施侣元.流行病学词典.北京:人民卫生出版社,2010.
6. 赵仲堂.流行病学研究方法与应用.第 2 版.北京:科学出版社,2005.
7. 方积乾.生物医学研究的统计方法.北京:高等教育出版社,2007.
8. 刘民.医学科研方法学.第 2 版.北京:人民卫生出版社,2014.
9. 钱宇平,李立明.流行病学研究实例(第 3 卷).北京:人民卫生出版社,1996.
10. 安德鲁·弗里德兰德,卡罗尔·弗尔特.如何写好科研项目申请书.第 2 版.北京:北京大学出版社,2010.
11. Miltion C. Weinstein. 临床决策分析.曹建文主译.上海:复旦大学出版社,2005.
12. Rothman KJ,Greenland S,Lash TL. Modern Epidemiology. 3rd ed. Lippincott Williams & Wilkins,2008.
13. Rothman KJ. Epidemiology-An Introduction. Oxford University Press,2002.
14. Baker DJP,Cooper C,and Rose G. Epidemiology in Medical Practice. 5 th ed. New York:Churchill Livingstone,1998.
15. Gordis Leon. Epidemiology,2nd ed. Philadelphia:W.B.Saunders Company,2000.Ahrens,Wolfgang;Pigeot,Iris. Handbook of Epidemiology,Springer-Verlag Berlin Heidelberg,2005.
16. Charles H. Hennekens,Julie E. Buring Sherry. Epidemiology in Medicine. Lippincott Williams & Wilki,1987.
17. Kahn HA,Sempos CT. Statistical Methods in Epidemiology. Oxford:Oxford University Press,1989.
18. Haynes RB,Sackett DL,Guyatt GH,et al. Clinical epidemiology:how to do clinical practice research,3rd edition. Philadelphia:Lippincott,Williams and Wilkins,2006. http://en.wikipedia.org/wiki/Special:BookSources/0781745241
19. Michael B,Larry VH,Julian PH,et al. Introduction to meta-analysis. John Wiley & Sons,Ltd. 2009.
20. Hall GM. How to write a paper. 2nd ed. Plymouth:Latimer Trend & Company Ltd,1998.

中英文名词对照索引

致　谢

　　继承与创新是一本教材不断完善与发展的主旋律。在该版教材付梓之际，我们再次由衷地感谢那些曾经为该书前期的版本作出贡献的作者们，正是他们辛勤的汗水和智慧的结晶为该书的日臻完善奠定了坚实的基础。以下是该书前期的版本及其主要作者：

全国高等医药教材建设研究会规划教材·卫生部规划教材
全国高等学校教材·供 8 年制及 7 年制临床医学等专业用

《临床流行病学》（人民卫生出版社，2010）

主　编　李立明
副主编　詹思延　谭红专
主　审　王家良

编　者（以姓氏笔画为序）

王滨有　哈尔滨医科大学
刘　静　首都医科大学附属安贞医院
刘建平　北京中医药大学
孙业桓　安徽医科大学
李立明　北京协和医学院
时景璞　中国医科大学
何　耀　解放军总医院老年医学研究所
沈洪兵　南京医科大学
张博恒　复旦大学附属中山医院
陈维清　中山大学
赵　冬　首都医科大学附属安贞医院
赵一鸣　北京大学第三医院
徐德忠　第四军医大学
唐金陵　香港中文大学
黄悦勤　北京大学第六医院
康德英　四川大学华西临床医学院
詹思延　北京大学
谭红专　中南大学

秘　书　袁爽秋　北京协和医学院
　　　　王　波　中国协和医科大学出版社

48